Fourth Edition

역학연구와 임상시험에 대한 비판적 평가

Critical Appraisal of Epidemiological Studies and Clinical Trials

MARK ELWOOD 저 / 한국역학회 옮김

계축문화사

Critical Appraisal of Epidemiological Studies and Clinical Trials, 4th edition

역학연구와 임상시험에 대한 비판적 평가 (제4판)

원저자 Mark Elwood

대표역자 이원철 가톨릭의대 예방의학교실 (명예교수)

역자 (가나다 순)

박보영 한양의대 예방의학교실
손현진 동아의대 예방의학교실
신명희 성균관의대 사회의학교실
오창모 경희의대 예방의학교실
이순영 아주의대 예방의학교실
이원철 가톨릭의대 예방의학교실
임현우 가톨릭의대 예방의학교실
정선재 연세의대 예방의학교실
정현숙 가톨릭의대 예방의학교실

감수 및 검독교정자 (가나다 순)

박보영 한양의대 예방의학교실
손현진 동아의대 예방의학교실
신명희 성균관의대 사회의학교실
오창모 경희의대 예방의학교실
이순영 아주의대 예방의학교실
이원철 가톨릭의대 예방의학교실
임현우 가톨릭의대 예방의학교실
정현숙 가톨릭의대 예방의학교실

본 번역서는 한국역학회(회장: 이순영, 기획위원장: 임현우) 번역총서 일환으로 번역하였습니다.

출간사

한국역학회에서 역학연구와 임상시험에 대한 비판적 평가(Critical Appraisal of Epidemiological studies and Clinical Trials) 제4판을 국내 번역서로 출간하게 된 것을 매우 기쁘게 생각합니다. 이번 번역서는 역학을 전공하는 많은 대학원생과 연구자가 역학 교재로 가장 많이 참고하는 책 중에 하나일 것입니다. 이 책에서는 역학과 임상의학 연구들을 평가하기 위한 평가 틀을 제시하고, 그 평가 틀에 따라 일관성 있게 여러 연구예시를 꼼꼼하게 평가하고 논의하고 있습니다. 책을 통해 다양한 연구에 대한 비판적 평가들을 따라가다 보면 연구설계, 수행 및 해석 과정에서 주의해야 하는 점들을 숙지하게 되고 나아가 실제 역학연구를 평가하거나 설계 및 수행하는데 필요한 중요한 관점들을 배우게 될 것입니다.

한국역학회는 역학의 기본서라고 할 수 있는 고디스 역학(Gordis epidemiology)을 2009년에 첫 번역서로 출간하였고, 2020년에 고디스 역학 6판으로 수정판을 출간한 바 있습니다. 고디스 역학을 충분히 숙지한 학생이라면 이번 번역서는 더욱 흥미로운 책이 될 것입니다. 아무쪼록 이번 번역서가 많은 미래의 역학자들이 더욱 역학연구에 흥미를 갖고, 직접 역학연구를 수행할 수 있는 역량을 키우는 데 도움이 되기를 바랍니다.

바쁘신 중에도 번역과정에 기꺼이 참여해 주신 아홉 분의 교수님께 진심으로 감사드립니다. 특히 책임역자로서 오래전부터 이 책의 번역을 기획하셨고 전 과정을 이끌어 주신 가톨릭의대 이원철 교수님과 17차에 이르는 편집회의를 이끌어 번역서를 완성해 주신 기획위원회 위원장 가톨릭의대 임현우 교수님께 진심으로 감사의 말씀을 드립니다. 또한 출판을 맡아 수고를 아끼지 않으신 계축문화사에도 고마움을 전합니다.

감사합니다.

2022년 12월

한국역학회 19대 회장

아주의대 이순영

역자 서문

Elwood교수의 Critical Appraisal of Epidemiological Studies and Clinical Trials를 번역본으로 발간하게 되어 매우 기쁩니다. 역학분야에서 활약하고 있는 여러 분들이 합심하여서 번역작업을 이루어 내어 의미가 큽니다. 박보영교수, 손현진교수, 신명희교수, 오창모교수, 이순영교수, 임현우교수, 정선재교수, 정현숙교수가 바쁜 일정 중에도 헌신적인 열정으로 번역에 동참해 주셨습니다.

보건학의 방법론이라고 할 수 있는 역학 분야에서 특히 제목에서 알 수 있듯이 연구방법론의 핵심내용을 다루고 있는 책을 번역하게 되어, 이로 인하여 기여하게 될 부분이 클 것이라는 기대를 하게 됩니다.

역학연구를 방법론적으로 문제가 없도록 수행하는 것은 한편 당연한 일이기는 하지만, 사람을 단위로 하는 인구집단을 대상으로 하는 연구이기에 수많은 잠재적인 문제들이 숨어 있을 수밖에 없고, 이를 예견하고 정확한 결과를 내기 위하여 많은 노력을 기울여야 하는 것은 역학연구의 기본일 것입니다.

특히 바이어스를 최소화해야 하는 것은 무엇보다도 중요한데 이 번역서가 이 부분에 많은 기여를 할 것이어서 우리나라의 역학연구 발전에 한 부분을 차지할 것을 기대해 봅니다.

chatGTP가 눈앞의 현실이 되어 있어서 구체적인 지식들은 쉽게 습득할 수 있다 하더라도, 역학과 같은 학문의 체계를 올바로 세우는 것은 단편적인 지식의 축적만으로는 쉽지 않은 일이어서 이러한 번역서가 역학의 체계를 이해하는데 기여할 부분이 적지 아니할 것입니다.

건강과 질병에 대한 관심은 기하급수적으로 증가하고 있는 반면에 이에 대한 정확한 지식의 증가속도는 이를 앞서지 못하고 있는 현실에서, 정확한 역학연구의 필요성은 언제이고 항상 필요한 일이기에 이 번역서가 이를 자극하고 고무할 수 있다면 더 큰 바람이 없겠습니다.

번역작업에 함께 참여하여 주신 분들께 거듭 심심한 감사를 드리고, 특히 실무적인 일들을 담당하여 이 일이 가능하게 한 제 평생의 동반자 임현우교수에게 감사한 마음을 전합니다. 이 책자 번역을 동의해 준 Oxford 대학 출판사에도 감사하고, 한국역학회의 번역서 출판에 함께하고 편집 업무가 잘 진행될 수 있도록 배려해 주신 계축문화사 주영일 사장 및 이종언 편집부장과 직원들의 노고에 감사드립니다.

여러분 모두에게 역학연구를 수행하면서 누리는 기쁨이 더해 질 것을 바라고, 그 연구로 인하여 질병극복과 건강증진에 일조하면서 누리는 영광이 더해지기를 기대합니다.

감사합니다.

2022년 12월

대표역자 이원철

저자 서문 및 감사의 말

이 책은 1988년 옥스퍼드 대학 출판사에서 출판한 "의학에서 인과관계: 비판적 평가를 위한 실용적인 체계(*Causal Relationships in Medicine: A Practical System for Critical Appraisal*)"와 1998년 2판, 그리고 2007년 3판으로 출간된 "역학연구와 임상시험에 대한 비판적 평가(*Critical Appraisal of Epidemiological Studies and Clinical Trials*)의 개정 확장판이다. 1988년에 이 책은 병인학, 임상치료 및 의료관리에 대한 질문에 일관된 비판적 평가 체계를 적용하여 역학적 추론과 임상적 추론 사이의 격차를 해소하는데 새로운 지평을 열었다. 이제 체계적인 비판적 평가 방법은 개인이나 지역사회에 적용되든 간에 합리적인 보건의료의 핵심으로 받아들여지고 있다. 비판적 평가는 근거기반 보건의료의 핵심이다.

이 책은 독자들이 경험한 것과 결과물 사이의 관계를 평가하는 모든 유형의 연구에 적용할 수 있는 비판적 평가의 틀 내에서 독자들이 기존 기술과 지식을 적용하도록 권장하기 위해 고안되었다. 질병의 병인학, 임상적 관리의 효율성 및 의료서비스의 효능에 대한 질문에서 본질적인 이슈는 종종 중재 또는 노출과 해당 결과 사이에 인과관계가 있는지 여부이다. 제시된 방법은 광범위한 보건의료 문제, 의료 및 비의료 분야, 그리고 보건의료 이외의 많은 영역에 적용할 수 있다.

새 버전의 책은 전체적으로 개정되었다. 처음 10개의 장이 핵심 본문이고, 특정 연구에 비판적 평가를 적용한 여섯 가지 예제가 이어진다. 부록 2에는 통계 방법과 유용한 통계표가 요약되어 있다. 통계에 대한 접근 방식은 우연변동의 평가를 비판적 평가의 한 측면으로 다루고 있고 특히 8장에서 통계 방법을 검토하고 있다. 본문의 나머지 부분에서는 간단한 산술지식으로 읽을 수 있고, 비판적 평가 접근 방식의 필수 논리에는 어떠한 수학적 전문 지식도 필요하지 않다.

3개의 이전 판에서 감사의 말을 전했던 동료, 학생, 그리고 친구들에게 이 책에서도 감사의 말을 전한다. 다시 한번 가족의 지원과 인내에 감사드리며, The Lancet, The New England Journal of Medicine, Journal of the National Cancer Institute의 발행인과 12–17장에 나오는 논문의 일부를 복제할 수 있도록 허락해 준 제1저자들에게 감사드립니다.

차례

제1장

서론

Introduction

모든 일에는 이유와 원인이 있다

— William Shakespeare: *Henry V*, v; 1599

이 책의 구성에 대하여

이 책은 독자들이 건강과 의학에 관련된 연구들을 평가할 때 사용할 수 있는 실제적인 평가틀을 제공하기 위한 것으로, 동시에 독자들이 자신들의 연구를 보다 효과적으로 수행할 수 있도록 하기 위한 목적으로 저술되었다. 여기에서 제시하고 있는 방법들은 원인과 결과 관계의 중요성을 강조하고 있다. 지난 수년간 역학자와 연구자를 비롯하여 많은 의사, 간호사, 보건교육자, 건강관리자, 학생들은 이러한 일이 흥미롭고 유익함을 인식하고 있다. 여기서 제시하는 방법들의 가장 큰 강점은 이들을 중재연구와 관찰연구 모두를 대상으로 폭넓은 주제에 대하여 적용할 수 있다는 점이다.

그림 1.1은 책 내용의 골격을 제시하고 있다. 우리는 인과관계(causation)의 개념을 논의하는 것으로 시작하여(2장), 인과관계를 규명하는데 사용할 수 있는 연구설계(design)의 종류들에 대하여 논하고(3장), 연구결과들을 정확하면서도 단순하게 표현할 수 있는 지표들에 대하여 논할 것이다(4장). 그리고 연구대상자들을 어떻게 선정하여야 하는 지의 방법들도 고려할 것이다(5장). 2장에서 5장까지는 연구설계의 필수요소들을 다루게 되는데, 가장 중심이 되는 연구설계들에 대하여는 실제 예시를 사용하여 개념과 실제적인 면들을 제시할 것이다.

이후에는 산출된 연구결과를 해석함에 있어서 가장 핵심적인 쟁점들을 다룰 것이다. 연구결과가 인과관계를 나타내고 있음을 판단하기 전에 먼저 고려해 보아야 하는 점들,

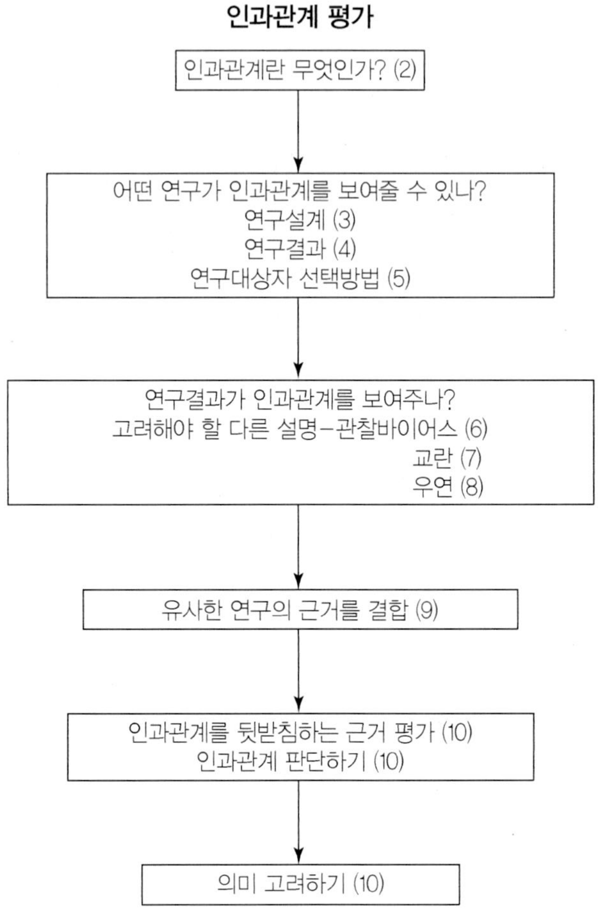

그림 1.1 인과관계 평가. 특정문제의 인과성에 대한 근거를 평가하기 위해 책에 제시된 전반적인 전략. 숫자는 관련된 장(chapter)을 나타냄.

즉 연구결과가 인과관계가 아닐 수 있는 가능성을 제시하는 세 가지 경우를 다룰 것인데 이에는 관찰바이어스(6장), 교란(7장), 우연변동(8장)이 해당된다.

9장에서는 한 개의 연구가 아닌 많은 수의 연구를 다루는 체계적 문헌고찰과 메타분석을 소개할 것인데 이들은 많은 연구들의 결과들을 합병하는 과정이다.

그리고 나서 인과관계가 있다는 것을 지지하는 속성들을 살펴보고, 한 개의 연구 또는 여러 연구의 결과들을 어떻게 광범위하게 일반화할 수 있을지를 다룰 것이다(10장). 이러한 모든 과정들은 연구의 인과관계에 대한 실제적인 평가 틀을 전반적으로 제시하는 것이며, 모든 독자들이 자신의 분야에서 수행한 연구의 중요한 쟁점들에 대하여 이를 적용할 수 있을 것이다. 이어서 이러한 실제적인 평가 틀을 근거중심의학, 지식에 근거한 건강관리, 그리고 건강정책수립 및 수행 분야에 적용하는 것에 대하여도 논할 것이다.

12장부터 17장까지는 6개의 예시를 통해 이러한 원칙들을 다양한 연구설계와 주제에 적용해 볼 것이다. 즉, 의학적 치료에 대한 무작위배정 임상시험(a randomized trial of medical treatment), 예방적 조치에 대한 무작위배정 임상시험(a randomized trial of a preventive measure), 전향적 및 후향적 코호트 연구(a prospective and a retrospective cohort study), 짝지어진 소규모 환자-대조군 연구(a small matched case-control study), 그리고 대규모 환자-대조군 연구(a large case-control study)이다. 실제 논문의 내용을 발췌해서 소개하겠지만, 각 장의 내용을 보기 전에 관련 연구 원문 전체를 읽으면 더 큰 도움이 될 것이다.[1]

책의 거의 모든 내용은 깊은 통계적인 지식 없이도 이해할 수 있도록 구성되어 있다. 통계적 논의점은 8장과 9장 일부에서 다루고 있다. 책 뒷부분 부록 2에 대부분의 통계값을 산출하는 통계과정이 요약되어 있다. 통계적문제는 근거평가의 한 측면일뿐이다. 이 책의 수학적인 부분들을 생략하고 싶은 독자들은 그리하여도 무방하다.

1 역자 주) 저자는 저작권 문제로 이 책에서는 초록만 게재하고 표가 제시되어야 하는 경우 재구성하여 보여주고 있음

제2장

의학과 보건의료 분야에서의 인과관계의 중요성

The importance of causal relationships in medicine and health care

지적 진보를 어느 하나의 특성으로 특징짓는 가장 적절한 것은 인과적 사고의 발달이다.

— Herbert Spencer: *The Data of Ethics*, IV; 1879

서론

인과관계에 대한 연구는 의학과 보건의료에 필수적이다(그림 2.1). 환자를 치료할 때는 그 치료가 환자를 회복시킬 것이라는 가정 하에 치료법을 결정하게 된다. 질병의 원인(cause)과 예방을 연구하는 것은 질병이 어떠한 요인들로 인하여 발생하는지를 밝혀내는 것과 관련이 있다. 보건관리에 있어서, 특정한 서비스나 시설을 제공하기로 결정할 때에는 이로 인하여 개인이나 공동체의 건강수준이 향상될 것이라는 전제가 깔려 있다. 오늘 저자의 책상 위에는 임신 전 환경이 당뇨병을 유발하는지에 대한 연구, 심장질환, 말라리아, 방광암의 새로운 치료법에 대한 평가, 임상적인 리더십이 보건기관의 수행을 향상시키는지에 관한 연구 등 새로운 연구과제들이 있다. 이 연구들의 핵심은 결국 인과관계에 대한 질문이다. 특정한 치료법으로 인하여 환자의 상태가 좋아지는가? 특정한 요인들로 인하여 질병이 발생하는가? 보건의료관리의 새로운 체계로 인하여 서비스 이용자들의 건강이 향상될 수 있는가? 보건의료의 가장 중요하고 논점이 되는 주제들은 원인과 결과의 관계가 성립되는지를 평가하는 것과 관련이 있다.

이 책에서는 연관관계가 실제 인과적인지를 검증하고 나아가 치료법, 질병의 원인이나 보건의료관리와 관련된 결정을 위하여 설정한 전제들이 사실인지 거짓인지를 판단할 수 있도록 하는 방법들을 소개하고자 한다.

이러한 비판적 평가(critical appraisal)의 과정은 메타분석(meta-analysis)과 근거중심의학

(evidence–based medicine)의 핵심이다. 보건의료분야에서 보건사업을 수행할지 또는 수행하지 말아야 할지에 대한 과학적 근거에 기초한 평가는 인과관계에 대한 옳은 판단여부에 달려있다.

이 책의 내용은 역학 연구와 임상시험에 대한 비판적 평가에 집중할 것이다. 치료적 **중재**(intervention) 또는 **노출**(exposure)과 **결과**(outcome)의 관계를 평가하는 모든 주요 유형의 연구에 적용할 수 있는 실용적인 비판적 평가체계에 대해 이야기할 것이다. 핵심 이슈는 과연 중재 또는 노출과 결과 사이에 보여진 연관성이 실제로 원인과 결과의 인과관계인가이다. 만약 그렇다면 그에 대한 적절한 사후조치를 할 수 있다. 그러나 인과관계가 아니라면 이러한 연관성은 다른 기전에 의한 것이므로, 이런 결론 하에서는 다른 결정을 하게 된다.

인과관계의 관련성

치료요법 : 치료	⟶	환자의 상태 개선
원인 : 인과적 요인	⟶	질병 발생률
건강서비스 : 서비스	⟶	지역사회 건강증진

그림 2.1 보건의료에 있어서 인과관계의 중요성. 치료, 병인, 보건의료서비스의 제공에 관련된 결정은 모두 인과관계를 전제로 하여 이루어진다.

인과관계(causation)의 정의와 형태

인과관계를 논하기 위해 우리는 인과관계를 정의(definition)해야 하며, 이러한 정의는 인과관계를 증명하거나 반증하는 방법을 결정해줄 것이다. 인과관계라 하면 종종 극단적이고 제한적인 관계가 떠오르는데, 특정한 사건 뒤에 또 다른 사건이 **항상 필연적으로** 일어나는 상황을 생각하게 한다. 이러한 개념은 물리학에서 흔하게 관찰된다. 예를 들어 보일의 법칙(Boyle's law)에 따르면 일정한 온도에서, 정해진 질량을 가진 기체의 부피는 압력에 반비례한다. 따라서 압력의 변화는 자동적이며 필연적으로 상응하는 부피의 변화를 수반한다(그림 2.2). 이러한 효과는 즉각적이며, 쉽게 재현될 수 있고, 간단한 수학 공식으로 표현될 수 있다. 따라서 압력의 변화로 **인하여** 부피의 변화가 생긴다는 것을 쉽게 인정할 수 있다. 이와 비슷한 예로, 금속 막대를 가열함으로 **인하여** 부피가 팽창된다는 것도 쉽게 인정할 수 있다. 여기서도 '노출', 즉 막대에 가한 열과 '결과', 즉 막대의 부피 팽창 사이에 필연적이며 거의 즉각적인 관계가 성립되는 것이다.

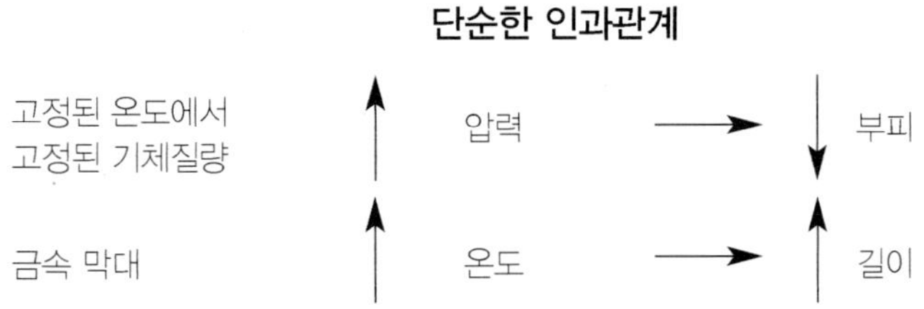

그림 2.2 단순한 인과관계. 물리학의 인과관계는 간단한 경우가 많은데, 기체의 압력과 부피와 연관된 보일의 법칙, 혹은 금속막대에 대한 열의 효과가 한 예이다. 원인이 되는 요인만으로 충분하며, 시간적 관계가 짧고, 재현이 쉽다.

이러한 형태의 인과관계에는 몇 가지 특성이 있다. 가장 중요한 특성은 원인이 되는 요인만으로 **충분**(sufficient)하다는 것인데, 다시 말해서 정의된 어떤 요인으로 인해 필연적으로 결과가 발생한다는 것이다. 둘째로, 원인이 되는 요인의 작동과 발생되는 효과 사이의 시간적 관계가 매우 짧다. 셋째로, 이러한 상황이 실험으로 정형화될 수 있기 때문에, 이러한 현상은 통제된 조건에서 쉽게 재현될 수 있다.

건강과 질병에 관련된 상황은 이렇게 간단한 경우가 드물다. 건강과 질병에서 원인이 되는 모든 요인이 '충분'하지는 않다. 예를 들어, 결핵은 인체가 결핵균(tubercle bacillus)에 감염되어 발병한다(그림 2.3). 하지만 결핵균의 감염이 필연적으로 임상적인 결핵의 발병으로 이어지는 것은 아니다. 결핵균에 감염되는 전체 인구의 작은 부분에서만 임상적인 발병으로 이어지며, 불량한 영양 상태와 같은 여러 요인들이 발병 여부에 영향을 준다(그림 2.4). 따라서 발병을 위해서는 결핵균 감염과 불량한 영양 상태, 그리고 아마도 몇 가지 다른 요인들의 조합이 필요하다. Tubercle bacillus 감염과 불량한 영양 상태 두 가지 모두 원인이 되는 요인으로 간주해야 한다. 영양 상태의 호전은 실제로 20세기 전반기에 결핵 발병률 감소의 주된 원인이었다.

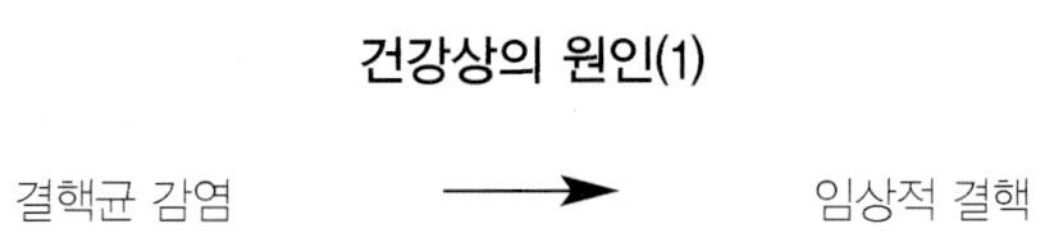

그림 2.3 단순한 인과관계인가? 의학에서 볼 수 있는, 명확하게 단순한 인과관계이다. 그러나 원인이 되는 요인이 필요조건이긴 하지만 충분조건이지는 않으며, 시간적 선후관계가 불분명하다.

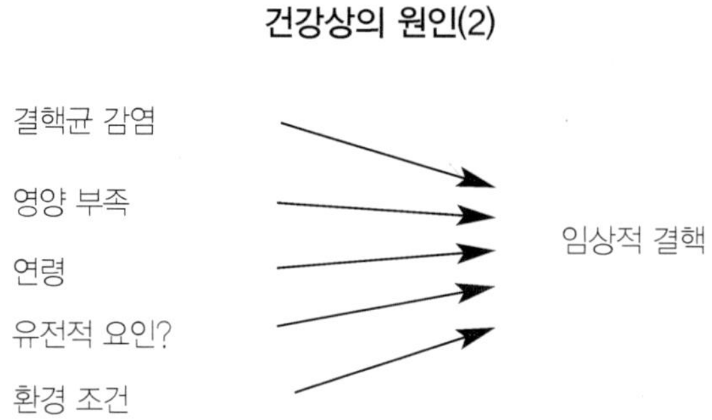

그림 2.4 단순한 인과관계인가? 결핵의 발병을 보여주는 보다 더 완성된 그림이다.

이 상황에서 결핵균은 질병 발병에 '필요한' 요인이다. 우리는 이제 원인이 되는 요인을 두 종류로 정의할 수 있다. **충분**(sufficient)한 요인은 단독으로 작용해도 항상 결과를 발생시킨다. **필요**(necessary)한 요인은 그것이 없다면 결과가 발생할 수 없으며, 결과가 발생한 모든 경우에 작용한다(Box 2.1). 보일의 법칙에서 다른 조건들이 고정되어 있다면 압력의 변화는 부피를 변화시키는데 필요하고도 충분하였다. 금속막대의 예에서는 열이라는 요인은 충분조건이었으나 필요한 조건은 아니었다. 금속막대의 길이를 늘리는 수단에는 다른 방법들도 있기 때문이다.

Box 2.1 다양한 유형의 인과관계. 마지막 유형이 가장 중요하다.

인과관계의 유형

필요: 인과적 요인이 작용한 경우에만 결과가 발생함

충분: 인과적 요인의 작용으로 항상 결과가 발생함

필요충분: 인과적 요인과 결과는 고정된 관계를 가지고 있음. 둘 중 하나가 없으면 다른 하나가 성립하지 않음

필요하지도 충분하지도 않음: 인과적 요인의 작용이 결과의 빈도를 증가시키지만, 결과가 항상 발생되지는 않으며, 인과적 요인의 작용이 없이도 결과가 발생할 수 있음

건강과 질병에서 대부분의 상황은 필요하거나 충분한 인과관계를 충족하지 못한다. 평소 건강한 사람이 버스에 치여서 다발성 골절로 병원에 입원한다면, 우리는 버스에 치이는 사건과 다발성 골절의 결과 사이에 인과관계가 있다고 할 수 있다. 그러나 이러한 관계가 원인이 충분하거나 필요하다는 것을 의미하지는 않는다. 버스에 치이는 모든 사람에게 다발성 골절이 발생하는 것은 아니다. 모든 다발성 골절 환자가 버스에 치인 것은 아니다.

흔히 접하는 논리의 오류는 필요 또는 충분요인의 극히 제한된 경우를 기술하는 것으로 인과관계를 정의하는 것이다. 할아버지가 10세부터 하루에 한 갑을 흡연하고도 95세에 건강히 살아있다는 사실이 흡연이 무해하다는 것을 증명하지는 못한다. 단지 흡연이 95세 이전 질병이나 사망에 충분한 요인이 아니라는 것을 보여줄 뿐이다.

이 한 가지 예로 충분한 인과관계의 가설을 반증할 수 있다. 그러나 이러한 근거로 흡연과 질병 사이에 어떠한 인과관계도 존재하지 않는다고 결론짓는 것은 마치 연로한 참전용사들이 살아있다는 이유로 전쟁에서 죽는 사람들이 없다고 결론짓는 것과 마찬가지이다.

우리는 건강분야에 적합한 인과관계의 개념을 사용해야 하며, 인과관계를 실제 상황에 적용할 수 있게 정의해야 한다. 우리는 '원인'을 이렇게 정의하고자 한다. 만일 **어떠한 요인이 작용하여 사건의 빈도를 증가시킨다면 그 요인은 사건의 원인이다**(Box 2.2.).

Box 2.2 원인의 일반적 정의. 필요충분한 원인은 이 정의의 범위 내에 있는 극단적 상황에 불과하다.

원인의 정의

원인: 어떠한 요인이 작용하여 사건의 빈도를 증가시킨다면 그 요인은 사건의 원인이다.

물론 위험 요인의 반대는 예방적 요인이다. 예방적 요인은 그 작용이 사건의 빈도를 감소시키는 것이다. 인과관계의 개념과 그것을 평가하는 근거는 예방적 요인에도 동등하게 적용된다.

다발성 골절이 있는 사람으로 다시 돌아오면, 우리는 왜 이 사람의 골절이 버스에 치인 사건에 기인한다는 결론을 내리게 된 것일까? 주된 근거는 즉각적인 전후 관계이다. 다른 상황을 가정해 보기로 하자. 수개월 전 두부 외상의 기왕력이 있는 여자가 지속되는 두통을 호소한다. 이러한 경우에 인과관계가 있다고 생각할 수 있을까? 이러한 경우에는 시간적 선후관계가 상대적으로 불분명하고, 두 사건 사이에 많은 일이 있었을 수 있기 때문에 판단이 어렵다. 하지만 우리가 지속적인 두통을 호소하는 여러 명의 환자를 조사했더니 대부분의 환자에서 두부 외상의 기왕력이 있었다고 가정해보자. 이런 경우에는 두 사건 사이에 눈에 띄는 연관성이 인과관계를 의미한다고 잠정적으로 결론지울 수 있는 정당성을 부여받는다. 그러나 과거 부상을 기록하는 방법을 주의해야 한다. 부상을 당한 적이 있으나 기억 못하는 사람들이 있을 수 있고, 마찬가지로 기록된 부상들 중에는 일상생활의 일부로 간주할 수 있는 경우들이 있을 것이다. 한 걸음 더 나아가서,

지속적인 두통을 호소하는 대상들이 경험했던 이런 사건의 빈도(frequency)가 '예상되는 정도'와 다른가에 주목해야 한다. '예상되는 정도'를 알려면, 지속적인 두통이 없는 사람들에서의 부상의 빈도를 동일한 방법으로 확인해야 한다.

한마디로, 시간적 선후관계가 불분명하고, 필요 요인과 충분 요인의 개념이 성립되지 않는 경우에는, 한 개인이 아닌 여러 명의 대상을 관찰하여 그 관계를 양적(quantitative)으로 평가할 필요가 있다. 때문에 인과관계의 정의는 양적으로 표현된다.

인과관계를 직접적으로 시험하는 법: 무작위배정 임상시험

인과관계의 양적인 정의를 직접 검정하려면, 모든 연관된 특성이 유사한 두 집단이 있고, 이 중에서 한 집단에 원인으로 추정되는 요인을 노출시키면 된다. '연관된' 특성이라 함은 연구의 대상이 되는 요인 외에, 결과가 되는 사건의 빈도에 영향을 주는 요인들이다. 이러한 접근법을 쓰는 연구설계가 무작위배정 임상시험(randomized trial)이다. 이런 연구설계에서 치료법은 각 대상에게 무작위로 배정된다(그림 2.5).

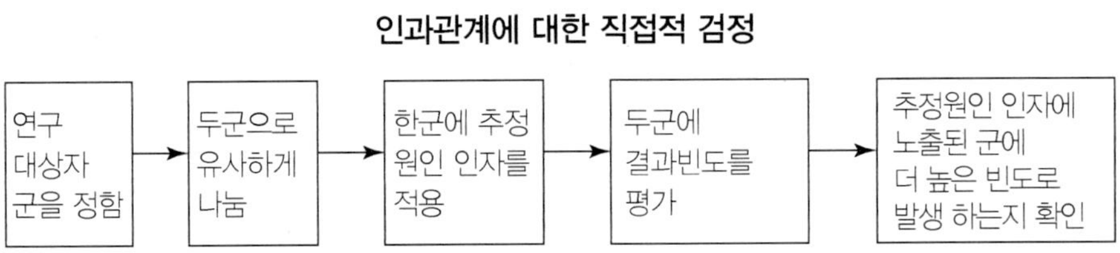

그림 2.5 인과관계를 검정하는 한가지 방법. 환자에게 새로운 치료법을 적용하는 경우에 이것은 무작위배정 임상시험이다. 이것은 생물학과 기타 다른 과학 분야의 기본적 실험방법이기도 하다.

무작위배정 시험은 농업 과학에서 처음 사용되었다. 예를 들어, 비료를 사용한 토양 구획에서의 수확량을 비료를 안 쓴 토양 구획의 그것과 비교하였다. 비료 사용여부와 농작물 수확량 사이의 인과관계는 비료를 쓴 토양 구획과 비료를 쓰지 않은 토양 구획의 수확량 차이로 관찰되었다. 이러한 방법을 의학에 적용하기 시작한 시기는 1940년대 후반이다. 3장에서 몇 개의 다른 연구들이 언급되겠지만, 보통 결핵 치료법에 대한 연구(그림 2.6)가 이러한 개념을 적용한 첫 예로 간주된다[1]. 무작위배정 임상시험은 치료법을 검정하는데 가장 광범위하게 사용되어 왔다. 예를 들어 한가지 약과 다른 약을 비교하는 경우이다. 무작위화가 연구설계에 기여하는 바는 추후 단원에 언급될 것이며, 지금은 무작위배정 임상시험의 두 가지 주요 특성을 기술하는 것이 중요하다. 각각의 치료법을 받는 집단이 무작위로 선택되기 때문에 각각의 집단은 결과에 영향을 주는(치료법 이외의) 요인들이 유사할 확률이 크다. 따라서 결과의 차이는 치료법의 차이에 기인한다고 볼 수 있다. 치료와 평가가 각 집단에서 동시에 진행되기 때문에, 연구대상자와 연구자 모두 어느 치료가 어느 대상에게 주어지는지 모르게 연구를 설계하는 것이 가능하다. 그리고 이러한 **이중눈가림(double-blind)**은 모든 대상의 결과를 동일한 방식으로 관찰할 수 있게 해준다. 첫 무작위배정 임상시험 이후로, 수천 개의 무작위배정 임상시험이 수행되었다.

결핵 임상시험을 하게 된 배경을 덧붙이면, 2차 세계대전 직후 영국 내에 항생제 스트렙토마이신(streptomycin)이 소량 밖에 남아있지 않은 상황에서, 대부분이 결핵이 상당히 진행된 환자에게 쓰이고 있었는데, 치료를 받지 않으면 사망할 수밖에 없는 환자의 경우 임상시험을 하지 않아도 이득이 명백했기 때문이었다[2]. 이 임상시험의 특이점은 난수표와 봉인된 봉투를 사용하여 진정한 무작위배정을 한 연구였다는 것이다. 이 임상시험에는 6개의 센터가 참여했으며, 추후에 이 연구와 이후 다른 연구들을 종합하여 분석한 논문이 발표되었는데, 이것이 첫 메타분석(meta-analysis)이다(메타분석은 9장에서 설명할 것이다). 사전동의 절차는 없었는데, 이는 치료할 방법이 있다면 당시에는 특별한 동의 없이도 적용할 수 있고, 임상시험에 대해 동의를 받는 것이 일반 치료에 대한 동의를 받는 것과 특별히 다르지 않다는 것이 당시의 생각이었기 때문이다.

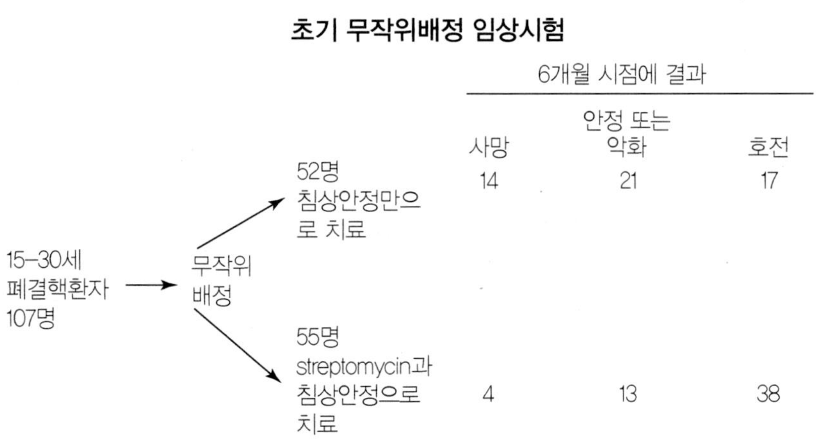

그림 2.6 1946년에 British Medical Research Council에서 진행한, 진행성 폐결핵 약물치료에 대한 임상시험. 최초 무작위배정 임상시험으로 간주된다. Medical Research Council에서 발췌함.
출처: data from Medical Research Council, 'streptomycin treatment of pulmonary tuberculosis,' British Medical Journal, Volume 2, issue 4582, pp. 769–782, © 1948. [1]

'이중눈가림 무작위배정 전향적 연구'가 인과관계를 검증하기 위해 사람에게 적용하는 이상적인 방법이라는 데에는 이견이 없다. 하지만 실행하기가 간단하지 않은데, 이는 과학적인 이유도 있지만 현실적인 이유나 윤리적인 이유도 있다. 예를 들어 암과 같은 만성 질환의 사망률을 낮추는 것이 목적인 두 종류의 치료를 비교하기 위해서는, 유사한 질병을 가진 많은 수의 대상자를 무작위배정한 후 치료를 제공하고 수년간 추적관찰해야 한다. 이러한 연구는 비용이 많이 들 수밖에 없으며, 여러 가지 세부적인 문제를 해결해야 한다. 연구결과는 연구기간 동안 사용했던 치료법에 대한 것인데, 결과가 확인된 시점에는 이미 새로운 치료법이 개발되어 있을 수 있다. 무작위배정 전향적 연구의 가장 큰 제한점은 환자에게 이로울 만한 치료법을 평가하는 목적으로만 사용할 수 있다는 것이다. 대상을 무작위배정하여 흡연이나 공해 등의 해로운 독소를 연구대상자에게 노출시키는 것은 명백히 비윤리적이다. 우리가 환자에게 이로울 것으로 기대하는 노출(예를 들어 여러 종류의 치료법)을 비교할 때에도, 많은 의사가 치료 중인 자신의 환자를 무작위 연구에 참여시키는 것을 비윤리적이라고 판단할 만큼 견해가 분분할 수 있다.

이러한 상황에 대한 한 가지 대응은 무작위배정 임상시험에서 증명할 수 있는 관계만을 인과관계로 정의하고 다른 상황은 다 무시하자는 것인데, 이것은 비현실적인 의견이다. 이러한 정의에 따르면, 우리는 버스에 치이는 사건과 다발성 골절 사이에 인과관계를 확인할 수 없다. 특정한 연구방법만이 인과관계를 정의할 수 있다는 의견을 토대로, 역학연구나 관찰연구는 단지 '연관성' 만을 확인할 수 있다고 흔히 주장한다. 이런 주장은 사실이 아니다. 1970년대 중반에 몇 개의 환자-대조군 연구들은(환자-대조군 연구는 3장에서 설명될 역학적 연구방법이다) 폐경기 여성의 호르몬 치료가 자궁암의 발생률을 높인다고 밝혔다. 수년간 사용되어 왔던 치료법이었기 때문에, 당시 논란이 되었고 여러 전문가들이 이러한 연구결과를 강력히 비판하였다. 비판하는 의견 중에는 이 연구가 이중눈가림 무작위배정 전향연구가 아니라는 의견이 있었다.

이러한 주장을 담고 있는 *Lancet* 논문 사설(editorial)에 대한 한 회신의견에서는, 무작위 임상시험이 아니라는 이유로 연구의 결과를 무시하는 것은 '우리가 가지고 있는 생물학에 관련된 대부분의 지식을 무시하는 것으로, 마치 생물학적 이해를 기반으로 일상적인 자궁내 종양, 임신의 원인을 추정하는 것을 무시하는 것과 같다'고 하였다[3].

이 책에서 주장하는 바는, 어떠한 관계가 과연 인과관계인지 판단할 때에는 균형 잡힌 전문적 판단이 있어야 한다는 것이다. 우리는 전향적 무작위배정 임상시험이라도 여러 가지 현실적이고 방법론적인 제한점이 있기 때문에 이러한 연구가 인과관계를 '증명'하지 못할 수도 있다는 점에 대하여도 논할 것이다. 또한 인과관계는 다른 과학적인 연구 방법으로도 적절히 입증될 수 있으며 이러한 연구결과에 기반하여 인과관계를 받아들이는 것이 보건의료의 실행과 기획에 필수적이라고 논할 것이다. 보건의료에 있어서 무작위배정 임상시험의 결과에 따라 치료적 판단이 이루어지는 경우는 많지 않다. 의료 경영이나 정책의 판단 중에 무작위배정 시험이 뒷받침되는 경우는 극히 적다. 질병의 원인과 자연경과에 관하여 무작위배정 임상시험에 의해 결론을 내릴 수 있는 경우도 많지 않다. 질병의 치료와 병인, 그리고 보건의료계획에 관련된 지식의 대부분을 얻기 위하여, 관찰연구를 사용할 수밖에 없는 경우가 흔하다. 무작위배정 임상시험의 윤리적, 방법론적인 제한점 때문에 무작위배정 임상시험을 수행할 수 있는 상황이 적을 수밖에 없기 때문이다. 이러한 이유로, 근거를 평가하고 이 근거가 인과관계를 의미하는지를 판단할 때는 신중해야 한다.

사건의 빈도 산출법: 유병률과 발생률

우리는 인과관계가 확률로 정의되어야 하는 필요성에 대해 확인하였고, 따라서 정량적인 방법이 필요하다. 이제 역학에서 사건의 빈도를 계산하는 법을 소개할 텐데, 이미 많은 독자들에게 친숙할 것으로 생각된다.

빈도를 가장 간단하게 측정하는 것이 **유병률**(prevalence)이다. 유병률은 한 시점에 어떠한 특성의 빈도나, 한 집단 내에 그 특성을 가지고 있는 개체의 분율(proportion)이다. 이것은 단순한 분율이며, 단위가 없고, 한 시점에서 측정된다. 표 2.1에서 보면 인구수가 100,000인 한 공동체의 설문조사 결과 한 시점에 어떠한 특성을 가진 인구수가 800명인 것을 알 수 있다. 즉, 유병률은 100,000명 당 800명이다.

다음은 유병률의 실제 예를 보기로 하자. 런던에서 65세 이상 1,547명을 대상으로 설문조사를 한 결과, 563명(36%)에서 한쪽 혹은 양쪽 눈에 백내장이 있었다. 65-69세 남자의 유병률은 16%이었는데, 85-100세 여자의 유병률은 76%로 가장 높았다[4]. 이것은 한 시점에 질병의 빈도를 측정한 것이므로 유병률에 해당한다.

마찬가지로, 어느 대학 학생들의 23%는 흡연자이고, 25%는 비만이며, 8%는 머리카락이 빨간색이라고 표현할 수 있다. 병리학자가 여러 부검결과를 통해, 동맥경화의 유병률이 60%라고 말하는 경우가 있다(특히 이런 내용이 병리학 교과서나 대화에서 종종 발생률로 잘못 표현되곤 한다). 생존 출생 중 다운 증후군의 빈도가 1,000명 당 1.5명이라고 말하는 경우는 약간 애매한 경우이다. 이것은 출생 중 증후군을 보이는 분율이기 때문에 유병률이 맞으며, 구체적으로 '출생시 유병률'로 표현할 수 있다.

표 2.1 유병수준이 일정하게 유지되는 안정상태(steady state)와 충분한 인구수를 가정했을 때, 발생률, 유병률 및 질병 이환기간의 관계

	시점	기간
	2001.12.31.	2001.01.01.–2002.12.31.(2년)
인구수(평균 또는 한 시점)	100,000명	100,000명
한 시점의 유병자 수	유병자 수 = 800명 유병률 = 인구 100,000명당 800명	
특정기간 동안 새롭게 진단받은 자의 수		발생자 = 400명 발생률 = 연간 100,000명당 200명
특정기간 동안의 사망자 수		사망자수 = 40명 사망률 = 연간 100,000명당 20명
평균 질병 이환기간		$P = I \times D$ 즉, $D = P/I = 800/200$ $= 4$년 (P = 유병률, I = 발생률, D = 이환기간)

발생률(incidence rate)이란 특정한 기간에 발생하는 사망이나 질병의 진단과 같은 사건의 빈도를 뜻하며, 시간 당($time^{-1}$) 이라는 단위를 가진다. 예를 들어, 연간 사망률은 1년 동안 발생한 사망자를 사망 위험 인구수로 나눈 것이다. 유병률이 특정 시간에 존재하는 환자 수인 반면, 연간 발생률은 1년 동안 새로 진단된 환자의 수를 인구수로 나눈 것이다. 표 2.1에서, 2년 동안 400명의 환자가 새롭게 진단됐으므로, 발생률은 연간 100,000명당 200명이다. 2012년도에 호주의 중년인구 22,728,254명 중 새롭게 암 진단을 받은 환자는 120,710명으로, 이 연령집단에서의 평균 발생률은 연간 100,000명당 53.1명이었다. 핵무기시설에서 일하는 근로자를 대상으로 한 연구에서, 총 22,552명의 근로자들의 평균 추적관찰기간은 18.6년이었으므로 총 추적관찰 인년(person-years)은 22,552×18.6=419,467인년이었다. 이 기간 동안 3,115명이 사망하였고, 따라서 전체 기간의 평균 사망률은 1,000인년 당 7.43명 이었다[5]. 다시 말해서 발생률을 측정하기 위해서는 일정한 기간 동안 발생한 사건의 빈도수를 세어야 한다. 유병률이 옳은 표현인데 발생률로 잘못 쓰는 경우가 흔하다.

발생률에 대해 앞서 소개된 예시에서, 사건의 발생 빈도수는 정확히 기록되나, 분모는

추정치로서 위험인구의 평균치나 대표치 또는 실제 사건이 발생할 가능성이 있는 인년 단위의 수가 된다. 이것은 생정통계(vital statistics) 분석이나 빅데이터 분석에서 많이 쓰는 방법이다. 당연하지만, 이러한 추정은 자료의 크기가 작을 때는 적절하지 않다. 더 정확한 분석으로 생명표법(life-table method)을 쓸 수 있는데, 이것은 특정한 시점마다 사건이 발생할 가능성이 있는 개체의 숫자를 정확히 계산하여 이 결과를 토대로 발생률을 계산하는 것이다. 이 방법은 8장에서 설명될 것이다.

많은 경우에서 전체 인구수가 사용되기는 하지만 **질병발생 위험인구**(population at risk)가 비율(rate)을 산출할 때 적절한 분모이다. 정교한 연구들에서는 위험인구를 매우 구체적으로 정의하기도 한다. 예를 들어, 남자도 유방암이 발병할 수 있지만, 일반적으로 유방암은 여성 인구와 관련이 있다. 정교한 연구에서 새롭게 진단되는 유방암 발생률을 산출할 때, 이미 유방암을 갖고 있는 여성을 분모에서 제외하고 위험인구를 정의하기도 한다. 감염병 연구에서 위험인구는 면역을 가지고 있는 대상자를 제외하고 얻을 수 있고, 식중독 유행연구에서 각 식품으로 인한 식중독의 위험인구는 각 식품을 섭취한 사람의 수로 정의할 수 있다.

누적 발생률(Cumulative incidence)이란 전체 집단 중 특정한 기간의 시작과 끝 사이에 사건을 경험한 개체의 분율이다. 다시 말해서, 사건의 누적 빈도를 말한다. 사건의 발생을 토대로 한 개념이므로 특정한 기간 동안 사건의 발생을 세어야 하지만, 특정 시간 동안이라는 한 시점과 관련이 있으므로, 단위가 없는 단순한 분율이다. 당뇨병성 망막 질환에 대한 연구에서, 연구 시작에 망막 질환이 없었고 평균 연령 63세이었던 3,743명은 1년 누적 발생률이 5.3% 이었고, 5년 후에는 38.1%로 증가하였다[6]. 주요 만성 질환의 결과는 흔히 특정한 기간동안 치명률로 표현이 되는데, 예를 들어 노르웨이에서 1968년과 1975년 사이에 유방암으로 진단된 환자에서 누적 사망발생률(치명률)은 진단 5년 후 40%였고, 그 시점에 생존율(5년 생존율)은 60%였다. 심근경색증 치료에 대한 중요한 연구에서 심근경색 발생 35일 동안 누적 사망률은 약 7% 였다. 다시 말해서 35일째, 원래 집단의 7%는 사망하였고 93%는 생존하였다[7].

감염병이나 식중독이 인구집단을 휩쓸고 지나가면, 유행 종료 후에 우리는 전체 기간의 누적 발생률을 구하여 감염된 사람의 분율을 계산할 수 있다. 예를 들어 전체 인구의 20%가 감염이 된 적이 있었다는 것을 발견할 수 있다. 이것이 누적 발생률이며, **발병률**(attack rate)이라고도 표현한다. 발병률은 종종 위험인구를 사용하여 산출하는데, 예를 들어 홍역의 발병률을 계산할 때는 면역이 있는 사람들을 빼고 감염의 가능성이 있는 인구를 분모로 구체적인 발병률을 구할 수 있다.

유병률과 발생률의 관계

인구수가 많고 질병이 안정된 상태('동적평형(dynamic equilibrium)' 상태)에 있다면, 한 시점에 질병을 가진 환자의 수(유병률)는 발생률(질병이 새롭게 발생되는 비율)과 질병의 평균 유병기간(회복이나 사망으로 종료되는)의 곱으로 결정된다. 공식으로 표현하면, 유병률(P)은 평균 발생률(I) 곱하기 평균 기간(D)이다($P = I \times D$). 따라서, 표 2.1에 나와 있듯이 한 인구집단에서 1년 동안 200명의 환자가 질병을 새롭게 진단받고, 이 질병이 평균 4년 동안 지속된다면, 한 시점의 유병률은 800명일 것이다. 안정상태(Steady state)로 가정했다는 것은 유병률을 일정한 수준으로 유지하기 위해서는 매년 200명의 환자가 종료(즉 사망 혹은 회복) 되어야 한다는 뜻이다. 표 2.1에 매년 20명이 사망하는 것으로 되어 있으므로, 이것은 200명 중 20명이 사망한다는 뜻이며(10%), 나머지 환자들은 회복되거나 다른 원인으로 사망한다는 것을 의미한다.

연습문제

정답은 부록 1 참조

Q2.1 원인 혹은 인과적 요인을 정의하시오.

Q2.2 다음은 각각 어떤 유형의 인과관계를 설명하고 있습니까?

(a) 한 사람이 50피트 높이의 지붕위에서 콘크리트 바닥으로 떨어져 다리가 골절됨
(b) 소아마비 바이러스의 노출과 임상적 소아마비
(c) 한 남자가 14세부터 담배를 많이 피웠고 52세에 폐암진단을 받음
(d) 다운증후군과 21번 추가 염색체 물질(extra chromosome 21 material)과의 연관성
(e) 의료서비스 이용 정책의 변경과 의료비용 절감

Q2.3 해당되는 비율 혹은 단위는 무엇입니까?

(a) 한 반의 어린이 40명 중 8명이 안경을 쓰고 있음
(b) 인구 50,000명의 지역사회에서 지난 2년간 100건의 교통사고가 발생함
(c) 특정 수술을 받은 환자 100명 중 14명이 병원에서 사망함
(d) 현미경을 통한 부검검사 40건을 수행한 결과 유방의 악성종양 10건이 발견됨

Q2.4 비만인구 1,000명 중 160명이 이미 고혈압을 앓고 있고 3년 동안 120명이 새롭게

고혈압을 진단받았다고 하면,

(a) 고혈압의 초기 유병률과 최종 유병률은?

(b) 위험인구집단 중 3년 동안 누적 발생률은?

(c) 평균 연간 발생률은?

Q2.5 다음은 고위험군 1,000명에서 HIV 혈청전환(음성에서 양성으로 전환)에 대한 데이터이다. HIV 양성은 영구적이며 이 고위험군은 들고 남이 없다고 가정하였다. 2001년 1월 1일에는 양성자가 180명이고 2002년 1월 1일에는 양성자가 200명이며, 2003년 1월 1일에는 250명의 양성자가 있을 경우 다음을 계산하시오.

(a) 2001년 1월 1일에 위험 인구수

(b) 2002년 1월 1일의 유병률

(c) 2001년 1월 1일부터 2년간 누적 발생률

(d) 2002년의 발생률

참고문헌

1. Medical Research Council. Streptomycin treatment of pulmonary tuberculosis. BMJ 1948; ii:769–782.
2. Yoshioka A. Use of randomisation in the Medical Research Council's clinical trial of streptomycin in pulmonary tuberculosis in the 1940s. BMJ 1998; 317:1220–1223.
3. Mack TM, Pike MC. Hormone replacement therapy and endometrial carcinoma. Lancet 1977; i (8026):1358.
4. Reidy A, Minassian DC, Joseph J, Joseph J, Farrow S, Wu J, et al. Prevalence of serious eye disease and visual impairment in a north London population: population based, cross sectional study. BMJ 1998; 316:1643–1646.
5. Beral V, Fraser P, Carpenter L, Booth M, Brown A, Rose G. Mortality of employees of the Atomic Weapons Establishment, 1951–1982. BMJ 1988; 297:757–770.
6. Younis N, Broadbent DM, Vora JP, Harding SP. Incidence of sight-threatening retinopathy in patients with type 2 diabetes in the Liverpool Diabetic Eye Study: a cohort study. Lancet 2003; 361:195–200.
7. ISIS-4 (Fourth International Study of Infarct Survival Collaborative Group). ISIS-4: a randomised factorial trial assessing early oral captopril, oral mononitrate, and intravenous magnesium sulphate in 58 050 patients with suspected acute myocardial infarction. Lancet 1995; 345:669–685.

제3장

인과관계를 입증하거나 검정할 수 있는 연구설계

Study designs which can demonstrate and test causation

모든 참되고 유익한 자연 철학은 오르내리는 이중 구조 또는 사다리를 가지고 있는 바, 실험으로부터 원인의 발견으로 올라가거나, 원인으로부터 새로운 실험의 발견으로 내려간다.

— Francis Bacon: The Advancement of Learning, II; 1605

서론

인과관계를 다루는 임상연구 및 역학연구는 두 가지 특성으로 정의된다. 즉, 연구대상자를 선정하는 방법과 연구의 시간적 차원이다.

제1부 연구의 유형

연구설계와 인과관계의 정의와의 관계

2장에서 원인이 되는 요인을 '그 작용으로 사건의 빈도를 증가시키는 요인'으로 정의하였다. 이것은 (1) 원인이 되는 요인의 영향을 받은 사람에서 결과의 빈도가 증가하고, (2) 결과를 가지고 있는 사람들은 과거에 원인이 되는 요인에 노출된 빈도가 높다는 것을 의미한다.

따라서 비교 연구로 크게 두 가지 종류가 있다. (1)을 확인하기 위해서 추정되는 요인에 노출된 집단을 노출되지 않은 집단과 비교하는 코호트(cohort) 연구이다. (2)를 확인하기 위해서는 결과를 이미 경험한 집단과 결과를 가지고 있지 않은 집단을 비교하는 환자-대조군(case-control) 연구이다.

이런 연구들은 인과관계의 가설을 검정하기 위해 시작된다. 만약 원인이 되는 요인이 필요(necessary) 요인인지, 충분(sufficient) 요인인지, 또는 둘 다인지와 같은 극단적인 가설일 경우에는 연구가 필요하지 않을 수도 있다. 석면에 노출되지 않고 악성 중피종(mesothelioma)이 단 한 건이라도 있으면 석면이 중피종 발생의 필요 요인이 아니라는 것이 증명된다. 탈리도마이드(thalidomide)를 복용한 산모가 정상 아기를 분만한 단 하나의 증례가 있다면 탈리도마이드가 기형의 충분 요인이 아니라는 것이 증명된다. 이런 경우들은 논리적으로는 맞지만, 실제 상황에서는 하나의 예시만으로 충분하지 않다. 관찰의 신빙성이 비판 받을 수 있기 때문이다. 필요 요인과 충분 요인을 반증하기는 논리적으로 쉽지만, 증명하는 것은 불가능하다. 따라서 단지 신뢰할 수 있는 확인된 결과들을 토대로 그것이 필요 요인이거나 충분 요인인 것으로 추정된다고 결론을 내릴 수 있을 뿐이다. 우리가 흔히 접하는 일반적인 상황은 필요 요인도 충분 요인도 아닌 인과관계를 평가하는 것이다. 이런 경우에 요인과 결과 사이에는 정량적 관계가 존재하며, 따라서 이 관계의 근거는 정량적으로 표현되어야 한다.

비교 연구의 분류: 비교되는 집단에 따른 분류

코호트(Cohort) 연구와 중재(intervention) 연구

코호트 연구와 중재 연구에서 연구 집단은 추정되는 요인에 대한 노출 여부에 따라 정의된다. 그리고 '노출된 집단'에서의 결과를 '노출되지 않은 집단'의 결과와 비교한다(그림 3.1). 경구피임약이 심장 질환의 발생을 증가시키는지 감소시키는지를 확인하려면, 경구피임약 복용을 시작한 여성들의 집단과 복용하지 않는 여성들의 집단을 모집하여 일정한 기간동안 관찰하면서 각 집단의 심장 질환의 발생 빈도를 기록하면 된다. 이것이 코호트 연구이다('노출'과 '노출되지 않은' 집단, 또는 '코호트'를 비교하기 때문이다).

각 개인은 추정된 요인에 노출된 집단과 노출되지 않은 집단으로 나뉜다. 결과빈도는 집단별로 측정된다(표 3.1의 결과 참고). 이러한 코호트 연구는 관찰(observational) 연구이다. 연구자들은 자연적으로 발생하는 사건을 관찰할 뿐이며, 여성들의 경구피임약 복용여부에 개입하지 않는다. 중재(intervention) 연구에서는 연구자들이 중재받을 대상을 직접 배정하며, 이것은 전향적 코호트 연구의 특수한 형태이다. 2장에서 보았던 예에서 항생제 치료를 받은 결핵 환자 집단과 치료를 받지 않은 결핵 환자 집단을 비교했던 것이 이러한 경우이다.

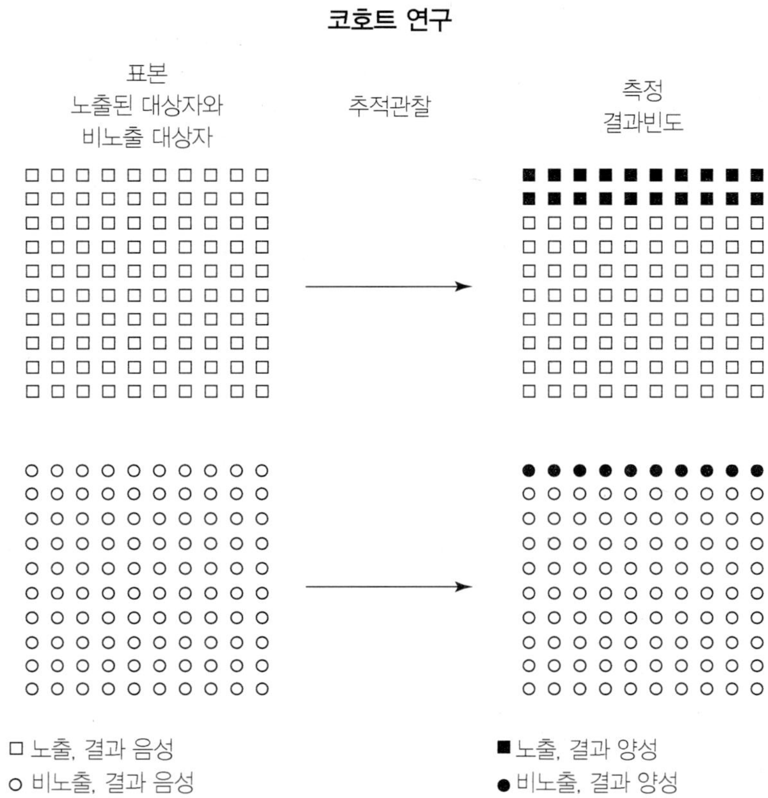

그림 3.1 인과관계 검정을 위한 코호트 연구의 원리

표 3.1 코호트 연구결과

	결과		대상자 수
	발생함	발생안함	
노출군	20	80	100
비노출군	10	90	100

'코호트'라는 용어는 단지 공통된 특성을 가지는 사람들의 집단을 의미한다. 예를 들어, '출생 코호트'는 같은 연도나 같은 시기에 태어난 사람들의 집단이다. 연구 중에는 한 집단의 경험만을 기술하는 연구도 있다. 당뇨병 환자들에서 안질환(망막 질환)의 발생률을 평가하기 위해, 연구 시작 시점에 안질환이 없었던 영국의 당뇨병 환자 3,700명을 5년 동안 추적 관찰하여 새롭게 발생된 망막증을 기록하였다[1].

환자-대조군(Case-control) 연구

환자-대조군 연구에서는 연구대상자들을 보고자 하는 결과를 이미 경험한 집단과 경험하지 않은 집단으로 구분한 후 각 집단의 노출 여부를 측정한다(그림 3.2). 예를 들어, 천식이 있는 아이들(환자군)과 천식이 없는 동일한 연령대의 아이들(대조군)의 거주 환경 상태를 비교하는 것이다.

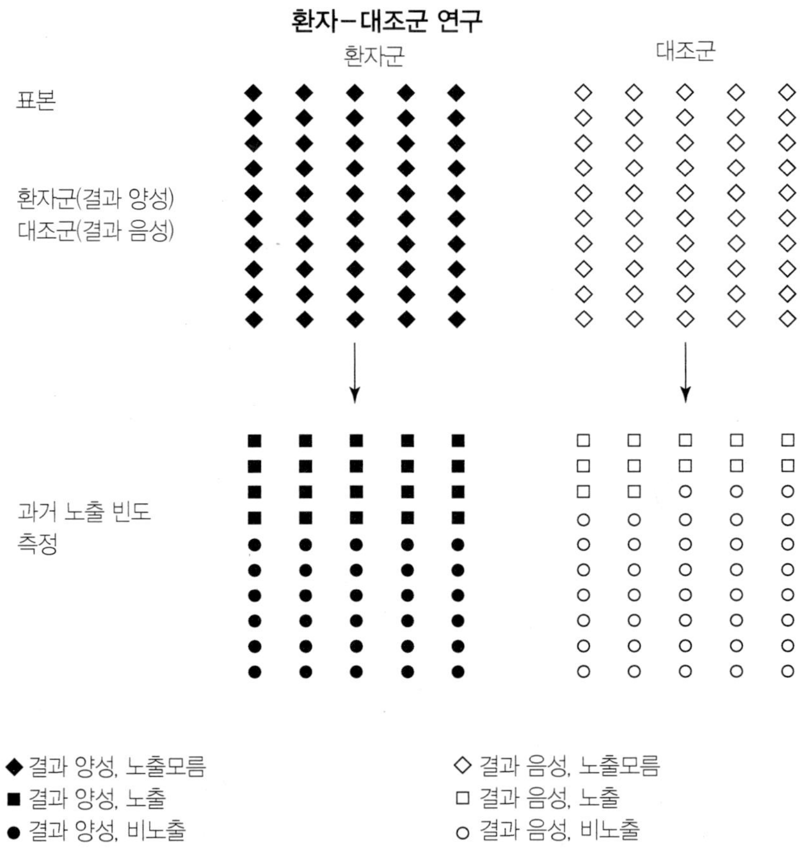

그림 3.2 환자-대조군 설계의 원리

예시

1930년 런던에서 비감염성 질환에 대한 초창기 환자-대조군 연구 중 하나로, 여러 종류의 암을 가진 환자들을 각 환자의 담당의사가 성별과 연령이 동일한 다른 질환 환자들과 비교한 경우가 있다[2]. 개나 고양이를 키우는지, 변비가 있는지, 파이프 담배를 피는지 등 수많은 요인들을 분석했는데, 연구자들이 강조한 결론은 암환자들이 대조군보다 채소를 덜 섭취하였고, 채소가 암 억제효과가 있다는 것이었다. 이러한 연관성은 통계적으로 유의성이 있었으며, 저자들은 '우연으로 인한 결과로 보기 어렵다'고 표현하며 더 명확한 규명을 위해 추후 더 많은 비교 연구 혹은 중재 연구가 필요하다고 제안하였다. 현재는 신선한 야채와 과일의 섭취가 몇 가지 종류의 암을 억제하는 효과가 있다는 실질적인 증거가 있다.

이처럼 환자-대조군 연구는 관심이 있는 결과를 경험한 집단과 경험하지 않은 집단으로 나눈 후 각 집단에서 노출된 빈도를 측정하는 것이다(표 3.2).

표 3.2 환자-대조군 연구결과

	환자군	대조군
	결과 있음	결과 없음
노출	20	12
비노출	30	38
대상자 수	50	50

단면조사(Survey)[1]

단면조사는 한 집단의 구성원 전체 또는 인구집단을 대표하는 표본을 대상으로 행해진다. 그러나 코호트 연구나 환자-대조군 연구에서와 같이 보고자 하는 노출이나 결과에 따라 표본추출이 되지는 않는다. 따라서 국가 인구조사나 전체 입원환자 연구, 진료 중인 전체 환자를 대상으로 하는 연구, 직장이나 학교의 구성원 전체에 대한 조사는 모두 단면조사에 해당한다. 뒤에 나오겠지만, 단면조사가 된 집단 안에서 다양한 비교를 할 수 있다.

시간 관계에 따른 분류

전향적(Prospective) 연구

연구는 시간적 관계에 따라서도 정의할 수 있다(그림 3.3). 연구대상자를 등록한 후 등록시점에서 정보를 수집하고, 이 후 대상자를 추적 관찰하며 추후 발생되는 결과들을 기록하는 것이 전향적 연구이다. 앞서 언급했던 경구피임약 복용을 시작하려는 집단과 복

1 역자 주) 저자는 단면조사(survey)와 단면연구(cross-sectional study) 두 용어를 같은 의미로 사용하고 있으며, 원저와 동일하게 번역하였음.

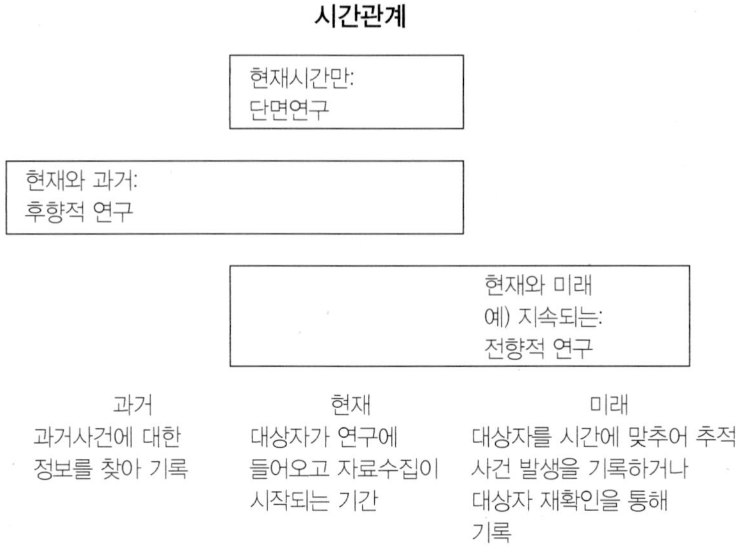

그림 3.3 연구에서 시간관계

용하지 않는 집단을 모집하여 추적하면서 각 집단의 심장 질환 발생 빈도를 기록하는 연구가 전향적 연구이며, 이러한 연구의 다른 예들이 5장에서 소개될 것이다.

후향적(Retrospective) 연구

후향적 연구는 연구에 참여하는 시점과 그 이전 시간의 관찰을 포함한다. 환자-대조군 연구는 결과가 이미 발생한 대상들의 연구이므로 모두 후향적 연구이다. 심장 질환과 경구피임약의 관계를 후향적인 환자-대조군 연구로 확인하려면, 심장 질환이 있는 여성들(환자군)과 유사한 성질을 가진, 심장 질환이 없는 여성들(대조군)을 모집하여 심장 질환 진단 이전 시기에 각 집단이 경구피임약에 노출된 빈도를 기록하면 된다. 만약 경구피임약의 복용이 심장 질환의 위험성을 높인다면, 환자 집단의 과거 복용 빈도가 대조군 집단의 빈도보다 높을 것이다.

후향적 코호트(Retrospective cohort) 연구

코호트 대상자를 모집하고 정보를 수집하는 것이 과거에 수행되었다면 코호트 연구는 후향적일 수 있다. 연구자들은 의무기록을 조사하여 10년 전에 경구피임약을 복용 중이던 여성 집단과 복용하지 않은 여성 집단을 모집할 수 있다. 그리고 이후 여성들을 직접 만

나거나 의무기록을 조사하여 10년 전부터 현재까지 심장 질환이 발생했는지를 확인할 수 있다. 이런 설계를 **후향적 코호트 연구**라고 한다. 현재 사건과 과거 사건을 다루기 때문에(이런 이유로 빠른 시간 내에 연구가 수행될 수 있다) 후향적 연구이지만, 경구피임약을 복용한 여성의 집단과 복용하지 않은 여성의 집단을 비교하므로 코호트 연구이다.

예시

1983년에 영국 국방부는 1952년부터 1958년까지 호주와 남태평양의 핵무기 실험에 노출된 군인들의 건강에 관한 연구를 승인하였다. 이 후향적 코호트 연구에서, 핵실험에 참여한 21,000여명을 찾아서 1952년부터 1998년까지 이들의 사망과 암 발생을 조사하여, 열대 지방과 아열대 지방에서 근무했지만 핵실험에는 참여하지 않은 군인들과 비교하였다. 연구결과에서 사망률이나 암 발생률의 명확한 증가는 보이지 않았지만, 몇 가지 종류의 백혈병에 대해서는 다소 증가된 위험이 보였다[3,4]. 이 자료가 45년에 달하는 추적관찰을 토대로 한 것이지만, 후향적인 연구방법이므로 비교적 빠른 시간 내에 수행되었다. 이 연구의 중요한 제한점은 핵실험 이외의 방사능 노출 등 기타 유의한 노출에 대한 정보를 얻을 수 없었다는 점이다. 물론 대조군을 선정하는 방법 때문에 흡연 등의 요인들은 두 집단에서 유사했을 것이다. 또한, 노출 집단과 노출되지 않은 집단을 확인하기 위해서 국방부 자료를 썼는데, 노출된 군인들의 약 15%를 찾지 못하였다. 이러한 누락이 결과에 오류를 야기할 수 있다는 주장이 제기되었다[5].

단면(Cross-sectional) 연구

가장 간단하지만 가장 약점이 많은 형태의 연구는 모든 정보가 한 시점에 관련되어 있고, 그 시점에서 정보가 수집되는 연구이다. 그래서 눈 색깔과 머리카락 색의 연관성을 평가하기 위해 우리는 연구대상 집단의 눈과 머리카락의 색을 조사하게 된다. 이처럼 수집된 정보가 한 시점에 관련된 것이기 때문에, 이런 연구를 **단면연구**라고 한다. 추정되는 원인과 결과가 모두 안정적인 상태라면 이러한 연구설계가 적절할 수 있다. 하지만 보통 노출이나 결과가 시간이 지남에 따라 변화하는 경우, 이런 설계는 취약하다. 예를 들어, 여성의 경구피임약 복용 여부와 고혈압과의 연관성을 보기 위해 현재 피임약 복용 여부와 현재 혈압을 비교하는 단면연구를 수행한다면 적절한 연구방법이 아니다. 왜냐하면 고혈압이 발생되어 피임약 복용을 중지하였거나, 경구피임약을 복용하고 몇 년이 지나서야 고혈압이 발생한다면 단면연구의 결과가 잘못된 해석을 가져올 수 있다.

예시

주거 환경과 현재의 건강상태와의 관계를 평가하기 위하여, 영국의 한 지역에서 전체 거주자의 10%에게 설문지가 발송되었다[6]. 응답자의 9%가 자신의 집이 습하다고 응답하였고, 이 중 49%가 만성 질환이 있다고 응답한 반면에, 습하지 않은 집에서 사는 응답자는 37%만이 만성 질환이 있다고 답하였다. 연구자들은 사회적 지위, 고용 여부 등 여러 요인들도 평가하였다. 그리고 단면연구설계의 취약점을 알고 있었기 때문에, 습한 거주지가 만성 질환을 일으켰을 가능성, 만성 질환자들이 집을 관리하는데 상대적으로 어려움을 겪었을 가능성 그리고 만성 질환자들이 상대적으로 불량한 거주지로 이사하게 됐을 가능성에 대해 논문에서 기술하였다.

더 복잡한 연구설계

대상자를 선정하는 방법과 평가하고자 하는 노출-결과의 관계가 연구설계를 결정한다. 비교하는 집단이 노출 여부에 따라 구분된다면 코호트 연구이고, 비교하는 집단이 결과에 따라 구분된다면 환자-대조군 연구이다. 보다 복잡한 연구설계를 접할 때 이러한 개념의 정리가 중요하다.

코호트 내 환자-대조군 연구

코호트 연구에서 아주 많은 대상자를 등록했음에도 불구하고 관심있는 결과인 질환자 수가 극히 적을 수 있다. 이때 결과가 발생된 대상자들을 결과가 발생하지 않은 대상자들의 표본과 비교하는 것이 유용할 수 있는데, 이런 경우가 코호트 내 환자-대조군 연구이다.

예시

1988년부터 1990년까지 일본에서 시행된 대규모 전향적 연구에서, 65,000명 이상의 대상에게 설문조사를 시행하고 혈청시료를 수집하였다. 2002년에 대장암이 발병한 169명과 동일한 코호트 내 481명 대조군의 자료와 혈청시료를 비교했는데, 혈청의 지방산 수치와 암 발생 사이에 연관성이 있었다[7]. 이 연구의 분석에는 수천개의 혈청시료가 아닌, 수백개의 혈청시료만이 필요했다. 환자-대조군 연구가 대규모 전향적 코호트 연구 안에 '포함되어(nested)' 있기 때문에 이러한 연구를 코호트 내 환자-대조군(nested case-control) 연구라고 할 수 있다.

단면연구 안에서의 코호트와 환자–대조군 연구

대부분의 단면조사에서는 조사된 전체 대상자들에 대한 여러 특성의 빈도와 각 특성 간의 연관성을 분석할 것이다. 하지만 이러한 '단면조사' 분석에 추가적으로, 노출이나 결과를 토대로 하는 비교가 가능할 수 있다. 단면조사를 사용하여 각기 다른 노출에 따라 집단을 비교하고, 추적관찰을 통해 코호트 연구를 하거나, 결과에 따라 집단을 비교하는 환자–대조군 연구를 할 수 있다. 단면연구에서 코호트 연구로 확장하기 위해서는 추적관찰로 결과자료가 추가로 필요하고, 환자–대조군 연구를 수행하기 위해서는 과거 노출자료가 추가로 필요할 것이다.

요약: 연구설계의 유형

20여년 동안 수행된 비타민의 한 종류인 엽산(folic acid)과 신경관 결손(neural tube defect)에 대한 연구를 예로 하여 여러가지 유형의 연구설계를 볼 수 있다[8]. 기술(descriptive) 역학연구와 임상연구들은 영양학적 병인(가난한 산모에서 질병 발생빈도가 높은 점, 시간 또는 지역과의 연관성 등)을 암시하는 결과들을 제시하였다. 기형이 있는 아기(환자군)의 엄마들과 대조군 엄마들을 비교한 **환자–대조군** 연구에서 '환자군' 엄마들의 엽산 수치가 낮은 것이 확인되었다[9]. 이후 시행한 **전향적 코호트** 연구에서는, 연구자들이 약 1,000명의 임신 초기 산모들의 혈중 엽산 수치를 측정하고, 엽산 수치가 낮은 산모 집단에서 선천적 결함의 빈도가 높다는 것을 보였다[10]. 이어서 시행한 **비–무작위배정 중재** 연구(non–randomized intervention study)에서는 엽산 식이 보충제를 제공한 여성들과 제공받지 않은 여성들과 비교하여 엽산 식이 보충제가 제공된 집단에서 선천적 결함이 감소된다는 것을 입증하였다. 하지만 두 집단 사이에 다른 특성들의 차이점이 있었기 때문에 결과 해석이 쉽지 않았다[11]. 마지막으로 **무작위배정 중재** 연구(randomized intervention study)가 시행되었다. 무작위로 두 집단 즉, 엽산 식이 보충 여성들과 그렇지 않은 여성들을 배정한 연구에서도 엽산 식이를 보충한 집단에서 선천적 결함의 빈도가 크게 감소하였다. 이 두 집단 사이에는 차이 나는 다른 특성이 없었기 때문에, 이것은 확실한 결과이다[12]. 이로써 많은 국가에서 식품에 엽산을 첨가하는 공중보건 프로그램이 시행되었고 다시 기술역학 연구를 통해 엽산 보충 후 선천적 결함의 빈도가 감소함을 밝혔다[13].

연구대상자를 선정하는 방식과 시간적 관계에 따라 연구를 분류할 수 있고 이에 따른 해석이 용이해진다(표 3.3). 이런 연구설계들은 각각 적용되는 경우가 다르며, 각각 다른 질문들에 답을 제공한다. 따라서 답변할 수 있는 질문도 다르다. 어떠한 연구설계로 진행하는 것이 가장 바람직할 것인가는 답변해야 할 질문이 무엇인가에 따라서, 그리고 수행상 제한과 자원의 제한에 따라 결정될 것이다. 이런 연구설계들은 서로 다른 장단점이 있기 때문에, 연구를 평가할 때는 어떤 연구설계를 사용했는지 확인하고 연구설계에 따라 있을 수 있는 장점과 단점을 염두에 두어야 한다. 자료 분석방법은 시간적 관계 보다는 대상자 선정방법(코호트 연구 또는 환자-대조군 연구)에 의한다. 이러한 이유로 연구에서 연구대상자를 선정한 방법을 이해하는 것이 중요하다. 연구대상자 선정 방법을 이해해야 해당되는 적절한 분석을 수행할 수 있다.

연구설계에 대한 잘못된 용어 사용은 혼란을 야기할 수 있다. 예를 들어, 주요 저널에 실린 한 논문에서 제목은 '후향적 환자-대조군 연구'로 표현되어 있으면서, 초록에는 '역사적 코호트(historical cohort) 연구'라고 기술되었다[14]. 이렇게 혼란이 있을 수 있는 이유는 환자군과 대조군을 사용한 연구에는 '환자군-대조군'이라는 용어를 붙여야 된다고 생각하기 때문인데, 사실 거의 모든 형태의 연구에서 환자군과 대조군이 있을 수 있다. 이 논문은 두경부 암이 있는 환자들의 증례들(사례군 연구)을 사용하여 두 개의 코호트를 만들었다. 한 개의 코호트는 환자의 친척들이었고(이 대상자들은 두경부암 가족력이 있는 경우가 된다), 다른 한 군은 환자 배우자의 친척들(즉 두경부암 가족력이 없는 집단)이었다. 이 두 코호트에서 보고자 한 결과는 두경부암의 발생이었으므로 이 연구방법은 코호트 연구이다. 다른 예로, 에티오피아에 최근 건설된 댐 근처의 마을과 댐에서

표 3.3 연구설계 유형별 차이점

대상자 선정	시간적 관계	분석유형
코호트 연구: 노출 여부로 선정	전향적, 후향적 또는 단면적	코호트
중재 연구: 노출을 중재함	전향적	코호트
환자-대조군 연구: 결과여부로 선정	후향적 또는 단면적	환자-대조군
단면조사: 정의된 인구집단의 전체 또는 표본	단면적 또는 후향적	단면조사, 그리고 코호트 또는 환자-대조군에 따른 세부집단별 비교분석

멀리 위치한 마을에서의 말라리아 발생을 추적한 연구에서 댐 근처 마을에서 말라리아의 발생률이 7배 정도 높은 것으로 확인되었다[15]. 이것 역시 전향적 코호트 연구이지만, 이 연구가 실린 학술지인 영국의학저널(*British Medical Journal*) 편집부 사설에서 이 연구에 대해 환자-대조군 연구로서 취약점이 있다고 언급한 바 있다.

제2부 주요 연구설계의 장점, 단점 및 적용

중재 시험[2]

목적

중재 시험의 목적은 중재가 특정한 결과에 미치는 영향을 측정하는 것이다. 중재 시험은 노출 요인의 변화로 결과가 변화할 것이라는 인과적 가설을 직접적으로 확인할 수 있다. 중재 연구의 주요 특징은 표 3.4와 같다.

관찰 연구와 달리 중재 시험은 연구자가 대상자의 동의 하에 중재를 통제한다. 이런 연구에서는 사람에게 이로울 만한(beneficial) 중재로 제한된다. 중재 시험은 무작위배정을 할 수 있다. 치료법의 평가에는 무작위배정 임상시험(randomized clinical trial)이 최적의 연구방법으로 알려져 있다. 최근에는 예방 프로그램이나 관리분야에도 점차 적용이 증가하는 추세이다. 비-무작위배정 중재 연구는 이후에 논의될 것이다.

무작위배정 중재 연구

연구설계

이상적으로, 중재를 받는 대상자는 그들이 받는 중재 외 치료나 결과에 영향을 미칠 만한 다른 특성들이 중재를 받지 않는 대조군과 유사하여야 한다. 이를 충족할 수 있는 가장 좋은 방법이 **무작위배정(randomization)**이다. 무작위배정이란, 중재를 받는 군이나 대조군에 포함될 적합한 대상을 선정한 후, 무작위 절차를 통하여 이들 중에서 중재를 받을 대상을 선택하는 것이다. 일반적으로 무작위배정 전에 동의를 얻게 되는데, 모든 대상은 제시되는 모든 중재와 무작위배정 절차에 동의해야 한다. 대규모 임상시험에서, 대

2 역자 주) 중재 연구(intervention study)와 중재 시험(intervention trial) 두 용어가 혼용되고 있으나 같은 의미이며, 원저와 동일하게 혼용하였음.

조군이 일상적인 조치(normal care)를 받는 경우라면 무작위배정 후 새로운 중재를 받게 되는 대상에게만 동의를 얻는 것이 적절할 수 있다.

표 3.4 중재 연구의 주요 특징

설계	중재 시험
연구질문	이 중재의 효과는 무엇인가?
적용	이익이 있을 것으로 예측되는 (통제된) 중재에 대하여 적용 새로운 치료법을 연구하는 주요 연구방법
주요 장점	무작위배정이 가능하다- 즉 교란을 통제하는 가장 좋은 방법 이중눈가림 측정이 가능하다-바이어스를 통제하는 가장 좋은 방법
주요 단점	윤리적 제한점 조직에 관한 문제(organizational problems) 소요시간

윤리적 문제

무작위배정 임상시험은 새로운 치료법이 이미 확립된 기존의 치료법보다 결과가 좋을 것으로 판단될 때 적절하다. 새로운 치료법의 결과가 더 좋을 확률이 아주 낮거나, 새로운 치료법이 명백히 훨씬 좋을 경우에는 연구가 비윤리적이다. 그래서 임상시험이 과연 필요한 지에 대해서는 상당히 많은 견해 차이가 있을 소지가 있다. 예를 들어, 앞서 언급했던 엽산 제제에 대한 연구가 과연 필요한 지, 그리고 윤리적인지에 대한 논쟁이 상당히 많았다. 무작위배정 임상시험을 시행할 것인지에 대한 윤리적 배경은 불확실성 또는 임상적 동등성(equipose)에 있다. 환자가 새로운 치료법과 기존 치료법을 비교하는 무작위배정 임상시험에 참여하는 것에 동의할 때 연구자와 환자 치료를 담당한 임상의는 우선 대상 환자에게 어떤 치료법이 더 적합한지 알 수 없다고 가정한다. 둘째, 치료가 환자에게 부적절할 수 있는 의학적 또는 비의학적인 이유가 없다고 가정한다. 물론 이것은 복잡한 문제이다. 예를 들어, 연구자와 개별 임상의 간에 책임을 어떻게 나눌지(the balance of responsibility)에 대한 논쟁이 있을 수 있다[16].

역사적 예시

2장에서 설명했던, 1946년부터 1948년까지 시행된 결핵의 스트렙토마이신(streptomycin) 치료에 대한 연구가 무작위배정 임상시험의 첫 예 중 하나이다. 이 연구는 107

명의 환자를 대상으로 6개월 동안 신속히 수행된 소규모 연구로, 사망률이 27%에서 7%로 감소할 정도로 효과의 크기가 컸기 때문에 실행이 가능했다(그림 2.6). 영국의학저널(*British Medical Journal*)은 1998년 10월 31일 발간된 학회지를 이 임상시험의 50주년 기념에 헌정했는데[17], 원작을 다시 인쇄하였고, 과거의 흥미로운 연구들과 미래의 주제들을 다룬 몇 편의 흥미로운 논문을 실었다[18, 19].

통계적 방법으로써 무작위배정은 R.A. Fisher와 몇몇 다른 사람들에 의해 농업공학 연구에서 사용되었다[20]. 1940년대 이전에는 1896-97년에 덴마크에서 Fibiger가 시행한 디프테리아의 혈청 치료법 시험이나[21] 1930년대 몇 개의 영국 연구처럼, 환자가 입원하는 순서나 날짜에 따라 치료법을 교차로 적용시키는 비교 시험이 수행되었다. 1944년에 영국에서 시행한 한 대규모 임상시험은 감기의 치료로 항생제 patulin을 평가하기 위해 두 종류의 실제 약제와 두 종류의 위약 제제를 번갈아 하는 방법을 사용하였다[22]. 결과적으로 항생제는 효과가 없었다. 1939년부터 청소년의 비행을 줄이기 위해 미국의 매사추세츠에서 실시된 괄목할 만한 사회 프로그램 중재시험에서 5~13세의 남자아이 500명을 동전 뒤집기로 두 집단으로 나누어 한 집단은 치료 프로그램에 배정하고 한 집단은 비중재(non-intervention) 대조군에 배정하였다. 이 연구에는 사전동의가 없었을 것으로 추정된다. 30년간 추적관찰한 후에 연구한 결과[23] 몇 가지 측면에서 치료 프로그램에 배정된 집단에서 더 안 좋은 결과를 보였다. 1747년에 Lind가 괴혈병에 관하여 시행한 연구는 5장에서 기술되었듯이 환자를 단순 배정하였으며, 1662년에 van Helmont가 유사한 연구들을 제안했으나 시행되지는 않았다.

장점

무작위배정 중재 연구에는 다른 어떤 연구방법에서 볼 수 없는 장점이 있다. 따라서 중요한 연구 질문이 나올 때에 무작위배정 중재 연구가 실행될 수 있는지 고려해야 한다. 종종 중재 연구의 실행이 너무 쉽게 포기되는 경우가 많다. 덜 엄격한 연구설계로 인하여, 결론을 내릴 수 없는 불확실한 결과를 얻게 되면, 효과 없는 치료법을 계속 사용하거나 효과가 좋은 새로운 치료법이 채택되지 않을 수 있다. 이것은 치료 분야에만 해당되는 것이 아니라, 예방이나 공중 보건 교육, 의료서비스 제공 분야에도 적용된다. 교육, 경영, 법 등 다른 사회 분야에도 무작위배정 중재 연구를 활용한 사례들이 있다[24]. 무작위배정은 만약 치료의 효과가 없다면 결과가 동일할 것 같은 두 군 이상의 집단에 대하여 연구를 적용하기에 가장 좋은 방법이다. 이것은 결과에 영향을 미칠 수 있는 다른 요인의 영향을 최소화하는 역할을 하며(교란, 7장 참고), 일부 통계적인 기준도 충족하게 된다(8장 참고).

눈가림(Blind) 평가

6장에 기술하였듯이, 무작위배정 연구설계에서는 결과를 측정하고 기록하는 과정에서 나타날 수 있는 바이어스를 최소화하는 단일눈가림(single-blind method)이나 이중눈가림(double-blind method)의 사용이 용이하다. 투약법이 유사한 두 종류 혹은 그 이상의 약제를 비교하는 시험은 비교성이 높은 프로토콜이 가능하고 이중눈가림 설계가 상당히 용이하다. 이중눈가림은 환자와 치료하는 임상의사 모두 어떤 치료법이 배정되었는지를 모르게 하는 것이다. 종류가 다른 치료법을 비교할 때는 보다 더 어렵다. 예를 들어, 1970년대까지는 합병증이 없더라도 심근경색증이 의심되면 병원 치료가 필요하다고 생각되었는데, 이를 검증하는 것은 어려운 일이었다[25]. 이 임상시험에서, 1차 진료의사가 치료하던 환자가 심근경색증이 의심된다고 보고하면, 기동력이 있는 능숙한 조사팀이 즉시 환자의 집을 방문하여 입원 치료와 자택 치료가 모두 가능한 지를 확인하였다. 그리고 환자가 동의하면 일반 치료를 받을 지 또는 입원 치료를 받을 지는 무작위배정하였는데, 연구결과 기존의 생각과는 달리 두 집단간 사망률의 차이는 없었다.

단점

중재 연구가 이로울 만한 중재만으로 제한이 된다는 점 이외에도, 중재 시험의 주요 단점은 조직, 시간, 비용, 자원이 필요하다는 것과 윤리적인 문제가 제기된다는 것이다. 치료법의 효과 차이가 크기 않은 경우에는 많은 대상자수가 필요하다. 이런 연구는 보건의료 전문가들과 환자들의 고도의 전념과 협조가 필요하다. 만성질환의 결과를 보기 위해서는 수년의 추적기간이 필요할 수 있고, 따라서 결과가 나올 즈음에는 평가한 치료방법이 구식일 수 있다. 결론적으로 모든 무작위배정 임상시험이 훌륭하지는 않으며 그 결과가 정확하지 않을 수 있다. 1998년에 정신분열증의 치료에 관한 2,000개의 무작위배정 임상시험을 분석했는데, 결과적으로 대부분에서 전체 연구기간이 6주 미만이었으며, 환자의 수가 적었고, 질이 불량하였다[26]. 다른 주제에 관한 여러 검토에서도 유사한 결론을 내린 바 있다.

대규모 임상시험

기간이 짧고 효과가 클 것으로 기대되는 임상시험은 규모가 매우 작을 수 있는(스트렙토마이신 시험과 같이) 반면, 결과에 미치는 효과는 적지만 중요한 결과 향상을 확인하기 위해 매우 큰 규모의 임상시험이 필요한 경우가 있다. 심근경색증이 의심될 때 쓸 수 있는 세 가지 약제의 효과를 평가하기 위해서 32개국 1,000개 이상의 병원에서 58,000명의 환자들을 대상으로 약 6백만 파운드의 연구비용을 들여 임상시험이 수행된 바 있다[27]. 이 연구는 기존에 널리 사용되던 치료법에는 이점이 없고 새로운 치료법에서 이점을 보여주어 국제적으로 의료행위를 변화시켰다.

유방암 선별검사에 관한 첫 임상시험은 뉴욕에 있는 HMO(health maintenance organization)에 속한 40~64세 여성 약 62,000명을 무작위배정하여 같은 수의 집단 두 개를 만들고, 한 집단에 새로운 선별검사 방법인 유방촬영술(mammography)을 적용하고 다른 집단에는 기존의 방법(usual care)을 적용했다. 무작위배정 후 추가적인 중재인 유방촬영술을 받는 집단에만 사전동의를 구했는데, 이 중 약 65%가 동의하였다. 대조집단에는 추가적 중재나 동의 절차가 없었으며, 이들에게 임상시험에 대해 통보할 필요는 없었다. 유방암의 발생과 사망을 평가하기 위하여 장기 추적관찰이 시작되었고, 현재까지도 계속되고 있다. 추적관찰 10~14년 후, 유방촬영술 중재군에 배정된 여성들의 유방암 사망률은 대조집단에 비해 30%가 낮았다[28].

미국의 국립암연구소(National Cancer Institute)는 전립선, 폐, 대장항문 및 난소의 암 선별검사 방법을 평가하기 위한 복잡한 무작위배정 임상시험(the PLCO trial)을 시행하고 있다. 이 네가지 암은 진단된 모든 암 발생자 중 거의 절반을 차지한다. 이 임상시험에는 150,000명 이상의 자원자들이 포함되었으며 1993년에 등록이 시작되어 2001년에 완료되었다. 대상자는 최소 13년 추적관찰 되었고 현재도 추적관찰 중이다. 웹사이트[3]에서 최근 정보를 확인할 수 있다.

표준화된 보고

임상시험 결과 보고의 표준 양식이 개발되어 왔는데, 이것은 모든 대상자들이, 연구에 포함되었는지 또는 제외되었는지 여부를 막론하고, 임상시험 대상으로 적합한지 평가가 가능하게 해준다. 예를 들어 CONSORT 지침이 이에 속한다[29]. 이러한 항목들과 표준

3 역자 주) 2023년 2월 현재 주소는 아래와 같이 변경되었음. https://prevention.cancer.gov/major-programs/prostate-lung-colorectal-and-ovarian-cancer-screening-trial

양식은 지속적으로 검토되고 있으며, http://www.consort-statement.org와 같은 웹사이트에서 확인할 수 있다. 여기에 대해서는 5장에서 설명할 것이며, 무작위배정 임상시험을 위한 CONSORT 표준 양식은 그림 5.4에 있다.

등록

수행된 모든 임상시험이 보고되도록 하는 것이 강조되는데, 이는 모든 결과들이 평가됨으로써 출판바이어스(publication bias)를 피하고자 하는 것이다. 이것은 9장에서 설명될 것이다. 연구자들에게는 임상시험을 등록하고 연구를 설계할 때 수행절차(protocol)를 제출하도록 권장된다. 이제 많은 유수한 의학 저널들은 사전에 연구등록이 되어있고 표준기준에 따라 보고된 임상시험의 결과만을 게재하게 될 것이다.

기타 연구설계

교차 임상시험(Crossover trials)

만성적으로 지속되는 질환에 단기 이득을 주는 치료인 경우에, 동일한 환자에게 다른 시간대에 다른 치료법을 제공함으로써 각각의 효과를 비교할 수 있다. 무작위배정 교차 임상시험(randomized crossover trial)을 할 때, 환자는 무작위로 각 치료에 배정된다. 다른 치료법을 시도하기 전에 이전 치료법의 효과가 완전히 사라졌음을 보장하기 위해서는 적절한 '휴약기간(washout period)'을 설정해야 한다. 이 때 치료법의 순서와 시간 간격 등 고려해야 하는 몇 가지 구체적인 통계적 이슈는 중요하다[30]. 예를 들어, 편두통의 예방에 대해 신약과 위약을 비교하기 위하여 무작위배정 교차 임상시험이 사용되었다[31]. 만성적으로 편두통을 앓아온 환자들을 임상시험 참가자로 하여, 그들에게 4주 동안 위약을 투약한 후(환자들은 위약인지 모르는 상태에서) 두 집단으로 무작위배정을 하였다. 30명의 환자는 실제 약제를(실제 약인지 위약인지 모르는 상태에서) 12주 동안 복용하고 2주의 휴약기간 동안 약을 끊은 후 12주 동안 위약을 복용하였다. 다른 30명은 위약을 먼저 복용한 후 실제 약제를 복용하였다. 환자들은 편두통과 다른 증상을 기록하는 일지를 매일 작성하였다. 이 연구는 이중눈가림이었다. 두통이 있는 시간과 일수를 기준으로 볼 때, 실제 약물이 편두통에 효과가 있는 것으로 밝혀졌다.

1인 환자 다중 임상시험(Individual patient (*n*-of-1) trial)

'1인 환자 다중(*n*-of-1)' 임상시험은 한 환자를 대상으로 서로 다른 치료법을 무작위로 적용하는 교차시험 설계로 완치보다는 기능을 향상시키거나 증상 및 장애를 감소시키는 것을 목적으로 하며 만성 질환에 적용할 수 있다. 연구 목적은 평균적으로 제일 좋은 치료법을 찾는 것이 아니라 각 환자에게 좀더 나은 치료법을 평가하는 것인데, 이러한 연구를 여러 개 모으면 좀더 일반적으로 치료법을 평가할 수 있다[32]. 한가지 예는 골관절염의 두 가지 서로 다른 치료법을 비교한 연구인데, 각 치료를 무작위배정된 순서로 2주씩 적용한 후 평가하였다[33]. 이러한 방법은 고혈압과 만성 호흡기 질환에도 사용되었다.

지역사회(공동체) 기반 무작위배정 시험

개인을 무작위로 배정하는 것이 아니라, 가족, 학급, 의료행위 또는 전체 공동체 단위로 중재를 배정하는 것이 적절할 수 있다. 이를 '군집 무작위배정(cluster randomization)'이라고 할 수 있다. 건강증진 활동을 평가하는 데는 마을, 직장, 학교 간의 비교가 적절할 수 있다. 예를 들어, 관상동맥질환의 예방에 대한 연구들에서 복잡한 중재 프로그램을 받는 직장과 그렇지 않은 직장을 비교하였다. 개인 대상자를 비교하는 경우와 달리 공동체가 대상인 경우 연구에 필요한 적절한 표본 수 산출이나 기타 방법론적인 면에서 다르다[34].

군집 무작위배정 연구의 예시

에티오피아에서 시행한 한 중재 연구에서는 가구들을 무작위배정하여 가정에 철 냄비 또는 알루미늄 냄비를 제공한 후 한 가정 당 아이 한 명을 12개월 동안 관찰하여 헤모글로빈 수치를 평가하였다. 철 냄비를 제공받은 가정의 아이가 빈혈 위험성이 더 낮았으며 성장이 더 우수했음을 알게 되었다[35]. 보건의료 중재는 일차 의료기관에서 시행될 수 있으며, 병원에서 시행될 수도 있다. 불필요한 절제 시술을 감소시키려는 목적으로 일차 의료에서 피부 병변을 진단하는 새로운 방법에 관한 임상시험을 위해 호주 퍼스에 있는 223개의 일차 의료기관을 무작위배정하고 기관에 속한 468명의 의사에게 장비를 제공 후 새로운 방법을 교육하였다. 1년 이상의 기간 동안 추적관찰한 후 일상진료를 하는 대조집단과 비교하여 절제된 악성 병변과 양성 병변의 비율을 평가하였다[36]. 이 연구설계는 환자를 개인 단위로 무작위배정 했다면 필요했을 동의절차가 필요 없었고, 새로운 체계가 치료기관 단위로 적용될 예정이었으므로 연구의 가치가 있었으나 결과적으로 새로운 방법의 이득은 없었다.

비-무작위배정 중재 연구

치료법에 대한 연구, 과거 대조군(historical controls)

무작위배정 없이 새로운 치료법으로 치료를 받은 환자들과 기존의 치료를 받은 이전의 환자들 즉, 과거 대조군(historical control)이나 다른 국가, 도시나 병원에서 치료받은 환자들과 비교하여 중재효과를 평가하는 연구가 있다. 무작위배정으로 바이어스를 피할 수 있는 장점이 없으므로 비-무작위배정 중재 시험은 해석하는데 어려움이 있으며, 관찰 코호트 연구(observational cohort study)로 간주된다. 특정한 환자가 새로운 치료를 제안받거나, 혹은 환자 자신이 새로운 치료를 허용하는 데 영향을 미치는 여러가지 요인들이 있을 수 있다. 다소 우수한 방법은 특정한 의료기관 내에서 새로운 치료를 받은 모든 환자들과, 이 새로운 치료가 나오기 전에 동일한 의료기관에서 치료를 받은 모든 환자들을 비교하는 것이다. 이 경우에는 대상자의 선택이나 허용에 관련된 문제들을 피할 수 있기 때문이다. 그러나 이 설계도 환자로 하여금 이 특정한 기관을 찾아오게 했던 요인에 변화가 없다는 가정을 전제로 한다(환자 의뢰체계 등). 또한, 새로운 치료법이 나왔을 때 이것을 제공하는 의료인들은 기존 치료를 고수하는 의료인들과 다를 수도 있다. 예를 들어 학교에 새로운 교육방법이 소개된 경우에 이 교육법에 흥미가 있는 교사들이 먼저 시작하게 마련이며, 교육법 자체의 차이보다 새로운 교육법을 시도하는 교사들과 그렇지 않은 교사들의 차이로 인하여 교육 결과가 달라질 수 있다.

그래서 치료법 연구에서 비-무작위배정 연구는 대체로 환영 받지 못하며, 무작위배정 연구가 가능한 경우에는 고려되지 않는다. 실제 많은 예에서 유사해 보이는 환자 집단들에게 거의 유사한 치료를 제공한 결과, 차이가 상당히 나는 설명할 수 없는 결과를 보인다. 위 냉각술 등의 몇 가지 수술의 예시가 영향력 있는 교과서에 기록되었다[37]. 위 냉각술이란 냉각수를 넣은 위풍선을 이용하여 궤양을 치료하는 치료법이다. 냉각이 위산 분비를 낮춘다는 생각과 위냉각술의 결과와 과거의 경험을 비체계적으로 비교한 연구결과를 토대로 1960년대 미국에서 널리 사용되었다. 그 후 무작위배정 임상시험을 시행한 결과 이득이 없었고, 나아가 가짜치료(sham treatment)와 비교했을 때에도 다소 좋지 않은 결과를 보였다[38]. 비-무작위배정을 이용한 비교는 일반 매체에서 대체의학 치료나 식이보조제 섭취 등에 대한 대부분의 증거를 제시하는데 잘못 사용되고 있으며 이는 Ben Goldacre의 저서[39]와 웹사이트에서 확인할 수 있다(http://www.badscience.net/).

예시

비-무작위배정 연구는 무작위배정이 매우 어렵거나 부적절한 상황에서 유용한데, 대규모 중재 연구에서 중요하다. 예를 들어, 불소가 함유된 식수를 사용하는 지역을 불소를 사용하지 않는 유사한 지역과 비교하는 연구가 있다[40]. 보건교육 분야 연구로는 스탠포드 심장질환 예방사업(Stanford Heart Disease Prevention Program)에서 집중적인 보건교육 방법을 적용한 지역과 보건교육을 시행하지 않은 유사한 지역을 비교하였다[41, 42]. 선별검사와 관련된 최근의 비-무작위배정 연구는 아주 명확한 결과를 보여주었다. 신경모세포종은 소아에서 호발하는 암으로, 소변검사로 발견할 수 있어서 특히 일본에서 선별검사의 필요성이 제기되어 왔다. 이에 선별검사 프로그램이 있는 캐나다 퀘벡에서 모집된 출생 코호트를 선별검사 프로그램이 없는 온타리오 지역의 대조집단 코호트와 비교하였다. 결과적으로 선별검사는 진단된 신경모세포종의 발생률은 크게 높였지만, 사망률을 줄이지는 못했다. 이러한 결과는 선별검사로 과진단(overdiagnosis)이 증가하여 치료하지 않았어도 증상을 야기하지 않았을 '침묵하는 종양'의 진단을 증가시키고, 이렇게 진단된 암은 신경모세포종으로 치료를 받게 된 것으로 해석되었다[43]. 이 결과로 인하여 무작위배정 연구 없이도 추가적인 프로그램의 추진이 중지되었고, 일본에서는 신경모세포종 선별검사를 취소하게 되었다.

한편, 비-무작위배정 임상시험 중에는 보고된 결과가 추후 무작위배정 임상시험으로 확인된 경우들이 있다. 식이 보충제로 인한 선천성 기형 예방에 대한 비-무작위배정 연구에서, 임신 전 충분한 기간을 두고 유전학 상담을 받으러 온 산모들에게 식이 보충제를 제공하였다. 그리고 이들을 식이 보충제를 복용하지 않은 산모들과 비교하였는데, 대조군 산모들이 보충제를 복용하지 않은 이유는 대부분 임신 전 적절한 기간에 전문가 상담을 받지 않았기 때문이었다. 1981년에 보고된 이 실험 결과 보충제를 복용한 산모들의 집단에서 유의한 선천성 기형의 감소가 확인되었는데, 이 결과는 산모가 적절한 시기에 전문가 상담을 받고 식이 보충제를 받을 수 있었는 지와 기타 관련된 여러가지 다른 요인들에 의해 영향을 받았을 가능성이 있었다[11]. 그런데 이 연구가 시행된 영국에서 시행한 또다른 연구에서는, 기형 출산 가능성이 있는 고위험 여성 중 식이 보충제 복용률이 상승할수록 기형 출산 가능성이 있는 여성들의 모든 출산에서 기형 재발률이 감소하는 것을 보고하였다[44]. 이 연구도 비-무작위배정 비교연구이고, 재발률에 영향을 주는 다른 요인이 시간에 따라 변화할 가능성이 있다는 큰 문제가 있지만, 첫번째 연구처럼 보충제를 받는 여성과 받지 않은 여성간의 비교를 복잡하게 하는 개별 선택 효과는 피할 수 있다. 앞서 언급했듯이 이 결과는 1991년에 발표된 무작위배정 임상시험에 의해 확인되었다[12]. 1991년의 연구결과가 나오기 전까지 10년을 기다리기보다는 1981년의 연구결과 이후 추가적인 조치가 있었어야 하지 않았을까 라는 흥미로운 의문이 남는다.

관찰 코호트 연구

목적

나머지 유형의 연구는 중재보다는 관찰과 연관된다. 다시 말해서 연구자는 중재에 관여하지 않고, 그 효과를 관찰할 뿐이다. 코호트 연구는 '이 특정한 노출에 따른 효과는 무엇인가?' 라는 질문에 답을 찾도록 설계된다. 이런 연구는 노출이 있는 집단과, 노출이 없거나 노출의 정도가 다른 집단을 비교한다. 전향적 코호트 연구에서, 노출의 정의와 대상자의 선택은 결과가 발생되기 전에 결정된다. 이런 방법은 노출과 결과 사이의 시간적 선후관계가 타당함을 보장한다. 추적 관찰로 연구에 참여하는 각 집단에서의 결과 발생률을 직접 측정하는 것이 가능하다. 코호트 연구의 주요 특징은 표 3.5와 같다.

표 3.5 코호트 연구의 주요 특징

설계	코호트 연구
연구질문	노출에 따른 효과는 무엇인가?
적용	충분한 노출 대상자에서 노출을 확인할 수 있으며 추적하여 결과를 확인할 수 있을 때 특이하거나 새로운 노출의 영향을 파악할 때 주로 수행한다.
주요 장점	추적하면서 여러 가지 결과를 평가할 수 있다. 원인과 결과의 시간적 선후관계가 명확하다. 모든 위험도 평가가 가능하다. 노출이 결과 발생 전에 측정되어 바이어스를 피할 수 있다.
주요 단점	대체로 많은 대상자 수가 필요하다. 보고자 하는 효과에 따라 오랜 연구기간이 필요한 경우가 있다.

적용

특정한 노출의 효과를 연구하기에는 코호트 연구가 적절하다. 이러한 이유로 1945년 일본 핵폭발의 생존자들과 1986년 체르노빌 원자력 발전소 사건에 노출된 사람들을 추적 관찰하기 위해 여러 코호트 연구가 수행되었다. 이 연구들은 총 사망률과 백혈병 발생률 등 여러 결과를 조사하였다. 직업 재해에 노출된 근로자 코호트와 특정한 화학 물질이나 과정에 노출이 없었을 것으로 추정되는 비교 집단 또는 일반 인구집단과 비교함으로써 여러 가지 직업 재해의 피해 효과를 확인할 수 있었다. 2차 세계대전 이전에 시행된 몇 개의 연구에서 석면에 노출된 근로자들에서 폐 반흔을 확인하였고, 폐암 발생 증가에 대한 가능성을 제기하였다. 그 후 처음에는 영국에서, 이후에는 미국에서 수행한 코호트 연구들이 몇 가지 암의 발생률이 증가되는 것을 입증하였다[45]. 이런 연구들을 통해 근로 환경과 일반 인구집단에 대한 석면 노출이 엄격히 통제되기 시작했고, 이어진 법적 절차들로 인해 주요 석면 제조사가 파산하기도 하였다.

소요시간

전향적인 코호트 연구의 중요한 단점은 연구에 소요되는 시간이다. 노출이 있은 후 오랜 시간이 지나고 나서 결과가 발현된다면, 연구에는 수 년간의 추적관찰 기간이 필요하다. 후향적 코호트 연구는 이런 문제를 극복할 수 있지만, 대상자와 추적기간에 대한 타당한 기록이 있어야만 가능하다.

연구에 필요한 대상자 수

결과의 발생 빈도가 높지 않은 경우, 적절한 수의 사건을 관찰하기 위해서는 코호트 연구에 많은 수의 대상자가 있어야 한다. 이에 대한 설명은 8장에서 다룬다. 연구에 필요한 대상자 규모는 일차적으로 관찰하고자 하는 사건의 발생 건수에 따라 다르다. 예를 들어, 4장에 기술되었듯이, 산모에서 특정한 약 복용과 선천성 기형과의 연관성을 평가하기 위해 2,332명의 임신여성이 참여한 전향적 연구에서 특정한 약을 복용한 산모에서 발생된 선천성 기형은 여섯 건에 불과했다.

일반 예시

코호트 연구 대상자를 선택할 때, 대상자의 노출에 특이사항이 있어서가 아니라, 장기간 추적관찰이 가능하다는 이유로 선택할 수 있다. 이런 경우의 한 예가 1950년대에 시행된 영국 의사들의 흡연 영향에 관한 코호트 연구이다. 의사들이 연구 대상으로 선택된 이유는 그들의 흡연 습관이 특이해서가 아니라, 매년 의사등록 절차를 통해 추적관찰이 가능하고, 협조율이 높을 것으로 기대되었기 때문이다[46,47]. 유사한 이유로, 여성의 주요 건강 문제를 평가하기 위해 1970년대 후반에 미국 간호사들을 대상으로 코호트 연구가 시행되었다[48,49].

노출의 특이한 특성이 아닌, 접근성과 현실적 여건을 고려하여 인구집단 표본이나 공동체 전체에게 조사를 함으로써 코호트 연구를 시작할 수 있다. 이런 일반 인구에 대한 추적관찰 연구는 동일한 초기 대상집단 내에서 노출 정도에 따라 비교하여 분석한다. 프래밍험 심장질환연구(Framingham Heart Study)가 중요한 예인데, 1950년대에 시작된 이 연구는 보스턴과 가까운 작은 마을인 프래밍험에서 지원자를 모집 등록하여 장기간 동안 그들을 추적관찰 하였다[50,51].

출생이나 유아기에 관찰을 시작하여 활발한 추적관찰을 하는 코호트 연구도 있다. 1946년 3월 3일과 9일 사이 일주일 동안 영국과 스코틀랜드와 웨일즈에서 태어난 4,454명을 기반으로 한 연구는 대상자의 아동기와 유년기를 거쳐 성인기까지 추적관찰하였는데, 현재까지도 추적관찰이 활발하게 진행되고 있다[52]. 영국에서는 1958년과 1970년에 태어난 사람들과 2000-01년에 태어난 19,000명의 어린이에 대한 코호트 연구들도 진행중이다(http://www.cls.ioe.ac.uk/). 뉴질랜드에서 시행한 유사한 연구는 한 마을에서 1972년과 1973년에 출생한 아이들을 모집하여 참가자들로 하여금 3년마다 내원하여 하루 이틀 동안 심리검사와 신체검사를 받게끔 하였다. 현재는 초기 코호트 연구 참가자들의 자녀를 대상으로 평가가 계속되고 있다(http://dunedinstudy.otago.ac.nz/studies/main-study/description)[4][53]. 또한, 출생 전에 받는 영향과 사건을 평가하려는 목적으로 '자궁내 수정에서 사망까지' 라는 다소 패기만만한 코호트 연구가 제안되었다[54].

대규모 코호트 연구의 예시

몇몇 국가에서 대규모의 장기 코호트 연구가 중요한 국가 프로젝트로 진행되고 있다[55]. 영국 혈액은행 프로젝트(UK Biobank project)는 45~69세 연령의 지원자 500,000명 이상을 대상으로 한 코호트 연구로 특히 생화학 특성과 유전적 특성을 평가하려는 계획 하에 초기에 설문조사와 혈액시료를 수집하였으며, 이후 확보된 혈액으로 생물학적 특성을 분석하였다[56, 57](http://www.ukbiobank.ac.uk/). 사망 및 암 발생기록과 병원기록을 사용하여 추적조사를 수행하고 있으며, 1차 진료기록 및 기타 데이터베이스와의 연계를 계획하고 있다. 유사한 대규모 코호트 연구가 캐나다 등 다른 국가에서도 진행중이다(http://www.partnershipagainstcancer.ca/priorities/research/strategic-initiatives/canadian-partnership-for-tomorrow-project/).

4 역자 주) 2023년 2월 현재 주소는 아래와 같이 변경되었음. https://dunedinstudy.otago.ac.nz/

호르몬 치료와 유방암의 발생률 및 사망률의 연관성을 연구하기 위하여 영국에서 '백만 여성 연구(Million Women Study)'가 시행되었으나 현재는 여러 종류의 암종과 골절, 담낭 문제 및 심혈관질환 등의 기타 상태와 관련된 식이, 운동, 고용형태, 경구피임약 사용, 출산 및 모유수유, 질병의 가족력 등을 포함하고 있다. 6,000명의 여성들 대상으로 한 사전(pilot) 연구 후 1997년부터 2001년까지, 유방암 선별검사를 위해 내원한 여성들에게 본 연구에 참여하여 중요한 기초 정보를 제공할 것을 제안하였다. 추적 관찰은 NHS 중앙등록부(central register) 내에서 암 등록과 사망에 연계되어 진행되었다. 130만명 이상의 여성이 연구에 참가하였으며, 평균 연령은 56세였고 50% 이상이 과거에 호르몬 치료를 받은 기왕력이 있었다. 2009년 6월까지 이들 여성 중 90,000건 이상의 암과 35,000건의 유방암이 보고되었다. 최신 업데이트와 출판물 목록은 웹사이트에 제시되어 있다(http://www.millionwomenstudy.org/).

'백만 여성 연구'는 아주 큰 표본 수를 확보하기 위하여 한 시점에서 비교적 간단한 정보를 수집하고, 자료 연계를 통한 추적관찰을 강조한다. 이것과 대조적인 연구는 1992년에 시작된 암과 영양에 대한 유럽의 전향적인 조사(European Prospective Investigation into Cancer and Nutrition: EPIC)인데, 이 연구는 10개의 유럽국가에서 500,000명 이상의 참가자를 포함한 연구이다. 참가자들에게는 식습관 설문지, 생활습관 자료, 혈액시료 등 광범위한 자료가 수집되었는데, 약 900만 개의 시료가 수집되어 전세계에서 가장 큰 규모의 생체 표본이 저장되었다[58]. 참가자들은 여러 방법을 사용하여 정기적으로 추적관찰 되었으며, 26,000건 이상의 암 발병이 보고되었다. 코호트 내 환자-대조군(nested case-control) 연구 형태로 다양한 분석이 이루어질 것이며, 웹사이트(http://www.iarc.fr/epic)[5]에서 현재까지의 정보를 조회할 수 있다.

환자-대조군 연구

목적

환자-대조군 연구에서 하는 질문은 '이 사건(질병)을 일으킨 요인이 무엇인가?'이다. 이런 연구는 결과가 되는 사건이 있은 후에 연구가 시작되므로, 이 사건과 연관되는 여러 원인을 평가할 수 있다. 따라서 이 방법은 새롭게 알고자 하는 문제의 원인을 밝히는데 가장 좋은 방법이다. 예를 들어, 여성에서 발생하는 외음부 암에 관한 연구로 이 질환은

5 역자 주) 2023년 2월 현재 주소는 아래와 같이 변경되었음. https://epic.iarc.fr/

그때까지는 일반적으로 드물고 고령에서 발생하는 것으로 알려져 있었으나, 1966년에서 1969년 사이에 보스턴에서 15~22세 젊은 여성 7명에서 발생한 것이 보고되었다[59]. 가능한 원인을 조사하기 위하여 보스턴의 다른 병원에서 추가로 보고된 1명을 포함하여 8명의 환자군과, 각 환자마다 4명의 대조군 대상자 32명이 선정되었다. 대조군 여성들은 비교되는 환자군의 여성과 같은 병원에서, 환자군 여성의 생일 5일 이내에 태어난 여성들로 모집되었다. 40명의 대상자 모두에게 인터뷰가 시행되었다. 인터뷰에는 원인일 가능성이 있는 요인들이 광범위하게 포함되었는데, 환자군과 대조군 간의 가장 큰 차이는 환자군의 어머니가 임신기에 diethylstilbestrol(DES)를 사용한 기왕력이었다. 환자군에는 8명 중 7명이 기왕력이 있었으나 대조군 32명 중에는 단 한 명도 없었다. 따라서 이것이 중요한 원인으로 작용했다고 해석할 수 있었으며, 추후 추가적인 연구에서 이 결과를 입증하였다.

환자-대조군 연구의 주요 특징은 표 3.6과 같다. 환자-대조군 연구는 사례군(case series) 연구에서 자연스럽게 이어지는 연구설계이다. 이유를 알 수 없는 질환이 있는 사람들이 있다면, 이러한 대상자들의 특성을 분석하여 가능한 원인을 찾는 것부터 시작한다. 그 후에는 이러한 특성이 질환이 없는 사람들에게는 얼마나 있는지 확인해야 한다.

표 3.6 환자-대조군 연구의 주요 특징

설계	환자-대조군 연구
연구질문	결과 발생의 원인 요인들은 무엇인가?
적용	환자군과 적절한 대조군 선정이 가능한 사건(질병) 노출 요인들이 후향적으로 평가될 수 있을 때 특이하거나 새로운 노출의 영향을 파악할 때 일차적으로 수행된다.
주요 장점	적정수준의 대상자로 수행할 수 있으며, 적은 수로도 수행이 가능하다. 후향적 연구로 신속한 수행이 가능하다. 다양한 노출 요인들을 평가할 수 있다.
주요 단점	후향적 연구이기 때문에 노출정보가 제한적이고 바이어스 가능성이 있다. 적절한 대조군을 정의하거나 선정하는데 어려움이 있을 수 있다.

장점

환자-대조군 연구의 주요 **장점**은 필요한 대상자의 수를 고려할 때 상당히 효율적이라는 것이다. 예를 들어, 유방암의 원인을 밝히려는 연구에서, 유방암 환자 100명과 100명의 대조군에게서 얻은 정보량은 약 50,000명의 중년 여성들에게 같은 질문을 하고 1년 간 추적 관찰하여 이 중 100여명의 유방암이 진단되는 과정에서 수집되는 정보량과 비슷하다.

단점

대상자의 수적 측면에서 유리한 것은 이미 결과가 발생했기 때문이다. 하지만 이러한 사실은 환자-대조군 연구의 중요한 **단점**이 되기도 하는데, 이전에 일어났던 사건에 대한 정보를 결과가 발현된 이후에 수집해야 한다는 점 때문이다. 이것은 두 개의 중요한 문제를 야기한다. 첫 번째, 원인이 되는 사건이 발생한 지 상당히 오랜 시간이 지났을 수 있으므로, 수집되는 정보가 불완전하고 부정확할 수 있다. 하지만 더 큰 문제는 조사 중인 결과를 겪고 있는 환자군 대상자들은 대조군과는 다른 반응을 보일 수 있고 이전 노출에 대한 정보 바이어스가 있을 수 있다는 것이다. 이런 문제들과 이것을 극복하는 방법은 5장에서 설명될 것이다.

적은 대상자와 소요되는 시간이 상대적으로 짧은 환자-대조군 연구의 유리함은 노출 정보의 불확실성과 사건 회상에 바이어스가 있을 가능성 등의 장단점을 견주어 보아야 한다. 이런 바이어스가 너무 심하여 더 비용이 많이 들고 시간이 오래 걸리는 코호트 연구를 시행할 수밖에 없는 경우가 종종 있다. 환자-대조군 연구는 암과 같은 만성 질환의 원인을 밝히는 것에 엄청난 역할을 했으며, 원인을 처음으로 제기하는 역할을 자주 했다.

예시: 흡연과 폐암

1922년에서 1947년까지, 영국과 웨일즈에서 폐암으로 인한 사망자 수가 15배 증가하였다. 이 현상을 진단이나 기록의 오류일 것으로 생각하는 사람들이 있었지만, 조사 결과 이러한 증가는 실제로 입증되었다. 가능성이 높은 원인으로는 대기 오염과 흡연이 제기되었으며, 각각에 대한 소규모 연구들이 있었다. 1947년에 영국의학연구위원회(British Medical Research Council)는 보다 철저한 조사를 시행하기로 하였다. 런던에 있는 약 20여개 병원의 환자 중 폐암과 기타 암이 있는 환자들과, 암을 제외한 질환을 가지고 있는 대조군 환자들을 인터뷰하였다. 조사한 결과 폐암이 있는 649명 중 647명(99.7%)이 흡연을 하였으나, 대조군 649명 중 622명(95.8%) 역시 흡연을 하였다. 자세한 흡연력에 따른 결과를 통해, 폐암의 발생 위험은 흡연량과 강력한 연관성이 있는 것이 입증되었다. 이 연구의 원저[60,61]는 읽어볼 가치가 충분한데, 연구방법의 설명과 바이어스의 고려, 그리고 결과에 대한 가능한 해석들이 상당히 자세하기 때문이다. 예를 들어, 대상자나 인터뷰를 하는 사람에서 있을 수 있는 바이어스에 대하여, 인터뷰 당시 폐암인 줄

알았으나 최종적으로 다른 질병으로 밝혀진 많은 환자들의 결과를 적용하여 설명하고 있다. 이런 환자들의 흡연 습관은 실제 폐암 환자들의 습관과 명확하게 달랐으며, 암이 없는 대조군 환자들과 비슷하였다. 만약 관찰바이어스 때문에(bias in the observations) 폐암 환자들의 흡연량이 과도하게 기록되었다면 이런 현상이 없었을 것이다.[6]

이것이 환자–대조군 연구의 초창기 연구 중 하나이다. 이 연구의 결과는 환자–대조군 연구설계에 대한 여러 논란으로 인해 결과가 인정되기까지 몇 년이 걸렸다. 1950년에 발표된 이 연구의 결과[62]는 14년 뒤에 발표된 영국 의사들을 대상으로 한 전향적 연구 결과와 거의 같았는데, 표 3.7에 제시되어 있다. 영국의 런던과 옥스포드에서 일하던 이 연구의 저자인 Sir Richard Doll과 Sir Austin Bradford Hill, Sir Richard Peto는 모두 매우 중요한 만성질환 역학자가 되었고 영국작위를 수여 받았다. Sir Richard Doll의 전기에는 이러한 연구의 많은 부분들이 기술되어 있다[63].

표 3.7 영국에서 수행된 남성의 흡연과 폐암간의 연관성에 관한 연구들의 결과 비교. 연구의 결과들은 상대위험도 또는 오즈비 추정치로 연관성을 평가하며 비흡연자에 대한 흡연자의 각 흡연량에 따른 폐암 발생비를 의미한다(4장 참조).

여러 연구에서 평가된 하루 흡연량별 상대위험도 분석결과				
비흡연자 (기준)	1.0	1.0	1.0	1.0
1–14	11.0	7.0	8.1	7.8
25–24	13.9	9.5	19.9	12.7
25+	27.0	16.3	32.4	25.1
출판일자	1950	1952	1964	1976
	(1)	(2)	(3)	(4)

(1) doll and hill(1950): 3년간 수행: 대상자 1298명: 환자–대조군 연구, 발생, 오즈비[60].

(2) doll and hill(1952): 5년간 수행: 대상자 2714명: 환자–대조군 연구, 발생, 오즈비[61].

(3) doll and hill(1964): 13년간 수행: 대상자 34,445명: 코호트 연구, 사망, 상대위험도[46].

(4) doll and Peto(1976): 25년간 수행: 대상자 34,445명: 코호트 연구, 사망, 상대위험도[62].

자료: Doll R and Peto R., 'Mortality in relation to smoking: 20 years: observations on male British doctors', British Medical Journal, Volume 12, issue 6051, pp. 1525–1536, © 1976 [62]

6 역자 주) 바이어스가 있었다면 최종적으로 다른 질병으로 밝혀진 환자들의 흡연력은 실제 폐암 환자들 만큼 많게 기록되었을 것이므로

기타 예시 및 적용

환자-대조군 연구는 병인을 밝히는 연구에 주로 기여했지만, 여러 가지 다른 질문에도 적용될 수 있다. 예를 들어, 인구집단에 대한 중재의 효과를 평가할 수 있고, 암으로 사망한 환자의 집단과 암이 없는 인구집단의 표본을 비교하여 암 선별검사를 평가할 수 있다[64, 65]. 이러한 연구의 결과를 해석하는 것은 어려울 수 있지만, 선별검사가 사망이나 중증질환을 예방하고자 한 질병에 걸린 사람에서 선별검사를 적게 받았다는 연구결과들은 선별검사의 이득이 있음을 보여준다[66]. 예를 들어, 현재까지 피부의 정기적 검진이 궁극적으로 이득이 있는지, 즉 심각한 피부암인 흑색종으로 인한 사망을 감소시키는지를 연구한 무작위배정 임상시험은 없었다. 그러나 환자-대조군 연구에서 정기적인 피부 검진은 예후가 양호한 작은 흑생종 진단[67], 그리고 낮은 사망위험[68]과 관련이 있었다.

환자-대조군 연구는 이러한 인구집단 중재 연구와 임상에서의 평가, 그리고 보건의료 이외의 분야에서 보다 더 널리 쓰일 가치가 있다. 유방암 환자 중에서 장기 생존자와 사망한 환자를 비교하여 예후 요인을 연구한 환자-대조군 연구의 예가 있다[69]. 파산의 위험성을 평가하기 위하여, 파산한 회사의 여러 재정적 특성을 파산하지 않은 회사 표본과 환자-대조군 연구로 비교하기도 하였다[70].

환자-대조군 연구도 규모가 상당히 클 수 있다. 캐나다에서는 기존의 질병 등록 기능을 확장하여, 새로 진단된 모든 암 환자와, 유사한 연령과 성의 비율을 가지는 인구에서 선택된 대조군에게 정보를 수집 후 데이터베이스에 정리하여 여러 노출 요인과 여러 종류의 암을 분석할 수 있게끔 하였다. 21,000명의 암환자 집단과 5,000명의 인구집단 대조군으로 비만에 관련된 분석을 시행한 결과, 전체 암 발생 위험과 몇 종류의 암 발생 위험의 증가가 관찰되어, 비만은 캐나다의 모든 암 발생의 7.7%에 기여한다고 결론을 내렸다[71].

질적 수준이 낮은(Poor quality) 환자-대조군 연구

불행히도, 적절하게 시행하지 않아서 잘못된 결과를 보고한 환자-대조군 연구의 예가 많이 있다. 질적 수준이 낮은 불량한 코호트 연구의 예보다 불량한 환자-대조군 연구의 예가 더 많다. 이것은 일부 환자-대조군 연구가 코호트 연구보다 적용하기에 더 세밀하고 어렵기 때문인 이유도 있지만, 환자-대조군 연구가 오히려 수행하기가 더 쉬워 보이기 때문이기도 하다. 환자-대조군 연구가 코호트 연구에 비하여 '빠르고, 간단하고, 비용이 적게 든다'는 단순한 의견도 있었지만, 사실 중요한 주제에 대해 잘 설계된 환자-

대조군 연구를 시작하는 것은 때로 복잡하고 고비용의 노력이 드는 경우가 많다. 그러나 환자-대조군 연구에 대한 단순한 인식으로 많은 환자-대조군 연구가 충분하지 않은 자원과 불량한 설계로 수행이 되었고, 당연히 잘못된 결과를 보고하였다. 따라서 적절한 연구설계와 수집된 정보의 정도 관리는 주요 이슈이다. 적절한 분석, 표본의 크기, 통계 검정력 그리고 출판바이어스(publication bias)에 관련하여서는 7장과 8장에서 다룰 것이다.

환자-교차 병인 연구(Case-crossover aetiological studies)

교차 임상시험(crossover trial)에 상응하는 질병의 원인에 관한 연구이며, 한 사건에 관련되는 요인들을 동일한 개인에서 사건이 일어나지 않은 유사한 시기와 비교하는 것으로 환자-교차 설계(case-crossover design)라고 흔히 부른다. 교통사고에 핸드폰이 미치는 영향을 평가하는 연구에서, 교통사고를 신고한 운전자를 모집하여, 본인 핸드폰을 소지한 74,699명의 운전자들로부터 통화기록 접근권한을 받았다[72]. 연구는 토론토에서 시행되었으며, 연구 당시에는 운전 중 핸드폰 사용에 대한 법률적 규제는 없었다. 연구는 통화 기록을 분석하여 신고된 교통사고 직전의 핸드폰 사용 여부와 특정한 대조 시간대(사고 전날 같은 시간, 사고 일주 전 같은 날 같은 시간 등)의 핸드폰 사용 여부를 비교하였다. 분석 결과 연관성이 확인되었다. 핸드폰 통화가 사고 전 1~5분에 있었던 경우에 상대위험도가 증가하였고, 통화와 사고 사이 간격이 16~20분까지 증가하는 경우에는 위험도가 감소하였다. 상대위험도는 4.8이었으며, 핸즈프리 기기를 사용한 경우에도 상대위험도의 차이는 없었다.

단면(Cross-sectional) 연구

목적

단면조사(survey)의 기본 목적은 알고자 하는 어떤 상태의 유병률(한 시점에서의 빈도)을 측정하는 것이다. 따라서 이런 방법으로 답할 수 있는 질문은 '이 공동체에 빈혈이 흔한가?' '노인 인구에서 고혈압 유병률이 어느 정도인가?' '환자들은 보건의료서비스에 얼마나 만족하고 있는가?' 등이다. 단면조사 또한 연관성을 평가할 수 있는데, 예를 들어 고혈압이나 불량한 식이 섭취가 사회적 집단 간에 차이가 있는지를 볼 수 있다. 이런 비교는 인과관계에 대한 사고로 이어질 수 있다. 탄자니아 마을주민의 두 집단을 비교한 조사에서 생선을 주로 섭취하는 집단이 채소를 주로 섭취하는 집단에 비해 혈압이 더 낮은 것을 발견하였다[73]. 단면조사의 주요 특성은 표 3.8과 같다.

표 3.8 단면조사의 주요 특징

설계	단면조사
연구질문	이 상태(질병)가 얼마나 흔한가? 이 상태(질병)와 노출은 연관성이 있는가?
적용	노출이나 상태(condition), 연관성 평가 (합리적인 수준으로 충분하게 있는 경우, 한 시점에서의 평가로 충분한 경우) 유병률을 평가할 때 일차적인 방법임
주요 장점	인구집단의 대표성 있는 표본추출이 가능하다. 조사수행 방법의 표준화, 단일눈가림 및 신뢰성 확보가 가능하다. 자원활용이 효율적이다. 조사 협조가 높을 가능성이 있다. 유사한 연구방법으로 반복적 조사가 가능하다.
주요 단점	시간적 선후관계를 알 수 없어 인과적 관계 해석이 어렵다. 노출이나 상태의 수준이 낮은 경우 비효율적이다.

장점

단면조사의 장점은 연구방법이 상대적으로 단순하다는 것이다. 후향적 정보 수집과 전향적 추적관찰의 복잡함을 모두 피할 수 있는 방법이다. 따라서 조사방법을 광범위하게 사전에 수행해(pre-tested) 볼 수 있고, 대규모로 적용할 수 있으며, 재현 가능하며, 적어도 연구자들이 조사대상자들의 상황에 대해 알 필요가 없는 단일눈가림(single blind)으로 시행이 가능하다. 연구방법이 단순하기 때문에 연구대상자들이 해야 할 일이 많지 않으므로, 협조율이 높을 수 있다.

표본 추출방법

단면조사의 일차 목적이 유병률의 평가이므로, 정의된 인구집단에서 표본을 추출하는 방법은 매우 중요하다. 여러 무작위 추출 방법과 체계적 방법이 관련 교과서에도 자세하게 설명이 되어 있다[74–76]. 이런 방법을 사용하면 단면조사를 받는 대상자들이 공동체를 대표하는 표본임을 보장할 수 있으며, 같은 방법으로 다른 시기에 혹은 다른 공동체에 시행했을 때 유사한 결과를 얻을 수 있다. 따라서 단면조사는 시간에 따른 인구집단의 변화를 모니터링할 수 있으며 인구집단 내 소집단 간의 차이를 평가할 수 있다.

제한점

단면조사의 주요 단점 역시 조사방법의 단순성에 기인한다. 단면조사는 시간적 차원이 없기 때문에 결과를 인과관계의 관점에서 해석하는 것이 상당히 제한되며 따라서 결과를 과도하게 해석하는 것은 아주 위험하다. 유병률을 평가하고 다른 특성 간의 연관성을 평가하고자 할 경우에는 인구 집단내 특정 상태의 유병률이 적정 수준 이상이어야 하며, 그렇지 아니한 경우, 즉 유병률이 낮으면 이 연구는 비효율적일 것이다.

확장

우리가 말하는 단면조사의 정의는 매우 좁다. 만약에 어떤 집단의 식이 섭취가 불량한지 파악하고자 한 인구집단을 대상으로 조사를 하여 식이 섭취가 불량한 집단을 식이 섭취가 양호한 집단과 비교하여 추후 의료기관 이용을 분석한다면, 첫 번째 부분은 단면조사에 해당하지만 두 번째 부분(추후 의료기관 이용 분석)은 전향적 코호트 연구이다. 1963년부터 1965년까지 스웨덴의 두 지역에서 건강 조사를 실시하였는데, 추후 1987년까지의 사망과 암 등록 자료를 연계하여 비만과 암 발생률의 연관성을 평가하는 전향적 코호트 연구로 발전하였다[77].

연구설계의 선택

여러 연구설계의 주요 특성이 표 3.4, 3.5, 3.6, 3.8에 요약되어 있다. 특정 질문에 답하기 위하여 어떤 연구방법을 쓸 것인지 결정할 때는 이런 특성들이 일반적인 길잡이로 사용될 수 있다. 하지만 적절한 방법을 최종적으로 결정할 때는 바이어스(bias), 교란(confounding), 우연(chance) 등 결과해석에 미칠 수 있는 영향을 충분히 고려해야 한다. 이어지는 장에서 이 개념들이 다루어질 것이다.

연습문제

정답은 부록 1 참조

Q3.1 다음 상황이 설명하는 연구설계의 유형은 무엇인가? (비교하는 집단들과 시간적 관계를 고려하시오)

(a) 최근 장거리 비행을 한 사람들의 심부정맥 혈전증의 빈도를 여행하지 않은 사람들

과 연령별로 짝짓기를 하여 그 빈도를 비교한다.

(b) 운동의 예방효과를 평가하기 위하여, 고혈압이 있는 여성집단과 연령이 동일한 고혈압이 없는 여성집단에 대해 과거 스포츠경기 참여여부를 평가한다.

(c) 지난 30년의 기간 동안 우라늄 광산에 고용된 남성의 총사망률과 일반 인구집단의 사망률을 비교한다.

(d) 흡연의 영향을 평가하기 위하여 심근경색증으로 병원에 입원한 남성과 지역사회 내 심근경색증이 없는 유사한 특성을 갖는 남성과 비교한다.

(e) (d)와 같은 연구를 계속하면서 첫 번째 심장마비 당시 흡연자와 비흡연자의 심장마비(재심근경색)의 향후 반복위험을 비교한다.

(f) 생후 6개월에 모유수유 여부로 두 집단을 나누고 추후 단면조사가 수행된다. 모유수유와 작은 키와의 연관성을 보기 위해 10세 때에 키가 작은 10분위의 아동과 나머지 모든 어린이간 여러 요인을 비교한다.

(g) 한 피부과 의사가 본인의 10대 환자들에게 여드름에 대한 새로운 치료법을 제안하고 그 결과를 전통적인 치료법을 선택한 환자들과 비교한다.

Q3.2 다음의 결론에 동의하는가?

(a) 한 연구에 따르면 고용된 남성보다 실업자에서의 당뇨병 발생률이 더 높다. 이는 실업이 당뇨병을 유발한다는 것을 보여준다.

(b) 노인 요양시설 거주자를 대상으로 한 단면조사에 따르면 98세는 85세보다 흡연빈도가 훨씬 적다. 이것은 구 연령구간 사이에 많은 사람들이 담배를 끊는다고 할 수 있다.

(c) 유방암 환자에 대한 연구에서 지난 2년 동안 일상적인 스트레스를 많이 받는다고 응답한 사람이 40%인 반면, 연령이 일치하는 대조군에서는 25%이었다. 이는 스트레스가 유방암의 위험을 상당히 증가시킨다고 할 수 있다.

(d) 의류공장의 근로자를 대상으로 한 단면조사에서 반복적인 긴장으로 인한 부상의 빈도가 일반 인구조사에서 보고된 분율보다 낮았다. 이는 반복적인 긴장으로 인한 부상이 이러한 유형의 작업으로 발생하지 않는다고 할 수 있다.

Q3.3 방사선 노출과 같은 환경적 위해로 인한 다양한 결과를 평가하는데 가장 유용한 연구 유형은 무엇입니까? 암 발생과 같은 결과 측면에서 그 연구 유형의 주요 단점은 무엇인가?

Q3.4. 새로 인지된 질병의 원인을 평가할 때 환자-대조군 연구의 주요 장점과 단점은

무엇인가?

Q3.5 무작위배정 임상시험 설계의 주요 장점은 무엇인가?

참고문헌

1. Younis N, Broadbent DM, Vora JP, Harding SP. Incidence of sight-threatening retinopathy in patients with type 2 diabetes in the Liverpool Diabetic Eye Study: a cohort study. Lancet 2003; 361(9353):195–200.
2. Stocks P, Karn MN. A co-operative study of the habits, home life, dietary and family histories of 450 cancer patients and of an equal number of control patients. Ann Eugen 1933; 5:237–280.
3. Kendall GM, Muirhead CR, Darby SC, Doll R, Arnold L, O'Hagan JA. Epidemiological studies of UK test veterans: I. General description. J Radiol Prot 2004; 24(3):199–217.
4. Muirhead CR, Kendall GM, Darby SC, Doll R, Haylock RG, O'Hagan JA, et al. Epidemiological studies of UK test veterans: II. Mortality and cancer incidence. J Radiol Prot 2004; 24(3):219–241.
5. Baverstock K. The 2003 NRPB report on UK nuclear-test veterans. Lancet 2003; 361(9371):1759–1760.
6. Packer CN, Stewart-Brown S, Fowle SE. Damp housing and adult health: results from a lifestyle study in Worcester, England. J Epidemiol Community Health 1994; 48:555–559.
7. Kojima M, Wakai K, Tokudome S, Suzuki K, Tamakoshi K, Watanabe Y, et al. Serum levels of polyunsaturated fatty acids and risk of colorectal cancer: a prospective study. Am J Epidemiol 2005; 161(5):462–471.
8. Elwood JM, Little J, Elwood JH. Epidemiology and Control of Neural Tube Defects. Oxford: Oxford University Press; 1992.
9. Hibbard ED, Smithells RW. Folic acid metabolism and human embryopathy. Lancet 1965; 1: 1254–1256.
10. Smithells RW, Sheppard S, Schorah CJ. Vitamin deficiencies and neural tube defects. Arch Dis Child 1976; 51(12):944–950.
11. Smithells RW, Sheppard S, Schorah CJ, Seller MJ, Nevin NC, Harris R, et al. Apparent prevention of neural tube defects by periconceptional vitamin supplementation. Arch Dis Child 1981; 56(12): 911–918.
12. MRC (Medical Research Council) Vitamin Study Group. Prevention of neural tube defects: results of the Medical Research Council Vitamin Study. Lancet 1991; 338(8760):131–137.
13. De Wals P, Tairou F, Van Allen MI, Uh SH, Lowry RB, Sibbald B, et al. Reduction in neural-tube defects after folic acid fortification in Canada. N Engl J Med 2007; 357(2):135–142.
14. Foulkes WD, Brunet J-S, Sieh W, Black MJ, Shenouda G, Narod SA. Familial risks of squamous cell carcinoma of the head and neck: retrospective case-control study. BMJ 1996; 313(7059):716–721.
15. Ghebreyesus TA, Haile M, Witten KH, Getachew A, Yohannes AM, Yohannes M, et al. Incidence of malaria among children living near dams in northern Ethiopia: community based incidence

survey. BMJ 1999; 319:663–666.
16. Freedman B. Equipoise and the ethics of clinical research. N Engl J Med 1987; 317(3):141–145.
17. British Medical Journal. Fifty years of randomised controlled trials. BMJ 1998; 317(7167):1167–1248.
18. Doll R. Controlled trials: the 1948 watershed. BMJ 1998; 317(7167):1217–1220.
19. Yoshioka A. Use of randomisation in the Medical Research Council's clinical trial of streptomycin in pulmonary tuberculosis in the 1940s. BMJ 1998; 317(7167):1220–1223.
20. Fisher-Box J. RA Fisher: The Life of a Scientist. New York: John Wiley and Sons; 1978.
21. Fibiger J. Om serumbehandlung af Difteri. Hospitalstidende 1898; 6:309–325.
22. Chalmers I, Clarke M. Commentary: The 1944 patulin trial: the first properly controlled multicentre trial conducted under the aegis of the British Medical Research Council. Int J Epidemiol 2004; 33(2):253–260.
23. McCord J. A thirty year follow-up of treatment effects. Am Psychol 1978; 33(3):284–289.
24. Smith AFM. Mad cows and ecstasy: chance and choice in an evidence-based society. J R Statist Soc Series A 1996; 159(3):367–383.
25. Hill JD, Hampton JR, Mitchell JRA. A randomised trial of home-versus-hospital management for patients with suspected myocardial infarction. Lancet 1978; 311(8069):837–841.
26. Thornley B, Adams C. Content and quality of 2000 controlled trials in schizophrenia over 50 years. BMJ 1998; 317(7167):1181–1184.
27. ISIS-4 (Fourth International Study of Infarct Survival Collaborative Group). ISIS-4: A randomised factorial trial assessing early oral captopril, oral mononitrate, and intravenous magnesium sulphate in 58 050 patients with suspected acute myocardial infarction. Lancet 1995;345(8951):669–685.
28. Shapiro S, Venet W, Strax P, Venet L, Roeser R. Ten- to fourteen- year effect of screening on breast cancer mortality. J Natl Cancer Inst 1982; 69:349–355.
29. Altman DG, Schulz KF, Moher D, Egger M, Davidoff F, Elbourne D, et al. The revised CONSORT statement for reporting randomized trials: explanation and elaboration. Ann Intern Med 2001; 134(8):663–694.
30. Hills M, Armitage P. The two-period cross-over clinical trial. Br J Clin Pharmacol 1979; 8:7–20.
31. Schrader H, Stovner LJ, Helde G, Sand T, Bovim G. Prophylactic treatment of migraine with angiotensin converting enzyme inhibitor (lisinopril): randomised, placebo controlled, cross-over study. BMJ 2001; 322(7277):19–22.
32. Cook DJ. Randomized trials in single subjects: the N of 1 study. Psychopharmacol Bull 1996; 32(3):363–367.
33. March L, Irwig L, Schwarz J, Simpson J, Chock C, Brooks P. n of 1 trials comparing a non-steroidal anti-inflammatory drug with paracetamol in osteoarthritis. BMJ 1994; 309(6961):1041–1046.
34. Ukoumunne OC, Gulliford MC, Chinn S, Sterne JAC, Burney PGJ, Donner A. Methods in health service research. Evaluation of health interventions at area and organisation level. BMJ 1999; 319(7206):376–379.
35. Adish AA, Esrey SA, Gyorkos TW, Jean-Baptiste J, Rojhani A. Effect of consumption of food cooked in iron pots on iron status and growth of young children: a randomised trial. Lancet 1999;353

(9154):712–716.
36. English DR, Burton RC, Del Mar CB, Donovan RJ, Ireland PD, Emery G. Evaluation of aid to diagnosis of pigmented skin lesions in general practice: controlled trial randomised by practice. BMJ 2003; 327(7411):375–380.
37. Bunker CB, Barnes JA, Mosteller F (Eds.). Costs, Risks and Benefits of Surgery. New York: Oxford; 1977.
38. Ruffin JM, Grizzle JE, Hightower NC, McHardy G, Shull H, Kirsner JB. A co-operative double-blind evaluation of gastric 'freezing' in the treatment of duodenal ulcer. N Engl J Med 1969; 281(1):16–19.
39. Goldacre B. Bad Science. London: Fourth Estate; 2008.
40. Arnold FA, Dean HT, Jay P, Knutson JW. Effect of fluoridated public water supplies on dental caries prevalence. Tenth year of the Grand Rapids-Muskegon study. Public Health Rep 1956; 71(7):652–658.
41. Farquhar JW, Fortmann SP, Maccoby N, Haskell WL, Williams PT, Flora JA, et al. The Stanford five-city project: design and methods. Am J Epidemiol 1985; 122(2):323–334.
42. Fortmann SP, Flora JA, Winkleby MA, Schooler C, Taylor CB, Farquhar JW. Community intervention trials: reflections on the Stanford five-city project experience. Am J Epidemiol 1995; 142(6):576–586.
43. Soderstrom L, Woods WG, Bernstein M, Robison LL, Tuchman M, Lemieux B. Health and economic benefits of well-designed evaluations: some lessons from evaluating neuroblastoma screening. J Natl Cancer Inst 2005; 97(15):1118–1124.
44. Smithells RW, Sheppard S, Wild J, Schorah CJ. Prevention of neural tube defect recurrences in Yorkshire: final report (letter). Lancet 1989; 2(8661):498–499.
45. Selikoff IJ, Churg J, Hammond EC. Asbestos exposure, smoking and neoplasia. JAMA 1968; 204(2): 106–112.
46. Doll R, Hill AB. Mortality in relation to smoking: ten years observations of British doctors. BMJ 1964; i:1399–1410.
47. Doll R, Gray R, Hafner B, Peto R. Mortality in relation to smoking: 22 years' observations on female British doctors. BMJ 1980; i:967–971.
48. Hennekens CH, Speizer FE, Rosner B, Bain CJ, Belanger C, Peto R. Use of permanent hair dyes and cancer among registered nurses. Lancet 1979; 1(8131):1390–1393.
49. Stampfer MJ, Colditz GA, Willett WC, Manson JE, Rosner B, Speizer FE, et al. Postmenopausal estrogen therapy and cardiovascular disease. Ten-year follow-up from the Nurses Health Study. N Engl J Med 1991; 325(11):756–762.
50. Dawber TR. The Framingham Study: The Epidemiology of Atherosclerotic Disease. Cambridge, MA: Harvard University Press; 1980.
51. Wilson PW. Established risk factors and coronary artery disease: the Framingham Study. Am J Hypertens 1994; 7(7 Pt 2):7S–12S.
52 Wadsworth M, Kuh D, Richards M, Hardy R. Cohort Profile: The 1946 National Birth Cohort (MRC National Survey of Health and Development). Int J Epidemiol 2006; 35(1):49–54.
53. Poulton R, Caspi A, Milne BJ, Thomson WM, Taylor A, Sears MR, et al. Association between children's experience of socioeconomic disadvantage and adult health: a life-course study.

Lancet 2002; 360(9346):1640–1645.
54. Susser E, Terry MB. A conception-to-death cohort. Lancet 2003; 361(9360):797–798.
55. Manolio TA, Weis BK, Cowie CC, Hoover RN, Hudson K, Kramer BS, et al. New models for large prospective studies: is there a better way? Am J Epidemiol 2012; 175(9):859–866.
56. Collins R. What makes UK Biobank special? Lancet 2012; 379(9822):1173–1174.
57. Allen N, Sudlow C, Downey P, Peakman T, Danesh J, Elliott P, et al. UK Biobank: Current status and what it means for epidemiology. Health Policy Technol 2012; 1(3):123–126.
58. Bingham S, Riboli E. Diet and cancer—the European Prospective Investigation into Cancer and Nutrition. Nat Rev Cancer 2004; 4(3):206–215.
59. Herbst AL, Ulfelder H, Poskanzer DC. Adenocarcinoma of the vagina: association of maternal stilbestrol therapy with tumor appearance in young women. N Engl J Med 1971; 284(16):878–881.
60. Doll R, Hill AB. Smoking and carcinoma of the lung. Preliminary report. BMJ 1950; 2(4682):739–748.
61. Doll R, Hill AB. A study of the aetiology of carcinoma of the lung. BMJ 1952; 2(4797):1271–1286.
62. Doll R, Peto R. Mortality in relation to smoking: 20 years' observations on male British doctors. BMJ 1976; ii:1525–1536.
63. Keating C. Smoking Kills: The Revolutionary Life of Richard Doll. London: Interlink Signal; 2009.
64. MacGregor JE, Moss SM, Parkin DM, Day NE. A case-control study of cervical cancer screening in north east Scotland. BMJ 1985; 290:1543–1546.
65. Selby JV, Friedman GD, Quesenberry CP, Jr., Weiss NS. Effect of fecal occult blood testing on mortality from colorectal cancer: a case-control study. Ann Intern Med 1993; 118:1–6.
66. Weiss NS, McKnight B, Stevens NG. Approaches to the analysis of case-control studies of the efficacy of screening for cancer. Am J Epidemiol 1992; 135(7):817–823.
67. Aitken JF, Elwood JM, Baade PD, Youl P, English DR. Clinical whole-body skin examination reduces the incidence of thick melanomas. Int J Cancer 2010; 126(2):450–458.
68. Berwick M, Begg CB, Fine JA, Roush GC, Barnhill RL. Screening for cutaneous melanoma by skin self-examination. J Natl Cancer Inst 1996; 88(1):17–23.
69. Fentiman IS, Cuzick J, Millis RR, Hayward JL. Which patients are cured of breast cancer? BMJ 1984; 289:1108–1111.
70. Taffler RJ. Forecasting company failure in the UK using discriminant analysis of financial ratio data. J R Statist Soc 1982; 145(3):342–358.
71. Pan SY, Johnson KC, Ugnat AM, Wen SW, Mao Y. Association of obesity and cancer risk in Canada. Am J Epidemiol 2004; 159(3):259–268.
72. Redelmeier DA, Tibshirani RJ. Association between cellular-telephone calls and motor vehicle collisions. N Engl J Med 1997; 336(7):453–458.
73. Pauletto P, Puato M, Caroli MG, Casiglia E, Munhambo AE, Cazzolato G, et al. Blood pressure and atherogenic lipoprotein profiles of fish-diet and vegetarian villagers in Tanzania: the Lugalawa study. Lancet 1996; 348(9030):784–788.
74. Moser C, Kalton G. Survey Methods in Social Investigation. London: Heinemann; 1979.
75. Bailey KD. Methods of Social Research. New York: Free Press; 1978.

76. Cartwright A. Health Surveys in Practice and in Potential: A Critical Review of Their Scope and Methods. London: King Edward's Hospital Fund for London; 1983.
77. Törnberg SA, Carstensen JM. Relationship between Quetelet's index and cancer of breast and female genital tract in 47,000 women followed for 25 years. Br J Cancer 1994; 69(2):358–361.

제**4**장

인과관계 연구에서 얻은 연구 결과

The results obtained from studies of causation

당신이 말하고 있는 것을 측정하고 숫자로 표현할 수 있을 때, 당신이 그것에 대해 조금 알고 있다고 할 수 있다. 그러나 당신이 그것을 측정할 수 없고 숫자로 표현할 수 없다면 그 지식은 빈약하고 불만족스러운 것에 불과하다: 그것이 지식의 시작일지는 모르지만, 당신의 사고 안에서는 과학의 단계까지 도달하기는 힘들다.

— William Thomson, Lord Kelvin: *Popular Lectures and Addresses*; 1891-94

서론

3장에서 연구설계의 분류에 대하여 공부하였는데, 이 때 사용된 기준은 연구의 시간 관계(time relationship)와, 비교하고자 하는 대상을 선정하는 방법이었다. 연구에서 얻어진 연구결과들을 토론하고 나면 이 체계의 논리가 더욱 명확해질 것이다. 연구결과들이 어떠한 형태인지(format of the results) 그리고 이러한 연구결과들을 적절히 해석하는 방법은 비교되는 집단에 따라[1] 달라진다. 특정한 문제나 바이어스의 발생의 정도는 대부분 시간 관계와 관련된다.

코호트 연구와 중재 연구

관찰 코호트 연구와 중재 임상시험 모두에 코호트 설계가 적용된다. 이 설계에서는 추정 인과 요인에 대한 노출을 기준으로 개인 대상자들의 집단을 구분하여 비교하고 있다. 가장 간단한 것이 '노출'과 '비노출' 두 집단이 있으며, 실제로 이런 상황인 경우가 많다. 예

1 역자 주) 연구방법에 따라

를 들어, 경구피임약을 복용하는 여성과 복용하지 않는 여성을 비교할 수 있고, 또는 한 가지 치료를 받는 집단과 다른 치료를 받는 집단을 비교할 수 있다. 다른 경우로는 코호트 수가 더 많고 순차적일 수 있다. 예를 들어 흡연량에 따라 구분한 집단이나 질병의 진행 정도에 따라 구분한 집단을 연구하는 경우이다. 어떤 종류의 코호트 연구를 하든지, 그 연구결과의 양식은 같다. 외부환경요인에 노출된 개인들을 관찰하는 병인(원인) 연구, 다른 치료법을 받은 환자 집단들의 결과를 비교하는 관찰 연구, 그리고 무작위배정 임상시험에서 같은 분석 방법이 사용된다. 코호트 연구가 연구를 시작할 때 대상자가 식별되고 시간에 따라 추적되는 전향적 연구이든, 또는 이전의 기록을 사용하여 대상자가 식별되고 현재까지의 경험이 결과 데이터로 제공되는 후향적 연구이든, 분석상에 차이는 없다.

표 4.1 뇌전증을 가진 임산부 대상 코호트 연구결과, 발프로산으로 치료받은 임산부와 다른 약물로 치료받은 임산부를 대상으로 자녀에게 발생한 주요 기형을 비교한 연구

노출	영아의 수			기형 유병률 (%)
	기형	기형 아님	총 수	
발프로산	44	671	715	6.15
발프로산 아님	47	1663	1710	2.75

출처: data from Morrow J et al., 'Malformation risks of antiepileptic drugs in pregnancy: a prospective study from the uK Epilepsy and Pregnancy register', Journal of Neurology, Neurosurgery, and Psychiatry, Volume 77, issue 2, pp. 193–198, © 2006 British Medical Journal Publishing group [1].

가장 간단한 경우가 표 4.1에 설명되어 있는데, 임신 중 뇌전증이 있었던 임산부를 대상으로 하나의 항간질제로 치료한 연구결과를 보여준다. 하나의 특정 약물인 발프로산으로 치료한 임산부와 다른 단일 약물로 치료한 임산부를 비교하였다. 이 연구에서 약물치료가 필요 없는 뇌전증이 있는 임산부와 2가지 이상의 약물을 투여 받은 임산부는 뇌전증이 덜 심하거나 더 심할 가능성이 높아 제외하였다. 이 데이터는 영국의 전향적 코호트 연구에서 나온 것으로, 일반의와 전문의들에 의해 등록된 임신한 여성들을 기반으로 하고 있다[1]. 임신의 결과에 관한 연구였으므로, 추적 관찰 기간은 비교적 짧고 고정되어 있었으며, 관심 결과는 자녀의 주요 선천적 기형의 빈도이었다. 따라서 연구결과는 간단한 형식을 가지며, 노출된 임산부와 노출되지 않은 임산부 각 집단별로 분만된 영아의 수와 이상이 있는 영아의 수를 집계하였다.

연구결과는 두 분율 즉, 출생 시 유병률을 보여준다. 두 군 간에 결과에 차이가 없는 경우, 즉 '귀무가설'이 참이라면 확률변동을 제외하면 두 그룹의 유병률은 같을 것이다. 비율의 차이 또는 비율의 비(ratio)를 비교하는 것은 논리적이며, 이로 인해 중요하고 널리 사용되는 역학적 측정치가 산출되었다. Box 4.1은 도출할 수 있는 측정치를 보여준다.

상대위험도와 상대적 오즈

'상대위험도(relative risk)' 또는 **'위험도 비(risk ratio)'**는 노출되지 않은 사람(다른 약물을 복용한 엄마)의 질병 비율 대비 노출된 사람(발프로산을 복용한 엄마)의 질병 비율의 비(ratio)이며, 비에는 단위가 없다. 이 예에서 상대위험도는 2.24이다.

또한 **'오즈비(odds ratio)'**라는 측정치를 추가로 고려할 수 있다. 노출된 군의 아기가 기형일 오즈[2]는 44:671(약 1/15)이고, 노출되지 않은 군의 오즈는 47:1663(약 1/35)이다. 이 2개 오즈의 비가 오즈비이고 여기서는 2.32가 된다. 상대위험도와 비슷하지만 같지는 않다. 결과변수의 빈도가 낮은 경우에는 오즈비와 상대위험도는 비슷하다. 결과변수가 더 빈번해질수록 두 개의 값은 더 차이가 난다. 예를 들어, 노출군의 유병률이 50%(오즈 1:1)이고 노출되지 않은 군의 유병률이 25%(오즈 1:3)인 경우 위험도 비는 2이지만, 오즈비는 3이다. 상대위험도와 오즈비 모두에서 1.0의 값은 노출과 결과 사이에 연관성이 없는 경우를 의미한다.

위험도 차이(기여위험도)

두 비율의 차이는 **'위험도 차이(risk difference)'**이며, 위험도 측정치와 같은 단위를 갖는다. 때로는 **'기여위험도(attributable risk)'**라고도 하지만, 이 용어는 인과관계가 있다고 가정하기 때문에 덜 만족스러운 용어이다. 위험도 차이는 절대적인 관점에서[3]의 노출과 관련된 결과의 빈도를 제공한다. 이 예에서 기여위험도는 3.41%이다. 연관성이 없는 경우에는 위험도 차이는 0이 된다.

기여위험도를 노출된 군의 총 위험도로 나누면, 인과관계가 있다고 가정하는 경우에 그 결과는 노출된 사람 중에서 노출과 연관된 질병의 분율이다. 이를 **'노출된 대상자에서 기여분율(attributable proportion in exposed subjects)'**이라고 할 수 있다. 여기서는 3.41/6.15 = 55%이다. 그것은 또한 노출된 대상자에서 **'기여위험분율(aetiological fraction)'**

---

2 역자 주) 오즈(odds)는 확률을 표현하는 다른 형태이다. 오즈 = 확률/(1−확률)

3 역자 주) 비(ratio)로 비교하는 것은 상대적 관점이고 차이를 보는 것은 절대적인 관점임

Box 4.1 표 4.1에 제시된 코호트 연구결과에서 연관성 측정치들의 유도

참고: 이 표와 다음 표에서 계산은 명확성을 위해 소수 자릿수가 제한되어 표시되었지만, 기본 데이터에서 반올림 오류를 방지하기 위한 계산을 수행함

코호트 연구결과 (2)

노출	영아의 수			기형의 유병률(%)
	기형	기형 아님	총 수	
발프로산	44	671	715	6.15
발프로산 아님	47	1663	1710	2.75
전체 집단	91	2344	2425	3.75

(표본이 모집단을 대표한다고 가정)

RR, 상대위험도, 혹은 위험도 비(risk ratio), = 6.15 / 2.75 = 2.24
OR, 오즈비, = (44/671)/(47/1663) = 2.32
AR, 기여위험도(Attributable risk), 혹은 위험도 차이(risk difference) = 6.15 − 2.75 = 3.41%
AP_{exp}, *노출된 대상자에서 기여분율(Attributable proportion in exposed subjects)*, = 기여위험도 / 노출된 군에서 총 위험도 = 3.41/ 6.15 = 55.3%
AP_{exp} = (RR − 1) / RR = (2.24 − 1) / 2.24 = 55.3%
AP_{pop}, *인구집단에서 기여분율(Attributable proportion in the population)*:
전체 집단에서 위험도(risk) = 3.75 per cent
전체 집단에서 기여분율 = (3.75 − 2.75) / 3.75 = 26.8%
(반올림 오류를 피하기 위해 전체 데이터 사용)

보다 일반적으로 *p* = 인구집단에서 노출된 분율이며, 해당 연구에서 추정하거나, 혹은 다른 자료원에서 추정함. 다음 공식에 의해 인구집단에서 기여분율이 계산됨

$$AP_{pop} = \frac{p(RR-1)}{p(RR-1)+1}$$

여기에서 p = 715 / 2425 = 29.4%
따라서 AP_{pop} = 26.8 %

출처: data from Morrow J et al., 'Malformation risks of antiepileptic drugs in pregnancy: a prospective study from the UK Epilepsy and Pregnancy Register', Journal of Neurology, Neurosurgery, and Psychiatry, Volume 77, Issue 2, pp. 193–198, © 2006 British Medical Journal Publishing Group [1].

로도 알려져 있다. 위험도의 모든 차이가 인과관계에 기인하는 경우, 이는 원인 물질이 제거되는 경우 노출된 대상자에서 예방되는 결과의 분율 측정치이다. 노출된 사람에서 기여분율은 (RR − 1)/RR의 공식을 통해 위험도 비(risk ratio)를 이용해서도 계산된다.

연구 중인 인구집단에서 노출된 대상자의 분율이 알려진 경우, 그 인구집단에서 원인 인

자와 관련된 전체 질병분율을 계산할 수 있다. 이것은 '**인구집단 기여분율**(attributable proportion in the population)' 또는 '**인구집단 기여위험분율**(population aetiological fraction)'이다. 이 예에서는 27%이다. 다시 말하지만, 위험도의 모든 차이가 인과관계에 기인하는 경우, 이는 원인 인자가 제거된 경우 인구집단에서 예방되는 결과의 분율에 대한 측정치이다.

위험도 차이 및 상대위험도의 사용

상대위험도과 달리 위험도 차이는 노출과 관련된 결과의 절대량을 설명한다. 따라서 연관성이 인과관계를 나타내는 것으로 결정되면 연구의 실질적인 의미를 고려하는 데 유용하다. 따라서 다수의 환경 노출 때문에 부여된 총 사망률 측면에서 기여위험도의 비교는 각각의 노출에 대한 성공적인 조치로 얼마나 많은 사망률이 예방될 것인지를 보여주며, 그러한 접근법은 공중 보건 및 건강 증진 캠페인의 우선순위를 설정하는 데 유용하다. 치료 과정이 많은 요인에 의해 영향을 받을 수 있는 당뇨병과 같은 복합 질병의 장기적 결과 측면에서 유사한 고려사항을 사용하여 치료가 성공적으로 처리될 경우 결과가 가장 크게 개선될 수 있는 측면을 나타낼 수 있다. 따라서 기여위험도는 인과관계의 근거가 잘 정립된 노출요인의 영향력 평가에 특히 유용하다. 인과관계의 가능성을 평가하는 예비단계에서는 기여위험도의 가치는 떨어진다.

상대위험도 추정의 큰 이점은 많은 인간 질병 상황에서 특정 노출과 관련된 질병 발생 또는 사망의 상대적 위험도가 광범위한 인구집단 및 여러 대상자 집단, 심지어 다른 요인들이 다른 경우에도 상당히 일정하다는 경험적 발견이다. 서로 다른 두 인구집단에서 특정 노출에 대한 상대위험도가 같지만 다른 요인의 차이로 인하여 결과의 총 위험이 다른 경우 기여위험도는 서로 다를 것이다. 특정 인과관계에 관한 여러 출처의 근거를 비교할 때, 기여위험도보다는 상대위험도 측면에서 일관성을 기대하는 것이 더 합리적이다. 이러한 일관성의 속성은 특정 관계가 인과적인지 아닌지를 평가할 때 상대위험도를 더 가치 있게 만든다. 또한, 관찰된 기여위험도보다 관찰된 상대위험도에 대하여 비원인적 요인의 영향을 예측하기가 더 쉽다.

상대위험도에 집중해야 하는 또 다른 중요한 이유가 있는데, 이는 기여위험도와 달리 이 측정치는 주요 연구설계들에서 도출될 수 있기 때문이다. 앞으로 더 자세히 설명되겠지만, 환자-대조군 연구는 오즈비에 의한 상대위험도의 추정치를 제공하지만, 기여위험도의 직접적인 측정치는 제공하지 않는다. 이러한 이유로 상대위험도는 연관성의 해석을 논의하기 위해 연구결과를 요약하는 데 더 유용한 지표이다. 따라서 이 책의 나머지 부분에서는 상대위험도의 해석에 집중할 것이다.

예방 요인 및 중재 연구에 대한 적용; 치료에 필요한 수

고려 중인 요인이 보호 요인인 경우, 노출 군의 결과 비율은 노출되지 않은 군보다 작을 것이고, 따라서 상대위험도는 1 미만이 될 것이며, 위험도 차이는 음수가 될 것이다. 이것을 이해함에는 용어를 제외하고는 어려움이 없다.

표 4.2는 심근경색(심장마비) 환자를 신약('캡토프릴')으로 치료하고 위약 군과 비교한 대규모 무작위배정 임상시험의 결과를 보여준다[2]. 이것은 각 군에 약 29,000명의 대상자가 있는 매우 큰 임상시험이었다. 보이는 바와 같이 신약의 보호 효과는 상대위험도가 0.94로 나타났으며, 대상자 1,000명당 사망자 수는 −4.9명의 위험도 차이를 보였다. 이것을 위험도 차이라고 부르거나, 인과관계가 있다고 가정하는 경우 기여위험도가 1,000명당 −4.9명이라고 말하는 것보다 더 나은 용어는 1,000명당 4.9명의 사망자를 예방하는 **기여편익(attributable benefit)**으로 부르는 것이다. 우리는 또한 이 절대 이득을 단순히 '치료 받은 1,000명당 예방된 사망자 수'라고 말할 수 있으며, 이는 다시 4.9명이 될 것이다. 우리는 또한 그 수치를 뒤집을 수 있고, 종종 '**치료에 필요한 수(Number needed to treat (NNT))**'라고 불리는 '하나의 사망을 예방하기 위해 신약으로 치료받은 대상자의 수'라는 관점으로 임상시험 결과를 표현할 수 있다. 이 값은 1,000/4.9 또는 약 200이다. 이것은 쉽게 이해할 수 있고 쉽게 적용할 수 있는 수치이다[3]. 따라서 이 연구의 결과(인과관계로 해석한다고 가정하면)는 이러한 환자를 이 신약으로 치료하면 200명의 환자당 1명의 사망을 방지하여 사망률이 감소한다는 것이다. 이 이득이 가치 있는지는 부작용, 비용 등의 측면에서 신약의 단점과 어떻게 균형을 이루느냐에 달려 있다(더 정확하게 말하면, 캡토프릴로 무작위화된 모든 사람이 반드시 그것을 받아들이거나 완전한 용량을 복용하지는 않았을 것이기 때문에, 매 200건의 치료가 제공될 때마다 한 명의 사망자를 피할 수 있다).

약물의 상대적 효과가 같은 경우이지만 특히 심각한 질병이 있는 환자에게 치료가 제공되는 경우, 즉 0.94의 상대위험도이지만 치료를 받은 환자와 비교 집단 모두의 사망률이 더 높다면 어떤 일이 발생하는지 생각해 보자. 상대위험도가 일정한데, 비치료 집단의 사망률이 2배가 되면 치료를 받은 1,000명당 방지되는 사망자 수(기여편익)는 2배가 되고, 1명의 사망을 예방하기 위해 치료에 필요한 수(NNT)는 약 100명으로 감소한다. 한 명의 사망을 피하고자 치료받은 100명의 환자와 200명의 환자 사이의 차이는 부작용과 비용과의 비교 측면에서 매우 중요할 수 있다. 이 예에서는 초기 사망률에 대한 데이터만 보여주지만, 장기 사망률을 조사하는 이 주요 연구의 전체 결과는 본질적으로 유사한 결과를 제공했고, 이것과 다른 문헌을 고려한 결과, 저자들은 캡토프릴 요법의 사용이 평균 위험 환자에서 치료를 받은 200명당 약 1명, 고위험군에서 치료를 받은 100명당 약 1명의 생명을 구할 수 있다고 실제로 결론을 내렸다.

표 4.2 임상시험의 연구결과: 치료에 필요한 수(number needed to treat). 심근경색이 의심되는 환자 대상 약물치료(캡토프릴) 무작위배정 임상시험 결과: ISIS–4 연구[2]에서 나온 결과. 결과변수는 첫 35일 동안 사망임. Box 4.1에서와같이 반올림 오류를 방지하기 위한 방식으로 계산되었기 때문에 단순 계산에서 나오는 위험도 차이가 –5.0이 아니라 –4.9 임

실제 결과

	사망	생존	총수	1,000명당 사망
캡토프릴 치료	2,088	26,940	29,028	71.9
위약군	2,231	26,791	29,022	76.9

상대위험도 = 71.9/76.9 = 0.94

1,000명당 위험도 차이 = 71.9 – 76.9 = –4.9

치료 1,000명당 예방된 사망 = 76.9 – 71.9 = 4.9

한 명의 사망을 예방하기 위해 치료에 필요한 수 = 1,000/4.9 = 202

상대위험도는 같지만, 기저 사망률이 2배인 경우의 가설적 결과

	사망	생존	총수	1,000명당 사망
캡토프릴 치료	4,176	24,852	29,028	143.9
위약군	4,462	24,560	29,022	153.7

상대위험도 = 143.9/153.7 = 0.94

1,000명당 위험도 차이= 143.9 – 153.7 = –9.9

치료 1,000명당 예방된 사망 = 153.7 – 143.9 = 9.9

한 명의 사망을 예방하기 위해 치료에 필요한 수= 1,000/9.9 = 101

출처: data from isis–4 (Fourth international study of infarct survival Collaborative group), 'isis–4: A randomised factorial trial assessing early oral captopril, oral mononitrate, and intravenous magnesium sulphate in 58 050 patients with suspected acute myocardial infarction', The Lancet, Volume 345, issue 8951, pp. 669–685, © 1995 Published by Elsevier ltd [2].

상대위험도와 절대위험도에 따른 인식: 틀

따라서 연구로 나타난 연관성은 비(ratio)로 표현될 수도 있고 또는 절대 척도로 표현될

수 있다. 실제로 같은 결과가 서로 다른 방식으로 제시될 때('틀(framing)'로써 표현되는 효과) 서로 다른 인상을 줄 수 있으며, 이득 또는 위해에 대하여 상대적 측정과 절대적 측정을 언제 어떻게 사용해야 하는지에 대하여는 논란의 여지가 있다. 절대적 이득으로 표현되는 효과는 종종 상대위험도로 표현되는 경우보다 수치상으로 더 작으며, 예를 들어 의사의 콜레스테롤 저하제 처방에 미치는 영향에서처럼[5], 종종 더 적은 영향을 준다[4]. 어떤 인구집단 설문조사에서 선별검사에 대하여 상대위험도 감소의 수치로 데이터를 제시하였을 때 80%의 사람들이 선별검사를 수락할 것이라고 답했지만, 동일한 데이터를 가지고 1명의 사망을 막기 위해 필요한 선별대상자 수로 제시하였을 때 45%만이 선별검사를 수락할 것이라고 답하였다[6]. 절대 측정치와 상대 측정치 모두 가치가 있다. 방금 설명한 임상시험은 상대위험도의 매우 유용한 특성을 보여주었는데, 이는 기준값이 되는 절대 사망률의 다양한 범위에 걸쳐 상당히 일정하다는 점이다. 한 명의 결과를 예방하고자 치료해야 하는 숫자로 표현할 수 있는 절대편익(absolute benefit) 측정은 임상 및 비용 측면에서 매우 유용하다. 예를 들어 유방암에 대한 중요한 신약(단일클론항체 trastuzumab, Herceptin)의 초기 무작위배정 임상시험은 표준 치료에 이 약을 추가하면 평균 사망률의 1/3이 감소하는 상대위험도 0.67을 보여주었다[7]. 절대 사망률 감소는 3년 추적관찰에서 사망률 8.3%에서 5.7%로 감소했으며, 위험도 차이는 2.6%로 치료에 필요한 숫자는 38(1/0.026)이었다. 따라서 38명의 적격 여성을 신약으로 치료하면 사망이 1명 줄어들 것이다. 치료를 받은 여성 1명당 약 5만 달러의 비용이 들기 때문에 한 명의 사망을 예방하는 데 드는 비용은 약 2백만 달러가 될 것이다.

당연히, 이러한 중요한 새로운 결과는 적절한 약물 비용 측면에서 상당한 논의를 끌어냈고, 따라서 약물 승인과 자금 지원을 끌어냈다. 추적이 더 긴 이후의 연구는 유사한 상대위험도를 제공하였고, 기간이 길어지면서 더 큰 절대 사망률 감소를 제공하였으므로, 1명 사망을 예방하기 위하여 필요한 대상자 수는 감소하게 되었다.

비율의 분모로서의 인-시간(person-time)

Box 4.1의 임신 데이터에서 결과 측정은 기형아 출생 분율이다. 다른 결과에 관한 코호트 연구에서 추적 시간은 고정되지 않으며 각 대상자에 대해 추적 시간은 같지 않을 수 있다. 남성을 운동 수준에 따라 분류한 후 심장질환으로 인한 사망의 발생을 기록하는 코호트 연구를 고려해보자. 각 대상자는 연구에 참여할 때부터 사망할 때까지, 추적 기간이 끝날 때까지 또는 자료수집이 종료되는 특정 시간까지 정보를 제공한다. 일부 대상자는 이러한 종료점 이전에 연구를 떠날 수 있다. 즉, '중도절단(censored)' 되거나 '추적 손실(lost to follow up)' 된다. 그러나 결과 상태가 마지막으로 알려진 시점까지는 여전히 연구에 이바지한다. 발생률을 평가하기 위해 심장병 사망자 수를 총 추적 기간으로 나눈다. 즉, 인-시간(인-년, 인-개월 등)으로 표현되는 모든 개인에 대한 추적관찰 시간의 합이다.

예제

신체 운동과 관상동맥 심장질환 사망률 사이의 관계를 보여주는 고전적인 연구 중 하나는 미국 캘리포니아주 샌프란시스코 부두 노동자 전향적 코호트 연구였다[8]. 1951년과 1961년 사이에 건강검진 클리닉에서 검진을 받은 35~74세의 남성들이 연구에 등록되었다; 더 젊은 나이에 처음 검진을 받은 남성들은 35세가 되었을 때 연구에 등록되었다. 추적관찰은 사망할 때까지, 또는 75세가 될 때까지, 또는 추적관찰이 끝나는 1972년까지, 또는 추적 손실일까지 지속하였다. 1 % 미만이 추적 손실되었다. 따라서 추적관찰은 매우 짧은 기간(조기 사망일 경우)에서 22년까지 다양했다. 총 6,351명의 남성이 연구에 참여하여 92,645인년의 경험에 기여했다. 관상동맥 심장질환으로 인한 사망자는 598명으로 조사망률은 598/92,645 = 1만 인년당 64.5명이었다. 이 예에서 총 발생률은 전체 추적 기간의 평균이다. 추적 기간 동안에 결과 비율이 크게 달라지면 이 단순한 평균은 적절하지 않으며 보다 복잡한 분석 방법이 필요하다. 해석에 관하여는 간단한 데이터를 사용하여 적절하게 제시할 수 있으므로, 여기서는 다루지 않고, 8장(사건-발생-시간 방법)에서 제시할 것이다.

둘 이상의 원인인자

표 4.3은 흡연과 경구피임제 사용이라는 두 가지 노출로 정의된 여성 코호트의 심혈관질환 사망률을 보여준 대규모 전향적 코호트 연구이다[9]. 경구피임제를 사용하지 않고 흡연하지 않는 여성의 심혈관계 사망률은 여성 10만년당 3.0이었다. 흡연은 하였지만, 경구피임제를 사용하지 않은 사람은 8.9/100,000의 비율을 보였고, 경구피임제를사용했지만 흡연하지 않은 사람은 13.8/100,000의 비율을 보였다. 어느 요인에도 노출되지 않은 여성을 기저 또는 '준거' 집단으로 부르고, 이 집단과 비교하여 기여위험도와 상대위험도를 고려할 수 있다. 경구피임약을 사용하고 흡연하는 여성들에서 얼마의 비율을 기대할 수 있을까?

예상 비율을 도출하기 위해서는 두 노출이 상호작용하는 방식에 대해 가정해야 한다. 즉, 이에 대한 '모델'을 가정해야 한다. 무한한 가능성이 있지만, 간단하고 합리적으로 가능해 보이는 두 가지가 있다.

절대 위험도를 사용하여 효과가 함께 추가된다고 가정할 수 있다. 따라서 두 가지 인자에 노출된 여성은 비노출 집단의 기준 위험도(100,000명당 3.0명)에 흡연과 관련된 기여위험도(5.9명), 경구피임제 사용으로 인한 기여위험도(10.8명)를 더 한다. 따라서 **덧셈모형**(additive model)을 가정할 때, 예상되는 심혈관 사망률은 여성 100,000명당 3.0 + 5.9 + 10.8 = 19.7명이 사망한다. 두 요인에 노출된 군의 상대위험도는 노출되지 않은 군에 비해 19.7/3.0 = 6.6이다. 상대위험도에서 1을 뺀 **초과 상대위험도**(excess relative risk)를 결합함으로써 상대위험도 추정치를 사용하여 같은 수치를 도출할 수 있다. 따라서 덧셈 계산은 흡연으로 인한 초과 상대위험도(3.0 − 1 = 2.0)에 경구피임제 사용으로 인한 초과 상대위험도(4.6 − 1 = 3.6)와 기준 상대위험도(1.0)를 더한 것이다. 둘 다에 노출된 대상자에 대한 상대위험도는 6.6으로 둘 다에 노출되지 않은 대상자와 비교된다.

다른 간단한 가설은 위험도가 함께 곱해지는 것으로, 표의 상대위험도를 사용한다. 흡연은 개인의 위험을 3.0배, 경구피임제 사용은 4.6배로 증가시키므로, 흡연과 경구피임제 사용의 공동효과는 **곱셈모형**(multiplicative model)을 가정할 때 3.0×4.6, 즉 13.8배까지 위험을 증가시킬 수 있다. 둘 다에 노출된 여성의 예상 사망률을 얻기 위하여 이 13.8 상대위험도에 100,000명 여성 년당 3.0명의 기본 절대위험도를 곱하여 100,000명 여성 년당 41.4명의 사망률을 구하였다.

이것은 대규모 연구였기 때문에, 이러한 예측들을 실제로 일어난 것과 비교할 수 있다. 실제로 흡연과 경구피임제에 노출된 여성의 심혈관계 사망률은 여성 10만년당 39.5명이었다. 곱셈모형이 데이터에 더 적합하였다. 그러나 표 4.3에 나와 있는 각 집단의 사망자 수가 적고(4개 집단에서 2, 3, 5, 19명), 곱셈모형이 덧셈모형보다 데이터에 더 적합하다는 확신을 가지려면 더 많은 정보가 필요하므로 주의해야 한다. 이 예는 연구를 시작한 1968년부터 1976년까지 추적조사로 이 코호트 연구의 초기 보고서를 기반으로 하였다. 1993년까지 추적을 기반으로 한 이 연구의 이후 보고서는 순환기 질환으로 인한 사망률 증가가 경구피임제의 현재 및 최근 사용자로 주로 제한된다는 것을 보여주었다[10]. 해당 주제에 대한 또 다른 코호트 연구의 추가 보고서에 따르면 경구피임제 사용과 관련된 허혈성 심장질환으로 인한 사망 증가는 과다 흡연자에게만 국한된 것으로 나타났다[11].

표 4.3 두 가지 원인 요인. 흡연 습관과 경구피임제(OC) 사용으로 구분된 여성에서 순환계 질환 사망을 비교한 전향적 코호트 연구결과. 병합 노출의 효과에 대해서는 본문을 참조

노출	100,000 여성인년(woman-years) 당 순환기계 질환 사망	상대 위험도	기여위험도/10^5 여성인년(woman-years)
비흡연, OC 비사용자	3.0	1.0	0(기준)
흡연, OC 비사용자	8.9	3.0	5.9
비흡연, OC 사용자	13.8	4.6	10.8
흡연, OC 사용자	?	?	?

출처: data from royal College of general Practitioners, 'Mortality among oral-contraceptive users: royal College of general Practitioners' oral Contraception study', the Lancet, Volume 310, issue 8041, pp. 727-731, © 1977 Published by Elsevier ltd [9]

환자-대조군 연구

다른 주요 설계는 환자-대조군 연구로, 연구 중인 결과를 경험한 대상자의 집단과 결과를 경험하지 않은 대상자의 집단을 비교한다. 연구에서 각 대상자에 대해 고려 중인 요인 노출을 후향적으로 확인한다. 결과는 표 4.4와 표 4.5와 같이 2×2 표로 나타낸다. 환자-대조군 설계에서 이용 가능한 모든 사례의 표본을 얻고($a + c$), 독립적으로 영향을 받지 않는 대상자(대조군)의 표본을 추출한다($b + d$). 이 두 집단은 별도로 표본 추출되므로 노출되거나 노출되지 않은 집단에서 질병 비율을 계산할 수 없으며 상대위험도를 직접 측정할 수도 없다. 그러나 오즈비는 얻을 수 있으므로 환자-대조군 연구에서 연관성의 주요 척도가 된다.

표 4.4 환자-대조군 연구결과에 대한 가장 단순한 형태. 오즈비 또는 상대적 오즈가 연관성의 핵심 척도이다. 환자-대조군 연구에서 사용된 표본추출방법 때문에 노출된 대상자의 총 수는 a + b가 아니며, 노출된 대상자의 위험은 a/(a + b)가 아니다. 설명은 본문 참조

	환자군	대조군
노출	a	b
비노출	c	d
	$a+c$	$b+d$

오즈비(Odds ratio) = $(a/b)/(c/d)$
= ad/bc '교차-곱의' 비

표 4.5 이전 사산의 병력과 무뇌증 발생 간의 관계를 평가하는 환자-대조군 연구결과 형식. 정의된 인구집단에서 무뇌증이 있는 모든 신고된 산모는 환자군을 형성함(n = 1,391). 살아서 출생한 아기의 엄마 산모 중 임의의 수 5,000명이 대조군으로 선택되었다.

	환자군 수	대조군 수
노출 (하나 이상의 이전 사산)	141	133
비노출 (이전 사산 없음)	1,250	4,867
	1,391	5,000

(a) 오즈비 = (141 × 4,867)/(133 × 1,250) = 4.13

(b) 상대위험도는 계산이 불가능함. 무뇌증이 흔하지 않은 것(약 1000명 출생당 1–2명)으로 나타나므로 상대적 오즈(오즈비)와 유사할 것이다.

기여위험도는 계산이 불가능함

$$\text{노출대상자에서 기여분율} = \frac{4.13-1}{4.13} = 75.8\%$$

인구집단에서 기여분율; 만약 대조군이 영향받지 않은 모든 출생아를 대표한다면, 그리고 노출 유병률 p = 133/5,000 = 0.0266 및 인구집단에서 기여분율

$$= \frac{P(RR-1)}{P(RR-1)+1} = \frac{0.0266 \times 3.13}{(0.0266 \times 3.13)+1} = 7.7\%$$

출처: data from Elwood JM, raman s, and Mousseau g, 'Reproductive history in the mothers of anencephalics', Journal of Chronic Disease, Volume 31, issue 6–7, pp. 473–481, © 1978 Published by Elsevier inc [12].

오즈비 계산의 단순한 대수학(algebra)에 주목하라; 노출된 경우의 수 (a)에 표 대각선의 반대쪽 수를 곱한 다음, 이 결과를 곱한 다른 두 숫자로 나눈다; 이 간단한 산술 때문에 오즈비는 때때로 교차-곱의 비(cross-products ratio)라고 불린다[4].

표 4.5는 심각하고 치명적인 기형인 무뇌증이 있는 1,391건의 출생을 5,000건의 정상 출생과 비교한 환자-대조군 연구결과를 보여준다. 노출은 산모의 과거 사산 병력이다[12]. 오즈비는 4.13으로 강한 연관성을 보인다. 오즈비는 결과가 빈번하지 않으면 위험도 비(risk ratio)의 근접한 추정치이므로 노출된 대상자의 기여분율은(OR − 1)/OR로 추정할 수 있으며 76%이다. 이는 인과관계가 가정되는 경우에만 의미가 있다. 인구집단의 기여분율은 일반적으로 다른 출처에서 그 인구집단의 노출 유병률을 알고 있는 경우 계산할 수 있다. 환자군에서 노출되는 분율과 대조군에서 노출되는 분율은 유효한 추정치이며 실제적인 표현으로 사용할 수 있다.; 즉, 대조군의 2.7%에 비해, 환자군의 10.1%

4 역자 주) 오즈비는 연관성이 있다는 가설을 지지하는 셀들(a,d)을 곱한 값을 가설을 반대하는 셀들(b,c)을 곱한 값으로 나눈 것으로 연관성의 척도가 된다

가 노출되었다. 그러나 이러한 분율의 비는 유용하지 않다. 두 군의 노출 오즈의 비가 오즈비이다.

표 4.5에서 계산할 수 없는 것은 노출되거나 노출되지 않은 군의 실제 질병 비율 또는 위험도 차이이다. 데이터가 환자–대조군 연구에서 나온 것으로 간주하지 않고 표 4.5를 잘못 해석하면 이전에 사산한 적이 있는 산모의 출생 시 이 결함의 위험이 141/(141 + 133) = 51%로 생각할 수 있다. 이는 표 4.6에 제시된 실제 값인 1000명당 4.4와 크기 차이가 있는 것이다.

이러한 결과가 어떻게 도출되었는지 확인하기 위해, 표 4.6은 20년 동안 캐나다의 특정 도시에서 출생한 모든 사람의 연구모집단을 보여준다. 무뇌증이 있는 1,391명의 출생이 있었고, 모두 환자–대조군 연구에 포함되었다. 그리고 1,193,600명의 정상 출생이 있었고, 그중 5,000명 만이 대조군을 구성하기 위해 선택되었다. 표 4.6에서 표시된 것처럼 위험도의 모든 측정값을 계산할 수 있다. 상대적 오즈와 상대위험도는 사실상 같다는 점에 주목하기를 바란다; 이는 질병의 빈도가 낮으므로 영향을 받지 않은 대상자와 전체 대상자의 수가 크게 다르지 않기 때문이다.

표 4.6 인구집단에서 관련성. 표 4.5에 제시된 환자–대조군 연구가 수행된 인구집단에서 모든 임신에서의 무뇌증과 이전 사산 사이의 관계

	무뇌증 출생아	영향받지 않은 출생아	총 출생아	출생 1,000명 당 무뇌증 유병률
이전 사산	141	31,750	31,891	4.42
이전 사산 없음	1,250	1,161,850	1,163,100	1.07
	1,391	1,193,600	1,194,991	1.16

상대적 오즈 = (141/31 750)/(1250/1 161 850) = 4.13
상대위험도 = (141/31 891)/(1250/1 163 100) = 4.11
기여위험도 = 4.42 − 1.07 = 3.35 / 1000 출생아수
노출된 대상자에서 기여분율(attributable proportion in the exposed) = 3.35/4.42 = 75.8%
인구집단에서 기여분율(attributable proportion in the population) = (1.16 − 1.07)/1.16 = 7.8%

출처: data from Elwood JM, raman s, and Mousseau g, 'Reproductive history in the mothers of anen– cephalics', Journal of Chronic Disease, Volume 31, issue 6–7, pp. 473–481, © 1978 Published by Elsevier inc [12].

이제 표 4.5로 돌아가서 어떤 측정값을 계산할 수 있는지 확인해본다. 오즈비 추정치는 유효하며, 표본 변동에 의해서만 전체 인구집단의 것과 다르다. 연구 중인 결과가 흔하지 않다는 것을 알고 있으면 오즈비를 상대위험도의 추정치로 사용할 수 있다. 환자–

대조군 데이터만으로 추정할 수 없는 것은 노출된 대상자군과 노출되지 않은 대상자군에서의 결과 비율, 상대위험도 및 위험도 차이(기여위험도)이다.

노출된 집단에서 기여분율(attributable proportion in the exposed)은 오즈비에서 도출될 수 있으며, 모든 데이터에서 도출된 결과에 대한 좋은 추정치이다. 인구집단 기여분율(attributable proportion in the population)은 인구집단의 노출 수준(%)에 대한 데이터가 있는 경우에만 도출할 수 있다; 이 예에서 대조군은 전체 모집단의 대표 표본으로 간주할 수 있으므로, 이 인구집단 기여분율은 노출된 대조군의 분율로 주어진다. 그러나 종종 그렇지 않다. 예를 들어, 대조군이 특정 특성에 대해서 환자군과 짝짓는다면, 대조군은 인구집단을 대표하지 않을 것이며 노출된 인구집단의 분율을 제공하기 위해 독립적인 근거 출처가 필요할 것이다.

오즈비의 사용

이미 살펴본 바와 같이, 오즈비는 결과가 매우 빈번한 경우를 제외하고 대부분 상황에서 상대위험도에 대한 매우 좋은 추정치이다. 빈번한 결과의 경우 코호트 설계가 효율적일 것이다. 연구 중인 결과를 경험하는 적절한 수의 연구대상자를 얻기 위해 합리적인 수의 연구대상자만 추적 관찰해야 하기 때문이다. 코호트 연구의 큰 단점은 흔치 않은 결과를 연구하려고 시도할 경우 적정한 수의 사람들이 결과를 경험하기 전에 수백 또는 수천 명의 개인을 추적해야 한다는 것이다. 이러한 상황에서 환자-대조군 연구가 가장 유용하다. 따라서 환자-대조군 연구가 유리한 대부분 상황에서 상대적 오즈와 상대위험도 사이의 차이는 미미할 것이며, 연구의 다른 잠재적 오류 원인보다 훨씬 덜 중요할 것이다. 따라서 일부 문헌에서는 환자-대조군 연구에서 생성된 오즈비를 상대위험도라고 할 수 있다. 오즈비는 그 자체로도 유효한 척도이며, 로지스틱 회귀와 같은 보다 복잡한 분석 방법(제7장에서 논의)에서는, 심지어 코호트 연구에서도, 오즈비를 주요 연관성 척도로 사용한다.

환자-대조군 연구의 오즈비: 보다 공식적인 도출

(이 부분은 보다 더 궁금한 독자를 위해 기술하였다: 다른 사람들은 이 부분을 생략할 수도 있다.) 환자-대조군 연구의 결과와 전체 연구모집단의 결과 사이의 차이는 환자군의 표본추출 분율과 대조군의 표본추출 분율이 달라서 발생한다. 표 4.5와 표 4.6에 제시된 연구에서, 환자군의 표본추출 분율은 1.0이었고, 대조군의 표본추출 분율은 5000/1,193,600 = 0.00419였다. 일반적으로 환자-대조군 연구에서는 표본추출 분율을

알 수 없지만, 환자군의 표본추출 분율은 1.0 이거나 또는 매우 높고, 대조군의 표본추출 분율은 매우 낮다는 점에서 종종 이러한 특성을 갖는 경우가 많다.

표 4.7은 환자-대조군 연구의 대수학(algebra)을 요약한 것으로, 오즈비 계산에서 표본추출 분율이 상쇄되므로 표본추출 분율을 알 수 없는 경우에도 오즈비는 연구모집단의 오즈비에 대한 직접적인 추정치임을 보여준다. 이 간단한 대수학은 환자-대조군 연구설계에서 중요한 점을 강조한다: 즉 환자에 사용되는 표본추출 시스템은 노출과 관련하여 '바이어스가 없어야 한 다'. 즉, 노출된 환자군과 노출되지 않은 환자군 모두에 같은 샘플링 분율 f가 적용되어야 한다. 이러한 경우에는, 연구에서 노출되지 않은 환자군에 노출된 환자군의 비(ratio)는 연구모집단의 비(ratio)와 같을 것이다. 노출 상태와 관련하여 바이어스 없이 표본추출해야 하는 대조군에도 같은 논리가 적용되어 (다른) 표본추출 분율 g가 노출된 대조군과 비노출된 대조군 모두에 적용된다.

표 4.7 환자-대조군 연구에서 오즈비 계산을 위한 대수학 정당성

	환자군	대조군
노출	$a = fA$	$b = gB$
비노출	$c = fC$	$d = gD$
	$a + c = f(A + C)$	$b + d = g(B + D)$

인구집단에서 오즈비 = (A/B)/(C/D) = AD/BC

연구에서 오즈비 = $(a/b)/(c/d)$

$= (fA/gB)/(fC/gD)$

$= AD/BC$

대문자 = 인구집단에서 개인의 수 (A, B, C, D)
소문자 = 연구에서 개인의 수 (a, b, c, d)
f = 환자군에 대한 표본추출 분율 = $(a + c)/(A + C)$
g = 대조군에 대한 표본추출 분율 = $(b + d)/(B + D)$
환자-대조군 연구의 본질적인 설계 특성은 노출된 대상자와 노출되지 않은 대상자 모두에 대해 f와 g의 분율이 동일하다는 것이다.

환자-대조군 연구의 다양한 표본추출 체계: 사례가 대조군이 될 수 있는 이유; 발생 밀도 표본추출

환자-대조군 연구에서 대조군을 선택하는 전통적이고 언뜻 보기에 직관적으로 명확한 절차는 특정 인구집단에서 질병이 없는(unaffected) 대상자의 대표 표본을 대조군으로 선택하는 것이다. 표 4.8에서 임신 중 노출과 기형에 관한 가상 데이터 세트를 제시하였는데, 이는 표 4.1에 제시된 데이터에 대략적으로 기반하지만, 상당히 의도적으로 기형에

표 4.8 환자–대조군 연구에서 대조군에 대한 다른 표본추출 방식. 하위표 A는 전체 인구집단 데이터를 보여준다. 오즈비와 상대위험도를 모두 계산할 수 있다. 하위표 B는 영향을 받지 않은 임신에서 확률 표본추출된 대조군이다. 연구결과는 오즈비를 산출한다. 하위표 C는 모든 임신에서 확률 표본추출된 대조군이다. 연구결과는 상대위험도를 산출한다.

(A) 전체 인구집단

노출여부	기형	기형아님	총	기형 유병률(%)
노출	120	273	393	30.5
비노출	140	1,799	1,939	7.2
전체 인구집단	260	2,072	2,332	11.1
	오즈비 =	5.65		
	상대위험도 (유병률 비) = 4.23			

(B) 환자–대조군 설계, 질병이 없는 군에서만 표본추출한 대조군

노출여부	기형	대조군 = 기형아님
노출	120	53
비노출	140	347
전체 인구집단	260	400

오즈비의 표본 추정치 = (140 × 347)/(53 × 140) = 5.61

(C) 환자–대조군 설계, 모든 임신에서 표본추출한 대조군

노출여부	기형	대조군 = 모든 임신[5]
노출	120	67
비노출	140	333
전체 인구집단	260	400

상대위험도의 표본 추정치 = (120 × 333)/(67 × 140) = 4.26

대한 출생시 유병률이 훨씬 더 큰 것을 보여준다. 따라서 이 가상의 예에서 노출은 상대위험도 4.23만큼 연관되고, 오즈비는 5.65이다. 이 두 측정치 사이의 실질적인 차이는 전체 기형의 빈도가 상당히 높기 때문이다.[6]

이제 이 상황에서 환자–대조군 연구를 시작한다고 가정해 보자. 환자–대조군 연구의 한 설계는 기형아의 대표적인 표본인 경우를 환자군으로, 기형아가 아닌 영아의 대표적

5 역자 주) 모든 임신인데 원본에는 모든 임신이 아님으로 되어 있음. 오타

6 역자 주) 결과 유병률이 높아서 두 측정치 사이에 차이가 발생함

인 표본을 대조군으로 취한다. 우리는 모든 기형 영아(260)와 질병이 없는 영아 400명의 임의 표본을 표본으로 추출할 수 있다(환자 대비 대조군의 수를 같은 수로 갈 것인가? 아니면, 고정된 비율로 설계할 것인가는 정답이 없으며, 선택된 실제 크기는 비용과 같은 현실적인 문제에 따라 달라진다). 하위표 B[7]의 숫자는 400명 대조군 확률 표본에 의해 주어진 정수로 계산된다. 이 표본은 5.61의 **오즈비**를 산출하는데, 이는 연구모집단의 실제 오즈비 5.65에 대한 좋은 추정치이지만 상대위험도[8]와는 분명히 다르다.

환자-대조군 설계의 두 번째 유형은 260명의 기형아 모두를 환자군으로 표본을 정하지만, 대조군은 **모든 영아**의 대표 표본으로 채택한다. 따라서 대조군의 분포는 단지 영향을 받지 않은 아기에 국한되는 것이 아니라 전체 인구집단의 노출 빈도를 반영한다. 이 설계의 교차-곱의 비는 대조군 표본이 '비 환자군' 집단이 아닌 총 인구집단을 나타내기 때문에 직접 **상대위험도**의 표본 추정치를 산출한다. 이처럼 상대위험도에 대한 좋은 추정치가 얻어지는데, 이는 오즈비와 분명히 다르다.

이러한 연구들이 수행되는 실질적인 방법들은 겉보기에 복잡해 보이는 또 다른 문제를 분명하게 해 줄 것이다. 비 환자군과 비교하여 환자군을 비교하는 첫 번째 설계의 경우, 기형 영아는 연구자가 이들을 발견하는 경우 환자군으로 연구에 입력된다; 기형이 아닌 영아의 표본은 예를 들어, 매주 같은 병원에서 영아를 선택하고 질병에 걸리지 않은 대조군으로 그들의 어머니를 인터뷰하여 선택한다.

두 번째 설계도 마찬가지로 간단하다. 다시 말하지만, 기형아는 발생할 때마다 환자군으로 분류되지만, 여기의 대조군은 이러한 환자가 발생하는 출생 인구집단에서 발생하는 모든 출생의 대표적인, 아마도 확률 표본일 것이다. 이 표본추출 설계에서는 '환자사례' 영아도 대조군으로 선택할 수 있다. 기형아가 대조군의 대표 표본에 나타나는 경우 대조군으로 사용해야 한다. 따라서 동일한 개인이 환자군 사례와 대조군 둘 다로 나타날 수 있다. 이것이 모호해 보이지만, 이것은 단순히 유병률이나 발생률과 같은 출현율 측정값을 계산하는 것과 유사하다. 이러한 비율(제2장에서 언급한 바와 같이)에서 환자의 수는 분자이며, 이를 위험에 처한 개인의 총 수로 나누며, 여기에는 당연히 환자도 포함된다. 따라서 질병이 있는 사람은 계산된 빈도율의 분자와 분모에 모두 나타난다. 따라서 이러한 비율의 비, 즉 상대위험도를 추정하기 위해 설계된 환자-대조군 연구에서 동일한 개인이 환자와 대조군으로 나타날 수 있다.

---

7 역자 주) 원문은 하위표 A로 되어 있으나 하위표 B의 오타

8 역자 주) 4.26

많은 환자-대조군 연구는 상대위험도의 추정치를 직접 산출하는 유형이다. 암과 같은 만성 질환에 대한 환자-대조군 연구의 일반적인 설계는 개인이 질병으로 진단되는 즉시 환자로 입력하고 해당 환자가 표본추출된 전체 인구집단에서 해당 시점에 대조군을 얻는 것이다. 따라서 대조군은 환자사례가 발생사례가 된 시점의 위험에 처한 인구집단을 기반으로 표본을 제공한다. 이 설계는 발생밀도 표본추출이라고 할 수 있다. 표 4.8의 하위표 B에서와 같이 교차-곱의 비는 상대위험도의 추정치를 제공한다. 이 설계에서 개인은 대조군으로 표본추출될 수 있으며, 얼마 지나지 않아 곧 환자사례가 되어 환자로 표본추출될 수 있다. 이것은 이론적으로 꽤 적절하다.

조사

원칙적으로 조사 설계는 코호트 연구와 같은 유형의 결과를 산출한다; 단면 조사에서 노출과 결과에 대한 모든 정보는 유병률 측면에서 이루어진다. 상대위험도, 상대적 오즈 등의 용어를 사용할 수 있으며, 이러한 상황에서 이러한 용어가 전향적 코호트 설계에서처럼 발생률의 비(ratio)가 아니라 유병률의 비임을 기억하며 사용해야 한다. 또한, 조사에서 종종 연구되는 조건의 유병률이 상당히 크기 때문에 상대적 오즈는 상대위험도와 상당히 다를 수 있으므로 상대적 오즈의 사용은 더 제한적이다. 따라서 탄자니아 마을 사람들을 대상으로 식단을 비교한 설문조사에서 경계성 고혈압 또는 명백한 고혈압의 유병률은 채식하는 사람들의 경우 38.7%, 생선을 먹는 사람들의 경우 12.5%였으며 유병률 비는 3.1이고 오즈비는 4.4이었다[13].

표 4.9는 영국 아동학생 표본의 흡연 유병률에 대한 단면 조사 결과를 보여주며, 해당 시점에서 부모의 현재 흡연 습관과 자녀의 흡연 습관 사이의 연관성을 탐구하였다[14]. 부모 중 한 명 또는 두 명이 담배를 피운 경우, 자녀들의 '한 번이라도 흡연한 경우' 유병률은 57.0%였고, 부모 모두 담배를 피우지 않았으면 51.5%였다. 상대위험도, 즉 유병률 비는 57.0/51.5 = 1.11이다. 오즈비는 표에 보여진 것처럼 계산할 수 있으나, 결과의 유병률이 높아 상대위험도와는 차이가 있어 사용하지 않는 경향이 있다. 기여위험도과 분율은 표에 보여진 것처럼 계산되고 유병률로 표시된다.

표 4.9 영국 북부의 산업 지역에서 8–9세 대상 설문 단면 조사의 연구결과. 부모의 흡연에 대한 보고와 자녀의 흡연력을 비교함. 참고: 기여분율 계산의 경우 반올림 오차가 상당할 수 있음. 따라서 RR = (3,203/5,621)/(1,601/3,109) = 1.1066; (RR – 1)/RR = 0.1066/1.1066 = 9.6%이지만 (1.11 – 1)/1.11 = 9.9% 임

부모의 흡연	어린 아이들의 흡연		총	유병률, 생애흡연 (%)
	생애흡연	비흡연		
한부모 혹은 양부모 흡연	3,203	2,418	5,621	57.0
부모 모두 비흡연	1,601	1,508	3,109	51.5
총	4,804	3,926	8,730	55.0

유병률 비(상대위험도) = 57.0/51.51 = 1.11

오즈비 = (3,203 / 2,418) / (1,601 / 1,508) = 1.25

유병률 비를 쉽게 계산할 수 있고, 결과가 흔하기 때문에 오즈비는 유병률 비와 상당히 다르기 때문에 오즈비는 그다지 유용한 척도는 아니다.

기여위험도 혹은 유병률 차이 = 57.0 – 51.5 = 5.5%

$$\text{노출된 사람에서 기여분율} = \frac{5.5}{57.0} = 9.6\% = \frac{(RR-1)}{RR}$$

$$\text{인구집단에서 기여분율} = \frac{55.0-51.5}{55.0} = 6.4\%$$

$$= \frac{p(RR-1)}{p(RR-1)+1}$$

여기서 p = 5,621/8,730 = 0.64

출처: data from Charlton A., 'Children's coughs related to parental smoking', British Medical Journal (Clinical Research Edition), Volume 288, issue 6431, pp. 1647–1649, © 1964 BMJ Publishing group ltd [14].

이러한 분석 접근법의 일반적인 적용 가능성

지금까지 코호트 연구와 환자–대조군 연구에 대한 연구결과의 종류를 제시해왔다. 코호트 형식은 노출의 차이로 정의된 둘 이상의 집단 간의 비교가 이루어지는 모든 연구에 적용된다. 따라서 예를 들어, Sloan 등은[15] 총기 접근에 영향을 미치는 법률이 서로 다른 일반적으로 유사한 두 도시인 캐나다 밴쿠버와 미국 시애틀의 폭행 및 살인율을 비교했다. 이것은 기술 연구이었지만, 다른 입법 시스템에 대한 '노출'을 비교하는 것이기 때문에 연구결과는 코호트 연구의 형식으로 표현될 수 있으며, 밴쿠버보다 시애틀에서 총기와 관련된 폭행과 살인의 엄청난 초과를 보여주었다. 다른 무기와 관련된 폭행과 살인에서는 대조적으로 유사한 비율이었다(표 4.10). 상대위험도를 계산하고 Box 4.1에 표시된 다른 측정값들을 끌어낼 수 있다.

표 4.10 코호트 형식의 연구결과인 기술 연구. 밴쿠버(캐나다)와 시애틀(미국)의 연간 폭행 및 살인율은 결과변수임. 거주 도시와 그 도시의 법체계가 노출 변수임

범죄	인구 10만명당 연간비율		상대위험도
	시애틀, 미국	밴쿠버, 캐나다	
아래를 이용한 가중 폭행			
총기류	87.9	11.4	7.7
칼	78.1	78.9	1.0
다른 수단	320.6	330.2	1.0
모든 가중 폭행	486.5	420.5	1.2
아래를 이용한 살인			
총기류	4.8	1.0	5.1
칼	3.1	3.5	0.9
다른 수단	3.4	2.5	1.3
모든 살인	11.3	6.9	1.6

출처: data from sloan Jh et al., 'handgun regulations, crime, assaults, and homicide', New England Journal of Medicine, Volume 319, number, pp. 1256–1262, [15].

다른 조사들은 관심 결과가 있는 그룹과 관심 결과가 없는 그룹 간의 본질적인 비교인 환자-대조군 설계와 동일할 수 있으며, 환자-대조군 설계에 적용할 수 있는 결과 형식이 적용된다.

연습문제

정답은 부록 1 참조

Q4.1 2장에 제시된 결핵 치료 임상시험에서 스트렙토마이신 치료군 55명의 환자에서 4명이 사망한 것에 비해 52명의 대조군에서 14명이 사망한 것으로 나타났다. 다음을 계산하시오:

(a) 각 집단의 사망률. 어떤 유형의 비율(rate)인가요?

(b) 상대위험도

(c) 오즈비

(d) 기여위험도

(e) 기여편익

(f) 한 명의 사망을 예방하기 위해 '치료에 필요한 수'

Q4.2 식단과 심장질환에 대한 코호트 연구에서 연구집단을 두 집단으로 나누었다. 고지방식이 집단에서는 12,500인년이 관찰되었고 48명이 사망했다. 저지방식이 집단에서는 22,000인년이 관찰되었고, 64명의 사망이 있었다. 다음을 계산하시오:

(a) 각 집단의 사망률

(b) 상대위험도

(c) 고지방식이의 기여위험도

(d) 고지방식이 집단에서 고지방식이로 인한 질병의 분율은 얼마인가?

(e) 전체 인구집단에서 고지방식이로 인한 질병의 분율은 얼마인가?

Q4.3 천식 발생률이 흡연자에서 10,000인년당 400명, 대기오염에 노출된 사람에서 100명, 두 인자에 전혀 노출되지 않은 사람에게서 50명인 경우, 두 인자에 모두 노출된 사람에게서 예상되는 발생률은 얼마인가? 다음을 가정한다.

(a) 덧셈모형

(b) 곱셈모형

Q4.4 무릎 관절염에 대한 환자-대조군 연구에서, 500명의 환자군에서, 180명이 이전 무릎 손상 병력이 있다. 무릎 관절염이 없는 대조군 800명 중에 120명은 이전 무릎 손상 병력이 있다. 다음을 계산하시오:

(a) 상대위험도

(b) 오즈비

(c) 이전에 손상을 입은 사람들의 기여분율

Q4.5 Q4.4에서 만약 환자군은 모두 주어진 지역사회에서 새로이 진단된 사례이고, 대조군은 사례가 발생한 시점에 그 지역사회에서 각각 선택된 확률 표본이라면, Q4.4(a)와 (b)에 대한 답변에 어떤 차이가 있나요?

Q4.6 표 4.10에 나타난 효과가 총기법의 차이에 따른 효과를 나타낸다고 가정하고, 캐나다 총기법이 시애틀에 도입될 수 있다면:

(a) 시애틀에서 총기를 사용하는 살인의 몇 퍼센트가 예방될 것인가?

(b) 예방된 총기 관련 살인에 대한 변화 각각 한 건에 대해 얼마나 많은 사람이 정책의 영향을 받을 것인가?

(c) 시애틀에서 발생하는 모든 살인사건 중에서 예방할 수 있는 분율은 얼마인가?

참고문헌

1. Morrow J, Russell A, Guthrie E, Parsons L, Robertson I, Waddell R, et al. Malformation risks of antiepileptic drugs in pregnancy: a prospective study from the UK Epilepsy and Pregnancy Register. J Neurol Neurosurg Psychiatry 2006; 77:193–198.
2. ISIS-4 (Fourth International Study of Infarct Survival Collaborative Group). ISIS-4: A randomised factorial trial assessing early oral captopril, oral mononitrate, and intravenous magnesium sulphate in 58 050 patients with suspected acute myocardial infarction. Lancet 1995; 345:669–685.
3. Cook RJ, Sackett DL. The number needed to treat: a clinically useful measure of treatment effect. BMJ 1995; 310:452–454.
4. Edwards A, Elwyn G, Covey J, Matthews E, Pill R. Presenting risk information—a review of the effects of 'framing' and other manipulations on patient outcomes. J Health Commun 2001; 6:61–82.
5. Bucher HC, Weinbacher M, Gyr K. Influence of method of reporting study results on decision of physicians to prescribe drugs to lower cholesterol concentration. BMJ 1994; 309:761–764.
6. Sarfati D, Howden-Chapman P, Woodward A, Salmond C. Does the frame affect the picture? A study into how attitudes to screening for cancer are affected by the way benefits are expressed. J Med Screen 1998; 5:137–140.
7. Romond EH, Perez EA, Bryant J, Suman VJ, Geyer CE, Jr, Davidson NE, et al. Trastuzumab plus adjuvant chemotherapy for operable HER2-positive breast cancer. N Engl J Med 2005; 353:1673–1684.
8. Paffenbarger RS, Hale WE. Work activity and coronary heart mortality. N Engl J Med 1975; 292:545–550.
9. Royal College of General Practitioners. Mortality among oral-contraceptive users. Royal College of General Practitioners' Oral Contraception Study. Lancet 1977; 310:727–731.
10. Beral V, Hermon C, Kay C, Hannaford P, Darby S, Reeves G. Mortality associated with oral contraceptive use: 25 year follow up of cohort of 46,000 women from Royal College of General Practitioners' oral contraception study. BMJ 1999; 318:96–100.
11. Vessey M, Painter R, Yeates D. Mortality in relation to oral contraceptive use and cigarette smoking. Lancet 2003; 362:185–191.
12. Elwood JM, Raman S, Mousseau G. Reproductive history in the mothers of anencephalics. J Chronic Dis 1978; 31:473–481.
13. Pauletto P, Puato M, Caroli MG, Casiglia E, Munhambo AE, Cazzolato G, et al. Blood pressure and atherogenic lipoprotein profiles of fish-diet and vegetarian villagers in Tanzania: the Lugalawa study. Lancet 1996; 348:784–788.
14. Charlton A. Children's coughs related to parental smoking. BMJ 1984; 288:1647–1649.
15. Sloan JH, Kellermann AL, Reay DT, Ferris JA, Koepsell T, Rivara FP, et al. Handgun regulations, crime, assaults, and homicide. N Engl J Med 1988; 319:1256–1262. 9780199682898

제**5**장

연구대상자 선택

Selection of subjects for study

1747년 5월 20일, 나는 바다에 있는 솔즈베리호에 괴혈병 환자 12명을 태웠다. 그들의 사례는 내 환자들의 사례와 비슷했다. 그들은 일반적으로 썩은 잇몸, 반점 및 권태감이 있었고 무릎이 약했다. 그들은 한 곳에 함께 누워 있었다......그리고 모두에게 동일한 하나의 식단이 주어졌다......이들 중 2명은 하루에 약 1리터의 사이다를 마시도록 했고 다른 2명은 하루에 세 번씩 25개의 엘릭서 비트리올(elixir vitriol)을 복용했다.......다른 두 사람은 식초 두 숟가락을 하루에 세 번 복용했다......최고로 상태가 안 좋은 사람들 중 2명은.....바닷물에 몸을 담그게 했다.....다른 두 사람에게는 매일 오렌지 2개와 레몬 1개가 주어졌다..... 나머지 2명의 환자는 병원 외과의가 추천하는 큰 육두구 환약 한 알을 하루 세 번 먹었다.....그 결과 가장 빠르고 가시적인 좋은 효과는 오렌지와 레몬을 사용한 자들에게서 관찰되었다.

— James Lind: A Treatise of the Scurvy; 1753

서론

분석 연구와 중재 연구에서 대상자를 어떻게 선택하는지는 매우 중요하다. 선택 절차가 좋으면 연구를 좋게 향상시키지만, 연구대상자를 선택하는 데 사용된 방법에 따라 문제가 발생할 수도 있다. 관찰 코호트 연구에서는 인과성이 있을 것으로 추정되는 요인에 노출되었거나 노출되어온 대상자와, 노출되지 않았거나 덜 노출된 적절한 비교 집단을 선택해야 한다. 환자-대조군 연구에서는 결과가 발생한 대상자(환자)를 선택하여 결과가 발생하지 않은 대상자(대조군)와 비교한다. 중재 연구에서는, 평가되는 중재 혹은 중재가 아닌 대안(중재가 없을 수도 있음) 중의 하나를 기꺼이 받아들일 적절한 대상자를 선택한다. 이 장의 제1부는 일반 원칙을 다룰 것이고 제2부는 각 연구 유형에 이러한 원칙의 적용을 보여줄 것이다.

제1부 대상자 선택의 원리

목표집단, 연구모집단, 적격집단, 연구등록자 그리고 연구참여자

한 연구에서 연구대상자가 선택되는 경로는 때때로 상당히 복잡하므로, 연구대상자 선택 과정을 설명하기 위해 다섯 가지 용어를 사용한다(그림 5.1).

1. **연구참여자**(participants)－연구를 완료하거나, 연구의 일부를 완료하여 정보를 제공한 사람. 즉, 연구결과는 이러한 참여자의 데이터에서 도출된다.

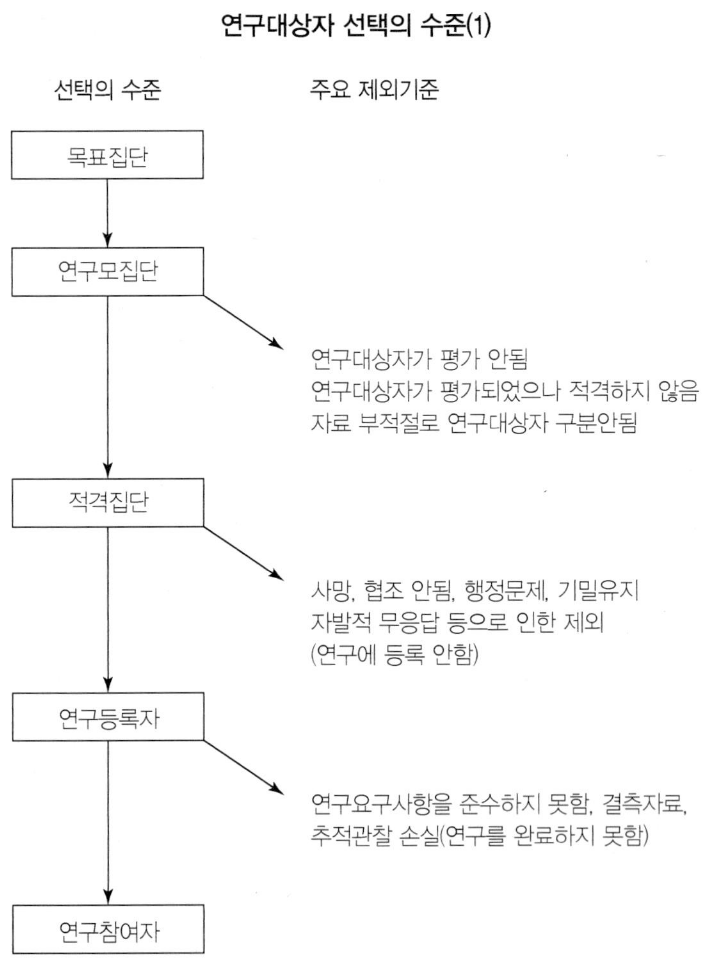

그림 5.1 연구대상자 선택에서 다양한 수준

2. **연구등록자**(study entrants)–연구에 등록된 모든 사람. 이상적으로는 모든 등록자가 모두 참여자가 되지만, 일반적으로는 일부 연구등록자의 경우 연구 절차를 완료하지 않거나 요청된 데이터를 제공하지 않는다. 연구에 참여했지만, 연구를 완료하지 않은 연구대상자를 올바르게 처리하는 것은 특히 중재 시험에서 중요한 문제이며, 그러한 맥락에서 구체적으로 논의될 것이다. 일부 개인은 연구의 일부(예: 임상 검사를 완료할 수 있지만 혈액 샘플을 제공하지 않음)를 완료할 수 있으므로 일부 분석에는 참여자가 될 수 있지만 다른 분석에는 단지 연구등록자로 구분될 것이다.
3. **적격집단**(eligible population). 연구등록자(study entrants)는 연구에 참여할 자격이 있는 것으로 정의된 개인으로 구성된 집단 즉, 적격집단에서 파생된다. 일부 적격 대상자는 연구등록자가 될 수 없다. 자격에 부합하지만 초청받지 못했거나 사망, 질병, 행정적인 문제 또는 기밀 문제로 참여할 수 없거나 참여를 원하지 않는 대상자도 있기 때문이다.
4. **연구모집단**(source population). 적격집단(eligible population)은 연구모집단(source population)의 하위 집합이다. 연구모집단은 실제적인 고려사항에 의해 결정된다. 어느 병원의 환자 또는 개별 의사 진료실 환자, 특정 지역사회의 구성원, 어떤 노동인구의 구성원 혹은 기타 그룹의 구성원으로 구성될 수 있다. 일부 연구의 경우 연구모집단을 엄격하게 정의하고 열거할 수 있으며, 적격분율(proportion eligible)을 계산할 수 있다. 다른 연구에서는 연구모집단을 정확하게 측정할 수 없지만, 여전히 이에 대한 정의(definition)는 필요하다. 연구모집단 내에는 4종류의 대상자 군이 존재하게 된다. 즉, 1) 적격한 자격이 있는 사람, 2) 적절하게 평가되어 자격이 없는 것으로 판명된 사람, 3) 부적절한 정보로 인해 분류될 수 없는 사람, 4) 평가 자체가 불가능했던 사람(평가자원 부족 및 이용불가능 또는 기타 이유로) 등 이다.
5. **목표집단**(target population). 연구가 실질적인 가치를 가지려면 연구결과가 원래 연구모집단의 대상자 이외의 대상자들에게도 적용 가능해야 한다. 예를 들어, 현재 의학적 치료에 대한 연구는 미래 환자와도 관련이 되어야 한다. 연구결과를 적용하고자 하는 집단은 목표집단이나 오히려 복수의 목표 인구집단들일 경우도 있다. 위에서 열거하고 있는 다른 성격의 집단과 달리 목표집단은 고정되어 있지 않으며, 연구결과 이외의 정보에 의해 그 정의를 수정할 수 있다.

연구대상자 선택 측면에서, 이와 같은 다섯 가지 수준은 각각 선행하는 집단에서 파생된 연속적으로 작아지는 5개의 대상자 하위 집합을 제공한다(그림 5.2). 역으로 연구결과의 적용 측면에서, 이들 5개의 집단은 점차 연속적으로 더 커지는 집단이며, 연구참여자 집단으로부터 시작하여 점차 결과의 일반화가 필요하게 된다.

예를 들어, 일개 주요 병원에서 수행된 급성 심근경색(심근마비)에 대한 다양한 치료법을 평가하는 임상시험을 고려해보자. **연구참여자**(participants)는 연구에 참여하고 무작

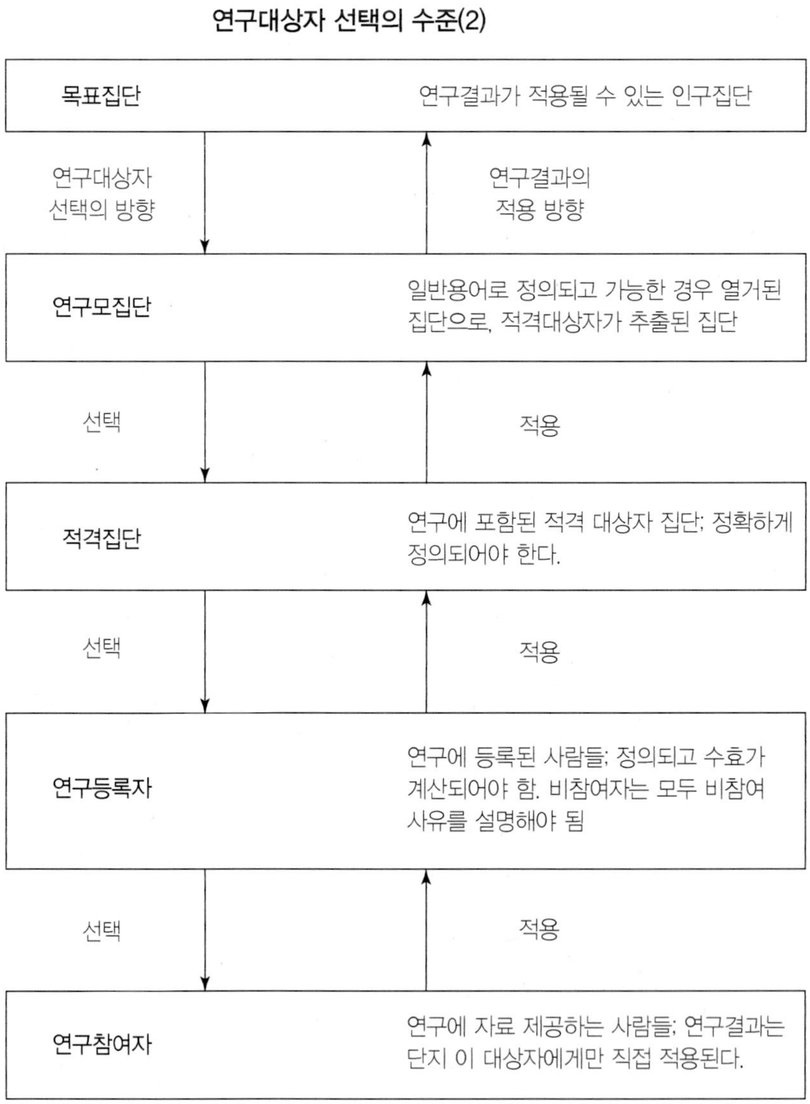

그림 5.2 연구결과 해석에서 고려해야 할 다양한 연구대상자 집단

위 배정되어 결과 데이터를 제공하는 환자이다. 그들의 결과(outcome) 데이터는 연구결과(results) 도출에 사용된다. **연구등록자**(entrants) 중 일부는, 어떤 이유에서인지 결과 데이터를 사용할 수 없어서 주요 분석에 기여하지 않기 때문에 연구참여자에 속하지는 않는다.

적격집단(eligible population)은 임상시험 연구계획서에 정의될 연령 및 기타 요인에 대해 사전 설정된 제한 범위 내에 들어가며, 정해진 기간 내에 병원에서 적절한 진단을 받은 모든 환자로, 다양한 임상적 금기 사항이 없는 환자로 구성된다. 연구참여자들을 기반으로 하여 도출한 연구결과가 이 적격집단에 적용될 것이라고 가정할 수 없다면 연구는 거의 가치가 없을 것이다. 많은 대상자가 임상시험에 참가했지만 완료하지 않은 경우, 다수의 사람이 임상시험 참가에 동의하지 않은 경우, 임상시험 계획서에 규정된 것 이외의 이유로 다수의 대상자가 제외된 경우에는 적격집단과 참여자 집단 사이에 상당한 차이가 있을 수 있다. 이러한 경우에는 연구참여자에 기반한 결과를 적격집단에 적용할 수 있는지 질문하게 될 것이다.

심근경색증 치료에 대한 임상시험의 **연구모집단**(source population)은 일정 기간 동안 병원이나 특정 임상 병동에 입원한 환자들로 구성된다. 원칙적으로, 이러한 모든 환자들은 그들이 연구에 적격한지 아닌지를 확인하기 위해 평가되어야 한다.

목표집단(target population)은 훨씬 더 광범위하다. 다른 지역의 환자, 아마도 다른 나라에서 볼 수 있는 환자도 포함될 것이며 미래에 볼 환자도 확실히 목표집단에 포함될 것이다. 목표집단의 정의는 적격성 기준뿐만 아니라 연구모집단의 특성도 반영한다. 예를 들어, 열과 관련된 경련(열성 경련)이 있는 어린이가 추가 경련의 위험이 증가했는지 여부를 평가한 연구들에서 후속 위험이 60%에서 낮게는 2-5% 범위까지의 결과를 보여주었다[1]. 높은 위험을 보여주는 연구는 병원이나 전문 클리닉을 기반으로 하여 의뢰된 아동과 관련된 반면, 후속 위험이 낮은 연구는 지역사회 기반 또는 1차 진료 기관을 통해 식별된 초기 질병이 덜 심각할 가능성이 있는 아동에 대한 것이다. 유사하게, 백혈병 환자의 관해율은 적용된 적격기준에 따라 44%에서 85%까지 다양하였다[2].

연구에 참여하는 대상자를 선택하는데 사용되는 방법은 연구결과의 적용에 영향을 줄 뿐만 아니라 연구결과가 실제로 정확한지의 여부에 영향을 줄 수 있다. 더 나아가서 연구 타당도의 두 가지 중요한 측면을 구별하는 것이 중요하다.

내적 타당도와 외적 타당도의 구별

모든 연구는 가장 단순한 수준에서 보면 두 집단의 대상자를 비교하는 것이다. 따라서 코호트 연구 또는 중재 시험에서는 '노출된' 대상자와 '비노출된' 대상자를 비교한다. 연구의 내적 타당도(internal validity)는 실제 관찰된 결과(두 집단 간의 결과 차이)가 그 이외의 대안적인(alternative) 설명들과 비교하여 노출의 인과적 영향과 얼마나 가까운지를 측정하는 척도이다. 집단 간 관찰된 결과의 차이에 대한 대안적 설명으로, 1) 관찰이 이루어지는 방식으로 인한 바이어스(bias), 2) 두 집단 간에 다른 관련 요인의 차이(교란(confounding)) 또는 3) 우연변동(chance variation)으로 인한 것이 있다. 이러한 사항은 각각 다음 장에서 자세히 논의될 것이다.

동물 실험은 화학물질의 발암 가능성을 평가하는 데 사용되며, 허용되는 최상의 설계는 무작위배정, 위약대조 및 눈가림 평가를 사용하는 것이다. 동일한 유전자 종에서 번식하여 동일한 식이, 환경 및 취급 조건에서 유지되는 실험용 쥐를 사용하여 어떤 동물들은 화학물질을 받도록 무작위배정되고 다른 동물은 비활성 위약 물질을 받도록 배정한다. 자연 수명이 다한 모든 동물에 대한 사후 검사는 암의 유병률을 결정하기 위해 수행되며, 이러한 검사는 어떤 동물에게 화학 물질이 투여되었는지 알지 못하는 병리학자가 '눈가림'으로 수행한다. 따라서 암발생 관찰이 바이어스될 가능성을 배제할 수 있고, 화학물질을 투여 받은 동물과 투여하지 않은 동물 사이에 다른 어떤 차이가 있을 가능성은 적으며, 적절한 숫자의 동물을 사용한다면 우연변동 가능성도 낮을 것이다. 우리는 이 연구의 내적 타당도가 높다(high internal validity)고 결론을 내리게 된다. 즉, 노출된 동물과 노출되지 않은 동물 사이에서 관찰된 암 발생 차이는 원인과 결과 관계에서 화학물질 때문일 가능성이 가장 높다. 그러나 그 결과가 인간에게 적용될 것이라고 가정하는 것은 내적 고려사항을 넘어서는 것이고, 더 어려운 문제이다.

반면에, 규칙적인 운동을 한다고 보고한 남성 집단과 그렇지 않은 남성 집단을 비교하는, 규칙적인 운동과 심장 질환 사이의 관계에 대한 연구를 생각해보자. 이 연구의 결과 변수는 다음 몇 년 동안 대상자의 주치의에 의한 심장 질환 진단에 의해 결정되었다. 두 집단 사이에 기록된 심장 질환 빈도의 차이는 얼마만큼 더 자주 살폈는지 확인(ascertainment)의 차이로 인한 것일 수 있다. 예를 들어, 연구대상자가 의사를 방문하는 빈도에 차이가 있거나 의사의 진단 기준이나 기록 보관에 차이 등이 있는 경우이다. 두 집단의 남성들 사이에 흡연이나 식단의 차이와 같이 심장 질환의 빈도에 영향을 미칠 수 있는 다른 차이 때문에 결과의 차이가 발생할 수도 있다. 또한 연구대상자 집단들이 상당히 작기 때문에 우연변동을 통해 차이가 발생할 가능성이 상당히 클 수 있다. 이러한 연구에서 우리는 연구결과(집단 간의 관찰된 차이)가 운동 효과로 인한 정확한 결과가 아닐 수도 있음을 알게 될 것이다. 즉, 이 연구는 내적 타당도가 낮다.

연구의 **외적 타당도(external validity)**는 연구결과를 더 많은 사람들에게 적용할 수 있는 능력을 의미한다. 앞서 언급한 쥐 실험은 내적 타당도가 높다. 실험에서 주어진 화학물질이 이 쥐에게 암을 유발한다는 데 동의할 수 있다. 그러나 우리는 그 화학물질이 인간에게 암을 유발한다는 결론을 내리기 위해 추가 증거 없이 그 결과를 사용하지 않을 것이다. 예를 들어, 직장에서 그 화학물질을 사용하는 근로자를 유사한 작업을 하지만 그러한 노출이 없는 근로자와 비교하는 동일한 주제에 대한 역학 연구는 훨씬 더 높은 외적 타당도를 가진 결과를 제공할 수 있다(실제로 화학물질의 잠재적인 암 유발 가능성에 대한 결정은 동물 및 인간 연구 모두를 검토하여 결정한다).

분명히 최고의 연구는 높은 내적 타당도와 높은 외적 타당도를 모두 가지고 있다. 그러나 그러한 연구는 수행하기 어렵거나 불가능할 수 있다. 종종 연구의 내적 타당도를 높이는 데 도움이 되는 설계 고려 사항이 외적 타당도에 반하는 경우가 있다(예: 동물을 이용한 질병 연구). 연구설계에서 어려운 선택을 해야 하는 경우가 많다. 운동을 하는 남성과 운동을 하지 않는 남성을 비교한 사례로 돌아가서, 이 연구는 결국 자유생활을 하는 개인을 대상으로 하는 것이기 때문에 수용 가능한 외적 타당도를 가지고 있다고 주장할 수 있다. 그러나 그 연구의 내적 타당도가 너무 낮아 외적 타당도는 무의미하다. **외적 타당도는 연구의 내적 타당도가 수용 가능한 경우에만 유용**하다는 것을 이해하는 것이 중요하다. 내적 타당도가 매우 낮은 연구는 가치가 거의 없다. 내적 타당도가 높은 연구는 외적 타당도가 낮더라도 어느 정도 가치가 있을 수 있다.

따라서 우리는 내적 타당도와 외적 타당도에 주의를 기울일 필요가 있다. 그러나 이 두 가지 중에서 내적 타당도가 더 중요하다.

연구를 평가하거나 설계할 때 목표집단에서 연구참여자에 이르는 사슬의 각 단계를 조사해야 한다. 각 지점에서 관찰된 대상자의 손실이, 비교되는 집단 간의 차이를 생성함으로 연구의 내적 타당도를 손상시킬 수 있는지, 또는 제한적이거나 비정형적인 연구참여자 집단을 생성하여 이들을 가지고 연구를 수행함으로 인하여 결과의 외적 타당도를 손상시킬 수 있는지 여부를 물어야 한다.

선택바이어스와 그 영향

선택바이어스는 연구에 참여하도록 대상자를 선택하는 방식으로 인하여 발생할 수 있는, 잠재적으로 오해의 소지가 있는 효과(misleading effect)로 간주될 수 있다. 선택 과정은 세 가지 결과를 초래할 수 있다. 즉, 연구의 내적 타당도에 영향을 줄 수 있고, 연구의 외적 타당도에 영향을 줄 수 있으며, 검정하고 있는 가설을 변경하는 결과를 초래할 수 있다(Box 5.1).

Box 5.1 연구에서 선택바이어스로 인한 3가지 효과

선택바이어스

선택바이어스는 연구에 세가지 유형의 영향을 미칠 수 있다.

- 내적 타당도에 영향
- 외적 타당도에 영향
- 검정하고 있는 가설의 변경

내적 타당도에 미치는 영향

첫째, 선택바이어스의 효과는 연구의 **내적 타당도**(internal validity)에 영향을 미칠 수 있지만, 이는 선택 과정이 비교되는 여러 집단에 각각 상이한 다른 영향을 미치는 경우에만 발생한다. 아주 간단한 예로, 학교에서 남학생과 여학생의 읽기 능력을 비교하고 싶다고 가정해보자. 잘 도안된 시험측정도구를 가지고는 있지만, 그 연구에 참여는 자발적이어야 하였다. 만약 읽기 능력이 떨어지는 아이들이 시험을 피하는 경향이 있다면(가능성이 매우 높음), 전반적인 읽기 능력에 대한 추정치는 너무 높을 것이다. 무응답의 크기가 두 군에서 동일할 경우 남학생 대 여학생 비교는 여전히 유효할 것이다. 그러나 독서 능력이 형편없는 학생의 낮은 응답이 남학생에서 더 많이 나타날 경우, 능력에 대한 과대평가는 남학생에서 더 클 것이고, 우리는 남학생들의 능력이 여학생들보다 더 높다는 결론을 내릴 수 있다. 왜냐하면 적격집단(모든 학생)에서 사실이 아닐지라도, 우리 연구의 참여자들에게는 사실일 수 있기 때문이다.

선택 요인들이 내적 타당도에 영향을 주는 경우는, 연구 내에서 비교되는 대상자 집단에 각각 다른 영향을 미치는 경우에만 영향을 주는데, 이는 다음에 논의되는 외적 타당도에 대한 영향과는 중요한 차이점이다. 앞에서 살펴본 바와 같이, 내적 타당도가 더 중요한 개념이기 때문에, 적절한 선택 절차를 설계하는 데 있어 일차적인 목표는 내적 타당도를 유지하는 것이다.

외적 타당도에 미치는 영향

둘째, 선택의 문제는 연구의 외적 타당도(external validity)에 영향을 미칠 수 있다. 심근경색에 대한 두 가지 치료법의 임상시험이 남성, 55세 미만, 특정 패턴의 심근경색 환자들로 제한된다면, 결과는 이러한 특징을 공유하는 목표집단에 직접 적용될 수 있지만, 그 이상의 확장은 다른 증거에 의해 정당화될 필요가 있다. 따라서 선택기준은 목표집단의 특성을 결정하므로 연구의 외적 타당도를 제한하게 된다. 이러한 선택 제한은 비교되는 모든 그룹에 적용되므로 내적 타당도를 손상하지는 않을 것이다. 따라서 발열성 경련을 겪은 아동의 후속 경련 빈도에 관한 연구들에서 개별 연구는 내부적으로 정확했을 수 있지만(internally valid), 그 결과는 포함된 연구대상자의 선택 기준에 의해 크게 좌우된다.

검증하는 가설에 미치는 영향

선택 바이어스는 추가로 연구에 매우 흥미로운 영향을 미칠 수 있다. 그것은 수행된 연구가 원래 예상했던 것과는 다른 가설을 검정하게 되는 경우이다. '류마티스 관절염'의 "원인"을 규명하기 위한 환자-대조군 연구를 고려해보자. 그런데 이 연구에서는 환자사례 파악에 사용된 선택 절차가 '병원 치료로 이어질 정도로 심각한 류마티스 관절염'을 대상으로 하였기 때문에, 이 연구에서 규명한 가설이 심각한 류마티스 관절염의 원인으로 되어, 이는 당초 예상했던 가설과는 상당히 다른 가설일 수 있다. 이 문제는 오분류(misclassification) 문제와 밀접한 관련이 있다. 외적 타당도는 환자-대조군 연구의 환자군이 모든 환자군을 대표하는 경우 또는 코호트 연구의 노출군이 연구모집단의 모든 노출된 개인을 대표하는 경우에 가장 높다. 그러나 높은 외적 타당도를 유지하려는 시도는 종종 이러한 연구대상자에 환자가 아닌 경우 또는 노출군에 비노출 개인을 포함케 한다. 예를 들어, 류마티스 관절염의 환자-대조군 연구에서 두 가지 극단적인 예를 들면, 류마티스 관절염의 진단 유형을 가진 지역사회(모집단)의 모든 개인을 모집하는 것과, 특정 기준에 의해 정의되고 특수 진단검사학적 검사와 영상의학적 검사에 의해 확인되는 류마티스 관절염이 있는 사람만 모집하는 것의 두 극단 사이에서의 선택이 있다. 후자의 절차는 오분류를 줄일 수 있지만, 중증 질환 환자만을 대상으로 전수조사를 실시한다면, 참여자는 류마티스 관절염이 있는 모든 사람을 대표할 가능성이 낮아질 것이다. 이 두 옵션 사이의 균형은 조사마다의 상황에 따라 달라질 것이다.

예제

1970년대에 여러 건의 환자-대조군 연구(예: [3])들은 자궁내막암 환자와 비교군을 대상으로 연구한 결과, 자궁내막암 환자의 경우에 주로 갱년기 증상 조절을 위해 처방된 에스트로겐의 사용 빈도가 훨씬 더 높았다는 결론을 내었다. 그러나 후속 환자-대조군 연구는 연관성을 보여주지 않았다. 후속 연구의 대조군은 자궁내막암에 대해 조사를 받았지만 그렇지 않은 것으로 밝혀진 여성들이었다. 이러한 대조군을 사용하면 대조군에서의 오분류를 피할 수 있다(대조군 모두에는 자궁내막암이 없음)고 주장하였다. 그러나 이 방법은 자궁내막암이 있는 여성과, 자궁출혈과 같은 자궁내막암과 유사한 증상 때문에 조사된 다른 여성을 비교하는 것을 의미한다. 만약 에스트로겐이 자궁내막암도 일으키고, 출혈로 이어지는 다른 조건 모두를 일으킨다면, 이 두 집단 모두 에스트로겐 사용을 증가시켰을 것이다. 이를 더 자세히 보기 위한 추가 연구에서는 자궁내막암에 걸린 여성들을 세 가지 대조군 집단과 비교하였다. 즉, 1) 출혈을 포함한 부인과학적 증상에 대하여 조사 중인 여성, 2) 출혈과 관련이 없는 다른 진단을 받은 부인과 환자, 3) 그리고 지역사회 기반 대조집단과 비교하였다. 암을 가진 여성과 부인과 증상을 가진 여성 모두 지역사회 기반 집단보다 에스트로겐 사용이 훨씬 더 많았다[4].

유사한 문제를 유방암과 관련된 심리적 변수와 이전 생애 사건을 평가하는 환자-대조군 연구에도 적용할 수 있다. 일부 연구들은 증상 조사를 위해 유방 클리닉에 다니는 여성들을 연구하였다. 진단 전에 인터뷰를 할 수 있어서 진단 후 발생할 수 있는 응답 바이어스(response bias)를 피할 수 있었다. 이후 유방암 진단을 받은 여성에서 암이 없는 여성보다 더 흔하게 나타난 요인들이 유방암의 인과적 요인으로 해석되었다. 그러나 비교되고 있는 것은 유방암에 걸린 여성과 일반인을 대표하는 여성 간에 비교가 아니라 유방암에 걸린 여성과 다른 유방 질환을 가진 여성 간의 비교였다. 유방암과 관련이 있다고 나타난 요인들은, 그 요인이 그 클리닉에 내원하게 하는 다른 유방 상태의 발생을 예방하기 때문에 나타날 수 있다; 그러한 요인 중 하나는 일부 양성 유방 상태의 발생위험을 감소시키는 경구피임제 사용이었다.

선택바이어스를 줄이는 방법

선택 효과는 두 가지 유형이 있다. 첫째, 불완전한 참여로 인한 영향, 둘째, 선택기준에 의한 영향이다. 연구자는 선택기준에 대해서는 지식과 통제력을 반드시 가지고 있어야 하지만, 일반적으로 참여에 대해서는 단지 부분적인 통제력만 가지고 있게 된다.

참여 및 응답에 대한 보고와 최적화

연구에서 참여 정도를 보고하는 것은 중요하지만, 이것은 종종 불분명하거나 일관성이 없다. 여기서 몇 가지 유용한 용어를 정의하고자 하지만, 문헌에서 사용되는 용어들은 매우 다양하게 사용되고 있다. **참여율**(participation rate)과 **응답률**(response rate)을 구분하는 것이 유용하다.

참여율(participation rate)은 연구참여자 수를 적격 대상자 수로 나눈 값으로 정의하며, 결과를 제공하는 이상적인 모든 적격 대상자에서 얼마나 손실이 있는지를 나타낸다. 연구에서 대상자 집단간의 서로 다른 참여율은 연구의 내적 타당도에 영향을 미칠 수 있기 때문에, 참여율을 비교하는 것이 특히 유용하다.

응답률(response rate)은 연구참여자 수를, 확인하고 접촉하여 참여 요청을 한 적격 대상자의 수로 나눈 값이다. 대상자의 자발적 응답의 완성도를 가늠하는 척도이다. 따라서, 응답률은 유용하며 선택 과정의 중요한 한 부분을 나타낸다. 응답률은 아마도 종종 인상적으로 높기 때문에 출판물 논문에 종종 표현되지만, 사망률, 위치 파악 실패, 의사에 의한 배제 등에 의한 손실을 설명하지 않기 때문에 참여에 대한 유일한 또는 주요 추정치로 사용해서는 안 된다. 물론 참여율은 항상 응답률보다 낮거나 최대값의 경우에는 응답률과 같다. 예를 들어, 뇌암에 대한 대규모 국제 환자-대조군 연구에서[5] 교종(뇌암의 주요 유형)을 가진 3,255명을 면담 대상으로 접근했고, 2,765명을 면접하여 86%의 응답률을 보여 매우 만족스러웠다. 그러나 또 다른 1,066명의 사례가 제외되었고, 면담을 요청하지 않았다. 이들은 찾을 수 없거나, 사망했거나, 너무 아프거나, 의사가 접근 허가를 거부하였기 때문이었다. 따라서 참여율은 2,765명을 적격환자수 4,301명의 숫자로 나눈 값인 64%에 불과하였다. 그러나 이 주제에 대한 일부 다른 연구에서는 참여율이 아닌 응답률만 보고하므로 오해의 소지가 있을 수 있다.

이상적으로, 모든 연구는 참여율과 응답률 모두에 대해 보고해야 한다. 2003년 10개 주요 학술지에 발표된 355건의 역학 연구에서 참여율에 대한 정보는 코호트 연구의 32%, 환자-대조군 연구의 44%, 조사연구의 59%에 불과하였다. 제시된 정보도 희소하였다. 예를 들어, 참여율과 대상자 응답률은 이 수치가 보고된 환자-대조군 연구에서 16%만 계산될 수 있었다[6]. 참여율은 1970년부터 2003년까지 감소하였다.

조사와 설문에서 높은 응답률을 얻는 것은 그 자체로 주요 주제이다. 2009년 체계적

고찰(코크란 고찰)에서는 우편 설문에 대한 응답을 높이는 110가지 방법을 481개 무작위 임상시험에서, 컴퓨터 기반 설문의 27가지 방법을 32개의 임상시험을 통해 평가하였다 [7]. 금전적, 비금전적 인센티브, 봉투에 적힌 홍보 메시지, 손으로 쓴 주소, 그리고 무료 반송 봉투 대신 우표를 찍는 등 성공적인 방법은 많았다. 민감한 질문이 포함된 경우 응답률이 낮아졌다. 인터넷 연구의 경우 그림을 포함하면 응답이 증가하였고, 제목 줄에 '설문'이라는 단어가 있으면 응답이 감소하였다. 물론 검토된 다양한 임상시험은 모두 다른 맥락에서 이루어졌으며, 모든 요소가 모든 설문지와 관련이 있는 것은 아니다.

다양한 연구설계에서 선택의 효과

무작위배정 임상시험

비교하는 각 집단에 선택 기준을 동일하게 적용하여 내적 타당도를 보존하는 연구설계가 더 강력한 연구설계이다. 따라서 무작위배정 중재 임상시험[그림 5.3, 유형(a)]은 무작위화에 대한 동의와 제공되는 각 중재에 대한 동의를 포함하여 연구에 적격하고 연구에 동의한 대상자만 연구에 참여한다. 무작위배정 시점에 선택기준이 동일하기 때문에, 참여에 영향을 미치는 요인들은 무작위배정 이전에 작용할 것이고 중재 및 비교 집단에는 동일하게 영향을 미칠 것이다. 무작위배정 시점에 있었던 대상자들은 모두 분석에 포함되는데, 처방된 중재를 수용하였는지, 추적 절차를 완료하였는지 여부에 관계없이 원래 배정된 군에 속하여 분석('원래배정대로(intention to treat)' 분석)된다(제7장에서 보다 자세하게 논의됨). 선택 기준은 각 집단에 같게 적용되므로 선택 문제는 내적 타당도에 영향을 미치지 않는다. 그러나 무작위배정에 앞서 엄격한 적격성 기준과 동의 요구사항으로 인하여 참여자 집단이 적격집단 및 연구모집단을 덜 대표할 수 있기 때문에 이 설계의 외적 타당도는 상당히 제한적일 수 있다.

관찰연구

내적 타당도에 대한 대상자 선택의 영향은 연구설계가 이상적인 무작위배정 임상시험에서 벗어날수록 더욱 심각해진다. 그림 5.3의 유형 (b), (c) 및 (d)는 참여자, 적격집단 및 연구모집단의 수준에서 각각 선택 차이를 나타내는 설계를 보여준다. 예를 들어, 경구피임제를 사용하는 여성과 다른 피임법을 사용하는 여성을 대상으로 향후 발생할 질병을 비교하는 전향적 코호트 연구의 설계를 고려해 보자. 이상적인 디자인은 무작위배정 임상시험이지만, 이것은 윤리적으로 불가능하다. 그 다음으로 강력한 설계는 적절한 모집단을 찾아내어 노출 및 노출되지 않은 여성에 대해 동일한 적격 기준을 설정하는 것이다. 이것이 설계(b)이다. 예를 들어, 적격 집단은 연구에 참여한 의사 집단 진료실에 내원하는, 새로운 피임 방법(경구피임제 또는 기타 방법)을 시작하는 모든 여성으로 정의될 수 있다. 이 설계의 예는 이후에 설명될 것이다. 두 집단에 대해 같은 적격 기준을 가지면 어느 정도 유사성이 보장되지만, 경구피임제 사용자와 비사용자의 적격 집단은 결과에 영향을 미치는 다른 요인에서 다를 수 있으며, 사용자와 비사용자의 참여율도 다를 수 있다. 이러한 연구에서는 결과를 분석할 때 집단 간의 이러한 가능한 차이를 고려할 필요가 있다.

경구피임제 사용자와 비교 대상자의 적격 기준이 같지 않을 경우 더 큰 차이가 발생하여 설계(c)가 된다. 예를 들어, 경구피임제 사용자는 처음 경구피임제를 사용할 때부터

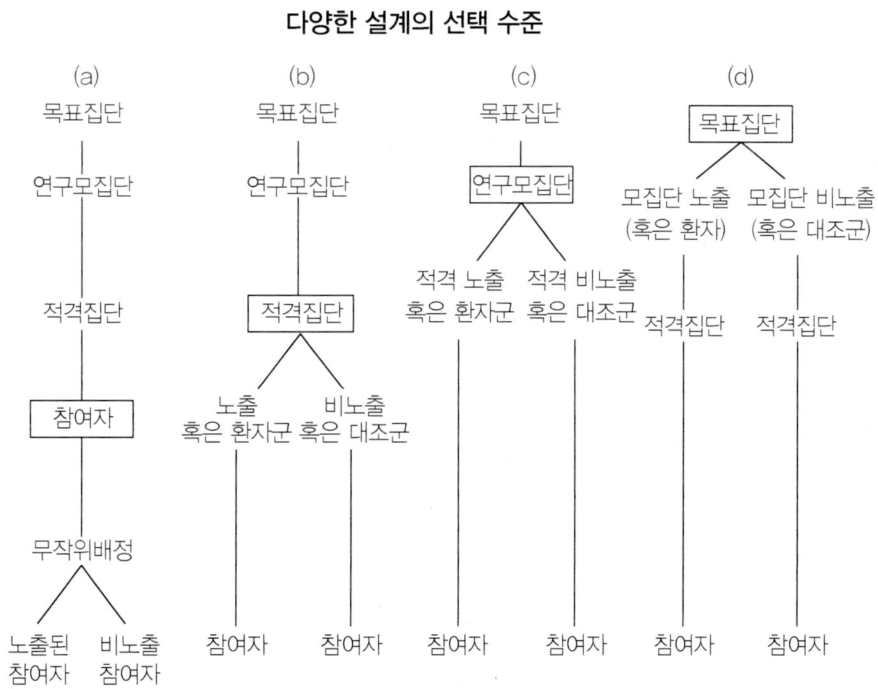

그림 5.3 다양한 선택 방식을 보여주는 연구설계들. (a)부터 (d)까지 비교대상 집단 선택 경로가 더욱 특이해지며, 따라서 선택이 내적 타당도에 미치는 영향력 가능성이 증가한다. (a) 무작위배정 임상시험 설계이다. (b), (c) 및 (d)는 비무작위 중재, 코호트 또는 환자 – 대조군 설계의 다양한 형태이다.

연구에 참여할 수 있지만, 다른 피임 방법을 사용하는 비교 대상을 등록하는 경우에는 다른 피임 방법을 이제 막 시작했든 혹은 일정 기간 동안 사용했든 상관없이 비교 대상에 등록하는 것이 편리할 수 있다. 적격 기준의 이러한 차이는 비교 대상군 간에 추가적인 차이를 유발하여 내적 타당도에 더 큰 영향을 미칠 수 있다.

또 다른 설계는 (d)유형으로, 여기서는 연구모집단이 아예 다르다. 예를 들어, 경구피임제 사용자는 특정 클리닉에서 피임약 처방을 받은 여성으로 선택되는 반면에, 비교 대상자는 다른 방식으로 선택되며, 다른 피임 방법을 사용하는 여성일 수 있다. 따라서 연구모집단이 서로 다르며, 여성이 특정 클리닉에 가는지의 여부에 영향을 미치는 요인과 같이 연구모집단의 차이에 영향을 미치는 요인들은, 노출된 집단과 노출되지 않은 집단 간의 차이에 기여할 수 있다.

환자-대조군 연구에도 동일한 유형의 고려사항을 적용한다. 따라서 연구참여자, 적격집단, 연구모집단 및 목표집단을 적절하게 정의하는 것은 연구를 평가하거나 또는 연구를 설계하는데 도움이 되는데, 이러한 경우 정확성을 해치는 문제가 어디에서 발생하는지를 보여줄 수 있기 때문이다.

비교 연구에서 대상자의 선택

중재 임상시험, 코호트 연구 또는 환자-대조군 연구 등 모든 비교연구의 대상자 선택에는 몇 가지 명확한 원칙이 적용된다. 세부 사항은 각 연구설계에 따라 다르지만, 원칙은 이러한 모든 연구에 적용된다.

비교 연구에는 두 집단의 대상자가 있다. 주요 관심 집단(환자-대조군 연구의 경우 환자군, 코호트 연구의 경우 노출 집단, 시험의 경우 중재 집단)과 비교 집단이다. Box 5.2에 표시된 주요 관심 집단의 선택과 관련된 4가지 원칙이 있다.

1. 집단은 연구가 설계된 대로여야 한다. 즉, 주 연구대상 집단은 진정으로 환자이거나, 노출되거나, 중재 집단이어야 한다. 실제로 노출되지 않은 일부 대상자를, 노출된 것으로 정의된 코호트에 포함시키면 노출과 결과 사이의 연관성의 실제 크기를 과소평가하게 된다. 이러한 '희석' 효과(코호트 연구에서 노출 **오분류**(misclassification) 또는 환자-대조군 연구에서의 환자상태의 오분류)는 연관성의 크기를 감소시킨다. 즉, 연구결과를 귀무값(null value)으로 바이어스시킨다. 이 효과의 방향은 중요하다. 강한 연관성을 보여주는 연구의 경우에는 이 희석 효과는 덜 중요하다. 아무런 연관성도 보

이지 않는 연구를 해석할 때에는, 아마도 진정한 연관성이 존재하는데 그것을 위장할 만큼 충분히 잘못된 오분류가 있어서 연관성이 없어 보일 수도 있다. 이것은 6장에서 더 논의된다.

2. 연구대상이 되는 요인이 처음 작동할 때부터 대상자를 확인하고 선택하는 과정이 이루어져야 한다. 즉, 환자군은 새로이 발생한 환자를 선택해야 하고, 노출군의 경우에는 노출 또는 중재 초기부터 노출군 또는 중재군을 선택해야 한다. 공장에서 반복적인 작업을 하는 근로자들의 근육통 빈도를 살펴보는 연구를 고려해보자. 가장 간단한 설계는 공장에 가서 노동자들을 검사하고 그들 중 얼마나 많은 사람들이 근육에 문제가 있는지 알아내는 것이다. 이 경우는 문제의 크기를 과소평가할 가능성이 매우 큰데, 왜냐하면 대상자들은 거의 대부분이 이전에 이 일을 시작하고 계속해 온 사람들일 것이기 때문이다. 대신에, 우리가 일을 시작하는 근로자들을 선택하여 연구한다면, 그들 중 많은 사람들이 근육에 문제가 생겨 직업을 바꾸거나 완전히 직장을 떠난다는 것을 발견할 수 있을 것이다. 마찬가지로, 암과 같은 심각한 만성 질환에 대한 환자-대조군 연구는 현재 치료 중인 환자와 같이 유병 표본을 사용할 경우 중증 환자를 놓치고[1] 장기 생존자를 과다하게 추출할 수 있는데, 이를 피하기 위해 새로이 진단된 환자, 발생 환자를 기반으로 하는 것이 가장 좋다.
3. 노출 대상자 또는 환자 대상자는 정의된 해당 적격집단을 대표해야 한다. 이미 살펴본 바와 같이, 이 정의된 적격집단은 연구에서 노출군과 비교군 사이의, 또는 환자군과 비교군 사이의 필수적인 연결 고리이다.
4. 필요한 다른 연구가 수행될 수 있도록 대상자를 선택하여야 한다.[2] 즉, 필요한 다른 조사란 코호트 연구의 결과 평가, 환자-대조군 설계에서의 노출 평가 및 두 경우 모두에서의 관련 요인에 대한 평가이다. 이러한 다른 조사는 선택한 대조군에서 유사한 방식으로, 유사한 완전성으로 수행되어야 한다. 또 다른 의미로, 환자-대조군 연구의 대조군이 선거인 명부에서 선택되고 전화번호에 기록된 전화번호를 통해 접촉되는 경우, 해당 연구의 환자도 선거인 명부에 있어야 하며 전화번호에 기록된 전화번호를 가져야 한다.

---

1 역자 주) 이 환자들은 대부분 사망했을 수 있으므로

2 역자 주) 코호트 연구에서는 연구목적 이외의 결과변수를 추가로 연구할 수 있고, 환자-대조군 연구에서는 관련 노출요인을 추가적으로 더 연구할 수 있으며, 두 경우 모두 제3의 요인에 대한 추가조사를 하는 것을 의미함

Box 5.2 비교 연구에서 주요 관심군에 대한 기준. 모든 기준을 완전히 충족하는 것은 거의 불가능.

코호트 연구에서 '노출된' 군과 환자–대조군 연구에서 '환자' 군의 조건

1. 진정으로 '노출된' 또는 '환자'여야 한다.
2. 새롭게 노출되었거나 새로이 발생한 환자이어야 한다.
3. 정의된 적격집단을 대표해야 한다.
4. 비교대상과 동일한 방법으로 필요한 정보를 수집할 수 있는 연구가 가능해야 한다.

방금 나열된 조건 4는 주로 관찰바이어스를 대처하는 것과 관련이 있으며, 조건 3은 다른 요인, 즉 교란요인과 관련된 그룹 간의 차이를 주로 다루고 있으며, 조건 2와 1은 대상자 선택이 내적 타당도와 외적 타당도 두 가지 모두에 영향을 미칠 수 있고, 가설을 수정하게 할 수 있는 점과 관련이 있다. 좋은 연구설계를 위해서는 위에서 열거한 이 네 가지 조건 간의 균형이 필요하다. 종종 이러한 조건 중 하나를 개선하기 위한 전략이 다른 특징을 손상시킬 수 있다.

비교 대상자 선택

비교군을 선택(코호트 또는 중재 연구에서는 비노출군, 환자–대조군 연구에서는 영향을 받지 않는 대조군의 선택)함에 있어서도, 앞에서 서술한 노출군 또는 환자군을 선택할 때 사용하는 동일한 기준과 방법을 적용한다(Box 5.3).

1. 대조군은 연구에서 설계된 집단을 대표해야 한다. 코호트 연구에서 이는 노출되지 않거나 최소한으로 노출되어야 함을 의미한다. 많은 환자–대조군 설계에서 대조군은 관심 있는 결과가 없는 것으로 정의되므로 해당 정의에 맞게 선택해야 한다. 대안으로 4장에서 논의한 바와 같이, 대조군이 전체 인구집단의 표본이 되도록 설계할 수 있다. 오분류는 노출군이나 환자군과 마찬가지로 측정된 연관성을 귀무값으로 바이어스 시키는 효과를 가지며, 실제의 연관성을 과장할 수는 없다. 따라서 약간의 오분류는 허용될 수 있으며, 특히 이를 방지하는 것이 연구설계의 다른 부분을 손상시킬 수 있는 경우에는 더욱 그러하다.

Box 5.3 코호트 또는 환자-대조군 연구에서 비교군에 대한 기준. 모든 기준을 완전히 충족하는 것은 거의 불가능.

코호트 또는 환자-대조군 연구에서 비교군의 조건

1. 진정한 '비노출' 또는 '비질병'이어야 한다.
2. 노출자나 환자에게 측정했던 같은 방법으로 필요한 정보를 얻을 수 있는 연구가 가능해야 한다.
3. '노출' 또는 '환자군'과 유사해야 하고, 정의된 적격집단을 대표해야 한다. 이는 비교 대상이 특정 요인과 관련하여 노출군 또는 환자군과 유사하도록 구체적으로 선택될 수 있다는 점에서 수정될 수 있다.

2. 대조군을 선택할 때, 노출군 또는 환자군의 선택에 사용된 방법과 같은 방법으로 선택되어야 한다.
3. 유용한 일반개념은 비교 대상자가 노출군 또는 환자군을 제공한 동일한 적격집단에서 영향을 받지 않은(또는 모든) 구성원을 대표해야 한다는 것이다[3]. 이 일반적인 설명은 대부분의 경우 적용 가능하지만, 적절한 비교 대상자의 선택은 복잡한 문제이며, 간단하게 몇 마디로 이러한 이상적인 특성들을 설명할 수는 없다. 따라서 우리는 다양한 연구설계의 맥락에서 이 문제를 보다 더 자세히 탐구할 것이다.

완료된 연구에서 선택에 관한 사항의 평가

지금까지 연구대상자 선택이 내적, 외적 타당도 모두에 어떤 영향을 미칠 수 있는지, 그리고 검정 중인 가설에 어떤 영향을 미칠 수 있는지 살펴보았다. 연구를 평가할 때 앞에서 설명한 수준별 집단으로 나누어 조사하는 것이 유용하며, 간단하게 요약한 내용은 표 5.1에 나와 있다. 전체 연구에 적용되는 '일반적인 질문'은 외적 타당도 및 가설과 관련이 있으며, '비교 대상군 간의 차이'에 대한 질문은 내적 타당도에도 관련이 있다.

제2부 연구유형별 연구대상자 선택 원칙의 적용 및 예제

이 부분에서는 모든 주요 연구설계의 예제와 함께 연구대상자 선택 문제에 대해 더 자세히 논의할 것이다. 소개될 예제는 소규모 임상 기반 무작위배정 임상시험 1개와 대규모 지역사회기반 무작위배정 임상시험 1개, 연관된[4] 전향적 코호트 연구 2개, 후향적 코호

3 역자 주) 여기서 모든 구성원은 적격집단 전체를 대표하는 의미임 즉, 영향을 받은 구성원을 포함하여 모든 구성원

4 역자 주) 앞의 임상시험 예제와 가설이 유사한

표 5.1 연구대상자의 선택. 특정 연구에서 연구대상자 선택의 문제를 고려하는 데 도움이 되는 대략적 계획. 질문은 관련된 군들의 비교성과 관련하여 일반적으로 그리고 특별히 고려되어야 한다: 코호트 및 중재 연구에서 노출군 및 비노출군; 환자-대조군 연구에서 환자군(affected) 과 대조군(unaffected).

일반적 질문	군 간의 비교
적격집단의 정의는 무엇인가?	정의(defifnition)를 비교할 수 있나?
참여자는 적격인구와 어떻게 연관되어 있나?	
참여율은?	군 간의 값을 비교
손실된(losses) 이유는? 각각 얼마나 자주 있었나?	군 간의 값을 비교
	내적 타당도에 영향을 미칠 수 있는 차이가 있나?
	손실은 외적 타당도를 손상시키나?
연구모집단은 무엇인가?	각 군의 연구모집단이 같은가?
연구모집단과 적격집단은 어떻게 연관되어 있나?	각 군에서 연관관계가 유사한가?
	연구모집단에 주 연구결과의 적용가능성이 있는가?
목표집단은?	목표집단에 주 연구결과의 적용가능성이 있는가?

트 연구 1개, 소규모 병원기반 환자-대조군 연구 1개 및 대규모 지역사회기반 환자-대조군 연구 1개이다.

무작위배정 중재 임상시험

연구대상자 선택과 무작위배정

무작위배정 임상시험에 가장 많이 사용되는 설계는 연구대상자를 찾아내고 (연구모집단으로부터) 적격 기준 충족을 확인(적격대상자가 됨)하고, 연구에 참여하도록 초대하는 것이다. 충분한 정보를 제공하여 이에 동의한 사람들(연구등록자들)은 중재군과 비교군에 무작위로 배정된다.

다른 가능한 방법으로는 적격 대상자들을 찾아내고 그다음 무작위배정을 수행하는 것이다. 무작위화되어 중재를 제안 받은 대상자에게는 동의와 참여를 요청하는 반면, 비교군에 무작위 배정된 대상자는 일상적인 치료를 받으며 실제로 임상시험이 진행 중이라는 것을 모를 수 있다. 이 설계는 새로운 중재를 제안 받을 사람들에게만 동의가 필요하므로 새로운 중재와 일상적인 치료를 비교하는 대규모 중재 연구에 사용되어 왔다. 따라서 1960년대 유방암 조기검진에 대한 첫 번째 임상시험에서는 약 64,000명의 여성을 두 가지의 동등한 군으로 무작위배정한 후, 한 군은 조기검진을 제안 받았고 조기검진에 대한 동의를 구했으며 다른 군은 아무런 동의 없이 일상적인 진료를 지속하였다[8].

무작위배정 후 진행과 원래배정대로 분석

이상적으로, 중재에 무작위배정된 모든 사람은 중재를 제안 받고 중재를 받아들이고, 비교군은 모두 중재없이 진행되는 것이다. 실제로는, 이렇게 진행되는 일은 거의 없으며 일부 원칙을 손상하는 일이 발생한다. 중재에 무작위배정된 일부 대상자는 (초기에 동의하였더라도) 중재를 받아들이지 않거나, 임상적으로 금기가 발생하거나, 행정적 관리상의 어려움 때문에, 시작한 대상자 중 일부는 오래가지 않아 지속을 못하게 된다. 따라서 잘못된 분류가 일부 발생하게 되고 그렇게 되면 중재군과 비교군 간의 차이가 줄어들게 될 것이다. 오분류가 일어났음에도 불구하고, 적절한 분석방법은 무작위화에 의해 정의된 원래 군들의 최종 결과를 비교한다. 이 비교만이 무작위배정된 설계의 이점을 유지한다. 이것이 '**원래배정된대로(intention-to-treat)**' 분석이다. 만약 비교가 중재를 받아들이는 대상자만을 기반으로 하거나 완료한 대상자만을 기반으로 한다면, 비교는 비-무작위배정된 코호트를 비교하는 것과 같은 모든 어려움에 직면하게 된다. 따라서 앞서 언급한 유방암 임상시험에서, 약 3분의 2만이 조기검진 제안을 받아들였지만 조기검진을 받는 것으로 무작위배정된 모든 여성과, 대조군의 모든 여성 간의 사망률을 비교하였다.

중재의 오염(contamination)

이상적으로 대조군에 속한 연구대상자는 중재의 영향을 받지 않아야 한다. 그러나 이것은 특히 중재 (또는 중재의 구성 요소)가 대조군에서 사용 가능한 경우에는 이 원칙이 적용되지 않고 대조군도 중재의 영향을 받을 수 있다. 예를 들어, 보건 교육에 대한 임상시험에서 중재군은 무작위배정에 의해 선택되고 새로운 교육 프로그램이 제공될 수 있지만, 중재가 제공되지 않는 비교군은 스스로 유사한 변경을 할 수 있다. 이를 '**오염(contamination)**' 또는 '**희석(dilution)**'이라고 한다. 미국의 MRFIT(Multiple Risk Factor Intervention Trial, 다위험 요인 중재시험)에서 관상동맥 심장 질환 위험이 큰 남성 12,866명을 특별 중재 프로그램과 일상치료에 무작위로 배정하였다[9]. 중재 프로그램에 배정된 남자들은 혈압, 콜레스테롤 수치, 흡연에서 상당한 감소를 보였다. 그러나, 비록 더 적지만, 상당한 감소가 일상치료로 배정된 군에서도 관찰되었다. 임상시험 결과는 중재군에서 심장 질환으로 인한 사망률이 유의하지 않은 단지 작은 차이만을 보여주었다. 이것은 '개방형' 임상시험이었다. 즉, 참여자와 의사 모두 그 임상시험에 대해 알고 있었다. 대조군 남성의 경우, 비록 어떠한 조치 권고는 없었지만, 평가된 정보가 연구대상자의 의사에게 보내졌다. 일상치료 배정군에서 보여진 변화는 몇 가지 요인에 의해 발생할 수 있다. 즉, 비록 그들이 일상치료 군에 무작위배정 되었음에도 임상시험에 등록하였다는 것은 이미 변화하려는 동기가 있는 사람들이 임상시험에 자원한 것이고, 임상시험에서 수행된 검사에서 위험 요인에 대한 새로운 지식의 영향, 또는 일상치료군에 속한 남성들의 의사들이 그들 자신의 중재 권고를 하고 있었다. 일상치료군 남성들에게 정기검진 결과에 대한 피드백을 주지 않는 보다 엄격한 방식으로 시험을 수행하는 것은 비윤리적으로 간주되었다. 전립선 특이 항원 검사(PSA)를 정기적으로 제공하는 전립선암 조기검진에 대한 미국의 대규모 무작위배정 연구는 대조군의 남성들도 그러한 검사 빈도가 높았기 때문에 연구가 제대로 수행되지 못하였다. PSA 검사가 일반적으로 덜 사용되고 있던 유럽의 임상시험에서는 대조군의 검사 비율이 낮았기 때문에 조기검진의 효과를 더 잘 평가할 수 있었다[10,11].

첫 노출 시점

연구자들이 중재를 결정하므로, 새롭게 중재에 노출된 시점을 적절하게 정의하여야 한다. 때때로 유사한 중재에 이미 사전에 노출되었다면(예; 임상시험 이전에 이미 동일 약물을 투여한 것) 검정 중인 노출변수의 효과에 영향을 미칠 것으로 예상되므로, 사전 노출이 없음을 적격 기준으로 사용할 수도 있다.

두 군 사이의 유사성

무작위배정에 의해 도출되는 중재군 및 비교군은 참여자 집단을 대표할 것이다. 적절한 수에 대해 무작위 선택 절차가 수행되면 결과에 영향을 미칠 수 있는 특정 요인의 측면에서 유사할 가능성이 있는 두 군이 생성된다. 노출은 한 군에 독립적으로 추가되므로 결과에 영향을 미치는 다른 요소와 연관되지 않아야 한다. 따라서 노출이 발생하지 않았거나 효과가 없는 경우 비교군에서 보이는 결과의 빈도가, 노출군에서도 동일하게 나타날 것이라고 가정하는 것이 합리적이다. 다시 말해서, 상당한 교란 효과가 없어야 한다는 것이다. 이와 같은 이상적인 상황은 적절한 대상자 수에 의존하며[5], 심지어 무작위배정된 군도 확률 변동에 의해 서로 다를 수 있다. 이것은 7장에서 충분히 논의된다.

---

5 역자 주) 적절한 수가 있어야 유사성이 보장된다는 의미

결과 평가의 눈가림

무작위배정 설계에서는 두 군에서 결과 및 기타 관련 요인을 확인하는 방법을 동일하게 할 수 있다. 다른 설계에서는 거의 적용되지 않지만 단일눈가림 및 이중눈가림 기법을 특별히 사용할 수 있다. 즉, 대상자가 자신이 어떤 중재를 받고 있는지 모르나, 결과를 관찰하는 사람은 중재를 알고 있는 설계(**단일눈가림(single-blind)**)[6], 또는 이상적으로는 대상자와 결과를 관찰하는 두 사람 모두 눈가림하는 설계(**이중눈가림(double-blind)**)이다. 이것은 분명히 약물 임상시험에서 가장 쉬우며, 다른 중재의 시험에서는 더 어렵다.[7] (**삼중눈가림(triple-blind)** 설계에서는 부가적으로 데이터를 분석하는 사람들에게는 중재의 종류를 나타내는 코드만 알려줄 뿐, 각 코드가 어떠한 중재인지는 모르게 진행한다).

대표성

엄격한 적격 기준과 관리 프로토콜로 인하여 무작위배정 임상시험 참여자가 더 포괄적인 집단, 즉 모집단 및 목표집단을 대표하지 못할 수 있다는 것이 제한점일 수 있다. 따라서 임상시험의 결과는 더 포괄적인 인구에 쉽게 적용되지 않을 수 있다. 이와 연관된 제한점으로 임상시험들이 주로 보건의료를 제공하는 의사 결정자가 직면하는 질문보다는 과학적 문제를 해결하기 위해 설계될 수 있다는 것이다. 대조적으로, **실용적(pragmatic)**이거나 **실제적(practical)** 임상시험[12]은 중요한 임상 또는 관리 문제를 해결하고, 다양한 의료 환경에서 모집된 다양한 참여자를 포함하며, 보다 전통적인 임상 결과에 추가하여 증상 조절 및 삶의 질 측정과 같은 환자 중심의 결과를 관찰하고, 경제성 결과를 수집하도록 설계된다.

자료 모니터링과 임상시험 중지

많은 대규모 장기간 임상시험에서 책임연구자와는 독립적인, '삼중눈가림' 방식으로 운영할 수 있는 **자료모니터링 위원회(data monitoring committee)**를 구성하며, 이 위원회에서 결과값이 들어오는 대로 결과를 모니터링한다. 이는 임상시험의 모든 참여자와 다른 사람들에게 최적의 치료가 제공될 수 있도록 가능한 한 빨리 임상시험을 중단한다는 윤리

---

6 역자 주) 원문에서는 those making the observations of outcome 으로 표현되어 있어서 결과를 관찰하는 사람, 즉 평가자로 해석될 수 있으나, 결과를 관찰하는 사람으로 연구대상자를 진료하는 주치의, 혹은 연구를 수행하는 연구자로 보는 것이 더 적절함. 연구에서 결과 평가자는 기본적으로 눈가림 되어 있어야 함!

7 역자 주) 약물 시험에서는 위약을 만들 수 있어서 눈가림의 적용이 쉬우나 약물 이외의 중재연구에서는 위약을 만들기가 쉽지 않기 때문에 어렵다고 표현한 것으로 보인다.

적 이상을 실현하기 위한 것이다. 임상시험을 중단할지 말지에 대한 결정은 복잡할 수 있으며 종종 논란의 여지가 있다. 임상시험을 너무 늦게 중단하면 결과가 지연되고 임상시험에 참여한 많은 참여자가 열등한 치료를 받게 된다. 그러나 임상시험을 너무 일찍 중단하면 해석이 어려워지고 모든 참여자뿐만 아니라 일반 사람들을 위한 임상시험의 과학적 가치가 손실될 수 있다. 중간 분석을 위해 설계된 특정 통계 방법의 사용을 포함하여 적절한 모니터링을 통해, 이득에 대한 명확한 증거가 있는 경우 사전에 계획된 연구참여자 수에 도달하기 전에 임상시험을 중단할 수 있다. 선천적 기형을 예방하는 엽산의 이점에 대한 임상시험이 한 예이다[13]. 이 문제는 8장에서 더 논의된다.

요약

무작위배정 임상시험의 주요 이점은 두 군이 같은 참여자 집단에서 추출된다는 점, 무작위배정이 연구에 사용되는 변수가 아닌 다른 요인에 대하여도 유사하게 하는 점(comparability), 그리고 결과 관찰 방식의 유사성을 가능하게 한다는 점이다. Box 5.2의 목록에 있는 이러한 조건 2, 3, 4는 조건 1보다 두드러지므로 무작위배정된 집단을 비교하는 분석[8]은, 오분류(예를 들어, 무작위배정된 사람들의 불완전한 참여로 인한)를 어느 정도 허용할 수 있다.

무작위배정 임상시험을 위한 'CONSORT' 보고서 형식

CONSORT(Consolidated Standards of Reporting Trials) 지침은 무작위배정 임상시험의 결과를 기술하는 데 권장되는 방법이다[14]. 지침에는 이미 설정된 원칙들을 따르고, 무작위배정된 후 프로토콜에서 제외된 또는 이탈된 모든 내용을 문서화할 필요성을 강조한다. 이 형식을 사용하면 보고가 개선되는 것으로 알려졌다[15]. CONSORT 방식은 그림 5.4에 나와 있으며, http://www.consort-statement.org에 수정 및 새로운 출판물이 나와 있다. 보이는 바와 같이, 임상시험을 다루고 있기 때문에, 내적 타당도의 문제를 다루는 것이며, 외적 타당도의 문제를 다루지는 않는다. 군집 임상시험 확장판, 실용적 임상시험 확장판 및 기타 많은 쟁점에 대한 사항이 웹사이트에서 제공된다.

임상시험의 등록

또 다른 강조점은 출판바이어스를 피하고자 수행되는 모든 임상시험을 보고하여 모든

8 역자 주) 원래배정대로(ITT) 분석을 말함

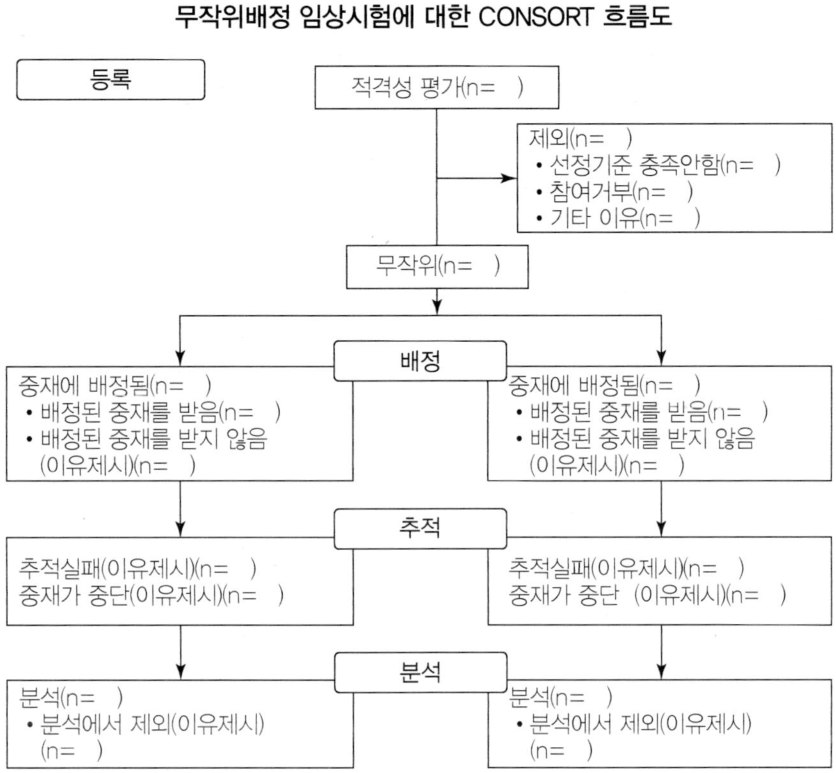

그림 5.4 무작위배정 임상시험 연구결과 보고 지침 CONSORT(Consolidated Standards of Reporting Trials)에서 권고되는 흐름도

결과를 평가할 수 있도록 하는 것이다[16]. 이는 9장에서 자세히 논의된다. 연구자들은 임상시험이 설계되면 그들의 임상시험을 등록하고 연구계획서를 제출하는 것이 권장된다. 많은 주요 의학 저널들은 이제 사전에 등록되고 CONSORT 기준에 따라 보고된 임상시험 결과만을 게재할 것이다. 대부분의 국가와, 많은 전문기관이 이 개념을 지지하고 있고, 세계보건기구도 국제임상시험등록플랫폼(ICTRP, http://www.who.int/ictrp/en/)을 통해 이 개념을 지지하고 있다.

예제: 소규모 무작위배정 임상시험-여드름 치료

이 예는 안면 여드름에 대한 혁신적인 레이저 치료에 대한 임상시험이었다[17]. 그림 5.5는 CONSORT 계획에 따른 임상시험 진행을 보여준다. 적격 환자들은 한 병원 클리닉에

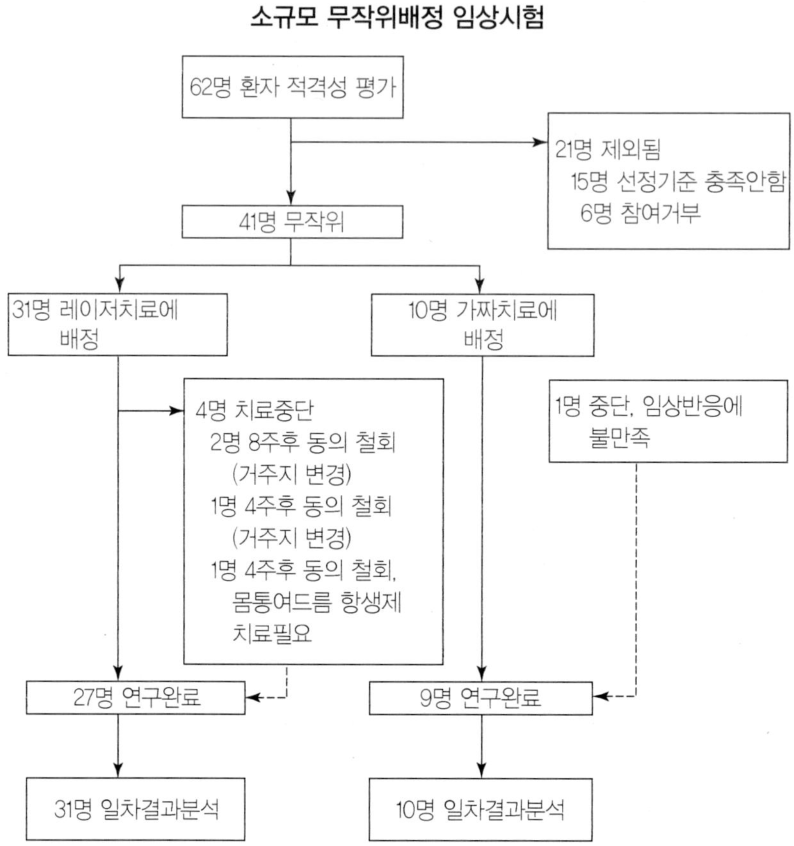

그림 5.5 염증성 여드름에 대한 가짜 치료와 비교한 레이저 치료의 무작위배정 임상시험에 대한 CONSORT 흐름도

서 선택되거나 공개 광고로 모집되었으며, 18세에서 45세 사이의 나이로 피부과 의사가 인정하는 점수 체계에 따라 평가된 경중에서 중등도의 안면 염증성 여드름이 있는 경우였다. 이전 치료가 임상시험에 영향을 미칠 수 있으므로, 최소 시간 간격을 설정하였다. 예를 들어 환자는 지난 4주 동안 경구 항생제 치료를 받지 않아야 했고, 효과가 훨씬 긴 아이소트레티노인(비타민 A 유도체)에 의한 치료는 지난 52주 동안 받지 않아야 하였다.

적격 여부 평가를 받은 62명의 환자 중 15명이 등록 기준에 미달했고, 추가로 6명이 참여하지 않기로 하여 41명의 환자가 무작위 배정되었다. 3 대 1 무작위화 방식을 사용하여 31명의 환자가 새로운 레이저 치료에 배정되었고, 10명의 환자가 '가짜' 치료에 배정되었으며, 가짜 치료는 레이저 핸드피스를 분리하여 놓은 후 활성 치료에 사용된 것과 같은 방식으로 얼굴을 가로질러 움직였다. 모든 환자는 눈을 보호하기 위해 불투명한 고글을 착용했기 때문에 받은 치료에 대해 '눈가림' 상태였을 가능성이 크다. 레이저 치료에 배정된 환자 31명 중 4명은 그림 5.5와 같은 이유로 치료를 중단했고, 가짜 치료를 배정받은 환자 10명 중 1명이 중단해 각각 27명과 9명이 연구를 완료하였다. 그러나 추적조사는 처음에 무작위로 배정된 모든 환자에 대해 수행되었으며 12주 후 여드름에 대한 임상 평가를 기반으로 1차 결과를 비교할 수 있도록 하여 원래 무작위배정된 41명 대상자 모두를 사용하여 원래배정대로(intention-to-treat)를 기반으로 분석하였다. 가짜 치료 군에서는 변화가 없었으나, 레이저 군에서 여드름이 크게 개선되었다. 일부 다른 2차 평가변수는 연구를 완료한 사람들에게서만 평가될 수 있었고, 임상시험을 중단하는 연구대상자의 수가 여기서 적기는 했지만 덜 만족스러웠다[9].

본 논문에서는 인구통계학적 요인, 이전 치료 및 초기 여드름의 특징과 관련하여 레이저 치료 군과 가짜 치료 군을 비교하는 정보를 제공한다. 연구결과의 내적 타당도는 좋다. 적격성 기준은 임상적으로 관련이 있었으므로 연구결과는 다른 곳에서 유사하게 정의된 환자에게 적용되어질 것이다. 그러나 이 특정 클리닉에서 보이는 환자가 더 포괄적인 군을 대표한다는 보장은 없으며, 이에 대한 검증을 위하여는 논리적으로 다른 인구집단을 대상으로 연구를 반복하여야 할 것이다.

예제: 대규모 실용적 무작위배정 시험 – 산모 진료

이 예제는 스코틀랜드에서 산전 관리를 제공하는 두 가지 방법을 비교한 훨씬 더 복잡한 임상시험이었다[18]. 연구목적은 고위험군이 아닌 여성의 경우, 전문의 주도 진료 시스템(당시에는 일반적이었음)과 비교하였을 때 일반 개업의와 조산사가 주도하는 새로운 진료 시스템이 다른 결과를 가져왔는지를 평가하는 것이었다. 중요한 관리 측면의 질문이었고, 실용적 임상시험이었다. 이는 그림 5.6과 같이 연구초기에 많은 작업이 필요했는데, 51개 일반 의원의 참여 동의를 받는 것부터 시작하여 이 의원들이 연구대상 여성을 평가하고 고위험 징후가 있는 경우에는 제외하도록 하였고, 해당 지역의 모든 전문 산부인과 의사의 지원을 받아냈다.

적격하다고 평가된 2,642명의 여성 중 475명은 이미 임신 18주를 넘었거나 이미 산부인과 전문의 진료를 받았기 때문에 제외되었다. 또한, 402명의 여성이 이 연구에 동의하지 않았다. 나머지 1,765명은 두 군으로 무작위배정되어 거의 유사한 두 군이 형성되었

9 역자 주) 완료한 사람들만을 평가하는 것이

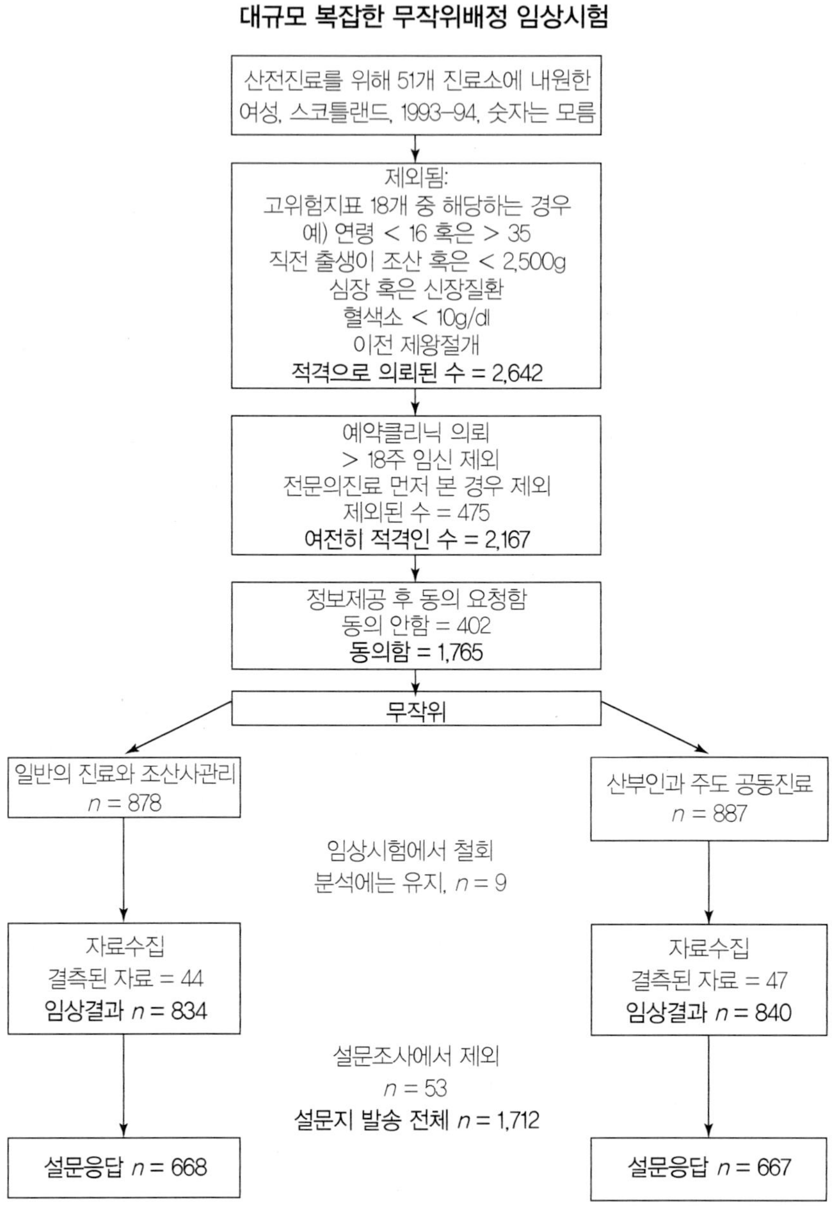

그림 5.6 스코틀랜드의 저위험 여성에 대한 두 가지 산전 관리 시스템을 비교한 무작위배정 임상시험에서 집단의 선택 과정

출처: data from Tucker et al., 'Should obstetricians see women with normal pregnancies? A multicentre randomised controlled trial of routine antenatal care by general practitioners and midwives compared with shared care led by obstetricians,' The British Medical Journal, Volume 312, Issue 7030, pp. 554–559, © 1996, British Medical Journal Publishing Group [18].

다. 소수의 여성이 무작위배정 후 동의를 철회하였지만, 분석에 포함되는 것이 가능하였다. 임상 기록이 누락되었기 때문에 추가적인 제외가 발생하였다. 자신의 산전관리에 대한 환자 자신의 의견을 평가하기 위한 설문조사는 78%로 좋은 응답률을 보였지만, 그럼에도 불구하고 그 부분에 관한 결과는 더 적은 숫자에 기반하고 있다.

이것은 복잡한 설계였지만 무작위화 시험 설계가 두 가지 치료 시스템을 각각 사용하는 여성이 유사하다는 것을 보장했고, 연구의 일반적인 설계는 그 결과가 연구가 수행된 지역사회 및 의료 시스템과 관련이 있다는 것을 보장하였다는 것에는 의심의 여지가 없다. 이 연구는 일반의와 조산사에 의한 새로운 관리 시스템이 더 나은 진료 연속성, 더 적은 산전 병원 입원, 일상적인 진료소 방문의 완만한 감소, 그리고 일부 일반적인 임신 합병증의 빈도를 낮춘다는 것을 보여주었다. 산전 관리에 대한 두 여성군의 만족도 수준은 매우 유사했으며 높았다. 저자들은 일반의와 조산사에 의한 진료가, 당시 표준이었던 산부인과 주도의 진료에 대한 수용 가능한 대안이라고 결론지었다.

관찰 코호트 연구

노출된 연구대상자

관찰 코호트 연구에서 비교되는 군(들)은 노출군(들)과 비교군(들)이다. 실제로는 노출되지 않은 대상자가 노출군에 포함되어 노출 상태에 따른 오분류가 발생하면, 비교의 능력을 희석시키고 결과를 귀무값으로 바이어스시키므로 '노출' 군은 진정으로 노출된 대상자로 구성되어야 한다. 그러나 종종 간접적인 노출 지표가 사용되며, 이로 인해 발생하는 이러한 약간의(conservative) 바이어스는 수용될 수 있다. 따라서 석면 노출의 건강 영향을 평가하기 위해 석면이 사용된 환경에서 작업한 '노출된' 대상자 군을 선택할 수 있는데, 이들 중 다수는 개인 노출이 거의 없거나 아예 없을 수도 있다. 결과는 이 군의 평균 노출의 영향을 보여주게 될 것이고, 노출군에 노출이 없는 사람이 많게 되면 실제 효과가 없는 것으로 나타날 수도 있고 과소평가될 수도 있다.

시간 경과에 따른 변화

노출은 시간이 지남에 따라 달라질 수 있다. 석면 연구에서, 노출 노동자와 노출되지 않은 노동자의 초기 코호트가 정의될 수 있지만, 연구가 진행됨에 따라, 일부 노출 노동자는 노출을 중단하고 일부 노출되지 않은 노동자는 노출을 시작하여 추가적인 오분류가 발생한다. 그러한 변동이 클 경우, 총 노출 시간을 기준으로 각 대상자를 정의하는 것과 같은 특별한 유형의 분석이 필요할 것이다. 이 방법은 이 장의 후반부에서 논의되는 경구 피임약 사용자를 대상으로 한 연구에서 사용되었다.

새로운 노출

연구대상자는 연구 중인 원인 물질에 새롭게 노출되어야 하는 것이 이상적이다. 앞서 언급한 바와 같이 현재 고용된 근로자에 대한 '유병률' 조사는 일부 근로자들이 일을 그만두게 하는 문제를 과소평가할 수 있다. 이는 노출의 정의와 관련이 있다. 예를 들어, 특정 화학 물질에 노출된 노동자의 질병을 연구할 때 검출 가능한 질병의 증가가 발생하기 전에 상당한 양의 노출이 필요하다고 가정할 수 있으며, 따라서 화학 물질에 노출된 직업에서 최소 5년의 작업으로 노출을 정의할 수 있다. 따라서 우리는 '신규노출'을 최소 5년의 기간이 지난 것으로 정의하고, 그 시점부터 각 대상자에 대한 연구 추적 기간을 시작한다. 5년의 노출이 있기 전에 직장을 그만두거나 직업을 바꾼 대상자는 연구에 들어오지 않을 것이다.

비노출 대상자 - 대조군

마찬가지로, 노출되지 않은 것으로 정의된 대상자인 비교군은 실제로 노출되지 않아야 한다. 실제로는 노출된 대상자를 포함함으로써 오분류가 발생하면 측정된 연관성을 귀무값으로 바이어스시키지만, 실제의 연관성을 과장할 수는 없다. 따라서 완만한 정도의 오분류가 허용될 수 있으며, 특히 이를 방지하기 위해 연구설계의 다른 중요한 부분이 손상될 수 있는 경우에는 더욱 그러하다.

수집된 자료의 비교 가능성

노출된 대상자와 노출되지 않은 대상자를 선택할 때, 적절한 조사가 이루어질 수 있도록, 결과 및 관련 요인에 대한 평가가 모든 대상에서 유사한 방식으로 이루어지도록, 대상자를 선택하여야 한다.

코호트 연구에서 대조군을 위한 옵션

코호트 연구설계의 주요 옵션은 표 5.2에 요약되어 있다.

표 5.2 코호트 연구의 설계. 코호트 및 중재 연구에서 노출군과 비교군을 선택하는 몇 가지 방법. 이 목록에 총망라한 것은 아님

설계	노출군	비교군	적용
무작위화			
무작위배정 시험	적격집단에서 무작위로 선택: 중재를 적용	동일한 적격집단에서 무작위로 선택: 중재 적용하지 않음	이득이 될 수 있는 윤리적 중재에만 해당
짝지워지지 않은 내부 대조군			
하나 이상의 결과 변수, 교란 요인이 완전히 알려지지 않음	적격집단의 노출된 하위 집합	동일한 적격집단의 노출되지 않은 구성원을 대표하는 표본; 개별 짝짓기 없음	여러 결과 변수가 있는 경우 선호; 분석에서 교란 요인 통제
짝지워진 내부 대조군			
특정 결과 변수, 알려진 주요 혼란요인	적격집단의 노출된 하위 집합	결과에 영향을 미치는 다른 요인을 짝지은 노출되지 않은 연구대상자	결과 변수가 명시되고 주요 교란 요인이 사전에 알려진 경우에만 해당
외부 대조군			
	노출된 연구대상자 혹은 높은 노출을 가진 인구집단의 모든 구성원	노출이 없거나, 혹은 낮은 노출이 있는 다른 인구집단의 전체 혹은 표본	내부 대조군이 가능하지 않은 경우

대조군의 목적

대조군의 목적에 초점을 맞추는 것은 중요하다. 코호트 연구에서, 우리는 노출된 대상자에서 결과 빈도를 측정한다. 대조군의 기능은 동일한 대상자가 노출되지 않은 경우(반사실적 상황)에 그 결과 빈도의 비율이 얼마인지 추정하는 것이다. 노출된 군에서 관찰되는 빈도는 노출 요인의 영향뿐만 아니라, 결과에 영향을 미치는 노출군의 다른 특성에 따라 달라진다. 따라서 적절한 비교군은 노출을 제외하고 결과에 영향을 미치는 다른 모든 요소들이 유사하거나, 이러한 다른 요인의 영향을 측정하고 조정할 수 있는 대상자군이다.

최적

이러한 조건들의 최적을 달성하는 가장 좋은 방법은 무작위배정 임상시험이다. 그러나 종종 무작위 배정과 중재 설계가 가능하지 않은 경우가 있다. 무작위배정 임상시험 설계에서 대조군에는 두 가지 특성이 있다. 원래 적격집단의 대표적인 표본이며 다른 관련

요인에 대해 노출 군과 유사할 가능성이 있다. 비-무작위배정 연구에서 대조군을 선택하는 절차는 이러한 속성들을 고려하여 논리적으로 결정할 수 있다.

대표성

대조군은 적격집단의 **비노출 구성원을 대표할 수 있는 표본**으로 선택할 수 있다. 같은 적격집단에서 노출된 대상자도 추출된다(그림 5.3의 설계(b)). 따라서 모든 잠재적 대조군은 만약 그들이 노출된 경우라면 노출된 군의 선택기준에 적합해야만 한다. 이러한 접근법은 적격집단을 정의하는 특성과 관련하여 노출된 군과 노출되지 않은 군의 비교 가능성을 보장한다.

자기선택(Self-selection)

관찰 코호트 연구에서는 대상자 스스로, 또는 치료의 경우에는 의사가 노출을 선택했을 수 있다. 이러한 자기-선택은 일반적으로 노출된 군과 노출되지 않은 군이 다른 요인에 따라 다를 수 있다는 것을 의미한다. 예를 들어, 흡연자와 비흡연자는 알코올 사용 및 식이요법과 같은 생활방식의 다른 측면에서 차이가 있다. 다른 치료를 받고 있는 환자에 대한 비-무작위배정 비교는, 환자의 임상 소견과 현재 예후가 치료에 영향을 미칠 수 있기 때문에 (정확하게 비교하는 것이) 어려운 경우가 많다.

짝짓기

연구 중인 결과에 영향을 미치는 요인들에 대해 많이 알고 있다면, 결과를 결정하는 다른 요인들의 측면에서 노출군과 **의도적으로 비슷하게 만들어진** 비교군을 선택할 수 있다. 이 방법은 결과 변수의 빈도에 영향을 미치는 다른 특성을 공유하기 때문에 노출된 각 대상자에 대해 하나 혹은 그 이상의 노출되지 않은 대상자가 선택되는 짝짓기 설계가 된다. 따라서, 양막천자의 장기적 결과를 연구하기 위해 Baird와 동료들은[19] 임신 기간 양막천자를 받은 산모 1,296명의 생존 출생 영아 코호트를 확인하고, 성별, 산모 연령, 거주지역 및 출생 시간을 짝짓기한 양막천자를 받지 아니한 3,704명의 생존 출생 영아를 대조군으로 하여 이후 장애 발생에 차이가 있는지를 비교하였다. 동종면역(isoimmuni-zaiotn)에 따른 용혈성 질환 증가 외에는 차이가 발견되지 않았다. 짝짓기는 강력한 설계를 제공할 수 있지만, 그것의 단점은 여러 가지가 있다. 연구 중인 결과에 영향을 미치는 모든 요인을 알고 있는 경우는 많지 않다. 이 설계를 위해 그것들을 알아야 할 뿐만 아니라 그것들을 측정할 수 있어야 하고, 노출된 대상자와 그러한 특성을 공유하는 일치하는 비교 대상자를 찾을 수 있어야 한다. 짝지은 설계는 이론상으로는 우아하지만 실제로는 종종 적용하기 어려운 경우가 많다. 짝짓기는 7장에서 더 자세히 논의된다.

내부 대조군과 외부 대조군

지금까지 설명한 설계는 **내부 대조군**(internal control groups)에 대한 것이다. 즉, 노출 대상자와 같은 연구모집단에서 선택한 대조군(예: 같은 지역사회, 직장 또는 병 · 의원)이었다. 다소 약한 설계로 다른 모집단의 **외부 대조군**(external control group)을 사용하는 경우가 있다. 이때 노출된 군과 노출되지 않은 군의 연구모집단이 같지는 않지만 둘 다 공통된 목표집단과 관련되어야 한다. 내부 대조군의 예를 들면, 석면을 사용하는 근로자와 **내부 대조군**으로 일반적으로 비슷한 직업을 갖고 있지만, 석면을 사용하지 않는 동종업종 근로자를 비교하여 석면의 건강효과를 평가할 수 있었다. 외부 대조군의 예로는 석면을 사용하는 직업에서 노동자의 사망률과 해당 지역 또는 국가의 전체 인구(**외부 대조군**)에 대한 사망률을 비교하여 평가할 수도 있다. 효과의 크기가 큰 경우에는 외부 대조군은 적절한 설계일 수 있지만, 그렇지 아니한 경우에는 비교되는 군 간에 다른 많은 차이가 있을 수 있으므로 적절치 아니하다. 예를 들어 석면 노출 산업의 근로자가 일반 인구(외부 대조군)보다 위암 발생률이 높으면 위험(hazard)이 있음을 나타낸다. 그러나 석면에 노출된 근로자의 위암 위험이 같은 산업의 다른 근로자와 같은 경우(내부 대조군)에는, 석면이 위암 증가의 원인은 아니지만, 해당 산업에서 일부 다른 노출이 있을 수 있음을 시사한다.

예제: 경구피임제의 장기 효과에 대한 대규모 전향적 코호트 연구

1960년대에 피임약은 매우 많은 여성이 사용하는 새로운 약제이었고, 그 장기적인 효과는 알려지지 않았다. 이러한 효과를 연구하기 위해서는 여러 가지 결과변수들을 평가하고 광범위하게 적용할 수 있는 장기적인 코호트 연구가 필요하였다. 이러한 연구는 대규모이면서 비용이 많이 들고 장기적으로 이행되어야 할 것이므로 반복적으로 수행하기는 쉽지 않다. 따라서 연구설계는 내적 및 외적 타당도를 모두 최적화할 필요가 있었다. 우리는 영국에서 설정된 그러한 연구 중 하나를 검토할 것이다.

적격 연구대상자

이 연구는 가족계획협회(Family Planning Association: FPA)가 운영하는 17개의 가장

큰 클리닉을 기반으로 하였다[20](그림 5.7). 1968년에서 1974년 사이에 17,000명 이상의 여성들이 이 연구에 참여하였다. 적격 대상자는 25~39세였고, 동의를 얻었으며, 또한 기혼자이여야 했고, 백인 영국인이어야 했다. 이러한 기준은 주로 적절한 후속 조치를 보장하기 위한 것이었으며, 현재의 연구에서는 아마도 허용할 수 없는 제한사항이 될 수 있다.

노출된 군과 비노출 군

노출된 군은 현재 최소 5개월 이상 경구피임제 사용자였다. 두 '노출되지 않은' 군은 과거 경구피임제에 노출되지 않았고, 현재 최소 5개월 동안 질격막(diaphragm) 또는 자궁 내 장치를 사용하는 여성이었다. 5개월 지속 기간 기준은 피임 시작 후 몇 달 안에 피임

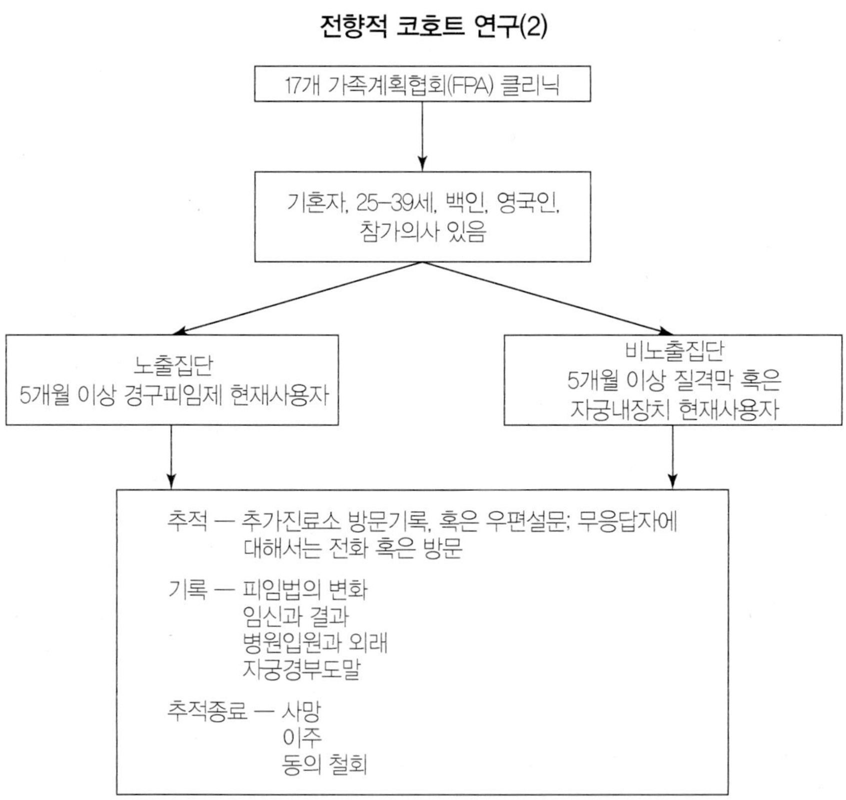

그림 5.7 경구피임제(OC) 사용에 대한 전향적 코호트 연구설계: 가족계획협회 클리닉을 기반으로 함[21, 22]

출처: data from Vessey MP et al., 'Neoplasia of the cervix uteri and contraception: a possible adverse effect of the pill,' The Lancet, Volume 322, Issue 8356, pp. 930–934, © 1983; [21] and Hannaford PC et al., 'Mortality among contraceptive pill users: cohort evidence from Royal College of General Practitioners' Oral Contraception Study,' The British Medical Journal, Volume 340, c927, © 2010 British Medical Journal Publishing Group [22].

방법을 변경하는 상당수의 여성을 배제하기 위함이었다.

첫 번째 노출

노출군과 비교군의 최초 노출 시점을 정의하지 않았고, 이미 사용하고 있는(prevalent) 피임 방법을 노출로 정의하였는데 이는 현실적인 절충안이었다. 왜냐하면 세 가지 피임 방법에 대하여 모두 새로운 사용자를 식별하고 5개월 동안 사용한 적이 있을 때 등록하는 방법은 이상적인 방법이나 현실적으로 수행하기에 훨씬 더 어려웠을 것이다. 특히 짧은 시간 후에 사용을 변경한 여성은 이 연구에 참여할 수 없었을 것이다. 결과적으로 이 연구는 경구피임제 사용의 단기 효과를 평가할 수는 없었다.

추적 및 결과 정의

추적 정보는 FPA 클리닉 기록과 환자에게 직접 전송된 추적 양식을 기반으로 했으며 필요한 경우 전화 통화 또는 가정 방문을 통해 지원되었다. 추적 손실(loss to follow-up)은 연간 약 0.4%에 불과했으며 다른 피임 군에서도 비슷하였다. 일차 결과 측정은 입원 또는 외래 병원 방문 기록에 근거한 사망률과 이환율이었다. 추적 조사는 사망, 이민, 또는 대상자의 요청이 있는 경우에 중단되었다.

내적 타당도와 외적 타당도

이러한 훌륭한 추적은 안정적인 생활방식을 가진 여성의 선택이 가능하게 한 적격기준에 의해 달성되었는데, 이 적격기준은 경구피임제 군과 비교군 모두에 적용되었다. 그러나 이러한 내적 타당도의 이점은 외적 타당도를 희생하여 달성되었다. FPA 연구의 여성은 영국의 모든 경구피임제 사용자를 대표하지 않으며, 예를 들어, 비백인 출신 여성과 다른 성 행동을 가질 수 있는 젊은 미혼 여성을 제외한다. 그러나 본 연구에서 밝혀낸 주요 생물학적 연관성은 다른 군에도 잘 적용될 수 있을 것이다. 따라서 추적을 쉽게 하고 우수한 내적 타당도를 달성하기 위해 일부 외적 타당도가 희생되었다.

결과변수 및 두 가지 대조군의 가치

이 연구는 2010년까지 계속되었다. 경구피임제 사용으로 인한 총 사망률, 비생식암 또는 유방암의 상대위험도(RR)는 1.0이었으며 95% 신뢰 한계(8장 참조)는 0.9-1.1로 영향을 미치지 않았다.

자궁경부암으로 인한 사망률(RR 3.4)은 증가했지만, 난소암과 자궁내막암으로 인한 사망률(RRs 모두 0.5)은 감소하였다[20]. 결론은 경구피임제가 암 위험도에 순 이익 효과(net beneficial efftect)가 있다는 것이었다.

질격막 또는 자궁 내 장치 사용자의 두 가지 비교군 사용은 매우 가치가 있었다. 질격막을 사용한 여성에서, 자궁경부암과 이형성의 발생률이 다른 두 군보다 낮은 것으로 나타났으며, 이는 질격막 사용의 보호 효과를 시사하는 것으로, 다른 방법으로 인하여 위험이 증가했다는 것은 아니었다. 경구피임제 사용자에서 자궁경부암이 증가했는지 여부를 적절하게 평가하기 위해, 해당 분석에서 질격막 사용자를 완전히 제외하고 경구피임제 사용자와 자궁 내 장치 사용자 간의 관련 비교를 실시하였다[21].

다른 코호트 연구

영국에서 경구피임제 사용자에 대한 또 다른 코호트 연구는 1968년 왕립일반의대학(Royal College of General Practitioners: RCGP)에 의해 1,400명의 자원한 일반의와 46,000명 이상의 참여자로 구성되었다[22]. 참여한 일반 개업의들은 처음으로 또는 반복적인 처방으로 경구피임제를 처방한 여성 중에 매달 최초의 두 명의 여성을 선택하였다. 각각, 진료 기록에서 경구피임제를 사용한 적이 없음이 확인된 다음 여성으로 연령 짝지은(3년 이내) 대조군이 선택되었다. 사용자와 비사용자 모두 기혼이거나 결혼한 것처럼 사는 동거자여서 성적으로 활동적일 가능성이 컸다. 39년에 걸친 추적조사 결과 비사용자보다 경구피임제 사용자의 전체 사망률이 감소하였고(RR 0.88) 난소암과 일부 기타 암, 심장질환이 감소하였다. 자궁경부암의 발생률과 사망률은 작은 증가가 있었으나, 유의하지 않았다[22,23]. RCGP 연구에서, 참여하는 일반의가 모든 일반의를 대표할 가능성은 작지만, 적격 기준이 덜 제한적이었기 때문에 외적 타당도는 FPA 연구보다 다소 클 수 있다. 그러나 내적 타당도는 약할 수 있다. 비사용자에는 피임 방법을 사용하지 않는 여성을 포함했기 때문에, 성관계와 관련된 다른 특징에서 경구피임제 사용자와 그들 사이의 차이가 상당할 수 있다.

후향적 코호트 연구

앞서 기술한 전향적 코호트 연구는 결과를 도출하기 위해 수년간의 추적이 필요하였다. 후향적 코호트 연구는 추적에 필요한 시간을 줄일 수 있다. 고품질 데이터베이스를 이용할 수 있다면, 컴퓨터 기반 기록 연계 기법을 사용하여 강력한 연구를 효율적으로 수행할 수 있다.

후향적 코호트 연구의 예제: 휴대전화와 암

이 연구는 휴대전화 사용과 암 사이의 가능한 연관을 평가하기 위해 설계되었다[24,25](그림 5.8). 덴마크에서 휴대전화 서비스는 1982년에 시작되었고 두 개의 운영 회사에 의해 제공되었다. 과학적 및 윤리적 검토 후 두 회사는 연구에 사용할 수 있는 기록을 만들었고, 가입자 목록을 사망 및 이민 날짜에 대한 정보가 있는 중앙 인구 등록부에 연결할 수 있었고, 이를 진단된 모든 암에 대한 정보를 기록하는 덴마크 암 등록부에 연결할 수 있었다. 이것은 덴마크에서 등록부 간의 정확한 연결을 돕는 고유한 10자리 개인 식별 번호를 포함하는, 연결 가능한 인구 등록부를 사용하는 연구의 엄청난 잠재력을 보여준다. 많은 다른 국가에서는 등록부가 존재하지 않거나 법적 문제로 인해 이러한 연결이 불가능하다. 실제로 미국에서 휴대전화 고객을 대상으로 가입자 목록을 사용하여 제안된 유사한 연구는 법적 문제로 인해 포기해야 하였다.

적격 연구대상자

연구자들은 휴대전화 계정 가입자 723,421명을 확인할 수 있었다. 사업(기업) 가입자 200,507명은 개인과 연계할 수 없어 제외하여 비기업 가입자 522,914명이 남았다. 비기업 가입자가 휴대전화 사용자라고 가정하였지만, 모두 그런 것은 아니다. 추가적인 제외는 전화 사용자의 이름이나 주소 오류, 거주지가 아닌 주소, 중복, 처음에 식별되었지만 선택된 자격 기간을 벗어난 가입, 18세 미만인 사람들, 그린란드와 페로 제도의 거주자를 제외하였다. 연구는 등록부에 대한 접근만 필요했고, 연구대상자들에게 동의를 요청하지 않았으며, 포함 여부를 알리지도 않았다. 이 연구는 공개적으로 발표되었고, 두 전화 회사는 가입자들이 제외되기를 원한다면 그들에게 연락할 수 있다는 통지문을 발표하였다. 단 53명만이 이러한 방식으로 적극적으로 의사를 밝혀 연구에서 배제되었다. 최종 코호트는 420,095명의 휴대전화 가입자로, 처음에 식별된 비기업 가입자의 80.3%이었다. 암 등록부와의 연계를 통해 다양한 암 발생률을 계산할 수 있었고, 이를 외부 비교 인구집단으로서 전국의 발생률과 비교하였다. 첫 가입 연도, 첫 가입 나이, 전화 시스템 종류, 가입 기간 등의 정보가 있어 서로 다른 가입자 집단 간 '내부' 비교가 가능하였다. 뇌종양에 특별한 주의를 기울였으며, 뇌 내 부위와 병리학적 하위 유형에 대해 분석

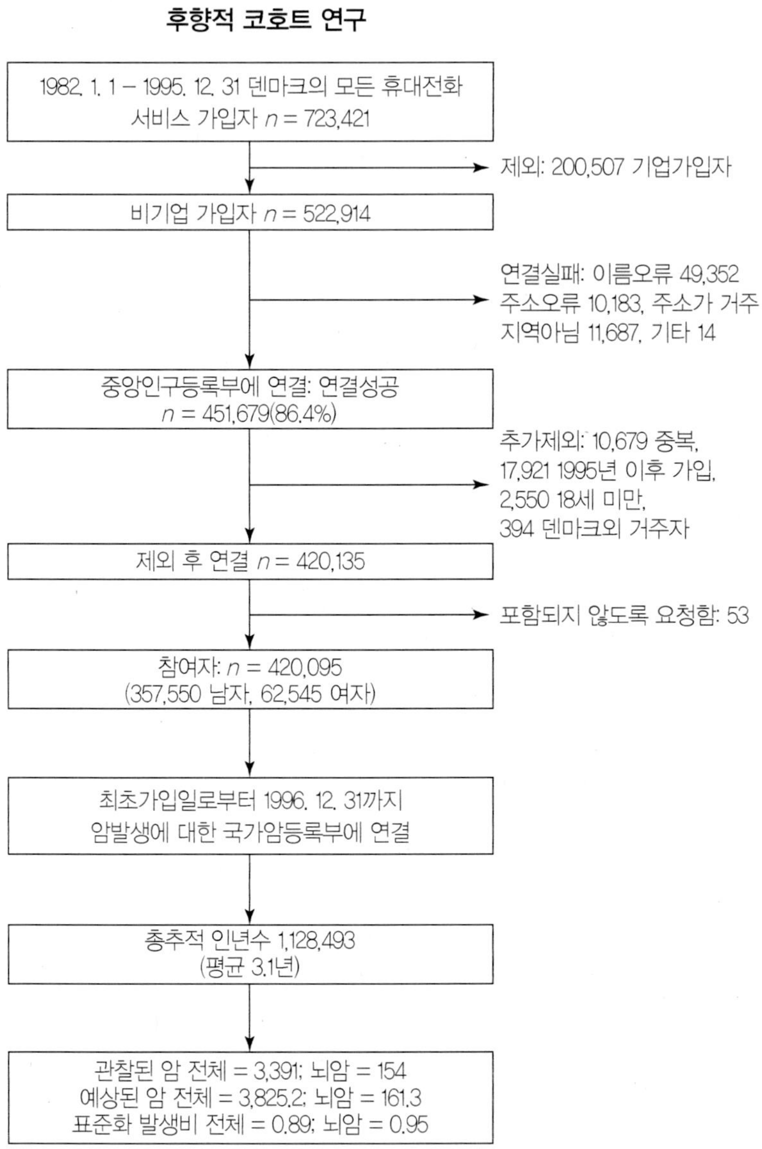

그림 5.8 후향적 코호트 연구설계: 덴마크 휴대폰 가입자의 암 발생에 대한 국가연구[24]

Reproduced from Johansen C et al., 'Cellular telephones and cancer—a nationwide cohort study in Denmark,' Journal of National Cancer Institute, Volume 93, Issue 3, pp. 203–207, © 2001 Oxford University Press, with permission from Oxford University Press [24].

하였다. 개별적인 사용 특징, 예를 들어 사용 강도, 또는 휴대전화가 머리의 어느 쪽에서 보통 사용되었는지에 대한 정보는 없었다.

추적

1982년에서 1995년 사이에 휴대전화 가입을 적격 기준으로 정하여 시작되었고 암 발생률은 가입 시작부터 1996년까지 첫 번째 보고서에서 각 가입자에 대해 분석하였고[24], 2007년까지 확장되었다[25]. 기록 연계를 통해 추적 관찰을 계속할 수 있었다.

결과변수

연구에서 노출 강도의 유일한 척도인 노출 기간이 가장 긴 연구대상자에게서도 전체 또는 어떤 종양 유형에서도 암 위험이 증가한다는 징후를 보여주지 않았다. 이 연구의 강점은 2007년까지 17,257건의 암과 356건의 뇌암으로 연구 규모가 매우 크기 때문에 정밀성에 있다. 전화 가입 기간이 가장 긴 사람들(13년 이상)에서 위험도 증가는 보이지 않았고, 양-반응, 즉 가입 기간이 길거나 귀에 가까운 뇌 부분의 종양에 대한 위험도도 증가하지 않았다.

내적, 외적 타당도

휴대전화 가입자는 많은 특성에서 일반 인구와 다를 수 있으므로 외적 타당도 측면에서 일반 인구 데이터와의 비교는 다소 약하지만, 다양한 사용 수준 간의 내부 비교는 더 강력하였다. 기업 가입자 제외는 영업사원 등 사용량이 가장 많은 대상을 제외할 수 있다. 연구가 연장되면서 추적기간이 길어지고는 있지만, 추적기간은 제한점이다.[10]

환자–대조군 연구를 위한 연구대상자 선택

환자–대조군 연구를 위한 연구대상자 선택은 Box 5.2에 명시된 같은 원칙을 따른다. 여기서는 결과에 따라 군을 선택하고, 이미 결과를 경험한 환자군과, 그렇지 않은 대조군을 선택한다.

환자–대조군 연구에서 환자(case)[11]의 정의

환자의 정의

환자는 정말로 환자여야 한다. 환자군에 결과가 없는 일부 대상자를 포함하면 환자군이

---

10 역자 주) 추적기간이 충분히 길지 않은 것이 제한점이란 의미

11 역자 주) 이하 case 는 문맥에 따라 '환자' 또는 '사례'로 번역함

희석되고 연구결과가 귀무값으로 치우치게 된다. 그러나 앞에서 살펴본 바와 같이, 이러한 이상은 대표성 있는 환자군을 확보하기 위한 현실적인 어려움과 균형을 이루어야 한다. 일례로 질병의 진단에 매우 복잡한 절차가 필요하다고 가정해 보자. 이런 경우에는 환자로 분류된 모든 사람이 질병을 가지고 있다는 것을 확실히 하기 위해서는 그 복잡한 진단 검사를 받을 기회가 있었던 연구대상자들로 연구가 제한된다. 이것은 그 질병을 가지고는 있지만 그렇게 철저하게 조사되지 않은 사람들을 제외할 것이다. 이렇게 제한된 환자군은 더 넓은 지역사회에서의 해당 질병을 대표하지 않을 수 있다.; 그것은 더 심각한 질병이 있는 사람들이나 의료서비스에 더 잘 접근하는 사람들에게 편향될 수 있다. 정의의 확실성의 정도에 따라 환자를 몇가지 카테고리로 분류하는 것이 도움이 될 수 있다. 일례로 정맥 색전증과 호르몬 대체 치료에 대한 환자-대조군 연구에서 관찰된 연관성은, 추정(possible) 진단보다는 확진된(definite) 환자에서 연관성이 더 강하였다[26].

새로이 진단된(발생) 환자 혹은 유병 환자

이상적으로 사례는 최근에 진단되어야 한다. 현재 진료소나 지역사회에 존재하는 모든 사례와 같은 일련의 유병 사례는 질병이 발병한 후 해당 지역을 떠났거나 사망 또는 회복된 환자를 제외하므로 질병의 지속 기간이 긴 환자의 비율이 더 높은 경향이 있다. 환자군이 새로 진단된 환자가 아니라, 병원에서 진료를 받고 있는 모든 환자인 경우, 환자군은 추적되지 않은 환자, 사망하거나 다른 곳에 입원했을 수 있는 특히 나쁜 결과를 가진 환자, 때로는 추가 치료를 위해 돌아올 필요가 없는 특히 좋은 결과를 가진 환자를 제외하게 될 것이다.

의료기관(institutional) 사례 혹은 지역사회(community) 사례

종종 질병에 대한 환자-대조군 연구에서 하나 이상의 병원 또는 의원에서 선택된 환자군을 선택하거나 또는 지역사회에서 유래된 환자군 중 하나를 선택할 수 있다. 예를 들어, 대부분의 암과 같이 질병에 걸린 환자의 매우 높은 비율이 진단 또는 치료를 위해 병원에 입원하는 경우에는 병원 환자군이 허용된다. 그렇지 않다면, 병원 기반 사례는 지역사회의 사례와 크게 다를 수 있다. 예를 들어, 흑색종은 암이지만, 많은 환자는 지역사회 의원에서 진단되고 치료되며 병원에 입원하지 않을 수 있다. 그리고 당뇨병과 천식과 같은 많은 질병의 경우, 더 심각하게 영향을 받은 환자들만 병원 치료를 필요로 한다. 이러한 선택 효과는 병원 사례를 기반으로 한 연구의 현실적인 이점을 고려하여 수용될 수 있지만, 결과의 일반화에 상당한 주의가 필요하다.

환자-대조군 연구에서 대조군의 정의

대조군의 정의

환자-대조군 연구에서 대조군을 선택하는 것은 코호트 연구보다 더 복잡하다. 가장 자주 사용되는 설계에서 대조군의 연구대상자는 환자가 아닌 사람(non-cases)으로 선택한다. 실제로 연구가 수행될 당시 관심 있는 결과 질환이 없어야 한다. 연구의 목적은 환자를 대표하는 표본을, 결과 질환이 없는 대조군과 비교함으로써 오즈비를 추정하는 것이다. 오분류, 즉 대조군에 실제로 환자군의 일부를 포함하면 희석 효과가 발생하고 연구결과가 귀무값으로 치우치게 된다. 연구 중인 결과의 유병률이 작은 경우(예: 암), 단지 소수의 대조군만이 질병에 걸릴 가능성이 있으며 이러한 오분류의 영향은 일반적으로 너무 적어서 중요하지 않을 것이다. 연구대상의 모집단에서 상대적으로 흔한 결과질병인 경우(예: 고혈압 또는 우울증), 이러한 효과는 상당할 수 있으며, 질병을 배제하기 위하여 잠재적인 대조군에 대한 평가가 필요할 수도 있다. 이를 통해 얻을 수 있는 이점은 현실적인 면, 비용 및 윤리적 문제에 추가하여 이러한 평가에 의해 발생할 수 있는 참여율 하락과 비교되어야 한다.

그러나, 제4장에서 언급한 바와 같이, 환자-대조군 연구의 대안적 설계가 있으며, 이는 대조군이 결과 질환이 없는 대상자를 대표하는 것이 아니라 질병발생 위험이 있는 전체 적격집단(환자를 포함한)을 대표하도록 하여 설계된 (발생 밀도 표본) 환자-대조군 연구가 있다. 이 설계에서는 연구결과의 형식이 직접 상대위험도 추정치를 생성하며, 환자 대상자도 대조군으로 추출될 수 있다.

의료기관(Institutional) 대조군 혹은 지역사회(community) 대조군

표 5.3은 일반적으로 사용되는 몇 가지 설계를 보여준다. 설계에서 주요한 차이는 지역사회, 또는 의료시설이나 유사한 '기관'에서 환자군과 대조군을 선택하는 것이냐이다. 제일 강력한 설계는, 환자군은 특정 모집단에서 추출한 모든 환자들을 환자군으로 하고, 대조군은 환자군과 같은 모집단에서 해당 질병에 영향을 받지 않은 구성원 전체, 또는 대표 표본으로 선택된 대조군을 사용하는 것이다.

지역사회 기반 설계는 지역사회에서 관심 질병의 모든 사례를 확인할 수 있는 경우 환자군을 온전히 대표할 수 있다는 장점이 있다. 더욱이 대조군의 정보는 대조군이 그 지역사회를 대표하는 건강한 대상자가 될 것이기 때문에 훨씬 더 해석하기 쉬울 수 있다. 모집단은 또한 해당 목표 인구집단과 더 밀접하게 관련이 있으며, 이는 결과의 추가적인 일반화를 더 쉽게 만들 것이다.

의료시설(병원)을 기반으로 한 연구에서, 특정 질병이 있는 환자를 같은 병원의 다른 조건(질병)을 가진 환자와 비교할 때에는, 이러한 다른 조건이 연구에서 고려 중인 노출과 (긍정적이든 부정적이든) 관련이 있을 수 있다는 위험성이 수반된다. 병원 기반 환자-대조군 설계에서 이러한 위험을 피하기 위하여는, 평가 고려 중인 노출이 관련될 가능성이 낮은 진단을 가진 대상자를 대조군으로 사용하는 것이다. 평가 중인 노출 요인과 관련될 가능성이 큰(연관성이 있는 방향이던지 역방향의 연관성이 있던지 간에) 질환으로 진단을 받은 환자는 대조군으로 적합하지 않다. 따라서 정맥 색전증과 호르몬 대체요법의 환자-대조군 연구에서, 병원 대조군으로 9가지 진단 범주에 대한 자료가 제시되었고, 진단 범주 간에 호르몬 대체 요법의 사용 빈도에 상당한 변화가 있음을 보였다 [26]. 또한, 병원 기반 연구에서는 목표 인구집단에 관한 결과의 적용 가능성은 평가하기가 더 어려울 수 있다.

이 논의에서 지역사회 기반 환자-대조군 연구의 이점은 상당해 보이지만 이러한 연구

표 5.3 환자-대조군 연구의 설계. 환자-대조군 연구에서 환자 및 대조군을 선택하는 몇 가지 방법. 이 목록에 총 망라한 것은 아님. 환자-대조군 연구에서 몇 가지 옵션

설계	환자군	대조군	적용
짝지워지지 않은 지역사회 기반	모집단에서 질병에 걸린(effected) 모든 대상자 혹은 대표 표본	동일한 모집단에서 질병에 걸리지 않은(unaffect-ed) 혹은 전체 구성원의 대표 표본; 개별 짝짓기 없음	다중 노출에 선호됨 혹은 교란요인이 알려지지 않은 경우; 분석에서 교란요인 통제
짝지워지지 않은 의료기관 기반	적격집단에서 질병에 걸린 모든 대상자 혹은 대표 표본	동일한 적격집단(eligible population)의 질병에 걸리지 않은 구성원의 표본; 개별 짝짓기 없음	다중 노출에 선호됨 혹은 교란요인이 알려지지 않은 경우; 분석에서 교란요인 통제
찍지워진 지역사회 혹은 의료기관 기반	적격집단에서 질병에 걸린 구성원	특정 명시된 짝짓기 요인에 대하여 환자와 유사하도록 선택된 질병에 걸리지 않은 대상자; 동일한 적격집단에서	노출이 명시되고 주요 교란요인이 사전에 알려진 경우에만

를 수행하는 것, 특히 대조군에서 높은 응답률을 보장하는 더 큰 어려움과 균형을 이루어야 한다. 치료를 받는 환자보다 연구에 참여할 인센티브가 적기 때문에 지역사회 대상자로부터 높은 수준의 협력을 얻는 것이 더 어렵다. 또한, 일부 연구에서는 임상 정보가 필요할 때 지역사회에서 선택한 대상자로부터는 이러한 정보를 얻기가 쉽지 않을 수 있다.

빈도 짝짓기와 개별 짝짓기

성별, 연령군 및 거주지 또는 병원과 같은 몇 가지 다른 인구통계학적 요인의 측면에서 두 군에서 선택된 숫자의 균형을 유지함으로써, 환자군과 대조군 간의 일반적인 비교 가능성을 달성하는 것이 중요하다. 이를 **빈도 짝짓기(frequency matching)**라고 하며, 주로 효율성(efficiency)을 위한 것으로 7장에서 논의될 것이다.

대조군은 결과변수와 노출변수 모두와 관련된 특정 교란 요인에 대하여 환자군과 **개별 짝짓기(individual matching)**로 선택할 수 있다. 이것은 7장에서 논의한 특정 상황에서 유용하지만 연구에 복잡성을 더한다. 개별 짝짓기 설계에서 대조군 연구대상자 짝짓기는 제일 우선시되어야 한다. 복잡성을 넘어 대조군을 선택할 때 의료기관 대조군이나 지역사회 대조군을 사용할 수 있다.

데이터의 비교 가능성

마지막으로 환자군과 유사한 방법으로 노출에 대한 정보를 얻을 수 있도록 대조군을 선택해야 한다. 이 과정에서 환자군 또는 대조군 기준의 수정을 수반할 수 있다.

예제: 병원 기반 환자–대조군 연구–휴대전화와 뇌암

휴대전화 사용과 뇌암에 대한 첫 번째 연구 중 하나가 병원 기반 환자–대조군 연구였다 [27](그림 5.9). 이것은 상당히 희귀한 질병에 대한 환자군과 대조군을 효율적으로 등록하기 위해 설계되었다. 환자군은 지난 1년간 원발성 뇌암 진단을 받은 18~80세 환자로 미국 뉴욕, 프로비던스, 보스턴 등 5개 병원 중 1곳에 내원한 입원환자였다. 대조군은 같은 병원의 입원환자로 선택하였으며, 매일 입원을 확인하여 영어 사용 기준을 충족하고 적합한 연령, 성별, 인종 및 입원 월인 첫 번째 환자를 선택하였다. 따라서 환자군과 대조군이 개별 짝짓기 되지 않았지만, 대략적인 빈도 짝짓기를 사용하여 환자군과 이러한

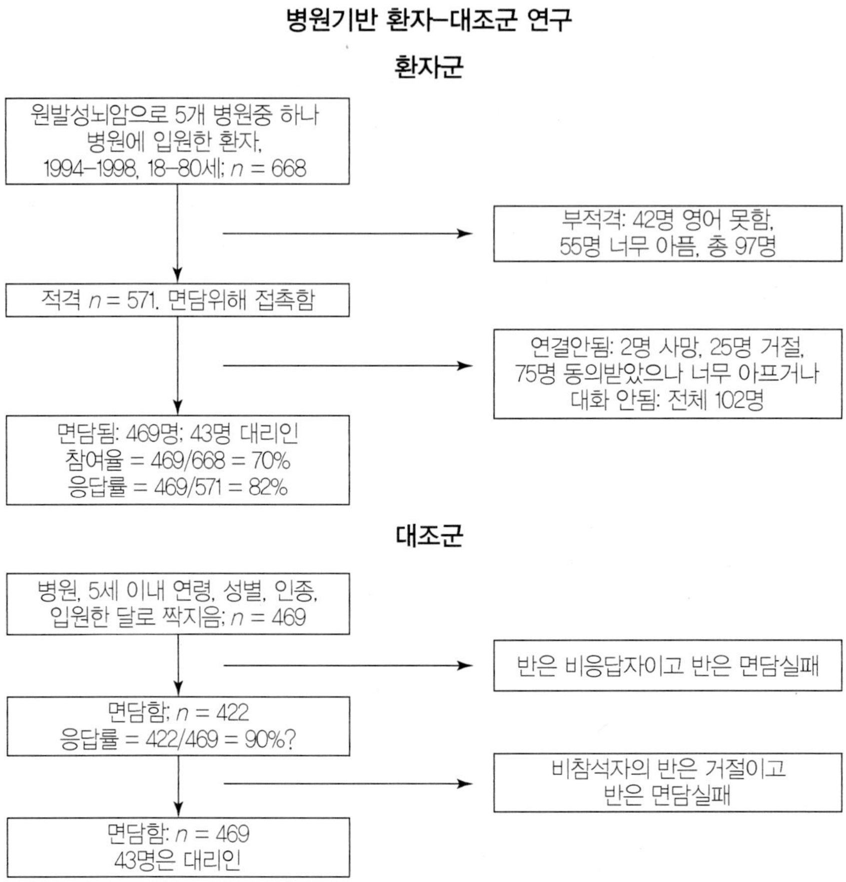

그림 5.9 휴대전화 사용과 뇌암 사이의 연관성에 대한 병원기반 환자 대조군 연구에서 연구대상자 선택[27]

출처: data from Muscat JE et al., 'Handheld cellular telephone use and risk of brain cancer,' Journal of the American Medical Association, Volume 284, Issue 23, pp. 3001-3007, [27].

요인이 유사한 대조군이 제공되었다. 휴대전화로 인한 방사선과 림프종 및 백혈병 사이의 연관성을 시사하는 이전 보고서가 있었기 때문에 이러한 환자는 대조군에서 제외되었다. 대조군에는 5가지 주요 진단범주로 분류되는 환자들이었고, 연구결과에서 이 5가지 범주에 대해 휴대전화 사용을 기술하였다. 환자와 대조군은 병원에 있는 동안 보건 전문가들에 의해 면담되었다. 이 시스템은 높은 응답률을 제공한다는 이점이 있었지만, 시간 압박과 다른 상황이 이상적이지 않을 수 있으며, 보건 전문가들은 진단을 알고 있었다. 확인된 뇌종양 환자 668명 중 469명을 면담하여 참여율이 469/668로 70%를 보였다. 논문에서는 97명의 환자가 적격하지 않은 것으로 간주하여 응답률은 469/571, 82%로 계산되었지만, 부적격자와 무응답자의 구분이 불분명해 보이고, 둘 다 질병이 있어서 응답률은 유용하지 않았다. 대조군의 응답률은 90%로 제시되었고, '비응답자의 절반은 거절, 절반은 면접에 실패하였다'는 언급 외에는 제외 사항에 대한 세부 정보가 없었다. 따라서 환자군의 참여율은(그리고 대조군의 참여율도 아마도) 수용할 수 있다. 그러나 대조군이 휴대전화 노출 측면에서 일반 인구집단을 대표하는지 평가하는 것은 불가능하였고, 면담자들이 대상자의 진단을 알고 있었기 때문에 면담에서 수집한 정보의 타당성이 바이어스될 수 있다.

예제: 지역사회 기반 환자-대조군 연구 - 유방암과 경구피임제

경구피임제 사용과의 관련성을 평가하는 뉴질랜드의 유방암 환자-대조군 연구에서, 연구자들은 환자군와 대조군 모두를 인구집단 기반하에 대상자들을 얻는 데 집중하였다[28](표 5.4). 환자는 국립 암 등록부에서 확인된 1983년과 1985년 사이에 유방암 진단을 받은 25~54세의 뉴질랜드 거주 여성 모두로 정의되었다. 암은 대부분의 국가가 등록부를 가지고 있는 질병이다, 즉 새로 진단된 암 환자의 병리학적 기록이 수집되고 임상 및 기타 정보와 연결되는 시스템이다. 뉴질랜드를 포함한 많은 나라에서 새로운 사례를 중앙 등록부에 통지하는 것은 법적 요구사항이므로 기록은 사실상 완전하다. 그러나 연구를 위한 이러한 정보의 사용은 엄격하게 통제되고 윤리적 검토에 의존하며, 이는 느리고 복잡할 수 있다.

전체 인구를 대표하는 대조군을 얻는 것도 중요하였다. 이용할 수 있고 가장 완전한 인구 목록은 선거인 명부였지만, 이것은 전체 인구를 포함하지 않으며, 나이에 대한 정보가 없다. 선거인 명부에서 대조군이 선택됨에 따라 비교 가능성을 유지하기 위해 선거인 명부에 없는 유방암 사례는 제외해야 하였다. 환자군과 대조군의 정보는 전화 인터뷰를 통해 수집되었다. 따라서 환자군과 대조군 모두 전화번호부에 기재된 전화번호를 가지고 있어야 하였다. 따라서 대조군을 선택하는 방법으로 인하여 연구에 사용된 환자군의 일부를 희생하여야 했다.

739건의 사례 중 연령 범위 내에서 새로 유방암 진단을 받은 여성 189건은 선거인 명부에 없거나, 전화번호가 기재되어 있지 않거나, 이전에 유방암을 앓았기 때문에 제외되어 550명의 적격 연구대상자가 선택되었다. 유방암 환자에 대한 접근은 주치의의 동의, 면접을 위한 적합성, 진단 후 8개월 이내의 면접, 그리고 환자의 동의가 필요하였다. 참여자는 433명의 여성으로 적격 연구대상자 550명 중 79%(응답률)였지만, 원래 연구모

표 5.4 환자-대조군 연구. 뉴질랜드 유방암 환자-대조군 연구의 모집단, 적격집단 및 참여자 집단 [28].

환자-대조군 연구에서 환자군	
모집단(Source population)	1983년 7월 1일부터 1985년 6월 30일 사이에 유방암 진단을 받은 25-54세의 모든 뉴질랜드 여성
적격집단(Eligible population)	25-54세 여성, 조직학적으로 유방암으로 확인되어 위 날짜 사이에 뉴질랜드 국립암등록 또는 오클랜드 유방암 연구 그룹에 통보됨(n = 739); 이전 유방암 병력이 없음; 현재 선거인 명부에 등록된 사람; 전화번호가 확인됨
$n = 550$	배제 = 189명, 적격 집단 = 550명
참여자(Participant population)	주치의의 허가가 있어야 함(28명 얻지 못함) 진단 후 4-8개월 이내에 면접 가능하게 확인된 경우(49명은 너무 지연) 생존(8명 사망) 충분히 건강(4명 너무 아픔) 제외(14명 기타 제외) 참여 동의(14명 거부) 참여자 433명; 제외 117명, 모든 참여자가 경구피임약 사용에 대해 유용한 정보를 제공하였다.
$n = 433$	
참여자/적격 = 78.7%	
참여자/모집단 = 58.6%	
환자-대조군 연구에서 대조군	
모집단(Source population)	유방암 진단을 받지 않은 25-54세의 모든 뉴질랜드 여성
적격집단(Eligible population)	25-54세의 선거인 등록 여성, 전화번호 보유, 유방암 이력 없음; 선거인 등록 명부에서 무작위 표본추출; 총수 추정치 = 1,110명
$n = 1,110$	
참여자(Participant population)	생존(10명 사망) 충분히 건강(4명 너무 아픔) 뉴질랜드 내(12명 해외) 언어소통문제 없음(13명 제외) 참여 동의(99명 거부)
	추적됨(75명 추적되지 않음, 그 중 일부는 연령 범위를 벗어났을 가능성 있음)
$n = 897$	참여자 897명; 제외 213명
참여자/적격 = 80.8%	
참여자/모집단 = 모름	

출처: data from Paul C et al., 'Oral contraceptives and breast cancer: a national study,' The British Medical Journal, Volume 293, Issue 6549, pp. 723-726, © 1986 [28].

집단의 59%(참여율)에 불과하였다. 대상자들이 인터뷰에 동의하지 않은 경우는 14건으로 가장 적었으며, 주치의가 환자에게 접근하는 것을 허락하지 않아 제외된 경우가 더 많았다.

대조군 표본추출은 선거인 명부에 나이 정보가 없어 더욱 복잡해졌다. 연구원들은 선거인 명부에서 무작위로 여성을 표본 추출하였고, 전화번호를 찾을 수 없는 사람들을 제외한 다음, 여성들에게 참여를 요청하는 편지를 써야 하였다(윤리위원회는 직접 전화 연락을 금지하였다). 여성들이 응답한 경우에만 나이를 확인할 수 있었고, 이전 유방암 병력은 인터뷰를 수행한 경우에만 확인할 수 있었다. 적격집단은 정확히 결정할 수 없지만, 최선의 추정치는 1,110명이며 예상 참여율은 81%이었다. 추적되지 않은 여성 중에는 나이 때문에 부적격한 여성이 있었을 가능성이 있으므로, 이것은 최소 추정치이다. 질병이나 사망으로 인한 대조군 배제는 환자군보다 더 적었고, 물론 의사의 허가가 필요하지 않았다. 적격 대조군의 자발적 응답률은 897/996으로 90%였다. 이는 여전히 매우 높지만, 환자군보다 낮았다. 대조군 대상자들은 심각한 질병을 앓은 환자군 대상자들보다 건강 연구에 참여할 동기가 적기 때문에 더 낮은 응답률이 예상되었다.

위에서 열거한 두 가지의 환자-대조군 설계 모두에서, 내적 타당도를 유지하기 위해 환자군과 대조군에 대해 같은 적격 기준과 배제 절차를 설정하는 데 중점을 두었다. 두 연구 모두 결과를 손상할 수 있는 상당한 어려움들이 있었다. 예를 들어, 뇌암 연구에서 인터뷰한 환자군은 유방암 연구에서 인터뷰한 환자군보다 더 온전하게 환자군을 대표한다. 그러나 유방암 연구의 대조군은 일반 지역사회를 대표할 가능성이 더 높다.

연습문제

정답은 부록 1 참조

Q5.1 다음 연구에서 목표집단, 모집단, 적격집단 및 참여자집단을 정의하시오. 소아 백혈병 원인으로 자기장의 역할을 평가하기 위해, 일개 주요 의뢰 센터에서 치료를 받는 백혈병 환자들을 확인하였고, 질병의 말기 단계에 있는 환아들을 제외했으며, 나머지 환아 중에 60%가 응답하여 인터뷰하였다.

Q5.2 Q5.1에 기술된 연구에서 생후 1년 동안에 홍역 병력과 연관성이 발견되었다고 가정하자(오즈비 = 2.5). 이 결과와 관련하여 내적 타당도 및 외적 타당도의 개념을 요약하시오.

Q5.3 선택바이어스는 연구결과에 어떤 영향을 미칠 수 있는가?

Q5.4 환자-대조군 연구에서 환자들을 선택할 때, 해당 질병이 있는 1,000명의 대상자가 확인되고 800명이 질병 분류 및 연령의 적격 기준을 충족하였다. 이 중 50명은 주소 정보가 불완전하였고 100명은 주치의가 접근을 허용하지 않았다. 나머지 대상자 모두에 대하여 인터뷰를 위해 접근하였고, 400명은 동의하였다. 그러나 인터뷰한 사람 중 10%는 분석을 위한 주요 변수 데이터가 누락되었다. 선택 과정을 요약하고, 참여율, 자발적 응답률, 적격집단 대비 참여자 비와 모집단 대비 참여자 분율[12]을 계산하시오.

Q5.5 금연에 대한 무작위배정 임상시험에서 흡연자들은 중재를 받을지 여부를 무작위로 배정되었다. 1년 후 중재를 하지 않은 군으로 무작위 배정된 사람들의 금연 빈도는 20%였다. 중재군으로 무작위 배정된 사람 중 절반만이 중재를 수락했고 그들의 금연율은 50%였다. 중재에 무작위 배정되었지만 제공된 프로그램을 받아들이지 않은 사람들의 금연율은 10%였다. 이 연구의 가장 적절한 요약 연구결과는 무엇인가?

Q5.6 코호트 연구에서 노출된 군이 충족해야 하는 4가지 기준은 무엇인가?

Q5.7 환자-대조군 연구에서, 환자는 일반 의원(가정 주치의)을 통해 식별되고 전화로 인터뷰되었다. 대조군에 적용되는 선택 원칙은 무엇인가?

Q5.8 단일눈가림 임상시험 또는 이중눈가림 임상시험이란 무엇을 의미하는가?

Q5.9 특정 화학물질에 노출된 근로자에 대한 코호트 연구의 맥락에서, 내부 및 외부 대조군을 어떻게 정의할 수 있는가?

참고문헌

1. Ellenberg JH, Nelson KB. Sample selection and the natural history of disease. Studies of febrile seizures. JAMA 1980; 243:1337.
2. The Toronto Leukemia Study Group. Results of chemotherapy for unselected patients with acute myeloblastic leukaemia: effect of exclusions on interpretation of results. Lancet 1986; 1:786–788.
3. Ziel HK, Finkle WD. Increased risk of endometrial carcinoma among users of conjugated estrogens. N Engl J Med 1975; 293:1167–1170.
4. Hulka BS, Grimson RC, Greenberg BG, Kaufman DG, Fowler WC, Jr, Hogue CJ, et al. 'Alternative' controls in a case-control study of endometrial cancer and exogenous estrogen. Am J Epidemiol 1980; 112:376–387.
5. INTERPHONE Study Group. Brain tumour risk in relation to mobile telephone use: results of

12 역자 주) 원저에는 비(ratio)로 되어 있으나 분율로 수정함

the INTERPHONE international case-control study. Int J Epidemiol 2010; 39:675–694.
6. Morton LM, Cahill J, Hartge P. Reporting participation in epidemiologic studies: a survey of practice. Am J Epidemiol 2006; 163:197–203.
7. Edwards PJ, Roberts I, Clarke MJ, DiGuiseppi C, Wentz R, Kwan I, et al. Methods to increase response to postal and electronic questionnaires. Cochrane Database Syst Rev 2009; 3:MR000008.
8. Shapiro S, Venet W, Strax P, Venet L, Roeser R. Ten- to fourteen- year effect of screening on breast cancer mortality. J Natl Cancer Inst 1982; 69:349–355.
9. Multiple Risk Factor Intervention Trial Research Group. Multiple risk factor intervention trial: risk factor changes and mortality results. JAMA 1982; 248:1465–1477.
10. Schroder FH, Roobol MJ. ERSPC and PLCO prostate cancer screening studies: what are the differences? Eur Urol 2010; 58:48–52.
11. Cuzick J, Thorat MA, Andriole G, Brawley OW, Brown PH, Culig Z, et al. Prevention and early detection of prostate cancer. Lancet Oncol 2014; 15:e484–e492.
12. Tunis SR, Stryer DB, Clancy CM. Practical clinical trials: increasing the value of clinical research for decision making in clinical and health policy. JAMA 2003; 290:1624–1632.
13. MRC (Medical Research Council) Vitamin Study Group. Prevention of neural tube defects: results of the Medical Research Council Vitamin Study. Lancet 1991; 338:131–137.
14. Schulz KF, Altman DG, Moher D. CONSORT 2010 Statement: updated guidelines for reporting parallel group randomised trials. BMJ 2010; 340:c332.
15. Moher D, Jones A, Lepage L. Use of the CONSORT statement and quality of reports of randomized trials: a comparative before-and-after evaluation. JAMA 2001; 285:1992–1995.
16. Elliott TR. Registering randomized clinical trials and the case for CONSORT. Exp Clin Psychopharmacol 2007; 15:511–518.
17. Seaton ED, Charakida A, Mouser PE, Grace I, Clement RM, Chu AC. Pulsed-dye laser treatment for inflammatory acne vulgaris: randomised controlled trial. Lancet 2003; 362:1347–1352.
18. Tucker JS, Hall MH, Howie PW, Reid ME, Barbour RS, Florey CD, et al. Should obstetricians see women with normal pregnancies? A multicentre randomised controlled trial of routine antenatal care by general practitioners and midwives compared with shared care led by obstetricians. BMJ 1996; 312:554–559.
19. Baird PA, Yee IML, Sadovnick AD. Population-based study of long-term outcomes after amniocentesis. Lancet 1994; 344:1134–1136.
20. Vessey M, Yeates D. Oral contraceptive use and cancer: final report from the Oxford-Family Planning Association contraceptive study. Contraception 2013; 88:678–683.
21. Vessey MP, Lawless M, McPherson K, Yeates D. Neoplasia of the cervix uteri and contraception: a possible adverse effect of the pill. Lancet 1983; 322:930–934.
22. Hannaford PC, Iversen L, Macfarlane TV, Elliott AM, Angus V, Lee AJ. Mortality among contraceptive pill users: cohort evidence from Royal College of General Practitioners' Oral Contraception Study. BMJ 2010; 340:c927.
23. Hannaford PC, Selvaraj S, Elliott AM, Angus V, Iversen L, Lee AJ. Cancer risk among users of oral contraceptives: cohort data from the Royal College of General Practitioner's oral contraception study. BMJ 2007; 335:651.

24. Johansen C, Boice JD, Jr, McLaughlin JK, Olsen JH. Cellular telephones and cancer—a nationwide cohort study in Denmark. J Natl Cancer Inst 2001; 93:203–207.
25. Frei P, Poulsen AH, Johansen C, Olsen JH, Steding-Jessen M, Schuz J. Use of mobile phones and risk of brain tumours: update of Danish cohort study. BMJ 2011; 343:d6387.
26. Daly E, Vessey MP, Hawkins MM, Carson JL, Gough P, Marsh S. Risk of venous thromboembolism in users of hormone replacement therapy. Lancet 1996; 348:977–980.
27. Muscat JE, Malkin MG, Thompson S, Shore R, Stellman S, McRee D, et al. Handheld cellular telephone use and risk of brain cancer. JAMA 2000; 284:3001–3007.
28. Paul C, Skegg DCG, Spears GFS, Kaldor JM.

제6장

관찰에서 오차와 바이어스

Error and bias in observations

수학은 어떤 굵기의 재료도 갈 수 있는 정교하게 잘 만들어진 맷돌에 비유할 수 있다. 그러나 그럼에도 불구하고 당신이 얻는 것은 당신이 무엇을 맷돌에 넣었는가에 달려 있다. 세계에서 가장 좋은 맷돌이라도 완두콩에서 밀가루를 추출하지 못하듯이, 수 페이지에 달하는 수학공식이라도 허접한 데이터에서는 명확한 결과를 얻지 못할 것이다.

— T.H. Huxley: Geological Reform; 1869

서론

이 단원은 두 부분으로 나뉜다. 먼저 관찰에서 오류(부정확성)를 식별하고 최소화하는 일반적인 원칙에 대해 논의하고, 두 번째 부분에서는 이러한 오류의 크기를 어떻게 측정하고 어떻게 보정할 것인지의 방법을 살펴볼 것이다.[1]

제1부 오차(error)와 바이어스의 원인(source)

인과관계 평가

이전 장에서 우리는 연구대상자를 노출 또는 중재에 따라 정의하고 결과변수를 측정하는 코호트 연구와 임상시험에 대해서 살펴보았다. 환자-대조군 연구에서는 결과에 따라 연구대상자가 선택되고 그들의 노출을 평가한다. 이 두 가지 유형의 연구 모두 다른 관

1 역자 주) 본문의 error는 두 가지로 사용되고 있는데 윗부분의 부정확성(inaccuracies)를 표현할 때는 오류로 번역하고 통계적인 오차(statistical error)를 표현할 때는 '통계오차'로 번역하였음. 일반적인 경우 error를 오차로 번역하였음

련 요소를 평가할 것이다. 연구대상자를 선정하는 방식은 연구설계를 결정하고, 검정하고자 하는 가설에 영향을 미치며, 외적 타당도를 결정한다. 예를 들어, 류마티스 관절염 치료에 대한 연구는 특정 형태의 류마티스 관절염이 있는 특정 연령의 환자에게만 관련이 있을 수 있다.

자신이 작성하거나 다른 사람이 작성한 논문을 평가하는 단계에서 우리는 연구에 포함된 주제와 연구에 사용된 연구설계가 무엇인지 파악한다. 그런 다음 이 핵심적인 질문을 할 수 있다: 특정 연구의 범위 내에서 연구결과가 노출변수와 결과변수 사이의 인과관계를 뒷받침하는가?

연구 내에서 연관성을 보인다면, **관찰바이어스**, **교란**, **우연** 또는 **인과관계**의 네 가지 메커니즘 중 하나 (또는 그 이상) 이어야 한다. 이번 장에서는 관찰바이어스와 관찰 오류를 다룰 것이다. 관찰바이어스는 연구에서 종속 변수의 측정, 즉 코호트 설계 연구의 에서는 결과변수와, 환자-대조군 설계 연구에서는 노출변수와 가장 관련이 있다.

측정 요소

중요한 문제는 평가되는 요인(결과변수 또는 노출변수)의 **실제 값**과 연구에서 해당 요인을 나타내는 변수 값 사이의 관계이다.

류마티스 관절염 치료 연구에서 적절한 결과변수는 손상을 받은 관절의 기능 개선일 것이다. 이 개선 사항을 가장 잘 평가할 수 있는 방법은 연구설계의 중요한 문제이다. 가능한 방법으로는 엑스레이 사진, 악력과 같은 생리적 측정, 기능 장애 정도에 대한 설문 평가 등이 있다. 전문 지식이 필요하며 측정치들의 수용가능성, 재현성 및 관련성(relevance)에 주의를 기울여야 한다. 연구에서 측정된 변수는 종종 인과 가설에 정의된 생물학적 요인이나 사건(event)에서 상당히 동떨어져 있다.

높은 비타민 C 섭취가 심장 질환을 예방하는지 여부를 평가하는 환자-대조군 연구를 생각해 보자. 인과 가설은 심장 질환의 발생이 임상 진단 이전의 오랜 기간에 걸친 비타민 C 섭취와 관련이 있다는 것이다. 후향적 연구에서 이 요인을 측정하는 변수는 최근 특정 기간 동안의 식단에 관한 설문 응답으로 공식을 통해 그 당시의 비타민 C 섭취량 추정치로 변환한 것이다. 연구에서 '노출'로 표현되는 변수는 가설에서 사용된 생물학적 '노출'과 상당히 다르다.

최근 위암을 진단받은 환자군과 대조군의 환자-대조군 연구에서 H. pylori 감염을 평가하는 가장 쉬운 방법은 연구 당시 박테리아의 존재에 대한 임상 검사결과를 이용하는 것이다. 이러한 연구가 많이 수행되었으며 일반적으로 약 2-4에 해당하는 상대위험도의 연관성을 보여주었다. 하지만 과거에 H. pylori에 노출된 경우에라도 현재까지 검사 소견이 지속되지 않을 수 있기 때문에, 이 검사결과는 과거 노출에 대한 부정확한 추정치일 가능성이 크다. 전체 환자들 중에 특정한 면역학적 특성을 보이는 환자들은 균을 이미 위 점막에서 제거하였을 가능성이 높아 음성인 검사소견을 보일 확률이 훨씬 높다. 이런 노출의 오분류는 면역학적 특성상 균이 계속 유지될 것으로 생각되는 대상들만을 연구하면 최소화할 수 있다. 이런 방법을 한 연구에서, 관찰된 오즈비가 모든 환자를 대상으로 했을 때는 3.7이었으나, 위음성 검사의 확률이 낮은 환자를 대상으로 했을 때 18.3으로 상승했다[1].

오차의 원인

여러 가지 영향으로 인해 측정하고자 하는 요인의 실제 값과 이를 나타내기 위해 선택한 변수의 기록된 값(recorded value) 사이에 차이가 발생할 수 있다. 이는 그림 6.1에 나와 있다. 실제 값이 개별 연구대상자의 관련 시간에 대한 일반적인(usual) 값이라고 가정하면 사용된 측정값에는 실제 무작위 변동을 포함한 연구대상자 내 변동과 24시간 주기 또는 계절 변동과 같은 생물학적 변동이 있을 수 있다. 모든 측정 방법에는 질문, 임상 검사 또는 생화학적 검사와 같이 사용된 방법(도구)에 따라 약간의 오류가 있으며, 검사를 수행하고 자료를 입력하는 사람과 관련된 오류도 있다.

데이터는 입력되어야 하고, 종종 원시 데이터는 고려중인 요소를 나타내는 최종 변수를 제공하기 위해 어떤 방식으로든 변환된다. 오차를 최소화하기 위해 측정과 기록 방법은 정확성, 신뢰성 및 실용성이 있어야 하며 연구 수행은 신중한 계획과 모니터링이 필요하다. 세부 사항은 각 주제에 따라 다르며 매우 복잡할 수 있다. 식습관, 전자기장 또는 사회적 박탈과 같은 노출변수와 심장 기능, 정신 상태 또는 건강 개선과 같은 결과변수에 대한 정확한 평가는 모두 그 자체로 주요 주제이다. 측정 오차는 **무작위(random)**일 수 있는데 이는 점점 더 많은 측정이 이루어지면 평균값이 실제 평균에 가까워지는 것을 의미한다. 사격의 표적이나 다트판에 넓게 흩여져 있는 점들이 중앙에 모여 있는 모양으로 설명할 수 있다. 측정오차가 **체계적(systematic)**인 경우도 있는데, 더 많은 측정이 이루어지더라도 오차를 제거할 수 없으므로 오류는 체계적이 된다. 측정값이 실제 값보다 항상 높게 되는 경우가 한 예이다: 사격의 표적이나 다트판에서 점들이 중앙으로 모이지 않게 된다.

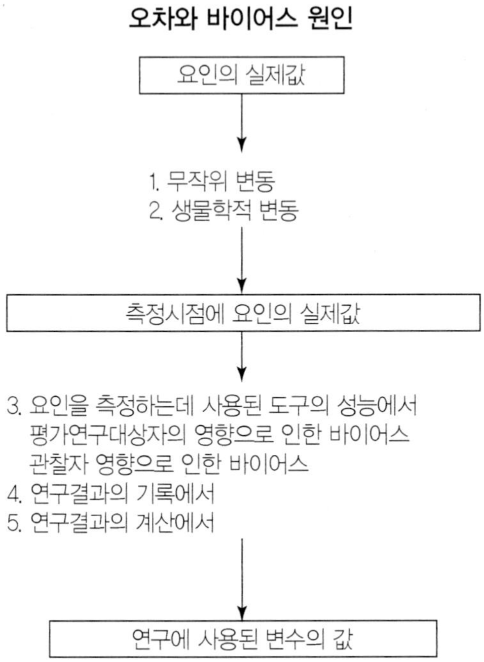

그림 6.1 변수가 측정하고자 하는 요인의 실제값과 비교하여 변수로 관찰된 값의 오차와 바이어스 원인

오차 또는 바이어스: 비차별적(non-differential) 및 차별적(differential) 오분류(misclassification)

그러나 비교 연구에서 중요한 문제는 무작위 오차 또는 체계적 오차가 비교 대상 그룹 간에 다른지 여부이다. 노출과 결과로 정의된 연구대상자 집단을 비교하는 연구에서 이러한 오차가 오분류를 일으킨다면 오차에 대한 평가는 중요하다. 이전에 언급한 설문지를 사용하여 비타민 C 섭취량을 평가하고[2] 심장 질환에 대한 환자-대조군 연구를 생각해보자. 실제 노출된 일부 대상자는(비타민 C 섭취량이 정확하게 측정된 경우 노출된 것으로 구분되어야 하는 대상자) 부정확한 측정도구로 인해 비노출군으로 분류될 수 있을 것이다. 그리고 실제 노출되지 않았던 일부 대상자는 노출된 것으로 보고될 수 있을 것이다.

2 역자 주) 특정 값 미만으로 섭취한 군을 노출군이라고 정의함. 비타민 C 섭취의 경우 권장량 미만으로 섭취할 경우 건강에 문제가 됨

중요한 문제는 이 오분류가 환자군과 대조군에서 동일한 정도로 발생하면서 **비차별적 오분류(non-differential misclassification)**를 일으켰는지, 아니면 환자군에서 더 많이 (또는 더 적게) 발생하여 **차별적 오분류(differential misclassification)**를 일으켰는지 이다. 이 두 상황은 매우 다른 결과를 가져오며 차별적 오류는 처리하기가 더 어렵다. 비차별적 오분류는 통계오차로, 차별적 오분류는 바이어스로 간주할 수 있다.

따라서 비교 연구의 핵심 원칙은 **연구대상자들이 속한 그룹에 관계없이 모든 연구대상자에게 동일한 방법과 동일한 관리를 적용해야 한다**는 것이다. 이렇게 하면 어느 정도의 오차가 존재한다는 것을 인정하지만 비교 대상 그룹 간에 체계적인 차이가 발생할 가능성이 거의 없다는 결론을 내릴 수 있으므로 오차는 **비차별적**이다.

유방암 환자군과 대조군에게 체중을 평가하는 연구를 생각해보자. 면담을 통해 연구대상자 전체 여성들에게 단순히 체중을 물어보고 자료를 수집할 수 있다. 의무기록에서 얻은 체중 정보가 더 정확할 수 있지만, 환자군과 대조군에 대해 동일한 방식으로 측정되었기 때문에 전체대상자를 면담으로 얻은 정보가 더 유용하다. 대조군의 체중은 면담을 통해 확인하고 환자군의 체중은 의무기록 자료를 사용한다면 차별적 오분류가 발생할 수 있다.

비차별적 오분류와 그 영향

비차별적이더라도 오분류는 물론 중요하다. 오차가 클수록 연구 체계에 '잡음'이 많아지고, 비교되는 집단 간의 실제 차이를 감지하는 것이 더 어려워진다. 극단적인 상황에서, 사용된 측정치가 너무 부정확하여 평가되는 요인의 실제 값과 아무런 관계가 없다면, 집단 간에 아주 큰 차이가 있다고 하여도 그것을 감지할 수 없을 것이다. 따라서, 물리치료가 실제로 관절 기능 개선에 도움이 된다면, 관절 기능을 평가하는 합리적으로 정확한 방법을 사용하였을 경우 이러한 개선을 보여주지만, 매우 부정확한 방법은 치료를 받은 환자군과 치료하지 않은 대조군 간에 차이가 없을 것이다.

비차별적 오차의 효과는 관찰된 연관성을 실제 상황보다 귀무값(null)에 더 가깝게 만드는 것이다. 따라서 연구가 강한 연관성을 보인다면 이 연관성은 측정의 오차로 인해 나타날 수 없을 것이다. 반면에 연관성이 없거나 약한 연관성을 보이는 연구일 경우, 관찰 오류는 실제로는 더 강한 연관성을 가지고 있는 것을 연관성이 없게 보이는 것으로 가장할 수 있다. 이러한 논리는 이분형 결과 변수나 노출 변수일 때 적용할 수 있고 변수의 범주가 여러 개일 경우에는 그 영향이 더 복잡해진다.

질병의 원인에 대한 연구는 종종 상대위험도가 작은 약한 연관성만을 보이는 경우가 있다. 이것은 측정된 노출 변수가 관련된 실제 생물학적 요인에 대한 부정확한 추정일 경우 발생할 수 있다. 관찰된 값이 실제 생물학적 값에 더 근접한 추정치인 경우, 비교위험도가 더 높을 것이다. 특정 유형의 나무 먼지를 흡입하면 코와 비강에 암이 발생한다. 목재를 사용하는 산업 근로자는 일반 근로자에 비해 상대위험도가 약 2–3배 정도 증가함을 알 수 있다. 목재를 사용하는 먼지가 많은 공정에 고용된 근로자들은 일반 근로자와 비교하면 상대위험도가 훨씬 더 높아 아마도 10 이상 정도일 것이다. 반면에 특정 유형의 목재에 오랜 기간 동안 노출된 근로자는 상대위험도가 100 이상일 수 있다. 따라서 프랑스의 한 연구에서 활엽수(hardwood)에 35년 이상 노출된 근로자의 경우 상대위험도가 303이었던 반면 침엽수(softwood)는 위험이 증가하지 않는 것으로 나타났다[2]. 생물학적 인과 요인에 가까울수록 상대위험도는 더 높아진다.

차별적 오분류: 관찰바이어스

차별적 오분류(differential misclassification)는 연구 중인 대상군 중 하나에서 다른 군과 크기 또는 방향이 다른 오분류이다. 이것은 (비차별적) 오차와 대조적으로 **관찰바이어스(observation bias)**라고 할 수 있다. 관찰바이어스는 연구결과에 어떤 방향으로든 영향을 미칠 수 있기 때문에 훨씬 더 심각한 문제이다. 가장 중요한 것은 비교 대상 그룹 간에 실제로는 차이가 없는데 연관성이 있는 것처럼 나타날 수 있다는 것이다. 따라서 연구에서 연관성이 있는 경우 그 연관성은 관찰바이어스 때문에 나타났을 가능성이 있다. 인과관계를 포함하여 도출된 결과에 대해 다른 설명을 고려하기 전에 반드시 검토해 보거나 배제해야 할 첫 번째 문제이다.

차별적 오분류의 예

관절염의 가족력

류마티스 관절염이 가족력과 관련이 있는지를 평가하기 위한 연구에서 질병이 있는 환자(환자군)에게, 부모에게 관절염이 있었는지 여부를 물어보았고 질병이 없는 대조군과 비교하였다[3]. 결과는 대조군에 비해 류마티스 관절염 환자군에서 부모가 관절염이 있었다고 보고한 빈도가 훨씬 더 높았고 상대위험도가 높은 것으로 나타났다(표 6.1). 두 번째 비교에서는 이전과 다른 집단의 류마티스 관절염 환자에게 부모의 관절염에 대해 질문하였고, 독립적으로 이 류마티스 관절염 환자의 병이 없는 형제자매에게 동일한 질문을 하였다. 물론 같은 부모를 대상으로 하는 질문이었으므로 대답이 같아야 했겠지만, 관절염이 없는 형제자매보다 류마티스 관절염 환자가 보고한 부모의 관절염의 빈도가 더 높았다(표 6.1). 이 결과는 명백히 관찰바이어스에 의한 것으로 질병에 걸린 사람들은 동일한 질병을 가진 가족 구성원을 더 잘 알고 있었다.

표 6.1 회상바이어스(recall bias) 예. 류마티스 관절염(RA) 환자와 류마티스 관절염을 앓고 있지 않은 대조군에게 부모에게 관절염이 있는지 여부에 대한 이들의 답변을 비교한 환자-대조군 연구 결과(A). 연구 A는 부모의 RA 병력과 관절염 사이에 강한 연관성을 보여줌. 연구 B는 동일한 부모에 대해 관절염이 없는 RA 환자의 형제자매의 응답을 비교한 결과로 관련성은 있으나 보고의 변이(variation)에 영향을 받고 있음. 연구 B의 결과에 대한 지식은 연구 A의 결과 해석에 영향을 주게 된다[3].

	관절염 환자	대조군	오즈비
(A) 부모의 관절염 환자 여부			
둘다 아님	3	111	1.0 (기준군)
둘 중 한명	10	74	5.0
두 명 모두	6	16	13.9
	19	201	
(B) 부모의 관절염 환자 여부			
둘다 아님	11	20	1.0 (기준군)
둘 중 한명	23	17	2.5
두 명 모두	6	3	3.6
	40	40	

출처: data from Schull WJ and Cobb S, 'The intrafamilial transmission of rheumatoid arthritis–III. The lack of support for a genetic hypothesis/ Journal of Chronic Disease, Volume 22, Issue 4, pp. 217–222, © 1969 Published by Elsevier Inc [3]

선천적 기형의 가족력

가족력 연구에서 중추신경계 기형이 있는 아기의 엄마들에게 자신이나 배우자의 가족 중에 비슷한 질환을 가진 아기가 있는지 질문하였다(표 6.2). 결과는 부계 친척보다 모계에게서 더 많이 발생하는 것으로 나타났다. 이러한 관찰은 복잡한 성연관유전(sex-linked inheritance)의 가설로 이어졌다. 그러나 대조군 어머니(정상 아기의 어머니)에게 같은 질문을 했을 때(표 6.2) 아버지 가족보다 그들 가족에서 더 많은 기형을 보고했는데, 이는 바이어스된 보고 때문이다. 실제로 상대위험도는 동일했다[4]. 바이어스는 일반적으로 배우자의 가족보다 자기 가족의 출생에 대해 더 많이 알고 있는 어머니에 의해 생겨났다. 이러한 예는 정보가 바이어스된 경우 연관성이 강하게 보일 수 있다는 것을 보여준다. 바이어스된 데이터에 통계적 검정을 적용하는 것은 의미가 없다. 연관성이 통계적으로 유의하다는 사실이 관찰바이어스에 대한 면죄부가 될 수는 없다.

표 6.2 유전 연구에서 회상바이어스. 표 A는 중추신경계 기형(CNSM)이 있는 547명 환자의 사촌이 보고한 CNS 결함의 빈도. 부계 친척에 비해 모계 친척에서 중추신경계 기형의 더 높은 빈도를 보여주고 있음(비교위험도 = 2.4). 그러나 표 B는 중추신경계 기형이 없는 대조군의 사촌이 보고한 CNS 결함 빈도. 유사한 모계 친척과 부계 친척의 차이를 보여주고 있음(비교위험도 = 2.4) [4].

	전체	중추신경계기형	% 발생
(A) 환자군의 사촌			
모계 형제자매 자녀	2327	26	1.12
부계 형제자매 자녀	2627	12	0.46
(B) 대조군의 사촌			
모계 형제자매 자녀	1231	9	0.73
부계 형제자매 자녀	1333	4	0.30

출처: Carter CO et al. *A family study of major central nervous system malformations in South Wales/ Journal of Medical Genetics, Volume 5, Issue 2, p. 81–106. © 1968 [4].

임상시험 결과

미국 펜실베니아 주 피츠버그에서 소아 중이염 치료에 있어 항생제와 위약을 비교한 무작위배정 임상시험의 결과 측정 문제로 인해 '캔테킨 사건(Cantekin affair)' 이라는 큰 갈등이 발생하였다. 이 연구의 첫 보고는 *New England Journal of Medicine*에 실렸는데, 항생제 치료 집단에서 임상적인 관해의 빈도가 대조군에 비교하여 약 두 배의 효과를 보였으며 이때 효과는 임상적 관찰을 바탕으로 이루어졌다[5]. 하지만 연구에 참여한 다른 연구자들은 귀 검사가 관찰바이어스의 위험성이 있다고 보았고, 고실(tympano-metric) 측정치를 기반으로 한 결과에서는 이점이 보이지 않는다는 다른 분석을 제출하였다[6]. 그들은 각 귀에 대한 임상검사 결과가 독립적으로 수행되지 않았으며 보다 객관적인 측정치와는 달랐다고 결론지었다. 실제로 그 차이는 보다 더 정량적이었다: 즉, 임상 검사는 더 큰 효과를 보인 반면 고실 측정을 기반으로 한 결과도 이득이 보이기는 하였으나 그 차이가 임상검사의 결과에 비교하여 더 작았고, 통계적으로 유의하지 않았다. 양측의 연구자들 모두 보다 더 궁극적인 결과변수인 청력검사를 적용하면 이득이 없었다는 점에는 동의하였다. 일부 임상 연구자들이 제약회사에서 자금을 제공받았다는 주장이 있었다. 이런 주장으로 인해 몇 건의 조사가 있었고, 양쪽 집단이 비판을 받았으며, 학술지의 동료검토 및 출판 과정에 대한 문제가 제기되기도 하였다[7,8].

바이어스를 최소화하는 방법

바이어스의 가장 중요한 원천은 평가 방법에 대한 연구대상자의 응답에 있어서의 변이와, 관찰자 반응의 변이이다(그림 6.1). 바이어스를 피하는 주요 원칙은 연구에 관련된 모든 연구대상자에 대해 동일한 상황에서 동일한 관찰자가 동일한 방법을 사용하고 가능한 한 이중눈가림 또는 단일눈가림을 사용하도록 하는 것이다.

노출변수와 결과변수의 정의

결과변수 혹은 노출변수 측정은 가설과 관련이 있을 뿐만 아니라 객관적이고 재현 가능한 것으로 선택해야 한다. 즉, 검사 방법의 변화에 거의 영향을 받지 않아야 한다. 우리는 양방향의 실수를 경계해야 한다: 측정하기가 극히 어렵고 매우 주관적인 해석이 가능한 변수는 가치가 없을 수 있으므로 경계해야 하고, 검증하고자 하는 가설과 직접 관련이 없고, 심지어 가설을 왜곡하거나 변경하게 되는 결과를 초래할 수 있음에도 쉽게 측정할 수 있다는 이유로 결과변수로 선택하는 것도 경계해야 한다.

예를 들어, 건강 교육 프로그램이 연구대상자의 식습관(행동)을 변화시키는지 알고 싶어 할 수 있지만 이는 측정하기가 매우 어렵기 때문에 연구대상자의 식습관 지식에 대해, 또는 그것을 바꾸는 것에 대한 그들의 의견(태도)을 묻는 간단한 방법을 선택할 수도 있다. 이렇게 되면 우리 연구에서 검증하고자 하는 가설이 이제 변경되었다. 연구는 여전히 가치가 있을 수 있지만 좋은 근거가 없는 한 지식이나 태도의 개선이 행동의 변화를 초래할 것이라고 가정해서는 안 된다. 이것은 '대체 게임(substitution game)'으로 불리는 것으로[9], 천식에 대한 새로운 약물이 입원 감소 또는 사망 감소와 같은 주요 개선을 가져오는지 알고 싶지만 사망 감소 대신에 호흡 능력의 개선과 같은 쉽고 단기적인 결과만 측정하는 것을 의미한다.

중재 연구: 이중눈가림과 단일눈가림법 및 그 이상 눈가림

이중눈가림 연구

측정에서 바이어스를 피하고자 할 때 가장 좋은 방법은 연구대상자와 관찰자가 연구대상자가 속한 군을 알지 못하도록 하여 연구가 **이중눈가림(double blind)**이 되도록 하는 것이다. 이것은 전향적 중재 시험에서 가장 쉽게 수행할 수 있다. 따라서 류마티스 관절염의 증상 완화에 대한 신약의 효과를 평가하기 위해 신약과 모양 및 맛이 동일한 위약을 만들 수 있으며, 연구는 연구대상자와 결과 평가자 모두 어떤 연구대상자가 활성 약물을 복용 중인지 또는 위약을 복용 중인지 알지 못하도록 하는 것이다. 이러한 연구설계는 연구대상자와 관찰자 바이어스의 가장 중요한 원천을 피하게 할 것이다. 이중눈가림이 유지되도록 하고 행정상의 실수나 활성약이 가지고 있는 어떤 특징이나 부작용이 드러남으로써 눈가림이 깨지지 않도록 주의해야 한다. 5장[10]에 기술된 여드름 치료 임상시험에서 레이저 치료 과정은 불투명한 눈 보호구를 착용한 상태로 환자 얼굴 위로 레이저 기구를 움직이는 것이 포함되어 있었다. 대조군의 경우 환자 맹검을 위해 기구를 연결하지는 않았지만 동일한 과정으로 진행하였다. 관찰자 눈가림(observer-blindness)을 위해 치료 결과는 눈가림된 평가자가 병변의 수를 세고 분류하는 표준화된 검사에 의해 평가되었다. 어떤 치료를 받는지 일반적으로 알아챌 수 없다고 명시되어 있었으나 환자 2명이 불편함을 호소하였고 그들이 활성 치료를 받고 있다는 것을 알았을 수도 있었으므로 맹검이 보장될 수 없었다.

단일눈가림 연구

다른 많은 전향적 연구설계에서는 이중눈가림이 불가능하다. 예를 들어 관상동맥질환에 대해 수술적 치료와 내과적 약물치료를 비교한다면 이중눈가림은 불가능하다. 이 경우에 관찰자(결과평가자)가 연구대상자에게 주어진 치료를 알지 못하는 **단일눈가림(single blind)** 평가는 가능할 수 있다. 환자를 치료하는 의사는 환자가 어떤 치료를 받는지에 대해 알고 있지만 결과 평가는 심전도, 엑스레이 등을 기반으로 하거나 관찰자 바이어스가 전혀 문제가 될 수 없는 사망률의 측정 등, 독립적인 평가자가 확인할 수 있는 항목으로 선택할 수 있다. 2장에서 설명한 1948년 결핵 임상시험에서 엑스레이 필름을 판독하는 사람들은 환자가 받은 치료를 모르고 있었다[11].

눈가림 평가가 없는 무작위배정 임상시험의 예

5장에서 전문의와 일반의가 주도하는 산전 치료를 비교하는 무작위배정 임상시험이 설명된 바 있다[12]. 이 임상시험에는 단일눈가림이나 이중눈가림을 할 수 없었기 때문에 잠재적인 관찰바이어스가 있었다. 이 연구에서 대부분의 임상 결과 정보는 일상적인 임상 기록을 기반으로 하였으므로 두 군에서 기록의 타당도가 다를 수 있다. 예를 들어, 일반의 치료군에서 더 적은 수의 여성이 고혈압, 단백뇨 또는 전자간증이 있는 것으로 기록되었다. 이것은, 무작위배정을 했음에도 불구하고 실제 차이가 난 것일 수도 있고, 상대적으로 과소 진단되거나 과소 기록됨을 나타낼 수도 있다. 출산하기 위하여 입원한 시점에 확인하였던 이전에 진단되지 않은 고혈압이 있었던 산모의 숫자가 두 집단에서 비슷했으므로 이 바이어스가 없을 가능성도 보여 주었다. 연구결과의 중요한 부분은 만족도에 대한 자가보고이었다. 물론 여성들이 본인이 경험한 돌봄 체계만 알고 있기 때문에 이 자가보고 결과는 바이어스될 수도 있다. 한 가지 중요하게 고려할 측면은 이 설문지에 대한 응답률이 상당히 좋았고(78%) 두 집단의 응답률이 거의 같았다는 점이다.

삼중눈가림 연구

'삼중눈가림'이라는 용어는[3] 연구결과를 분석한 책임을 맡은 연구자가 연구대상자들이 어느 집단에 할당되었는지에 대하여 모르는 상태에서 분석을 수행하는 경우를 의미하며, 이것은 쉽고도 바람직한 방법이다. 특히 중간 분석(interim analysis)단계에서 중요한데, 이 분석결과에 따라 연구과정을 수정하고 심지어 조기에 종료할 수 있기 때문이다. 사망률이 결과변수인 가나 국가의 여성을 대상으로 비타민 A 보충제와 위약을 비교하는 군집무작위배정 임상시험연구에서 여성 참가자, 연구를 진행하는 현장 연구자, 사망을 확인하고 분류하는 의사, 통계학자 및 기타 모니터링 위원회 모두 치료 할당군을 알지 못했다[13].

더 혼란스럽게 느낄 수 있지만, 연구대상자 모집과 치료군 할당을 관리하는 연구자와 치료결과를 평가하는 연구자도 분리하여 각각에게 맹검을 적용하기도 하는데, 이렇게 되면 연구대상자 맹검과 자료 분석가 맹검에 더하여 '사중눈가림'연구가 되는데 이 방법의 한 예가 심장 수술후 신장 기능이상 예방에 관한 임상시험연구이다[14]. 중요하게 다룰 문제는 아니지만, 어떤 이들은 더 높은 수준의 눈가림을 하게 되면 자료 분석 후에도 결과가 의미하는 바를 아무도 모르게 될 것이라고 언급하기도 하였다.

---

3 역자 주) 이중눈가림에 더하여

관찰 코호트 연구: 결과 평가의 바이어스

코호트 연구에서 연구대상자는 노출에 따라 선택되며 바이어스에 관한 문제는 주로 결과 변수에 적용된다. 관찰 코호트 연구에서 연구대상자는 일반적으로 자신의 노출에 대해 알고 있고 설문지에 대한 연구대상자의 응답이나 의무기록 확인을 통해 결과를 평가할 수 있다. 이러한 상황에서는 단일눈가림이나 이중눈가림으로 결과 평가가 불가능할 수 있다. 노출군과 대조군을 정기 검진 빈도나 결과 보고의 빈도, 누가 보고를 하는지, 그리고 관찰의 완성도나 일관성으로 비교해보는 것이 유용할 수 있다. 이러한 절차 측정에서 두 군의 결과가 유사하다면 두 군의 결과를 비교하는 것이 가능하다는 것을 뒷받침한다. 또 다른 유용한 전략은 비교되는 두 집단 간에 인과 가설과 무관한 결과가 유사하다는 것을 보여 줌으로써 결과의 정확성(specifiity)을 평가해 보는 것이다.

예: 바이어스된 결과의 평가

매우 중요한 문제 중의 하나는 노출이 결과 평가에 영향을 미칠 것인지 여부이다. 대규모 보험청구 자료에서 전문 음악가와 다른 근로자를 비교한 후향적 코호트 연구에서 음악가는 청력 손실 위험이 더 높은 것으로 나타났다. 그러나 음악가는 청력 손실에 대해 불편함을 더 호소하거나, 보상 문제 등으로 청력 손실을 측정할 가능성이 더 높기 때문에 바이어스 되었을 수 있다[15,16]. 음악가와 다른 직업군을 대상으로 동일한 방법으로 측정하여 객관적으로 수행한 연구가 더 설득력이 있을 것이다. 외상 후 스트레스 장애 연구(post-traumatic stress disorder)와 같이 법적 문제가 관련될 수 있는 결과 변수 측정도 어려울 수 있다.

추가 예

5장에서 설명한 경구 피임약 사용에 대한 두 가지의 코호트 연구가 있다[17,18]. 이 두 연구에서 모두 결과변수는 정기적인 의무기록이나 임상기록을 기반으로 하였다. 이 결과는 대상자가 어떠한 경구 피임약을 복용했는지를 알게 되었을 경우, 결과를 측정할 때 직접적인 바이어스를 초래할 수 있었을 것이다. 가령 특정한 형태의 피임 방법을 쓰는 여성에 대하여 의무기록을 조사할 때에 특정 질환에 대하여 더 자세히 조사하는 경우이다. 또한 간접적인 바이어스가 있었을 수 있는데, 경구 피임약을 복용하는 여성은 다른 여성들에 비하여 병원이나 의원을 자주 갔을 수도 있고, 덜 갔을 수도 있다. 예를 들어,

Royal College of General Practitioner의 연구에서, 모든 진단의 18%는 경구 피임약의 처방 날짜에 기록이 되어 있었는데, 이것은 환자들이 약을 받기 위해서 방문을 해야 했기 때문에 의사가 불편 사항을 알게 되었을 수 있다는 것을 의미하였다[17]. 평가 방법이 보다 객관적인 경우, 관찰바이어스가 발생할 가능성이 줄어들 것이다. Family Planning Association 연구에서 경구 피임약 사용과 정맥 색전증 사이의 연관성은 진단에 대한 근거가 더 객관적일 때 더 강력하여[19], 바이어스로 인한 연관성일 확률이 낮다고 볼 수 있었다. 이 연구에서 사용된 질병 이환 정보는 전원 정보(hospital referral)로 제한하였는데 이는 부분적으로 관찰바이어스의 문제를 피하기 위해서였다.

환자–대조군 연구: 노출평가 시 회상바이어스

환자–대조군 연구에서 주요 바이어스의 문제는 과거 노출의 측정에 적용된다. 대부분의 환자–대조군 연구에서 정보는 환자군과 대조군의 면담을 통해 수집한다. 핵심적 문제는 회상바이어스 (또는 응답 바이어스)이며 질병을 진단받은 환자군과 그렇지 않은 대조군 간의 질문에 대한 서로 다른 반응이다. 좋은 연구설계는 잘 디자인된 표준화된 면담, 잘 훈련된 면담자의 일관된 접근, 면담을 위한 지지적이고 비판단적인 분위기를 보증하는 것이다. 그러나 연구대상자가 의식하지 않더라도 과거의 사건을 보고하는 능력이나 의지의 차이는 생길 수 있다. 연구가 민감한 문제와 관련된 경우 회상바이어스는 두드러질 수 있다.

회상바이어스(recall bias) 예

16개국에서 시행한 53개의 연구에 포함된 83,000명의 유방암 환자의 자료를 모아서 메타분석(9장에서 설명할 방법)을 시행하여, 이전의 자연 유산 및 인공 유산(previous spontaneous and induced abortion)과 유방암의 관계를 연구했다[20](표 6.3). 여기에는 유방암이 발생하기 전에 기록된 유산에 대한 정보를 연계하는 방법을 사용한 코호트 연구와 환자–대조군 연구가 포함되었다. 이러한 연구는 유산에 대한 자료에 무작위 오차가 있을 수 있지만 차별적 바이어스는 배제할 수 있다. 유방암 진단 후 유산에 관한 정보를 수집한 후향적 인터뷰를 사용한 환자–대조군 연구도 있었는데 이러한 연구들은 바이어스나 무작위 오차가 발생할 가능성이 있다. 자연 유산의 경우 두 유형의 연구 모두 유방암과 연관성이 없었다. 인공 유산의 경우, 유방암 발생 이전에 기록된 유산에 대한 정보를 이용한 코호트 연구나 환자-대조군 연구에서 모두 위험성 증가가 나타나지 않았다. 그러나 후향적 인터뷰를 사용한 환자-대조군 연구에서는 인공 유산과 적지만 통계적으로 유의한 연관성을 보였다. 이것은 다른 연구에서는 연관성이 없었다는 점을 봐서 회상바이어스로 인한 것이다. 유방암이 진단된 환자들은 대조군 여성들에 비해 인공 유산을 더 적극적으로 기억하고 보고했을 것이다[20].

표 6.3 회상바이어스의 영향. 유방암과 자연 유산 및 인공 유산의 연구결과에 대한 메타분석 결과[20].

유산 데이터 기록 시기	연구 수*	유방암과의 오즈비	
		자연 유산	인공 유산
유방암 진단 전	12/13	0.98	0.93
유방암 진단 후	40/39	0.98	1.11

*자연유산/인공유산 각각 연구 수

출처: data from Collaborative Group on Hormonal Factors in Breast Cancer, 'Breast cancer and abortion: collaborative reanalysis of data from 53 epidemiological studies, including 83 000 women with breast cancer from 16 countries' The Lancet, Volume 363, Number 9414, pp. 1007–1016, [20].

환자군 중 하위군(subsets)의 가치

증상은 있지만 구체적인 진단을 받지 않은 대상으로 연구를 수행함으로써 어느 정도의 눈가림을 달성할 수 있다. 3장[21]에서 언급한 폐암과 흡연에 대한 초기 연구에서는 면담 당시 폐암으로 생각되었으나 최종 진단이 폐암이 아닌 일부 환자들이 있었다. 인터뷰 자료는 이들 환자의 흡연력이 대조군과 유사하고 진단된 환자들과는 달랐는데, 이는 회상바이어스에 대한 증거이다.

대조군의 선정

대조군은 환자와 유사한 중증도 또는 특성을 가진 대상자 중에서 선정할 수 있다; 따라서 특정 선천적 결함을 가지고 태어난 영아의 엄마 대상으로 임신 중 사건과의 연관성을 조사한 후향적 연구에서 대조군은 다양한 다른 결함을 가진 아기의 엄마로 선정할 수 있는데, 이는 회상에 영향을 미치는 동일한 요인을 환자군과 대조군에서 동일하게 기대할 수 있기 때문이다.

평가자 눈가림

환자-대조군 연구에서는 관찰자가 면담대상자의 상태를 인식하지 못하게 하는 것이 쉽지 않기 때문에 관찰자 변이를 제어하기가 어렵다. 동일한 상황에서 동일한 방법으로 동일한 관찰자 또는 관찰자군이 환자군과 대조군을 평가하도록 하는 것과 같은 간단한 예방 조치가 도움이 된다. 면접 준비과정을 다른 사람이 함으로써 면담자는 자신이 환자군 또는 대조군에게 말하고 있는지 알지 못하도록 하는 단일 눈가림을 시도할 수 있다. 그러나 대상자가 면담자에게 자신의 진단명을 쉽게 말할 수 있을 것이다.

바이어스 평가

대상자로 인한 바이어스 또는 관찰자로 인한 바이어스가 문제가 될지 판단하는 것에 도움이 될 방법이 몇 가지 있는데, 검사나 인터뷰의 시간을 재거나, 면담자가 대상자의 협조 정도나, 핵심 질문에 답할 때 대상자가 경험한 어려움을 평가하고 기록하는 것, 또는 인터뷰가 끝난 후 대상자들에게 자신의 질환과 답했던 질문 사이에 어떤 관련성을 눈치채게 되었는지를 질문하는 것 등이다. 유사하게, 관찰자나 면담자에게 연구 도중에 대상자가 환자군이었는지 대조군이었는지 등 대상자가 속한 집단을 알게 되었는지 물을 수 있다. 이런 기록을 하면 핵심 가설을 아는 하위집단과 모르는 하위집단의 자료와, 관찰자가 대상자의 상태를 알았던 하위집단과 모르는 하위집단의 자료를 구분하여 하위집단으로 분석할 수 있다. 만약 연구에 참여하는 면담자 숫자가 적다면, 각 면담자별 결과를 검토해야 한다. 미국에서 시행된, 4명의 면담자가 참여한 대규모의 여성에 대한 연구에서, 구체적인 사건 발생 여부를 회상해야 하는 질문에 대한 면담자 변이는 없었으나, 주관적이고 개인적인 정보에 대한 질문이나, 면담자가 깊이 파고들어야 하는 질문에 대해서는 면담자에 따라 달랐다. 결과적으로, 심리적 증상에 대한 지원 관계망(supportive network)의 영향은 어느 면담자의 자료를 사용하는지에 따라 달랐다[22].

예시

5장서 설명한 뉴질랜드에서 시행한 유방암의 환자-대조군 연구[23]에서, 우편으로 먼저 접근한 후에 표준화된 전화 면담을 통해 정보를 수집하였다. 면담자가 면담대상자가 암 환자인지 대조군이었는지 몰랐다는 것은, 면담자 바이어스를 어느 정도 피할 수 있게 해주었다. 물론 연구대상자들은 자신이 유방암 치료를 받았는지 아닌지 잘 알고 있었기 때문에 감정을 배제하고 표준화 되었으며 체계적인 면담 기법은 이런 바이어스를 피하는 가장 좋은 방법이다. 바이어스를 피할 수 있는 또 한 가지 방법은 관심 노출 정보(예를 들면 경구 피임약 복용)를 의무기록과 같은 다른 독립적인 자료원에서 얻는 것이다(표 6.3의 유산연구에 적용되었음). 이 연구에서 연구자들은 처방된 피임약을 최근 사용했다고 보고한 여성들에 대해 담당의사가 갖고 있는 기록으로 조사하였으며, 이 정보와 여성들 자신이 제공한 정보 간에 '거의 일치한다'고 결론 내렸다. 하지만, 이렇게 하는 것이 현실적으로 어려운 경우가 많고, 이런 자료원에서 모든 적절한 교란변수에 대한 정보를 얻을 수 있을 가능성이 희박하다.

바이어스와 오차를 줄이기 위한 실제적인 방법들

바이어스와 오차를 최소화시키는 조사 방법의 설계는 그것 자체가 큰 주제이고, 여기서 그 전체를 다루지는 않을 것이다. 그러나, 주된 접근법을 요약하는 것은 유용하다. 이에 관련된 중요한 점은 변수의 정의, 측정 방법의 선택, 절차의 표준화, 그리고 정보 수집과 처리 등 모든 측면에서의 정도관리이다(표 6.4). 어떤 연구에서나 평가 변수를 명확하게 정의하는 것은 필수적이다. 암 병기, 심부전, 통증 완화, 사회적 지위, 이완기 혈압, 고지방 식이, 또는 비정형 세포 등의 정의와 관련된 이슈를 고려해볼 필요가 있다.

그리고 나서 변수를 측정할 수 있는 '도구(instrument)'를 선택해야 한다. 이 일반적인 용어는 임상적 검사, 혈액 검사, 설문지, 의무기록의 조사, 혹은 관찰 등의 모든 평가 방법을 포함한다. 이 도구는 누가, 언제, 어떻게 어떤 상황에서 사용할지에 대해 표준화가 되어야 한다.

측정하기 어려운 사항의 한 예로, 호주의 베트남 참전 군인 641명 중 스트레스 장애의 유병률을 평가하였다. 표준화된 면담 양식을 사용하여 조사한 전투 관련 외상후 스트레스 증후군의 평생 유병률은 12%였으나, 면담자가 연구대상자와 대화를 더 할 수 있는 방식의 인터뷰를 사용했을 때는 21%였다. 또한, 후자를 사용했을 때, 면담자가 훈련받은 상담사인 경우 상담사가 아닌 면담자에 비해 발견된 유병률은 두 배 정도 였으며, 상담사가 여성인 경우 남성에 비해 유병률이 상당히 더 높았다[24].

정도관리 절차는 연구 전반에 걸쳐 수집된 정보를 모니터링하고, 품질을 증명할 데이터를 생성하는 데 사용해야 한다. 연구 기간 중 모집되는 정보를 감시하고, 이 정보의 질을 증명할 유용한 자료를 생산해야 한다. 이러한 과정의 정의, 표준화, 정도관리는 자료 수집에만 관련되는 것이 아니라, 기록, 자료코딩(coding), 컴퓨터 입력에도 관련이 된다. 정도관리를 할 때는 모순되는 응답(생리 문제가 있는 남성)이나, 연령과 출생일시가 맞지 않는 경우, 혹은 기대되는 범위 바깥에 있는 자료 등의 오류 여부를 체계적으로 확인해야 하며, 다른 자료원에서 수집한 주소나 진단과 같은 일관성 없는 자료가 있는지 확인해야 하고, 검사, 면담, 자료코딩(coding), 그리고 자료입력 절차의 전부 혹은 표본을 재검토해야 한다.

표 6.4 바이어스와 오차. 관찰바이어스과 오차의 문제를 고려하는데 도움이 되는 틀. 초점은 연구전체를 대상으로 해야 한다는 것이며, 특히 대상군 간의 비교가능성(comparability), 즉 코호트 연구와 중재연구에서 노출군과 비노출군 간의 비교가능성, 환자-대조군 연구에서 환자군과 대조군 간의 비교가능성을 고려해야 한다.

평가변수의 정의는 무엇인가?	각 집단마다 동일한가? 가설에 적합한가?
도구의 측정방법은 무엇인가?	각 집단의 측정방법이 유사한가?
사용된 조사도구 평가를 수행하는 관찰자 사용 환경	평가가 이루어질 때, 연구대상자 또는 관찰자가 연구대상자가 속한 군을 알고 있었는가?
연구대상자의 상황 연구대상자의 지식과 협조	얼마나 정확하고 신뢰할 수 있는 측정도구를 사용하였는가?
언제 관찰이 이루어졌는가? 관찰이 이루어진 연월일 가설과 관련	각 집단마다 동일했는가?
자료는 어떻게 처리하였는가? 기록, 코딩, 계산	방법은 각 집단마다 동일했는가?

종료된 연구에서 바이어스와 오차 평가

표 6.4에 바이어스와 오류 평가의 점검목록이 제시되어 있다. 이 질문들은 기록된 변수가 검증하고자 하는 연구 가설에 해당되는 타당한 측정인지를 평가하는 것이다. 이 측정의 각 측면에 대해 일반적인 질문은 측정의 정확도, 즉 주로 오류와 관련이 있다. 보다 구체적인 질문은 검증하고자 하는 집단 간의 평가의 차이를 다루므로 주로 바이어스와 관련이 있다. 바이어스는 내적 타당도에 영향을 줄 수 있기 때문에 더 심각한 문제이다. 이것을 알려면 사용된 방법이 모든 연구대상자에게 동일하게 적용되었는지와 이런 방법에 대한 연구대상자의 응답이 유사했을 가능성이 있는지에 중점을 둔다. 오류는 항상 존

재하지만, 연구의 결과가 귀무값(null)의 방향으로 움직이는 영향을 줄 수 있으므로 심각한 문제일 수 있다. 평가는 정성적이고 주관적인 형식으로 밖에 할 수 없는 경우가 많다. 우리는 결과를 받아들일 수 있는지 합리적인 판단을 내릴 수 있어야 한다. 관찰한 내용의 정확성, 재현성, 일관성에 관한 좋은 근거가 도움이 되므로 연구를 설계할 때는 이러한 평가를 고려해야 한다.

제2부 관찰 오차 및 바이어스의 측정 및 보정

대부분의 경우, 관찰에서 상당한 오차나 바이어스가 발생할 가능성이 있는 경우에만 관찰 오차나 바이어스를 평가할 수 있다. 비교 자료가 있다면, 우리는 연구 자료의 오차와 바이어스의 정도를 추정할 수 있고 그렇게 할 수 있다면 연구결과에 미치는 영향을 계산할 수 있다.

정보의 일관성 측정

양질의 자료를 수집하는 것뿐만 아니라 그 자료의 품질을 입증할 수 있는 것도 중요하다. 첫 번째 기준은 일관성(consistency)이다. 한 번 이상의 횟수에, 한 가지 이상의 방법으로 한 명 이상의 관찰자가 수집한 정보는 일관적이어야 한다. 좋은 연구의 설계에는 일관성을 평가할 수 있는 기회가 포함되어야 한다. 일관성에 대한 검사는 면담이나 임상 검사와 같은 관찰 절차를 시행할 때 다른 시점에서 핵심적 사항을 반복 측정하거나, 한 가지 이상의 방법으로 요인을 평가함으로써 시행할 수 있다. 대상의 전체나 표본을 재평가 할 수 있는데, 결과를 해석할 때는 시간에 따른 실제 변화도 고려해야 한다. 관찰자 및 측정 도구 변이는 여러 관찰자 또는 다른 방법에 의해 독립적으로 수집된 자료를 비교하여 대상 전체 또는 표본에 대해 평가할 수 있다. 어떤 변수는 관심의 대상이어서가 아니라 시간이 지남에 따라, 면담자에 따라서, 연구대상자에 따라서 변화가 없어야 하므로 포함시키는 것이고, 이 변수의 측정 기록은 정보의 일관성을 평가하는 자료로 사용될 수 있다.

일관성의 양적인 측정치: 카파(kappa)

일관성을 양적으로 측정하는 방법은 같은 대상에 두 가지 방법이 쓰인 경우(두 명의 관

표 6.5 자료의 일관성을 측정하기 위해 재면담 기법을 사용함. 흑색종 발병 원인과 관련된 질문의 경우 연구대상자들은 1–3년 기간 후에 재면담을 받았고, 자료의 일관성은 환자–대조군 연구에서 위험도 추정치를 보정하는데 사용하였다[26].

질문: '주근깨가 생긴 적이 있었습니까?"

		두 번째 조사					
		예		아니오		총	
		명	분율	명	분율	명	분율
첫번째 조사	예	255		25		280	0.433
	아니오	28		338		366	0.567
총		283	*0.438*	363	*0.562*	646	*1.000*

관찰된 일치도 = (255 + 338)/646 = 0.918

우연에 의해 기대된 일치도 = (0.433 x 0.438 + 0.567 x 0.562) = 0.508

카파(Kappa), k, = (일치도 관찰값 – 일치도 기대값)/(1 – 일치도 기대값)
= (0.918 – 0.508)/(1 – 0.508) = 0.833

분율 = 전체 대상자에서 분율을 의미함

출처: data from Westerdahl J et al., 'Reproducibility of a self–administered questionnaire for assessment of melanoma risk/ International Journal of Epidemiology Volume 25, Issue, pp. 245–251, © 2006, Oxford University Press [26].

찰자, 두 번의 횟수, 혹은 두 가지의 절차) 적용할 수 있다[25]. 표 6.5.에는 흑색종(피부암의 한 종류)의 위험인자 연구로 같은 대상자에게 두 종류의 설문지를 1–3년 간격으로 시행하였다[26]. '주근깨가 생긴 적이 있나요?'라는 질문(part A)에 646명의 응답자 중 593명이 두 종류 설문지 모두에 같은 답을 하였다(255명이 '예', 338이 '아니오). 전반적인 일관성 응답의 비율은 a = 593/646=0.918 이었다. 그러나 두 설문조사에 대한 개인의 응답 간에 관계가 없더라도 우연히 같은 답을 하게 되는 경우가 상당할 수 있는데, 이 값은 아래처럼 계산할 수 있다. 첫 설문지에 '예'로 답한 것은 모든 대상의 0.433이었고 두 번째 설문지에서는 0.438이었으므로, 두 답변이 서로 무관했다면, 둘 다 '예'라고 대답할 예측비율은 0.433×0.438 = 0.190 이다. 유사하게, 양쪽 설문지에 '아니오'로 대답할 확률은 0.567×0.562 = 0.319이다. 총 예측된 일치도(expected agreement)는 각 카테고리의 예측된 일치도의 합이다. 여기서는 0.508[4]이다. 초과된 일치도(excess agreement)에서 우연에 의해 예측된 일치도를 빼고(0.918–0.508) 잠재적인 초과(potential

4 역자 주) 0.190+0.319

excess) (1−0.508)로 나누면, 우리는 카파(kappa), κ 라는 통계치를 얻을 수 있다.

$$\kappa = \frac{(a-e)}{(1-e)}$$

여기서 a는 일관적 응답을 한 대상자의 비율이고 e는 우연히 일관적 응답을 한 것으로 기대된 비율이다. 카파는 +1(완전한 일치도)에서 0(우연에 의해 기대되는 것과 동일한 일치도), 음수(우연에 의해 기대되는 것보다 적은 일치도)까지 가질 수 있다. 여기서 카파는 0.83이고, 이것은 좋은 일관성을 의미한다.

카파의 해석

카파를 산출할 때 실제 결과가 두 조사에 대해 동일하다고 가정한다. 시간이 지남에 따라 또는 다른 변화로 인해 실제 결과가 달라질 수 있는지 고려해야 한다. 중요한 제한점은 카파의 해석이 주관적이라는 것이다. 일반적으로 카파값이 0.80 이상이면 매우 좋은 일치, 0.60−0.80 좋은 일치, 0.40−0.60 중간 일치, 0.40 미만의 값은 보통 또는 나쁨 일치를 나타내는 것으로 간주된다[27].

몇몇 일반적인 임상 평가의 일관성은 카파가 0.3−0.7로 상당히 낮은 것으로 나타났었다. 카파값은 질병의 유병률에 따라 달라지며 유병률이 매우 낮거나 높은 경우 해석하기 어렵다[28]. 유병률이 매우 낮으면 일관성이 높더라도 카파가 낮을 수 있는데 그 예는 뒤에서 보여줄 것이다(표 6.6 참조).

예시

일관성 결과는 여러 평가 방법 중 가장 좋은 것이 무엇인지를 가려내는 데 유용할 수 있다. 예를 들어, 호주의 정기적 피부 검진을 평가하기 위해 대상자들에게 최근 3년 동안 의사가 자신의 피부를 검사한 적이 있는지 확인하였고, 다른 질문에서는 최근 12개월 동안 검사 받은 적이 있는지 확인하여 답변을 의무기록과 비교하였다. 3년 단위 문항에 대한 설문지를 의무기록과 비교한 카파값은 0.87로 매우 좋은 일치를 보였으나 12개월 단위 질문의 카파값은 0.27에 불과했다. 이런 차이는 telescoping, 즉 환자들이 사건을 실제보다 최근으로 기억하는 것에 기인한다. 많은 대상자들은 12개월 보다 이전에 시행된 검사를 12개월 이내라고 보고하였다. 이 비교로 인하여, 3년 단위 문항으로 분석을 하는 것이 좋겠다는 결정을 하게 되었다[29].

카파의 분산

카파의 분산은 산출가능하고 관찰된 일치도가 우연에 의해 예상한 것보다 통계적으로 유의한지 여부를 검증하는데 사용할 수 있다. 신뢰구간도 산출할 수 있다(신뢰구간에 대한 일반적인 설명은 8장; 계산 방법은 부록 2, 표 A2.10 참조).

2개 이상의 카테고리

해당 요인에 범주가 두 개 이상인 경우 $n \times n$ 테이블의 각 셀에서 우연 일치 확률을 평가하여 카파를 계산할 수 있다. 세 가지 범주를 사용한 예는 부록 2, 표 A2.10에 나와 있다. 3개 이상의 범주가 있는 경우에는, 인접한 범주의 경우이거나 더 큰 차이를 보이는 경우에, '가중치'를 두어서 서로 다른 정도의 불일치를 적용함으로서 가중 카파를 산출할 수 있다[30,31].

관찰의 일관성을 측정하는 다른 방법: 집단내 상관계수(intra-class correlation coefficient)

여기서 소개된 카파는 수학적으로 간단하고, 카파를 이용하여 비차별적 오분류의 효과를 설명할 수 있다. 몇 가지 다른 방법은 개념적으로는 유사하지만 계산은 더 복잡하다. 널리 사용되는 측정치 중 하나는 분산분석에 파생된 **집단내 상관계수**(intra-class correlation coefficient)이다. 이것은 전체 분산에 대한 서로 다른 관찰 방법(두 명 이상의 관찰자나 관찰 횟수)에 기인한 분산의 비(ratio)이다. 카파와 같이 0에서 1사이의 값을 가지며 값이 1이라는 것은 자료의 모든 분산이 연구대상자 간의 변동과 동일하고 관찰자 간의 분산으로 인한 것이 아니라는 것이고 이는 오분류가 없음을 의미한다.

카파를 사용하여 비차별적 오분류 보정

우리가 보았듯이 결과 또는 노출의 두 가지 범주가 있는 경우 비차별적 오분류로 인해 관찰된 연관성이 실제 연관성과 비교하여 귀무(null) 값[5]에 더 가까워지게 된다. 2 × 2 형식의 설계 연구에서 질병에 걸린 대상과 질병에 걸리지 않은 대상을 비교하거나 노출 또는 노출되지 않은 대상을 비차별적 오분류에 대해 비교하는 경우 관찰된 오즈비와 실제 오즈비, 그리고 카파 값 사이에 대략적인 관계가 있다[32]:

5 역자 주) 연관성이 없다는 의미

$$OR_o = \kappa(OR_T - 1)+1$$

OR_o는 관찰된 오즈비이고 OR_T는 실제 오즈비이다. 극단적인 예로, 만약 카파가 1.0인 완벽한 평가라면, 관찰된 OR은 실제의 OR과 같고, kappa가 0이라면, 다시 말해서 노출 변수의 측정이 우연과 차이가 없다면, 관찰된 OR은 연관성 여부와 무관하게 1.0이다. 예를 들어, 환자-대조군 연구에서 실제 오즈비가 3.0이고 사용된 노출 측정이 실제 노출 측정과 비교하여 0.8의 카파값을 갖는 경우, 관찰된 오즈비는 약 0.8(3.0−1)+1 = 2.6이 된다. 자료의 일관성을 확인하는 연구에서 카파를 알고 있다면, 관찰된 오즈비를 조정하여 실제의 오즈비를 추정할 수 있으며 공식은 다음과 같다.

$$OR_T = (\kappa+OR_o - 1)/\kappa$$

표 6.5에 나와 있는 연구는 주근깨와 흑색종 발생의 오즈비가 1.51이었던 환자-대조군 연구와 관련이 있다. 카파 값 0.83을 이용하면 추정된 실제의 오즈비는 (0.83+1.51−1)/0.83 = 1.61로서 약간 상승된다.

연속 변수 노출 측정에서 비차별적 오분류 보정

노출 측정의 재현성(reproducibility)이나 타당도(validity)에 대한 정보는 변수의 범위에 대한 측정치 간의 상관관계로 표현된다. 칼로리 섭취량, 하루 흡연량, 혈압 수치와 같은 연속 측정치의 경우, 비차별적 오분류 정도는 **타당도 계수(validity coefficient)** v로 표현될 수 있는데, 이것은 관찰 측정에 의한 추정치와 실제 값 간의 관계이다[31]. 관찰된 오즈비 OR_o와, 실제 오즈비 OR_T 사이의 관계는 이 타당도 계수의 제곱으로 표현된다.

$$OR_o = OR_T^{v^2}$$

$$OR_o = \exp(v^2 ln OR_T)$$

$$OR_T = \exp(ln OR_o / v^2)$$

연구에서 설문조사로 측정한 값에 의하여 비만 한 단위 증가의 오즈비가 1.50 이고, 비만의 측정치와 실제 값의 관계가 0.7이라고 가정하자. 그렇다면 실제 오즈비는 exp(ln1.5/0.49) = 2.29이다.

타당도 계수는 알려지지 않은 경우가 많을 것인데, 어떠한 변수의 실제 값(참값)이 측정하기 어렵거나 불가능하기 때문이다(예를 들어, 과거의 노출의 경우). 현실적으로 얻을 수 있는 정보는 반복 측정한 자료가 전부인 경우가 종종 있다. 노출을 두 번 측정한 측정치 간의 상관관계는 **신뢰도 계수**(reliability coefficient), r이다. 이상적인 조건에서 이것은 타당도 계수의 제곱과 같으므로, 위 공식에 v^2 대신 r을 대신 넣을 수 있다. 하지만 실제로 이러한 측정치는 타당도의 상한선, 즉 가장 낙관적인 추정치로 볼 수 있다.

예를 들어, 십대의 알코올 섭취와 성인병의 관계를 평가하는 연구의 오즈비가 2.0이라고 가정해보자. 이 변수의 참값을 측정하는 방법은 없으나, 같은 설문지를 이용해서 반복 측정하는 것으로 신뢰도 계수(reliability coefficient)를 구할 수 있다. 이것이 0.80이라면, 오즈비 참값의 추정치는 exp(ln2.0/0.80) = 2.38일 것이다.

비차별적 오분류의 추가 영향

범주가 두 개 이상인 경우의 효과

노출변수가 두 개 이상의 범주라면, 비차별적 오분류의 효과는 더 복잡할 수 있다. 노출되지 않은 범주, 중간 정도 노출된 범주, 많이 노출된 범주가 있고 위험성이 노출량에 따라 증가된다면, 오분류의 효과는 많이 노출된 범주의 관찰된 연관성을 감소시키겠지만(노출량이 많지 않은 대상들이 포함될 것이므로), 중간 정도 노출된 범주에서는 관찰된 위험성을 높일 수도 낮출 수도 있다. 노출량에 따라 위험의 경향성은 영향을 받게 되고, 경향성의 추정값은 감소하거나(toward the null) 증가할 수도 있다.

관련된 오차들

비차별적 오차로 인해 귀무값과 반대 방향으로 향하는(away from the null) 바이어스가 생길 수 있는 또 하나의 경우는, 노출변수와 결과변수의 확인 과정의 오차가 서로 독립적이지 않은 경우이다. 예를 들어, 몇 명의 면담자가 주관적인 자료를 사용하여 시행하는 설문조사의 경우, 노출변수와 결과변수를 평가하는 인터뷰어들의 개인차가 관계된 효과를 가질 수 있다. 이런 경우에는 특별히 주의해야 하는데, 효과는 경우에 따라서 달라질 것이다.

교란변수의 오분류

교란변수의 영향을 보정하는 능력(7장 참조)은 교란변수를 측정하는 정확성에 따라 달라진다. 교란변수의 비차별적 오분류는 교란변수의 영향을 통제할 수 있는 정도를 감소시킨다.

연구에 필요한 연구대상자수에 미치는 영향

추정된 실제 값으로 관찰값을 계산하는[6] 유용한 한가지 상황은 계획된 연구에서 연구대상자수를 추정하는 경우이다. 8장에서 설명하겠으나, 이런 추정은 적용되는 오즈비에 따라 달라진다. 오분류로 인해 관찰된 오즈비가 실제 오즈비보다 귀무값에 가까우므로 표본크기를 계산할 때 예상된 오즈비를 사용하여 이를 고려하는 것이 현명하다.

정보의 정확성에 대한 평가: 민감도, 특이도, 예측도

지금부터는 단지 일관성을 고려하는 것을 뛰어 넘을 것이다. 종종 **최적기준**(gold standard)과 같이 결정적인 평가 방법이 있다면, 다른 방법의 정확도를 이것에 비교하여 평가할 수 있다. 이것은 바이어스 측정과 관련되어 있지만 핵심적인 문제는 진단 정확성 평가와 선별검사에 있다. 선별검사와 진단검사 결과는 전체 조사 후에 얻은 최종 진단과 비교할 수 있다. 양성과 음성 결과는 매우 다르기 때문에 전반적인 일관성 척도는 여기에서 그다지 유용하지 않다. 여기서 사용된 용어는 선별 및 진단 관점에서 설명하는 것이 가장 편하다.

민감도

민감도와 특이도는 '실제' 결과(true result)와 비교한 검사의 수행능력을 말하고 모든 대상자의 실제 결과를 아는 경우에만 계산할 수 있다. 검사의 민감도는 실제로 질환이 있는 대상을 확인하는 정확도를 측정한다. 표 6.6은 최종 진단과 비교하여 선천적 이상에 대한 선별검사 결과를 나타낸 것이다[33]. 22명의 기형아 중 17명(77%)이 선별검사에서 양성(비정상)이었으며 이 17명은 **진양성**(true positive)이다. 민감도는 77%로 나머지 23%는 검사에서 정상소견을 보였으므로 이들은 **위음성**(false negative)이었다.

---

6 역자 주) 관찰값으로 실제값을 추정하는

특이도

특이도는 질환이 없는 대상을 확인하는 정확도를 측정한다. 여기에서 6,421명의 정상아 중 96.2%가 정상소견(진음성)을 보였고 나머지 3.8%는 위양성(false positive)이었다. 비율은 낮지만, 위양성의 수는 245로 진양성의 수인 17보다 훨씬 많았다. 이것은 전체 검사 받은 인구에서 진양성의 유병률이 매우 낮기 때문이다(22/6,443, 0.34%; 이는 선별검사에서의 일반적 상황임).

카파의 약점

이 상황에서는 카파 통계치는 거의 가치가 없다. 이것은 전반적인 일관성만 평가하는 반면, 민감도와 특이도의 의미는 상당히 다르다. 또한 단순 카파 통계량은 유병률이 낮을 때는 유용하지 않다. 표 6.6에서, 전체 연구대상자의 96%는 정확하게 분류 되었지만, 낮은 유병률이 의미하는 것은 우연하게 정확한 분류가 되었을 가능성도 높다는 것을 의미이다(95.6%). 카파값을 계산하면 0.11이라는 결과가 나오며 이것은 그다지 유익한 정보는 아니다.

표 6.6 완전히 정확한 방법과 비교하여 자료의 정확성 평가: 출산 후 진단된 신경관 결손을 대상으로 한, 임신 16–22주에 산모 혈청의 α–태아단백 측정에 의한 신경관 결손에 대한 산전 선별 검사의 타당성. 이 검사는 선별 과정의 첫 번째 단계일 뿐임: 최종 결과는 16명의 기형이 있는 경우와 2명의 기형이 없는 경우에서 임신중단을 수행한 것임. 개방 신경관 결손의 경우 민감도는 17/18(94%)이었음[33].

		실제결과		총
		기형아 출산	정상아 출산	
선별검사결과	비정상(양성)	17	245	262
	정상(음성)	5	6176	6181
	총	22	6421	6443

민감도 = 기형아 출산 중 양성 비율
= 17/22 = 77%

특이도 = 정상아 출산 중 음성 비율
= 6176/6421 =96.2%

양성예측도 = 검사 결과 양성인 사람 중 기형아 출산 비율
= 17/262 = 6.5%

출처: data from Wald N et al., 'Antenatal screening in Oxford for fetal neural tube defects,' British Journal of Obstetrics and Gynaecology, Volume 86, Issue 2, pp. 91–100, © 1979.

예측도(predictive value)

정기적인 검진에서의 선별검사(screening)와 진단(diagnosis)의 과정에서 첫 번째 선별검사에 양성(비정상)을 보인 대상자만 추가적 검사를 받게 된다. 따라서 가장 쉽게 측정되는 수치는 **양성예측도**(predictive value positive)이다. 이것은 매우 의미가 큰 지표인데 모든 검사에서 양성 반응을 보인 사람 중 해당 질환이 있는 사람의 비율을 보여준다. 여기서 262명은 양성 결과를 보여서 추가적 검사를 받았는데, 17명(6.5%)이 질환으로 확인되었다. 예측도는 검사의 민감도와 특이도가 높아지면 증가하고, 이 수치들이 고정되면 질환의 실제 유병률이 상승할 때 함께 상승한다. **음성예측도**(predictive value negative)는 음성 결과를 보인 모든 대상 중 질환이 없는 비율인데 측정을 위해서는 구체적인 조사가 필요하다. 왜냐하면 음성으로 나온 모든 대상(혹은 대표표본)에게 추가적 검사를 시행하여 질환이 있는 사람들을 찾아야 하기 때문이다. 이 예에서, 음성예측도는 6421/6443(99.66%)이다. 하지만, 질병의 낮은 유병률 때문에 특이도가 굉장히 좋은데도 245명의 산모가 위양성 결과였고 실제 양성인 경우는 17명에 불과했으므로 262명이 추가적 조사를 받아야 했다.

SNOUT와 SPIN[7]

민감도가 매우 높은 검사는 질환을 놓치는 경우가 거의 없을 것이다. 이러한 검사는 음성예측도가 높으며, 다시 말해서 음성 결과는 신뢰할 수 있다. 이것은 SNOUT이라는 약자로 요약할 수 있다. “if a Sensitive test is Negative it rules OUT disease” – 민감도 높은 검사가 음성이면 질환을 배제할 수 있다는 뜻이다. 이와 동일하게, 특이도가 높은 검사는 질환이 없는 사람이 양성 결과가 나올 확률이 적다는 뜻이고, 양성 예측도가 높을 것이다. 이것의 약자는 SPIN이다. “if a Specific test is Positive, it rules IN disease” – 검사의 특이도가 높다면, 질환을 확신할 수 있다는 뜻이다. 이상적인 균형은 검사의 목적에 따라 달라진다. 예를 들어, 헌혈로 얻어진 혈액에 HIV 검사를 하려면, 음성 결과가 나왔을 때는 혈액이 거의 확실히 안전하다는 것을 제시해야 한다. 이 경우 검사결과는 민감도가 매우 높아야 한다. 하지만 만약 개별 환자에 HIV 검사를 행하는 경우에는 위양성 결과를 피하는 것이 중요하기 때문에 검사는 특이도가 높아야 한다[34].

7 역자 주) SNOUT은 “if a Sensitive test is Negative it rules OUT disease”의 약자로 민감도 높은 검사가 음성이면 질환을 배제할 수 있고 SPIN은 if a Specific test is Positive, it rules IN disease의 약자로 검사의 특이도가 높다면 질환을 확신할 수 있다는 의미임

절단점

검진 도구나 진단 도구를 정의하려면 어떠한 검사방법을 사용하는지와, 양성과 음성을 구분하는 절단점(cut-off points)을 정해야 한다. 특정한 검사에 대해 검사 받은 대상의 비정상 소견의 유병률이 일정한 경우, 절단점이 더 높아진다면(예를 들어, 혈청 내 α-태아단백의 농도를 높이면), 민감도는 떨어질 것이고(질환이 있는 대상들 중 정상소견인 대상이 많아지므로), 특이도는 증가할 것이다(질환이 없는 대상 중 양성 소견이 적어지므로). 민감도와 특이도의 최적의 균형은 각각의 결과에 따라 달라진다.

절단점은 또한 비정량 검사(non-quantitative)에도 적용할 수 있다. 예를 들어, 암의 진단은 일반적으로 병리학적 표본의 이상 정도에 따라 달라지며, 많은 진단은 엑스레이나 임상 검사의 이상 정의에 따라 달라진다. 이 경우에도 동일한 원칙이 적용된다; 절단점을 낮추면 더 많은 대상자 또는 표본을 비정상으로 분류하게 되어 민감도를 높이고 특이성을 감소시키게 된다.

추가적 방법

진단 및 선별 연구는 우도비(likelihood ratios)와 ROC(receiver operating characteristic) 곡선과 같은 다른 많은 방법을 사용한다. ROC는 민감도와 1-특이도의 그래프로 그린다. 즉, 위양성 비율에 대한 참양성 비율인데, 이 용어는 원래는 레이더 신호탐지, 그리고 잡음(noise)으로부터 신호를 분리하는 것을 의미한다. 이것들은 여기에서 논의하지 않을 것이다.

비차별적 혹은 차별적 오분류의 영향을 산출하기 위해 민감도와 특이도를 사용

민감도와 특이도에 대한 정보는 모든 연구설계에서 차별적 혹은 비차별적 오분류의 영향을 추정하는데 이용될 수 있다. 이것을 환자-대조군 연구의 맥락에서 논의할 것이다.

비차별적 오분류

환자-대조군 연구에서 추정된 오즈비는 실제 오즈비와 연관되는데 이 때 영향을 주는 요소는 민감도, 특이도, 대조군의 노출 유병률이다. 알려진 민감도와 특이도 수치를 이용하여 결과를 보정하는 계산식은 비교적 간단하다. 민감도와 특이도 추정치를 관찰된 자료에 적용하여 환자군과 대조군에 각각 노출된 수와 노출되지 않은 수를 구하여 추정된 '실제' 자료를 구하고, 이것을 사용하여 '실제' 오즈비를 계산한다. 표 6.7에는 관찰된 오즈비가 2.67인, 가상의 환자-대조군 연구의 예가 나와 있다. 노출에 사용된 평가 방법의 민감도와 특이도가 알려진 경우(본 연구에 사용된 평가 방법을 실제 값과 비교한 추가 연구에서), 각 환자군과 대조군에서 노출군과 비노출군의 '실제' 숫자를 산출할 수 있을 것이다. 환자군과 대조군에 민감도 0.86, 특이도 0.93, '실제' 데이터를 기반으로 산출한 오즈비는 3.66으로 비차별적 오분류가 제거되었을 때 예상되는 연관성 증가를 보여주었다. 관찰된 오즈비의 귀무값 쪽으로(toward the null) 감소 정도는 민감도, 특이도, 그리고 노출 유병률에 따라 달라진다. 예를 들어 민감도와 특이도가 모두 대부분의 상황에서 좋은 것으로 간주되는 90%이고 대조군의 노출 유병률이 20%인 경우 실제 연관성의 오즈비가 5.0인 경우에, 관찰된 오즈비는 단지 3.4에 불과하다. 비차별적 오분류는 실제효과를 희석시킨다. 즉, 관찰된 오즈비는, 비차별적 오분류가 적다면 그리고 민감도와 특이도의 합이 1보다 크다면, 귀무값에 가깝게 이동한다. 만약 합이 1보다 작다면, 실제 효과의 역전(reversal of the true effect)이 일어날 수도 있다.

차별적 오분류

환자-대조군 연구에서 민감도와 특이도 자료를 가지고 있다면, 차별적 오분류를 보정할 수 있다. 표 6.7에서 환자군에서 민감도는 0.86, 대조군에서 민감도는 0.70, 환자군에서 특이도는 0.93, 대조군에서 특이도는 0.98을 적용하면 '실제' 상황의 오즈비는 2.0이 된다. 연구결과에서 오즈비는 2.67로 차별적 오분류로 인해 연관성이 과다추정되었음을 보여준다.

제한점

그러나 이러한 보정이 신뢰성 있게 이루어질 수 있는 경우는 많지 않다. 민감도와 특이도에 대한 정보는 제한적이며, 소규모 연구에서 추출되어 적용가능성이 낮을 수 있다. 민감도와 특이도의 추정치는 연구대상자수에 따라 표본오차가 있다. 따라서 표 6.8과 같은 표를 사용하거나 관찰된 오즈비로부터 오즈비를 추정하여 계산할 수 있지만 이러한 추정치는 근사치로 봐야 한다. 관찰된 연구결과의 수학적 보정은 일반적으로 해석을 위한 논점으로만 사용된다.

표 6.7 오분류를 보정하여 '실제' 결과 추정치 계산: 노출 측정의 민감도와 특이도에 대한 독립적인 정보가 있는 환자-대조군 연구의 관찰 결과에 관한 가상의 예

관찰된 연구결과

	환자군	대조군	
노출	200	100	
비노출	300	400	
총	500	500	오즈비 = 2.67

환자군과 대조군 각각:
노출된 대상자의 추정된 '실제' 대상자 수 = [*obs* − (1 − 특이도)N]/(민감도+특이도 − 1)
여기서 *obs* = 관찰된 사례수, *N* = 총수
"비노출된 대상자의 '실제' 대상자수"는 총수에서 "노출된 대상자의 '실제'대상자수"를 빼어서 산출함

비차별적 오분류: 환자군과 대조군의 민감도와 특이도가 동일할 경우

	환자군	대조군
민감도	0.86	0.86
특이도	0.93	0.93

산출된 '실제' 사례수

	환자군	대조군	
노출군	209	82	
비노출군	291	418	
총수	500	500	오즈비 = 3.66

차별적 오분류: 환자군과 대조군의 민감도와 특이도가 다를 경우

	환자군	대조군
민감도	0.86	0.70
특이도	0.93	0.98

산출된 '실제' 사례수

	환자군	대조군	
노출군	209	132	
비노출군	291	368	
총수	500	500	오즈비 = 2.00

표 6.8 실제 오즈비, 노출 변수의 민감도와 특이도, 대조군의 노출 유병률이 주어졌을 때 비차별적 오분류 상황에서 환자-대조군 연구에서의 관찰 오즈비 값

대조군의 노출유병률	민감도	특이도	실제 오즈비			
			2.0	3.0	5.0	10.0
0.2	0.9	0.9	1.7	2.3	3.4	5.8
		0.8	1.5	1.9	2.8	4.5
		0.6	1.3	1.6	2.1	3.1
	0.8	0.9	1.6	2.1	3.0	4.8
		0.8	1.4	1.8	2.4	3.6
		0.6	1.2	1.4	1.8	2.4
	0.6	0.9	1.5	1.8	2.4	3.4
		0.8	1.3	1.5	1.9	2.4
		0.6	1.1	1.2	1.3	1.5
0.5	0.9	0.9	1.7	2.3	3.3	4.8
		0.8	1.6	2.2	3.0	4.2
		0.6	1.5	1.9	2.4	3.2
	0.8	0.9	1.6	2.0	2.6	3.4
		0.8	1.5	1.9	2.3	2.9
		0.6	1.3	1.6	1.8	2.2
	0.6	0.9	1.4	1.7	2.0	2.3
		0.8	1.3	1.5	1.7	1.9
		0.6	1.1	1.2	1.3	1.4

민감도와 특이도 자료를 사용한 예시

미국 워싱턴 주에서 시행한 환자-대조군 연구에서 소속 약국이 있는 건강보험 가입자들을 대상으로 유방암과 처방약 간의 연관성을 평가하였다[35]. 약제 사용 정보에 대한 일차적 정보원은 면담자료였으나, 면담 자료는 약국 처방기록과 비교할 수 있었으며 약국 처방기록이 최적기준이었다. 표 6.9에 나와 있듯이 항우울제의 경우, 면담에서 유방암 환자의 13.7%가 최근 2년 내에 복용했다고 보고하였으나 약국기록 조사결과 22.6%가 복용한 것으로 나타나 오즈비는 1.03으로 추정되었다. 표에서 보면 자가보고의 민감도는 환자군이 56%, 대조군이 58%였으며 특이도는 실험군이 99%, 대조군이 97%였다. 자

표 6.9 2가지 자료원에서 나온 결과: 자가보고와 약국처방기록을 기반으로 한 지난 2년 동안 유방암과 처방약 사용 간의 연관성에 대한 결과[35].

지난 2년 간 항우울제 처방

유방암 환자				대조군			
	약국처방기록				약국처방기록		
	예	아니오	전체		예	아니오	전체
자가보고: 예	24	2	26	자가보고: 예	17	5	22
자가보고: 아니오	19	145	164	자가보고: 아니오	14	129	143
전체	43	147	190	전체	31	134	165
자가보고에 의한 사용 유병률			13.7%	자가보고에 의한 사용 유병률			13.3%
처방기록에 의한 사용 유병률			22.6%	처방기록에 의한 사용 유병률			18.8%
	민감도		0.56		민감도		0.58
	특이도		0.99		특이도		0.97
	자가보고 자료로 산출된 오즈비				1.03		
	처방기록 자료로 산출된 오즈비				1.26		

지난 2년간 스타틴 처방

환자군				대조군			
	약국처방기록				약국처방기록		
	예	아니오	전체		예	아니오	전체
자가보고: 예	18	2	20	자가보고: 예	12	2	14
자가보고: 아니오	6	164	170	자가보고: 아니오	2	149	151
	24	166	190	전체	14	151	165
자가보고에 의한 사용 유병률			10.5%	자가보고에 의한 사용 유병률			8.5%
처방기록에 의한 사용 유병률			12.6%	처방기록에 의한 사용 유병률			8.5%
	민감도		0.75		민감도		0.86
	특이도		0.99		특이도		0.99
	자가보고 자료로 산출된 오즈비				1.27		
	처방기록 자료로 산출된 오즈비				1.56		

가보고 자료를 기반으로 한 항우울제 복용과 유방암 연관성의 오즈비는 1.03인 반면, 약국기록을 이용한 오즈비는 1.26이었다; 이 1.26에 비하여 자가보고 기록은 1.03을 보여 귀무값 쪽으로 바이어스 되었는데 이는 비차별적 분류오류가 작용하였기 때문이다.

과거 스타틴 사용과 관련해서, 정보의 정확성은 더 높은 것으로 보인다. 자가보고를 기반으로 한 환자군의 사용 유병률은 10.5% 이었고 약국기록을 사용한 유병률은 12.6% 였으며, 대조군에서는 자가보고와 약국기록 모두 8.5%였다. 자가보고와 약국기록 간의 차이는 항우울제 사용의 차이보다 훨씬 작지만, 더 차별적[8]이었다. 자가보고의 민감도는 환자군이 75%, 대조군이 86%였지만, 특이도는 두 집단 모두 99%였다. 자가보고 자료에서는 과거 statin사용과 유방암 연관성의 오즈비가 1.27이었고, 이와 비교하여 약국기록을 사용한 오즈비는 1.56이어서 자가보고 자료에서 확연하게 낮은 오즈비를 나타내었다.

연습문제

정답은 부록 1 참조

Q6.1 연구결과를 해석할 때 우연변동, 관찰바이어스, 교란 중 무엇을 가장 먼저 고려해야 하는가?

Q6.2 오차와 바이어스의 본질적인 차이점은 무엇인가?

Q6.3 오차(비차별적 오차)가 연구결과에 미치는 영향은 무엇인가?

Q6.4 관찰바이어스가 연구결과에 미치는 영향은 무엇인가?

Q6.5 단일눈가림, 이중눈가림, 삼중눈가림이라는 용어는 무엇을 의미하는가?

Q6.6 바이어스와 오차를 줄이기 위해 사용할 수 있는 주요 실용적인 방법은 무엇인가?

Q6.7 예/아니오 질문을 두 번 한 연구에서 연구대상자의 60%는 각 경우에 '예', 20%는 '아니오', 10%는 첫 번째 검사에서는 '예', 두 번째 검사에서는 '아니오'로 응답했으며 10%는 '아니오', '예'라고 대답했다. 다음을 계산하시오.

(a) 일치를 나타내는 비율

(b) 우연에 의한 예상된 일치

(c) 카파

Q6.8 Q5.7의 연구가 평가된 요인과 결과 간의 연관성에 대해 1.8의 오즈비를 보였다면 실제 오즈비는 얼마인가?

8 역자 주) 환자군과 대조군 간에 차이가 있다는 의미

Q6.9 일반적으로 0.9, 0.7, 0.5, 0.2의 카파 값은 어떻게 해석되는가?

Q6.10 1,000명의 연구대상자를 대상으로 한 선별 검사에서 100명이 양성으로 확인되었다. 추가 조사에서 이들 중 50명이 질병에 대한 검사를 받았는데 후속 추적에서 음성 판정을 받은 10명이 상당히 짧은 시간 내에 질병이 발병했다. 검사의 민감도, 특이도 및 양성예측도를 계산하시오.

Q6.11 휴대 가능한 헤모글로빈 수치 측정법을 사용한 조사에서 질병과 헤모글로빈 수치의 단위 변화와의 연관성에 대해 오즈비가 1.2로 나타났다. 이 현장 측정과 최상의 실험실 방법 사이의 상관계수는 0.9이다. 추정된 실제 오즈비는 얼마인가?

Q6.12 이분형 노출 변수가 있는 환자-대조군 연구에서 환자군의 50%와 대조군의 25%가 노출되었다. 노출 측정의 민감도는 0.80, 특이도는 0.95이다. 비차별적 오분류를 가정할 때 실제 오즈비는 얼마인가?

참고문헌

1. Brenner H, Arndt V, Stegmaier C, Ziegler H, Rothenbacher D. Is Helicobacter pylori infection a necessary condition for noncardia gastric cancer? Am J Epidemiol 2004; 159:252–258.
2. Leclerc A, Martinez CM, Gerin M, Luce D, Brugere J. Sinonasal cancer and wood dust exposure: results from a case-control study. Am J Epidemiol 1994; 140:340–349.
3. Schull WJ, Cobb S. The intrafamilial transmission of rheumatoid arthritis-III. The lack of support for a genetic hypothesis. J Chronic Dis 1969; 22:217–222.
4. Carter CO, David PA, Laurence KM. A family study of major central nervous system malformations in South Wales. J Med Genet 1968; 5:81–106.
5. Mandel EM, Rockette HE, Bluestone CD, Paradise JL, Nozza RJ. Efficacy of amoxicillin with and without decongestant-antihistamine for otitis media with effusion in children. Results of a double-blind, randomized trial. N Engl J Med 1987; 316:432–437.
6. Cantekin EI, McGuire TW, Griffith TL. Antimicrobial therapy for otitis media with effusion ('secretory' otitis media). JAMA 1991; 266:3309–3317.
7. Rennie D. The Cantekin affair. JAMA 1991; 266:3333–3337.
8. Silverman WA. Where's the Evidence? Debates in Modern Medicine. Oxford: Oxford University Press; 1998.
9. Jaeschke R, Sackett DL. Research methods for obtaining primary evidence. Int J Technol Assess Health Care 1989; 5:503–519.
10. Seaton ED, Charakida A, Mouser PE, Grace I, Clement RM, Chu AC. Pulsed-dye laser treatment for inflammatory acne vulgaris: randomised controlled trial. Lancet 2003; 362:1347–1352.
11. Medical Research Council. Streptomycin treatment of pulmonary tuberculosis. BMJ 1948; ii:769–782.

12. Tucker JS, Hall MH, Howie PW, Reid ME, Barbour RS, Florey CD, et al. Should obstetricians see women with normal pregnancies? A multicentre randomised controlled trial of routine antenatal care by general practitioners and midwives compared with shared care led by obstetricians. BMJ 1996; 312:554–559.
13. Hurt L, ten Asbroek A, Amenga-Etego S, Zandoh C, Danso S, Edmond K, et al. Effect of vitamin A supplementation on cause-specific mortality in women of reproductive age in Ghana: a secondary analysis from the ObaapaVitA trial. Bull World Health Organ 2013; 91:19–27.
14. Burns KE, Chu MW, Novick RJ, Fox SA, Gallo K, Martin CM, et al. Perioperative Nacetylcysteine to prevent renal dysfunction in high-risk patients undergoing CABG surgery: a randomized controlled trial. JAMA 2005; 294:342–350.
15. Schink T, Kreutz G, Busch V, Pigeot I, Ahrens W. Incidence and relative risk of hearing disorders in professional musicians. Occup Environ Med 2014; 71:472–476.
16. Engdahl B. Noise-induced hearing loss: the diagnosis depends on the doctor's belief. Occup Environ Med 2015; 72:234.
17. Royal College of General Practitioners. Oral Contraceptives and Health: An Interim Report from the Oral Contraception Study of the Royal College of General Practitioners. New York: Pitman Medical; 1974.
18. Vessey M, Doll R, Peto R, Johnson B, Wiggins P. A long-term follow-up study of women using different methods of contraception-an interim report. J Biomed Sci 1976; 8:373–427.
19. Vessey MP. Some methodological problems in the investigation of rare adverse reactions to oral contraceptives. Am J Epidemiol 1971; 94:202–209.
20. Collaborative Group on Hormonal Factors in Breast Cancer. Breast cancer and abortion: collaborative reanalysis of data from 53 epidemiological studies, including 83 000 women with breast cancer from 16 countries. Lancet 2004; 363:1007–1016.
21. Doll R, Hill AB. A study of the aetiology of carcinoma of the lung. BMJ 1952; 2:1271–1286.
22. Johannes CB, Crawford SL, McKinlay JB. Interviewer effects in a cohort study: results from the Massachusetts Women's Health Study. Am J Epidemiol 1997; 146:429–438.
23. Paul C, Skegg DCG, Spears GFS, Kaldor JM. Oral contraceptives and breast cancer: a national study. BMJ 1986; 293:723–726.
24. Grayson DA, O'Toole BI, Marshall RP, Schureck RJ, Dobson M, French M, et al. Interviewer effects on epidemiologic diagnosis of posttraumatic stress disorder. Am J Epidemiol 1996; 144:589–597.
25. Cohen J. A coefficient of agreement for nominal scales. Educ Psychol Meas 1960; 20:37–46.
26. Westerdahl J, Anderson H, Olsson H, Ingvar C. Reproducibility of a self-administered questionnaire for assessment of melanoma risk. Int J Epidemiol 1996; 25:245–251.
27. Harlow SD, Linet MS. Agreement between questionnaire data and medical records. The evidence for accuracy of recall. Am J Epidemiol 1989; 129:233–248.
28. Brennan P, Silman A. Statistical methods for assessing observer variability in clinical measures. BMJ 1992; 304:1491–1494.
29. Aitken JF, Youl P, Janda M, Elwood JM, Ring I, Lowe J, et al. Validity of self-reported skin screening histories. Am J Epidemiol 2004; 159:1098–1105.
30. Fleiss JL. Statistical Methods for Rates and Proportions (2nd edn). New York: John Wiley & Sons;

1981.

31. Armstrong BK, White E, Saracci R. Principles of Exposure Measurement in Epidemiology. Oxford: Oxford University Press; 1992.
32. Thompson WD, Walter SD. Variance and dissent. A reappraisal of the kappa coefficient. J Clin Epidemiol 1988; 41:949–958.
33. Wald NJ, Cuckle HS, Boreham J, Brett R, Stirrat GM, Bennett MJ, et al. Antenatal screening in Oxford for fetal neural tube defects. Br J Obstet Gynaecol 1979; 86:91–100.
34. Institute for Clinical Evaluative Sciences. The jargon decoder—interpreting diagnostic tests. If you expect me to be sensitive, then don't ask me to be so specific. Informed 1998; 4:1–2.
35. Boudreau DM, Daling JR, Malone KE, Gardner JS, Blough DK, Heckbert SR. A validation study of patient interview data and pharmacy records for antihypertensive, statin, and antidepressant medication use among older women. Am J Epidemiol 2004; 159:308–317.

제7장

교란

Confounding

> 키가 큰 모자를 쓰고 우산을 들고 다니면 흉부가 커지고 수명이 연장되며 질병에 대한 상대적 면역력이 커진다는 것을 (통계적으로) 쉽게 증명할 수 있다. 통계에 따르면 이러한 물품을 사용하는 계층은 그런 물건을 소유할 꿈도 꾸지 않는 계층보다 더 크고 건강하며 더 오래 산다.
>
> — George Bernard Shaw: Preface to 'The Doctor's Dilemma'; 1906

서론

교란은 연구를 해석하는 데에 있어 가장 어렵고 생각할 점이 많은 주제이다. 이 장은 세 부분으로 구성된다. 첫 부분에서는 교란을 정의하고 교란이 유발하는 효과를 다룰 것이다. 두 번째 부분에서는 교란의 영향을 통제(control)[1]하는 방법을 다룰 것이다. 세 번째 부분에서는 교란의 논리를 추가적으로 적용할 수 있는 경우를 제시할 것이다.

제1부 교란의 기초

교란의 정의와 개념들

이상적인 실험

과학 분야 전반에서, 특히 생물학에서 중심이 되는 개념은 엄격하게 통제된 실험이다. 전형적인 실험을 보면, 실험자는 실험용 쥐를 여러 세대 동안 조절된 조건에서 번식시키고, 동일한 물리적 환경에서 사육하고, 동일한 방식으로 먹이를 주고 통제한 후에, 연구

1 역자 주) 'control'은 '통제' 또는 '제어'로 번역하였으며 두 단어 간 의미의 차이는 없음

계획에 따라 무작위로 배정한다. 그 후 표준화된 방식으로 관찰을 하는데, 관찰자가 어떠한 쥐가 어떤 군에 배정되었는지에 대해서는 알지 못하는 눈가림(blind) 상태를 유지한다. 이러한 노력의 목적은 실험용 쥐들이, 연구하고자 하는 요인인 노출 요인만 다를 뿐 그 외의 요인들은 모두 동일한 환경으로 구성하는 것이다. 이러한 환경에서는 실험용 쥐 집단 간에 관찰된 결과의 차이가 노출 요인 때문이라는 결론을 내리거나 또는 우연에 의한 것이라는 결론을 내리기 쉽다. 표준화된 방법과 눈가림으로 실험을 진행하였으므로 관찰된 결과에 바이어스는 없을 것이고(6장에서 논의된 바 있다), 동일한 실험용 쥐들을 무작위배정 하였으므로 집단 간에 차이가 나는 다른 요인들도 없을 것이다.

인간을 대상으로 하는 연구

인간을 대상으로 하는 관찰 연구에서는 과학적인 이유로, 혹은 더 흔하게 윤리적, 방법론적, 연구 운영상의 이유로 이런 철저한 통제가 불가능하다. 사람은 실험용 쥐보다 훨씬 개인차가 클 것이고, 우리는 연구대상인 사람의 환경과 활동 중 극히 일부라도 통제하려는 시도를 할 수 없다. 따라서 자유롭게 행동하는 인간을 대상으로 연구하면서 정확도가 높은 결과를 내고자 하는 것이 과제이다.

연구결과로 집단 간에 차이가 관찰되는 이유는 네 가지 기전 중 하나임을 이미 다루었다. 즉, 바이어스, 교란, 우연, 또는 인과관계이다.

교란의 정의

교란의 정의는 노출변수와 결과변수에 모두 연관성이 있는 제3의 요인으로 인하여, 연구에서 규명하고자 하는 노출–결과 관계가 왜곡되는 것(그림 7.1)이다.

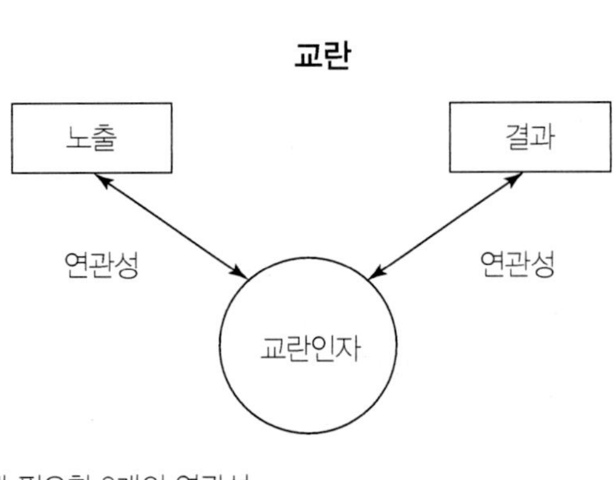

그림 7.1 교란이 발생하는데 필요한 2개의 연관성

개념에 대한 예시

교란을 이해하기 위해서 몇 가지 상황을 생각해 보기로 하자. 이해가 쉽도록 흡연과 유방암 발생 간의 인과관계 여부를 평가해야 한다고 가정하자(이 주제는 아직도 논쟁중이다). 이를 연구할 때 두 종류의 표준적인 연구설계가 가능하다; 흡연자와 비흡연자 간의 유방암 발생률을 비교하는 코호트 연구(cohort study)와, 유방암 환자와 질환이 없는 대조군을 비교하는 환자-대조군 연구(case-control study)이다.

흡연과 유방암 발생 간에 연관성이 있다는 결과가 나왔다고 하자. 문제는 흡연과 유방암 발생 간에 관찰된 연관성이 두 집단 간 다른 요인의 차이에 의해 영향을 받았는지 여부이다. 먼저 비만에 대하여 고려해 보자. 비만한 여성이 유방암 발생 위험이 크다는 근거가 있다. 또한, 적어도 몇 군데 지역에서는 흡연 여성이 비흡연 여성보다 비만율이 높다는 근거가 있다. 이 두 가지 연관성이 연구의 결과에 갖는 영향을 분석해 보자. 귀무가설(null hypothesis)이 참(true)인 경우, 다시 말해서 흡연과 유방암 발생 간에 인과관계의 연관성이 없다고 가정해 보자. 코호트 연구에서는, 흡연자들이 비만율이 높으므로, 이러한 이유로 유방암 발생의 위험이 높을 것이다. 환자-대조군 연구에서는, 비만이 유방암의 발생요인이므로 대조군보다 유방암 환자군에서 비만율이 높을 것이다. 그리고 비만은 흡연과 연관이 있으므로, 유방암 환자군에서 흡연이 더 흔할 것이다.

따라서 두 연구 모두에서, 실제로는 인과관계가 없음에도 불구하고, 흡연과 유방암 발생 간에 연관성을 시사하는 결과를 보일 것이다(그림 7.2). 만약 실제로 흡연이 유방암 발생의 위험을 높인다면, 이 교란효과로 인해 연구결과에서 추정된 값은 실제 효과보다 과다추정(overestimation)될 것이다. 반대의 상황으로 만약 실제로는 흡연이 유방암 발생의

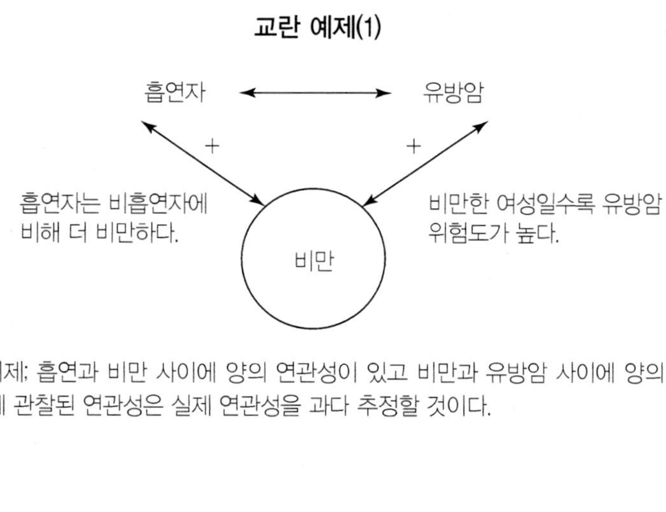

그림 7.2 교란 예제: 흡연과 비만 사이에 양의 연관성이 있고 비만과 유방암 사이에 양의 연관성이 있다면 흡연과 유방암 사이에 관찰된 연관성은 실제 연관성을 과다 추정할 것이다.

위험을 낮춘다면, 이 교란효과로 인해 실제의 예방효과가 과소추정(underestimation) 되거나 연관성이 없는 것으로 나올 것이다.

교란의 특성들

이 경우 비만은 교란요인(confounding factor)이다. 교란은 두 개의 동시적이고 독립적인 특징에 의해 만들어진다. 비만은 연구의 결과(유방암 발생)와 관련이 있으며, 독립적으로 비만은 노출(흡연)과도 관련이 있다.

교란의 정의는 설정된 연구 가설과 관련이 있는데, 이는 흡연과 비만이 둘 다 유방암 발생의 원인 요인일 수 있기 때문이다. 따라서 비만과 유방암발생의 관계를 연구한다면, 우리는 흡연을 잠재적인 교란요인으로 고려해야 할 것이다.

효과의 방향

교란의 효과는 양쪽 방향으로 있을 수 있다. 앞의 예에서, 노출된 집단(흡연 집단)은 비만율이 더 높고, 비만은 유방암의 위험을 증가시킨다. 이러한 교란효과의 최종 결과는 흡연군에서 유방암의 위험이 과잉으로 나타나는 것이다.

다른 경우로, 여성의 흡연과 유방암 발생의 관계에서 자녀수가 교란요인으로 작용하는 경우를 생각해 보자(그림 7.3). 흡연자들이 비흡연자들보다 자녀수가 더 많고, 자녀수가 많은 것은 유방암 발생을 낮추게 된다(이 연관성은 증거가 입증되어 있다). 이런 경우 '노출군'인 흡연군은 비흡연군에 비해 자녀수가 많기 때문에, 이 관계로 인하여 유방암 발생의 위험성은 감소할 것이다. 만약 흡연과 유방암 발생 사이에 연관성이 없다는 귀무가설(null hypothesis)이 사실이라면, 유방암 발생의 가능성이 낮다는 결론은 참이 아닌 잘못된 결과이다. 만약 흡연군의 유방암 발생 위험성이 실제로는 높다면, 이러한 상황에서의 연구는 위험성을 과소평가 하거나, 위험성이 없다는 결론이 날 수 있는데 이는 흡연과 비흡연군 간의 자녀수의 차이로 인한 반대방향의 효과를 감안하지 못하였기 때문이다. 이를 음의 교란(negative confounding)으로 표현할 수 있다. 이러한 효과는 노출군 즉, 흡연군이 유방암을 유발할 수 있는 어떠한 변수에 대하여 낮은 분율로 지니고 있을 때에도 동일하게 나타난다.

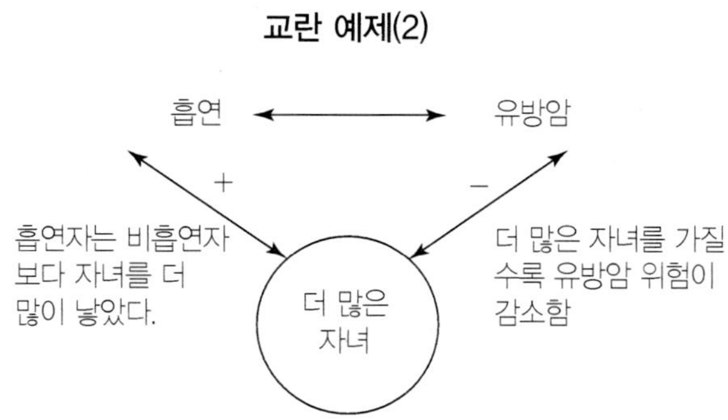

그림 7.3 음의 교란: 더 많은 자녀를 갖는 것이 유방암의 위험을 감소시키고, 흡연자가 비흡연자보다 더 많은 자녀를 낳는다면 흡연과 유방암 사이의 측정 연관성은 실제 연관성을 과소평가할 것이다.

교란에 결정적인 역할을 하는 두 가지 연관성이 존재하는지 어떻게 알 수 있을까? 이런 연관성의 일반적인 존재여부 즉 일반 대상자에서의 연관성 여부는 중요하지 않다. 예를 들어, 일반적으로 흡연 여성들이 비흡연 여성들에 비해 더 비만한지는 중요하지 않다. 이런 연관성은 연령대, 국가 등의 조건에 따라 달라질 확률이 큰데 이러한 상황은 중요하지 않다. 결정적으로 중요한 것은 분석에 이용된 자료가 추출된 연구대상 집단 내의 연관성의 존재여부이다. 따라서, 어떠한 연구의 분석대상이 된 자료에서 흡연군이 비흡연군에 비하여 더 비만하고, 비만한 대상들의 유방암 발생률이 더 높다면, 비만은 흡연과 유방암 발생의 연관성에서 교란요인이 된다. 동시에 고려하여야 할 조건은 비만-유방암 발생의 연관성과 비만-흡연의 연관성이 서로 독립적이어야 한다는 것이다. 다시 말해서 비만은 유방암 발생이 없는 여성들에 있어서도 흡연과 연관이 있어야 하고, 비만은 비흡연 여성들에 있어서도 유방암 발생과 연관이 있어야 한다. 이 설명은 어려운 논리처럼 보일 수 있는데, 몇 가지 예를 보게 되면 명확해질 것이다.

두 가지 연관성이 필요함

어떠한 요인이 교란요인이 되려면 **두 종류**의 연관성이 존재할 때만 가능하다. 즉 이 요인은 **노출변수와 결과변수 둘 다와 연관이 있어야 한다**. 흡연과 비흡연 여성들은 다른 여러 요인에서 차이를 보일 수 있다. 예를 들어 고혈압 빈도가 다를 수 있다. 그러면 고혈압 여부를 교란요인으로 고려해야 하는가? 정답은, 교란요인으로 고려하려면 고혈압 자체가 유방암 발생과 관련이 있어야 한다는 것이다. 수집된 자료에 고혈압에 대한 항목이 있다면, 비흡연 집단 내에서 고혈압과 유방암 발생 간에 연관성이 있는지 파악하면 된다. 만약 관련이 없다면 고혈압을 교란요인으로 고려할 필요는 없다. 즉, 여기서 고혈압은 노출변수

(흡연)와는 관련이 있으나 결과변수(유방암 발생)와는 관련이 없기 때문이다. 이와 유사하게, 유방암 가족력이 있는 집단에서 유방암 발생이 높아진다. 이 경우에서도 흡연군과 비흡연군 간에 유방암 가족력이 다를 경우에만 유방암 가족력이 교란요인이 될 것이다.

코호트 연구와 중재 연구에서의 교란

교란을 이해하는 것이 매우 중요하기 때문에, 몇 가지의 가상적인 그리고 실제의 예를 살펴 보고자 한다.

개념에 대한 예시

표 7.1에 나와 있는 가상의 예에서는 정해진 추적관찰 기간 중, 운동을 적게 하는 집단과 운동을 많이 하는 집단 간의 심근경색증 발생률을 비교한 코호트 연구의 결과를 보여준다.

표 7.1의 표 A는 가장 간단한 형태의 결과인데, 운동을 적게 하는 집단이 운동을 많이 하는 집단과 비해 상대위험도(relative risk)가 4.2인 강한 연관성을 보여준다. 그런데 대상자들의 비만도에 차이가 있고, 비만과 운동은 연관이 있으며, 운동을 많이 하는 집단은 운동을 적게 하는 집단에 비해 비만이 적다고 가정해보자.

표 7.1 교란: 심근경색증 발생률과 운동과의 관련성을 평가하기 위한 코호트 연구, 비만여부가 교란요인으로 작용하고 있음(가상 자료)

	심근경색증	인년	발생률/1,000
(A) 전체 대상자 (n = 8,000 인년)			
저 운동군	105	4,000	26.25
고 운동군	25	4,000	6.25
상대위험도 = 26.25/6.25 = 4.2			
(B_1) 비만 대상자 (n = 4,000)			
저 운동군	90	3,000	30.0
고 운동군	10	1,000	10.0
상대위험도 = 3.0			
(B_2) 비만하지 않은 대상자 (n = 4,000)			
저 운동군	15	1,000	15.0
고 운동군	15	3,000	5.0
상대위험도 = 3.0			

하위표 표 B_1과 B_2는 앞 표 A와 같은 양식으로 결과를 보여주는데, 비만한 대상자와 비만하지 않은 대상자의 결과를 나누어 보여준다. 표 B_1을 보면 비만한 대상자들에서, 운동을 많이 하는 군과 비교했을 때 운동을 적게 하는 군의 상대위험도는 3.0이다. 표 B_2의 비만하지 않은 대상자들에서, 운동을 많이 하는 군과 비교했을 때 운동을 적게 하는 군의 상대위험도 역시 3.0이다. 따라서 비만과 무관하게, 운동 효과의 추정치는 명백히 3.0이다.

그렇다면 모든 대상이 포함된 첫 표에서 4.2라는 결과가 나온 이유는 무엇인가? 이유는 비만이 교란요인이기 때문이다. 비만 자체는 심근경색증의 위험요인인데, 이는 비만 대상자에서의 운동량 수준에 따른 발생률과(표 B_1) 비만하지 않은 대상자에서의 발생률을 비교하면 알 수 있다(표 B_2). 운동을 적게 하는 집단에서 1,000명 당 발생률은 비만인 경우 30.0이고 비만이 아닌 경우 15.0이며, 운동을 많이 하는 집단에서는 발생률이 각각 10.0과 5.0이다. 나아가 비만은 운동량과 관계가 있는데, 표의 인년(person-year)을 비교하면 운동을 적게 하는 대상이 훨씬 더 비만한 것을 볼 수 있다. 운동을 적게 하는 집단에서는 인년의 75%가 비만 대상자이었고, 운동을 많이 하는 집단에서는 인년의 25%가 비만 대상자이었다.

이러한 요인들 간의 연관성, 즉 낮은 운동량과 비만 그리고 결과변수인 심근경색증 간의 관계가 그림 7.4에 그림으로 표현되어 있다. 낮은 운동량은 심근경색증의 위험요인이며, 실제 상대위험도는 3.0이다. 비만 역시 심근경색증의 위험요인으로 상대위험도는 2.0인데, 이 결과는 표 B_1과 B_2의 결과들을 바탕으로 추정한 결과이다. 하지만, 낮은 운

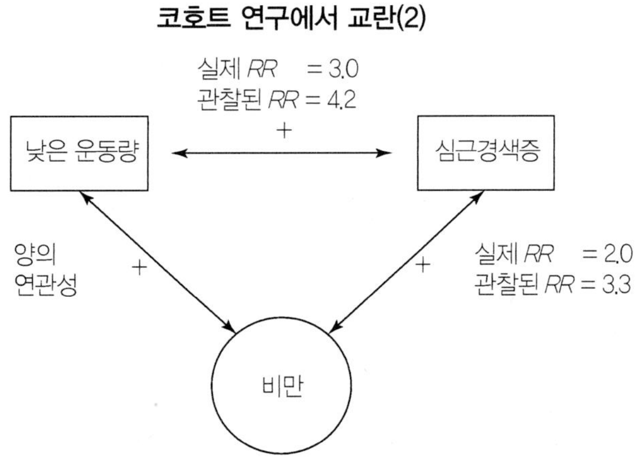

그림 7.4 교란: 표 7.1에 보여준 연관성. RR = 상대위험도

동량과 비만이 양의(positive) 연관성이 있으므로 단순히 운동을 많이 하는 군에 비교하여, 운동량이 낮은 군의 상대위험도가 4.2로 추정된 것이다.

나아가 우리는 표 B_1과 B_2의 자료를 합하여 모든 비만한 대상과 모든 비만하지 않은 대상을 비교할 수 있는데, 비만과 심근경색증의 상대위험도는 3.3으로 관찰된다. 따라서 심근경색증에는 두 가지의 독립적인 위험요인인 낮은 운동량과 비만이 있으며, 이것들은 서로 양의 연관성이 있으므로 한 가지 요인과 심근경색증의 관계를 평가할 때 나머지 하나는 교란요인의 역할을 하게 된다.

실제의 예

이제 표 7.2에 나와 있는, 다소 단순한 교란을 이해할 수 있는 실제 예를 보기로 하자. 이것은 1986년 *British Medical Journal*에 실린 논문에서 인용했는데, 신장결석의 치료법으로 두 가지의 다른 수술법의 성공률을 비교한 것이다(세 번째 방법인 쇄석술(lithotripsy)도 함께 평가되었다)[1]. 상단의 표는 논문 요약에 기술된 결과를 보여준다. 개복수술과 경피적 신장결석제거술의 두 수술법 각각 350명의 환자를 대상으로 하였고, 성공률은 개복수술이 78%, 경피적 신장결석제거술이 83%이었다.

표 7.2 교란: 신장결석의 치료법인 두 가지 다른 수술법의 성공률 비교(치료 3개월 후에 신장결석이 없는 환자의 %). 이 논문에서 연구결과로 수술성공률은 개복수술이 273예(78%), 경피적 신장결석제거술이 289예(83%)이었음을 보고함. 그러나 실제로는 개복수술의 성공률이 경피적 신장결석제거술보다 더 높았음. 이 논문의 주요 관심인 제3의 치료방법인 체외충격쇄석술(extracorporeal shock-wave lithotripsy)은 표에 제시된 두 치료방법의 성공률보다 더 높은 성공률을 보였음.

	성공	실패	전체대상자수	성공률(%)
모든 신장결석 (n = 700)				
개복수술	273	77	350	78
경피적 신장결석제거술	289	61	350	83
결석 < 2 cm (n = 357)				
개복수술	81	6	87	93
경피적 신장결석제거술	234	36	270	87
결석 ≥2 cm (n = 343)				
개복수술	192	71	263	73
경피적 신장결석제거술	55	25	80	69

출처: data from Charig Cr et al., 'Comparison of treatment of renal calculi by open surgery, percutaneous nephrolithotomy, and extracorporeal shockwave lithotripsy,' The British Medical Journal, Volume 292, issue 6524, pp. 879–882, © 1989 [1].

이 연구에서 환자들은 직경 2cm 미만의 결석을 가지고 있는 집단과, 더 큰 결석을 가지고 있는 집단으로 분류되었다. 작은 결석을 가지고 있는 집단에서는 개복수술이 경피적 신장결석제거술보다 더 좋았는데, 성공률이 각각 93%와 87%이었다. 더 큰 결석을 가지고 있는 집단의 경우에도 개복수술의 성공률이 더 높았는데, 성공률은 각각 73%와 69% 였다. 따라서 하위집단으로 구분한 두 집단 모두에서 개복수술의 성공률이 더 높았다. 전체를 합친 자료를 보면 개복수술 성공률이 더 낮은 것처럼 잘못된 결과를 보이는데, 이는 환자의 결석이 큰 경우 개복수술을 훨씬 자주 사용했으며, 결석이 큰 환자들은 수술법과 무관하게 낮은 성공률을 가졌기 때문이다(덧붙이면, 이 오류를 지적하고 더 정확한 분석을 할 것을 제안하자, 저자들은 이런 제안을 '임상의사들을 교란시킬(confound) 뿐이다'라며 거부하였다[2]. 실제로는 복잡한 분석은 필요하지 않고 표 7.2와 같은 표로 제시하기만 하면 된다).

심슨의 역설(Simpson's paradox)

이 경우에, 교란요인으로 인하여 관련성의 방향이 바뀌었다. 실제로는 개복수술의 성공률이 더 높았지만, 결석의 크기라는 제어(control)되지 않은 교란요인으로 인해 경피적 신장결석제거술의 성공률이 더 높은 것으로 보였다.[2] 이렇게 효과가 다른 방향으로 나타나는 것은 개념상으로는 여타 교란효과와 다를 바 없지만, 이렇게 방향이 바뀌는 경우를 Edward Simpson의 이름을 따서 심슨의 역설(Simpson's paradox)이라고 부른다. Edward Simpson은 영국의 통계학자로, 1951년에 발표한 논문에서 가상의 임상 예시를 들어 교란을 설명하였다[3].

추가적인 예

교란요인이 두 개 이상의 범주를 가지는 경우도 종종 있다. 실제 자료인 추가적인 예(표 7.3, 그림 7.5)로, 4장에서 언급했던 캘리포니아의 항구 노동자들을 대상으로 운동량과 관상동맥질환 사망률을 비교한 전향적 연구가 있다[4]. 표 7.3의 하위표 A는 전체 대상자에서 운동량이 적거나 중간 정도인 노동자를 운동량이 많은 노동자와 비교한 결과를 보여주고 있으며, 운동량이 적은 집단의 상대위험도가 3.4임을 알 수 있다. 하지만, 짐작할 수 있듯이, 이 연구에는 나이에 따른 상당한 교란이 있었다. 운동량이 적은 일을 하는 노동자들은 힘든 일을 하는 노동자에 비해 나이가 많은 경향이 있었다. 따라서 상대

2 역자 주) 원문에서는 경피적 신장결석제거술과 개복수술이 반대로 서술되어 있으나, 내용이 맞지 않아 수정 번역하였음

위험도가 높았던 이유는 적은 운동량의 직접적인 효과가 아니라, 나이 때문이었을 가능성이 있다. 표 B는 대상자를 4개의 연령군으로 구분하고 있다. 각 연령군의 상대위험도는 1.1에서 2.0의 범위에 포함된다. 따라서 모든 노동자들에 대한 운동량의 실제 효과가 이 범위에 포함될 것임을 유추할 수 있으며, 관찰된 3.4처럼 높을 수 없다는 것을 알 수 있다. 이 3.4라는 결과는 연령 분포의 차이로 인해 발생했을 것이다. 운동량의 효과에 관한 정확한 추정치가 얼마인지는 지금 이 단계에서는 한눈에 알기 어렵고 이를 다루는 과정과 결과는 뒷부분에서 설명할 것이다.

표 7.3 교란: 관상동맥질환 사망률과 운동의 관련성을 분석한 코호트 연구의 결과. 연령이 교란요인으로 작용하여 관상동맥질환 사망률과 운동과의 연관성을 비뚤리게 함. 표 A에는 운동을 매우 많이 하는 군(상위 운동군)에 비해 운동을 적게 하거나 중등도로 하는 군의 상대위험도가 3.4임. 표 B는 (1) 연령에 따라 사망률이 증가하는 것과 (2) 연령이 증가하면서 운동을 적게 하거나 중등도로 하는 율도 증가하는 것을 보여줌. 연령은 교란요인이며 이 효과로 인하여 관상동맥질환 사망률과 운동과의 관련성의 정도가 높게 나타남. 이것은 표 B에서 4가지 연령군의 상대위험도가 모두 표 A의 조 상대위험도 3.4보다 낮은 것으로 알수 있음[4]. 제4장 참조

운동량 수준	사망자수	인년	율/10,000	상대위험도
(A) 모든 연령군				
중등도 및 하위 운동군	532	65,000	81.8	3.4
상위 운동군	66	27,700	23.8	1.0 (기준)
(B) 연령대				
연령 35–44				
중등도 및 하위 운동군	3	5,900	5.1	1.1
상위 운동군	4	8,300	4.8	
연령 45–54				
중등도 및 하위 운동군	62	17,600	35.2	1.9
상위 운동군	20	11,000	18.2	
연령 55–64				
중등도 및 하위 운동군	183	23,700	77.2	1.7
상위 운동군	34	7,400	45.9	
연령 65–74				
중등도 및 하위 운동군	284	17,800	159.6	2.0
상위 운동군	8	1,000	80.0	

출처: data from Paffenbarger rs and hale WE, 'Work activity and coronary heart mortality,' New England Journal of Medicine, Volume 292, number 11, pp. 545–550, [4].

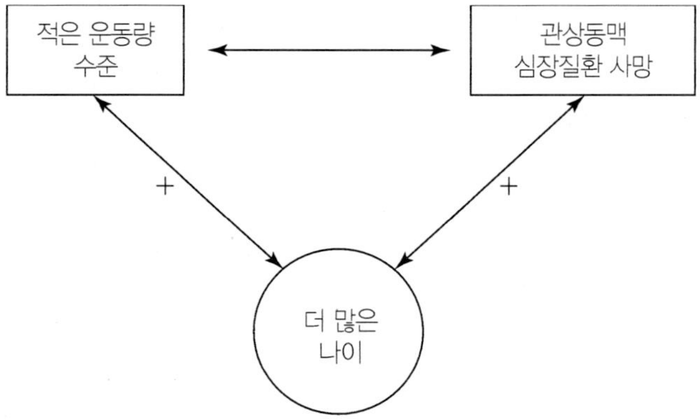

그림 7.5 표 7.3에 제시된 교란자료의 시각적 표현

출처: data from Paffenbarger RS and Hale WE, 'Work activity and coronary heart mortality,' New England Journal of Medicine, Volume 292, Number 11, pp. 545–550, © 1975 Massachusetts Medical Society. All rights reserved [4].

환자-대조군 연구에서의 교란

환자-대조군 연구에서 발생하는 교란의 논리는 코호트 연구에서와 같지만, 계산이 다소 다르다. 표 7.4에는 간단한 가상의 예가 나와 있는데, 피부암 환자 집단과 대조군 집단에서의 눈 색깔(파란색과 갈색)을 비교한 환자-대조군 연구이다.

표 A는 환자군 500명과 대조군 500명의 결과로, 갈색 눈과 비교하였을 때 파란색 눈의 오즈비는 1.59이다. 그런데 머리카락색도 피부암에 대한 위험요인라는 것이 입증되어 있으므로, 표 B_1과 B_2에서는 어두운 머리카락색을 가진 집단과 밝은 머리카락색을 가진 집단을 구분하여 각 집단의 피부암과 눈 색깔 간의 연관성을 보여준다. 어두운 머리카락색 집단은 오즈비가 1.0이어서 연관성이 없으며, 밝은 머리카락색 집단도 마찬가지로 1.0이다. 이를 근거로 피부암과 눈 색깔의 연관성에 대한 가장 정확한 추정치는 1.0으로, 연관성이 없는 것이 명백하다. 그런데 실제로는 연관성이 없음에도 불구하고, 결과를 보면 파란색 눈과 피부암은 오즈비가 1.59로 연관성이 있는 것처럼 보인다. 파란 눈을 가진 대상들에서 볼 수 있는 연관성은 파란 눈과 밝은 머리카락색이 연관성이 있기 때문이다. 이 연관성은 표 B_1과 B_2의 대조군을 비교하면 알 수 있는데, 밝은 머리카락색을 가진 대조군 중 파란 눈을 가진 대상은 67%(100/150)이고, 어두운 머리카락색을 가진 대조군 중 파란 눈을 가진 대상은 29%(100/350)에 불과하다.

표 7.4 환자-대조군 연구에서의 교란: 눈색깔과 피부암과의 관련성을 분석하는 가상 예

	환자군	대조군
(A) 모든 대상자 (n = 1,000)		
푸른색 눈	257	200
갈색 눈	243	300
합계	500	500
오즈비 = (257 × 300)/(243 × 200) = 1.59		
(B_1) 어두운 머리카락색 (n = 550)		
푸른색 눈	57	100
갈색 눈	143	250
합계	200	350
오즈비 = (57 × 250)/(143 × 100) = 1.00		
(B_2) 밝은 머리카락색 (n = 450)		
푸른색 눈	200	100
갈색 눈	100	50
합계	300	150
오즈비 = (200 × 50)/(100 × 100) = 1.00		

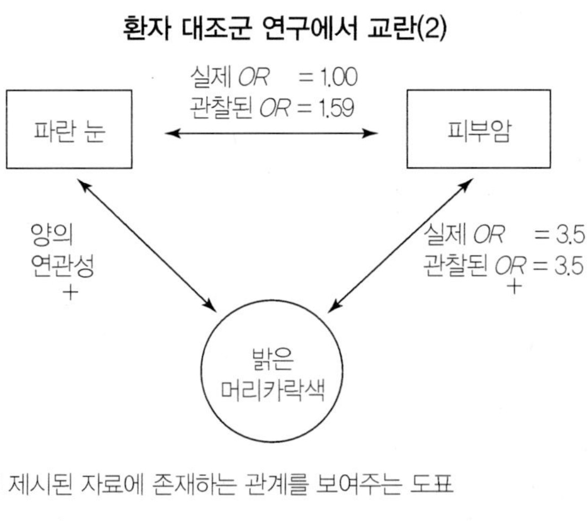

그림 7.6 교란: 표 7.4에 제시된 자료에 존재하는 관계를 보여주는 도표

연관성이 그림 7.6에 도식적으로 표현되어 있다. 실제로는 각각의 눈색깔의 범주 내에서 머리카락색의 오즈비 계산은 필요하지 않았다. 머리카락색을 통제한 후 눈색깔과 피

부암 사이에 연관이 없다면, 눈색깔은 결과변수인 피부암과 연관이 없어서 교란요인의 정의에 맞지 않으므로 교란요인이 아니라는 것을 추론할 수 있다. 따라서 머리카락색과 피부암의 대략적 오즈비는 눈색깔로 통제하여도 영향을 받지 않을 것이다. 환자-대조군 연구에서의 교란에 대한 추가적인 예는 효과변경(Effect modification)을 다루는 부분에서 설명할 것이다

제2부 교란을 통제(control)하는 방법들

지금까지 교란이 무엇인지를 이해하였고, 이제부터는 이 문제에 대처하는 방법에 대하여 논하고자 한다. 사용가능한 방법은 표 7.5에 제시된 5가지 뿐이다.

연구설계 단계에서는 연구참여자를 특정 대상자로 국한하여 제한(restriction)할 수 있다. 그리고 연구집단의 대상자를 대조집단의 대상자와 짝짓기(matching) 할 수 있다. 또한 무작위배정(randomized) 중재연구를 시행할 수도 있다. 연구설계 단계에서의 통제방법과 무관하게 분석 단계에서는, 전체 자료 중 일부 특정 대상자 만으로 국한하여 분석하는 제한(restriction) 방법을 쓸 수 있다. 교란요인의 계층(strata)에 따라 자료를 몇 개의 하위군으로 구분한 후 각 군의 자료를 분석하는 층화(stratification) 방법과, 두 가지 이상의 교란요인의 영향을 동시에 고려하기 위해서 다변량(multivariate) 분석 방법을 사용할 수 있다. 실제로는 위에 제시한 여러 가지 방법을 조합하여 사용하는 경우가 대부분이다. 이 다섯 가지 방법을 하나씩 논하도록 하겠다.

표 7.5 교란을 통제하는 방법들: 한 가지를 사용하거나 여러 가지가 함께 사용될 수 있음

연구설계 단계	제한 짝짓기 무작위배정
연구분석 단계	제한 층화 다변량 분석

교란의 통제: 제한(restriction)

앞에서 예로 든 흡연과 유방암의 연구에서 교란요인이었던 비만과 자녀수에 의하여 결

과가 잘못 추정되는 것을 막기 위해 취한 조치들을 다시 떠올려 보자. 한 가지 방법은 대상자들 중에서 비만이 아닌 사람과 자녀가 없는 사람만을 대상으로 연구를 시행할 수 있을 것이다. 코호트 연구나 환자-대조군 연구에서 이 방법을 적용할 수 있으며 이런 상황을 '제한'으로 표현할 수 있다. 이 방법은 교란의 영향을 완전히 제어하기 때문에 매우 효과적인 방법이지만, 명백한 단점은 비만이 아닌 사람과 자녀가 없는 사람에서만 흡연과 유방암 발생의 관련성을 평가할 수 있다는 것이다. 이 경우 연구결과를 제한된 연구대상집단보다 더 폭넓은 대상에게는 일반화할 수가 없다.

반대로 비만하고 자녀가 있는 여성들로만 연구를 한다면 이 경우에도 교란의 영향이 존재할까? 답은 교란의 영향이 있을 수 있다. 대상자가 비만인 사람들만 포함되었다고 해도 대상자 중에는 비만의 정도가 다를 수 있고, 비만이 유방암 발생과 양-반응관계를 보이는 동시에 흡연군과 비흡연군간의 비만의 정도가 다르다면 교란의 영향은 있을 수 있다. 이 개념은 자녀수에도 동일하게 적용할 수 있다. 만약 연구대상자를 구체적으로 비만도가 30kg/m^{2}에서 40kg/m^{2}인 경우로 제한하고 자녀수가 한두 명인 경우로만 제한하는 등의 방법을 사용하면 교란의 영향을 상당한 수준으로 제어할 수 있을 것이다. 그러나 이렇게 구체적으로 제한하는 방식은 현실적으로는 매우 번거로울 것이다.

현실적인 이유 때문에라도, 모든 연구에는 어느 정도의 제한이 있다. 연구모집단(source population)과 적격집단(eligible population)에는 기간, 지리적 위치, 그리고 나이 등의 요인들에 의하여 제한이 있게 된다. 연구대상자 중에서 일부 집단의 대상자 수는 매우 적은데 그 일부 집단에서의 결과가 주된 집단에서의 결과와 매우 다르다면 제한을 고려하여야 한다. 대상자 수가 적은 집단의 결과가 전체에 유용한 정보를 제공하는 것이 아니면 이 소집단은 배제되는 것이 좋을 것이다. 흔한 예는 대상자 수가 적은 인종이나 민족의 경우이다. 이런 인종 집단은 질병발생률과 위험요인에 대한 노출률이 다른 집단과 상당히 다를 수 있는데, 이러한 경우에 대상자 숫자가 너무 적다면 이런 대상자를 포함하는 것은 큰 의미가 없다. 만약 이 소규모 집단에 대한 정보가 중요하다면 연구설계를 다시 기획하던가 이들의 대상자 수를 늘리는 방안이 필요할 것이다.

무작위배정(Randomization)

주요 장점들

제한은 모든 연구에서 어느 정도로 적용되기 때문에, 제한을 첫 부분으로 다루었다. 다음으로 무작위배정을 다루는 이유는 다른 방법들에 비해 여러 가지의 장점이 있으며, 이로 인해 무작위배정 연구와 비-무작위배정 연구 간에는 설계와 평가에 있어서 큰 차이가 있기 때문이다. 만약에 무작위배정 중재연구가 가능하다면, 장점이 많으므로 먼저 고려해야 한다. 하지만, 이런 연구는 한정된 경우에만 적용이 가능하다. 윤리적이고, 실제적이며, 받아들일 수 있는, 그리고 위해가 없고 이득이 있는 효과를 평가하는 전향적 중재 연구인 경우에서만 가능하기 때문이다. 따라서 임상중재 혹은 공중보건의료의 중재 효과를 평가할 때는 가장 중요하게 고려되어야 하지만, 무작위배정은 질병의 원인과 관련된 주제에 대하여 대부분 적용이 불가능하고, 후향적 연구에는 적용될 수 없다.

무작위배정의 방법들

무작위배정의 원리는 연구참여 대상자들을 중재집단과 비중재집단으로 무작위배정하는 것이다. 무작위배정의 정의는, 연구의 각 대상자가 각 집단에 배정될 확률이 같으며, 특정한 개인이 어느 집단에 배정될 확률은 다른 개인이 배정되는 것에 영향을 받지 않는다는 것이다. 이것은 체계적이지 않거나 계획성이 없는 배정과는 다르다. 동전을 던지는 것과 같이 무작위인 것처럼 보이는 방법은 이론적으로는 적용 가능하지만, 실제로는 의식적 혹은 무의식적 조작의 가능성이 너무 많다. 무작위배정은 일반적으로 컴퓨터 프로그램이나 표준 통계교과서에 나와 있는 난수표의 숫자를 참고하여 수행한다[5].

배정 절차는 무작위여야 하고, 진행과정이 제대로 수행될 수 있도록 보호받아야 하며, 누가 보아도 보호되고 있다는 것이 보여야 한다. 연구의 각 참여자와 그들과 일하는 연구자는 중재 집단으로 배정되기 전에 연구 참가에 필요한 절차를 모두 마쳐야 한다. 연구대상자는 연구에 참가할 것을 제의받아야 하고, 연구의 절차서(protocol)에 따라 적격하다는 것이 확인되어야 한다. 또한, 연구대상자는 사전 동의(informed consent)를 해야 하고, 대상자의 참가가 기록되어야 한다. 이런 절차를 모두 거친 후에 특정한 중재집단으로 배정될 수 있다. 배정이 결정된 후에는 배정 집단이나 적격성의 판단이 변경되어서는 안 된다. 이것을 위해서는, 무작위배정 과정이 대상자의 모집과는 독립적으로 수행되어야 한다. 무작위배정은 대상자 모집에 관여하지 않는 사람이 하는 것이 좋은데, 예를 들어 통계학자나 약사가 할 수 있다. 대규모 연구의 경우 독립적인 사무실을 쓰는 독립된 연구자가 하는 경우가 흔하다. 평가 후 연구 참가에 적격 판정을 받은 모든 대상자에 대해 연구 참여 동의 여부와, 무작위배정 여부의 기록을 남겨야 한다. 무작위배정된 모든 대상자는 무작위배정 시점부터 연구참여자로 간주한다.

확률적인 과정(Probabilistic process)

논리의 핵심은 무작위배정 방식에 의하여 구성된 두 집단은 모든 변수에 대해 유사할 가능성이 크다는 것이다. 무작위배정의 핵심적인 제한점은 이것이 확률을 기반으로 한 방법이라는 점이다. 따라서 무작위배정이 성공할 확률이 크려면, 상당히 많은 수의 대상자가 필요하며, 무작위배정이 동일한 두 집단을 만들어낼 것이라고 확신할 수는 없다. 극적인 경우로 두 명의 대상이 전부일 때, 무작위배정을 하면 연구자가 배정할 때 바이어스를 가지지 않게 할 수는 있으나 두 대상 사이의 차이점을 줄이지 못한다. 대규모 무작위배정 연구에서, 무작위배정으로 만들어진 집단은 구체적인 요인들이 유사할 확률이 매우 높다. 하지만 각 집단의 숫자가 상대적으로 작다면 (100명을 적당한 기준으로 볼 수 있다), 집단 간에 차이가 우연하게 발생할 확률이 있다. 만약 집단 간 차이가 나는 요인이 연구의 결과와 강한 연관성이 있다면, 이 요인은 교란요인이 될 것이고 분석할 때 적절하게 대처해야 할 것이다. 실제 여기서 배워야 할 것은, 무작위배정이 중요한 기술이며, 대부분의 경우 적당한 대상수가 확보되면 효과가 있으나, 무작위배정을 시행했다는 이유만으로 비교하는 집단이 교란요인이 없고 차이가 없는 것은 아니라는 것이다[6]. 다른 연구에서처럼, 주요한 교란요인일 가능성이 있는 요인에 대하여는 자료를 사용하여 집단 간에 이 요인이 차이가 없음을 확인해야 한다. 차이가 있다면, 무작위배정된 연구라도, 층화(stratification)나 다변량 분석(multivariate method) 등의 분석 방법을 사용하여 교란요인의 차이가 주는 영향을 통제해야 한다.

무작위배정의 가치

철제 요리냄비의 예

표 7.6을 보면 무작위배정이 왜 중요한지를 알 수 있다. 앞 부분의 3장에서 언급했던 에디오피아의 한 연구에서, 각 가정에 알루미늄 냄비 대신 철 냄비를 제공하는 것이 빈혈을 줄이고 소아의 성장을 향상시키는 방법으로 평가되었다[7]. 무작위배정 임상시험 방법이 사용되어, 각 가정 단위로 무작위배정을 하였고 각 가정당 한 명의 아이가 참여하였다. 무작위배정이 없었다면, 철 냄비를 사용하는 가정과 알루미늄 냄비를 사용하는 가정 간에 소아의 성장에 관여할 수 있는 광범위한 요인들이 달랐을 것이다. 표 7.6을 보면 무작위배정 과정을 통해 만들어진 집단 간에 소아의 나이, 성별, 키, 몸무게, 최근 의학적 과거력, 엄마의 특성, 깨끗한 물의 접근성, 전체적 위생의 요인들이 매우 유사하다는 것을 알 수 있다.

표 7.6 무작위배정의 이득: 에디오피아에서 각 가정에 알루미늄 냄비 대신 철 냄비를 제공하는 것이 빈혈을 줄이고 체중을 향상시키는지 여부를 평가하기 위하여 가정단위로 무작위배정하여 철 냄비와 알루미늄 냄비를 배정하였고 각 가정당 한 명의 아이가 참여하였다. 이 표의 자료들은 무작위배정이 시행된 시점에 두 집단의 특성이 유사함을 보여준다[7].

	철 냄비에 배정된 집단 (n = 195)	알루미늄 냄비에 배정된 집단군 (n = 212)
연령 (개월, 평균과 표준편차)	31.3 (14.6)	30.5 (15.7)
남성/여성 (대상자수)	99/96	106/106
몸무게 (Kg, 평균과 표준편차)	11.6 (2.3)	11.9 (2.3)
신장 (cm, 평균과 표준편차)	87.2 (8.5)	88.0 (8.7)
연구시작 전 주(week)에 질병있음	57 (29%)	70 (33%)
연구시작 전 주(week)에 설사	35 (18%)	40 (19%)
엄마의 문맹률	72 (37%)	68 (32%)
지난 7일간 엄마가 질병있음	50 (26%)	49 (23%)
깨끗한 식수 사용	148 (76%)	157 (74%)
적절한 위생	57 (29%)	72 (34%)

출처: data from Adish AA et al., 'Effect of consumption of food cooked in iron pots on iron status and growth of young children: a randomised trial,' The Lancet, Volume 353, issue 9154, pp. 712–716, © 1999 [7].

이 두 집단에 대하여 동일한 중재를 시행했다면 두 집단의 결과가 동일하게 나왔을 지의 여부를 생각해 볼 수 있는데, 표를 보면 그러하지 않을 확률이 적고, 결과가 같았을 것이라고 기대할 수 있다. 이런 유사한 집단을 만들어내는 가장 간단한 방법이 무작위배정이다. 개념적으로는, 첫 연구대상 가족을 철 냄비 집단으로 배정하고, 표 7.6에 나와 있는 요인들에 대하여 짝짓기 한 가족을 알루미늄 냄비 집단으로 배정할 수 있지만, 이런 방식의 연구는 시행하기 어렵거나 불가능하다. 이 연구의 결과는 철 냄비 가정의 아이들이 헤모글로빈 농도 상승폭이 더 컸고, 12개월의 기간 동안 체중과 키가 더 증가했다는 것이었다. 이 연구는 철 냄비를 제공하는 것이 후진국의 철 결핍성 빈혈을 줄이는 유용한 방법일 수 있다고 결론을 내렸다[7].

다른 어떤 방법에도 없는, 무작위배정의 장점이 한 가지 있다. 적당히 많은 대상이 있다면, 무작위배정은 측정한 요인 이외의 다른 성질도 유사한 집단을 만들어 낼 확률이 크다는 것이다. 예를 들어 방금 설명한 연구가 끝난 후 이 지역에서 흔한 감염이 소아 빈혈의 강력한 예측 인자라는 근거가 나왔다고 가정해 보자. 감염에 대하여도 조사하고 평가했다면, 그리고 두 집단의 감염 유병률이 유사했다면 더 좋은 연구가 되었을 것이다.

하지만 이런 자료 없이도 원래 연구가 무작위배정 연구였고 적당한 숫자의 대상들이 있었으므로, 측정되지 않은 이 요인도 유사했을 것이라고 추정할 수 있다.

무작위배정 연구의 어려움

현실적인 문제들

무작위배정 연구는 연구 참가자와 보건의료 전문가, 그리고 간접적으로 연관된 서비스 관리자와 지원 인력 등 모두에게 많은 부담을 요구한다. 무작위배정은 자원의 부족이나 사전 동의 때문에 수행하기에 어려운 경우가 많다. 예로 헤로인 금단증상의 치료를 위한 두 가지 약제를 비교한 임상시험을 들 수 있다[8]. 이 임상시험에는 자선 단체와 해당 약제 제약 회사의 지원이 필요했고, 병원의 가용 병상이나 실험실 사용 등의 자원이 필요했으며, 병원 의료진과 환자들 자신의 지원이 필요했다. 이 모든 요인들에 대한 지원을 얻는 것에 어려움이 있었으며 결국 이 임상시험은 끝을 내지 못했다.

연구의 설계는 과학적으로 이상적인 설계법과 현실적인 문제 간의 균형을 잘 잡아야 한다. 예를 들어, 임신한 여성에게 금연을 격려하는 새로운 방법을 평가하기 위해 특정 병원의 모든 여성에게 이런 방법을 제안하고 다른 병원의 모든 여성들과 비교하는 것이, 각각 병원의 여성들을 무작위로 배정하는 것보다 행정적으로는 훨씬 쉬울 수 있다. 이런 체계적인 배정 방법(systematic allocation)은, 선택된 두 집단 간에 중요한 요인들의 차이를 보일 수 있으므로 무작위배정보다 단점이 많으며, 이러한 방식의 배정이 이루어졌을 때에는 이에 맞는 분석 방법(나중에 설명될 것이다)을 사용하여야 한다.

사전 동의(Informed consent)

사전 동의의 문제는 연구설계에 있어서 중대한 영향을 미칠 수 있다. 호주에서 일차 진료 의사를 대상으로 피부 병변을 검사하는 새로운 방법을 평가하는 무작위배정 임상시험에서, 환자 개인을 무작위배정할 것인지 아니면 일차 의료기관을 무작위배정할 것인지를 선택해야 했었다. 각 기관에서 환자를 개별적으로 무작위배정 한다면, 의사는 모든 잠재적인 참가자와 새로운 평가법, 기존의 평가법, 그리고 무작위배정 설계에 대하여 참가자들과 의논하고 그들의 사전 동의를 받아야 했다. 만약 의료기관을 무작위배정 한다면 연구에 참가하는 의사들의 사전 동의는 받아야 하겠지만, 윤리위원회와 연구 참여 의사들이 공통된 의견에 따르면, 두 가지 치료법 모두 평상시 진료에 사용되므로 환자에게 개별적으로 사전 동의를 받을 필요는 없었다. 이러한 윤리적 구분에는 논쟁의 여지가 있지만, 결과적으로 각 의료기관에서 개별 무작위배정 연구를 하려면 바쁜 일반 의사들이 모든 환자와 무작위배정 절차를 의논해야 했으므로 현실적으로 불가능했다. 의료기관을 무작위배정하는 방식으로 연구는 시행되었고, 의사들과 환자들은 적극적으로 참여하였다[9].

무작위배정의 제한점: 교란의 잔여(residual confounding)

한 요인에 의해 야기되는 교란효과의 크기는 그 요인이 결과변수와 가지는 연관성의 정도와, 그 요인이 노출변수와 가지는 연관성의 정도에 따라 달라진다. 폐암의 두 가지 치료법을 비교하는 경우를 생각해 보자. 결과변수인 사망률은 질병의 정도(병기)에 따라 크게 다를 것이고, 이런 연관성(병기–결과)이 매우 강력하므로, 두 치료 집단 간의 병기 차이가 작더라도 병기는 큰 교란효과를 가질 수 있다. 교란효과를 평가하기 위해서 두 치료집단의 병기 분포를 통계적 검정을 적용하여 비교하는 것은 적절하지 않다. 두 집단 간의 병기 차이가 통계적으로 유의하지 않더라도 여전히 병기는 중요한 교란요인일 수 있다. 무작위배정 임상시험을 기술하는 논문은 표 7.6처럼 무작위배정된 집단 간의 연관요인 분포를 설명하는 표가 있어야 하나, 통계적 검정은 적용하지 말아야 한다. 이것은 5장에서 설명했던 CONSORT 지침[10]에서도 권장하고 있는 내용이다.

여전히 남아있는 집단 간의 차이

무작위배정은 무작위배정을 하는 과정으로 목적을 달성한다. 무작위배정 과정에 의해 생성된 집단들은 동등할 **가능성이 크다**는 것이 원리이다. 하지만, 집단 간에 어느 정도의 차이는 남아있을 것이고 어떤 경우는 이러한 차이가 상당히 크고 중요할 수 있다.

당뇨병 임상시험의 예

표 7.7을 보면 역사적으로 유명한 당뇨병의 치료에 관한 한 무작위배정 연구에서 대상자들의 연구시작 시점의 특성을 보여주고 있다. 이 연구에서는 대상을 무작위배정하여 식이와 경구 혈당강하제인 톨부타미드(tolbutamide)를 복용하는 집단과, 식이와 위약을 복용하는 집단을 비교하고 추후 사망을 결과변수로 분석했는데, 심혈관질환이 주된 사망을 이루고 있었다[11]. 이 두 집단을 비교한 표를 보면 톨부타미드를 복용하는 집단은 더 고령이었고, 디지털리스(digitalis) 복용의 빈도와 협심증의 빈도가 더 많았으며, 심전도 이상소견, 고콜레스테롤혈증, 고혈당, 과체중, 하지 방사선 촬영으로 평가한 동맥석회화의 비율이 더 높았음을 알 수 있다. 반면에, 고혈압의 과거력이 있는 비율은 더 낮았다. 이 자료를

표 7.7 무작위배정의 제한점: 이 연구는 당뇨병 치료에 사용되는 4가지 약제를 비교하였다. 식이와 톨부타미드(경구 혈당강하제)를 복용하는 집단과 식이와 위약을 복용하는 집단으로 무작위배정된 연구대상자들을 비교하였다[11].

	식이와 톨부타미드에 배정된 군 n = 204 (대상자 수 %)	식이와 위약에 배정된 군 n = 205 (대상자 수 %)
연령 > 55	48.0	41.5
디지털리스 복용	7.6	4.5
협심증	7.0	5.0
심전도 이상소견	4.0	3.0
콜레스테롤 > 300 mg/100 ml	15.1	8.6
공복혈당 > 110 mg/100 ml	72.1	63.5
상대체중 > 1.25	58.8	52.7
동맥석회화	19.7	14.3
고혈압	30.2	36.8

출처: data from university group diabetes Program, 'A study of the effects of hypoglycemic Agents on vascular complications in patients with adult-onset diabetes ii: Mortality results,' Diabetes, Volume 19, supplement 2, pp. 785–830, © 1970 [11].

토대로 본다면, 두 치료법이 동일한 효과를 가졌을 것이라고 가정하였을 때 두 집단의 추후 사망이 같은 결과를 보였을 것이라고 확신할 수가 없다. 열거된 요인들 중에서 몇 가지는 추후 사망률에 상당한 영향을 미쳤을 수 있고, 집단 간 사망률은 큰 차이를 보였다.

무작위배정의 실패

위와 같은 경우를 '무작위배정의 실패'라고 편하게 표현하기도 하지만, 이것은 부적절한 용어이다. 무작위배정 과정은 정확하게 시행이 되었으나, 무작위배정 자체가 확률적인 기술이므로 모든 요인이 동일하게 되는 것을 보장하지는 못한다. 통계적인 검정을 해보면 한 가지(콜레스테롤 수치)를 제외한 모든 요인은 일반적으로 적용하는 5% 수준에서 통계적으로 유의하지 않았다. 하지만, 이러한 통계적 검정은 여기서 중요하게 다루어야 할 문제가 아니다. 중요하게 다루어야 할 것은 두 집단의 차이가 추후 결과에 영향을 미칠 정도로 크냐는 것이다. 결과와 강력한 연관성을 가지는 요인의 경우에는 작은 차이도 중요한 영향을 줄 수 있다. 표 7.7에서 나타났듯이 비교되는 집단 간에 중요한 차이점이 있는 무작위배정 연구임을 알 수 있다. 이 연구의 결과는 총 사망, 특히 심혈관질환으로 인한 사망이 위약 집단 보다 톨부타미드 집단에서 더 높았다. 문제는 이러한 사망률의 차이가 톨부타미드로 인한 것인지, 아니면 두 집단 간에 있었던 차이에 의한 것인지가 중요하다. 이 장의 후반에서 설명하겠지만, 이런 문제를 해결하기 위해서는 별도의 분석 방법을 사용할 수 있다.

사전 층화(Pre-stratification)

앞의 내용으로 알 수 있듯이, 중요한 교란요인들을 미리 예측할 수 있는 경우에, 유사한 집단을 생성하기 위하여 무작위배정 과정에만 의존하는 것이 바람직하지 않을 수 있다. 더 신뢰할 수 있는 절차는, 연구대상자를 선정할 때 중요한 교란요인의 범주 별로 적격인 대상자를 모집하고, 각 범주 내에서 무작위배정을 하는 것이다. 위 예의 경우에는 모든 연구 참가자를 병기에 따라 분류하고, 각 병기 별로 무작위배정을 하여 치료 집단 간의 병기 분포가 거의 동일함을 보장하는 것이다. 이것은 무작위배정과 층화(stratification)의 조합이며, **층화 내 무작위배정**(randomization within blocks) 혹은 **사전 층화**(pre-stratification)라고도 일컫는다. 예를 들어, 출산 후 회음부 통증에 대한 임상시험에서, 산과력(첫 출산과 두번째 출산 이후)과 출산 방법(자연 분만과 기타)에 따라서 대상자를 네 개의 범주로 분류하였는데, 이는 이러한 요인들이 회음부 통증에 관한 중요한 요인들이기 때문이었다[12]. 하지만 무작위배정 임상시험은 어렵고 시간이 오래 걸리는 경우가 많고, 간단한 설계법이 임상 연구에서는 강력한 장점이므로, 사전 층화는 매우 신중하게 적용하여야 한다. 이런 방법은 다기관 연구를 할 때, 각 기관이 각 치료법을 유사한 수의 대상자에게 적용하는 것을 보장하기 위해 기관 내에서 무작위배정을 하는 경우에 종종 사용된다.

무작위배정 임상시험의 분석: 원래배정대로 분석(intention-to-treat analysis)

대부분의 무작위배정 임상시험에서, 무작위배정된 모든 대상자가 자신에게 배정된 치료를 완료하는 경우는 드물다. 치료를 시작하지만 완료하지 못하는 환자들이 있는데, 이들은 치료와 관련된 이유(예를 들어 부작용), 혹은 다른 이유(거주지 변경)로 인해 치료를 도중에 종료하기도 하고, 혹은 임상적인 상태 변화로 인해 치료를 변경할 수밖에 없는 경우도 있다. 일부 환자는 무작위배정은 되었으나 치료를 시작조차 못한 경우도 있을 수 있다.

그림 7.7을 보면 환자가 두 군의 치료 집단으로 무작위배정된 임상시험이 표현되어 있는데, 일부의 환자들만 제공된 치료를 완료한 것을 알 수 있다. 문제는, 새로운 치료법의 효과를 평가하려면 어느 집단을 비교하는 것이 옳은 가이다.

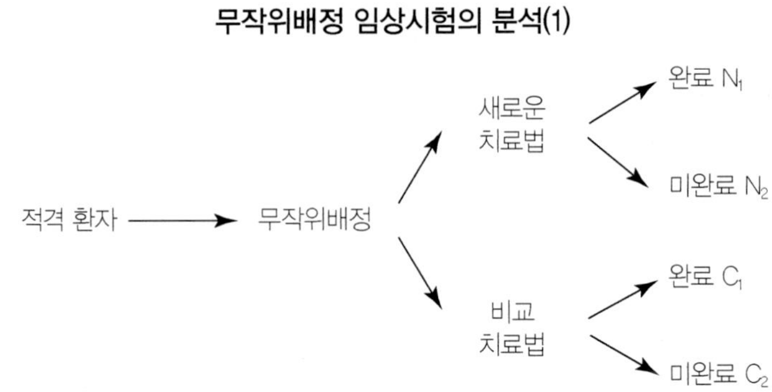

그림 7.7 순응: 무작위배정 임상시험에서 제공된 치료 과정을 모든 대상자가 완료한 것은 아님. 어떤 집단을 비교해야 될까?

한 가지 간단한 답은 새로운 치료법을 받은 집단과 받지 않은 집단을 비교하는 것이다. 새로운 치료를 받은 유일한 집단은 N_1이다. 이들은 새로운 치료법에 배정되고 치료를 완료한 대상들이다. 따라서 우리는 N_1 집단을 다른 모든 대상($C_1+C_2+N_2$)과, 또는 대조 치료법에 배정된 대상(C_1+C_2)과, 혹은 대조 치료법에 배정되고 치료를 완료한 대상(C_1)과 비교할 수 있다.

그런데, 이러한 비교법들 중 한 가지를 사용한다면, 교란을 제어하는 무작위배정의 가치는 무효화된다. 왜냐하면 비교하는 집단이 더 이상 무작위배정된 집단이 아니기 때문이다. 새로운 치료법을 완료하는 집단(N_1)과 치료 도중 포기하거나 치료를 받지 않는 대상들의 집단(N_2) 사이에는 상당히 큰 차이가 있을 수 있다.

고지혈 치료약제 — 원래배정대로 분석 예

이에 관한 전형적인 예는, 1966년부터 1969년까지 미국에서 수행된 지질(lipid) 감소 약제와 위약의 무작위배정 이중눈가림 임상시험이다[13](그림 7.8). 결과변수는 추적기간 5년간의(어떠한 사인이든지) 총사망률이었다. 지질 감소 약제인 클로피부리에이트(clofibrate)를 복용하는 집단에 배정된 후 배정 복용량의 80% 이상을 복용한 환자들의 사망률은 15.0%였다. 이 비율을 위약 복용 집단에 배정된 모든 환자들의 사망률 19.4%와 비교하면, 클로피부리에이트 복용군에 유리하게 통계적으로 유의한 결과가 나왔다. 하지만, 클로피부리에이트 복용 집단으로 배정됐으나 클로피부리에이트를 복용하지 않은 환자들의 사망률은 훨씬 높았다(24.6%). 물론, 이것은 약제가 이롭다는 가설과 일관되며, 약제를 복용하지 않은 집단이 잘 복용한 집단보다 사망률이 높은 것은 예측할 수 있는 결과이다. 그러나 이런 결과가 약제의 효과에 기인한다고 단정하는 것은 위험하다. 위약 복용군의 순응도에 따른 사망률의 자료를 보면 왜 위험한지 극명하게 드러나는데, 위약에 배정되어 위약 복용량의 80% 이상을 복용한 집단의 사망률은 15.1% 였고, 80% 미만으로 복용한 집단의 사망률은 28.2%였다. 배정된 집단의 사망률에 대한 정확한 분석방법은, 클로피부리에이트 집단으로 배정된 모든 대상자의 사망률과 위약으로 배정된 모든 대상자의 사망률을 비교하는 것으로, 클로피부리에이트 집단의 사망률은 18.2%로 이는 위약으로 배정된 모든 대상의 사망률(19.4%)과 비슷했다. 이 외의 다른 방법으로 비교하면, 순응도와 관련된 요인의 교란효과로 인해 부정확한 결과를 보일 수 밖에 없게 된다. 또 다른 측면에서 결과를 보면, 지시사항을 적극적으로 이행하는 환자들은, 처방된 약제와 무관하게, 사망률이 더 낮은 것을 볼 수 있다. 이것은 연구에서 규명하고자 하는 약제의 작용으로 인한 것이 아니고, 순응도와 관련된 요인의 영향을 보여주는데, 이 순응도는 약제와 결과변수와의 연관성을 분석함에 있어서 교란요인으로 작용한다. 위에서 설명한 정확한 분석 방법은 **원래배정대로 분석**(intention to treat analysis)으로, 초기에 배정된 치료법에 따라 집단을 비교하는 방법이다.

무작위배정 임상시험의 분석(2)

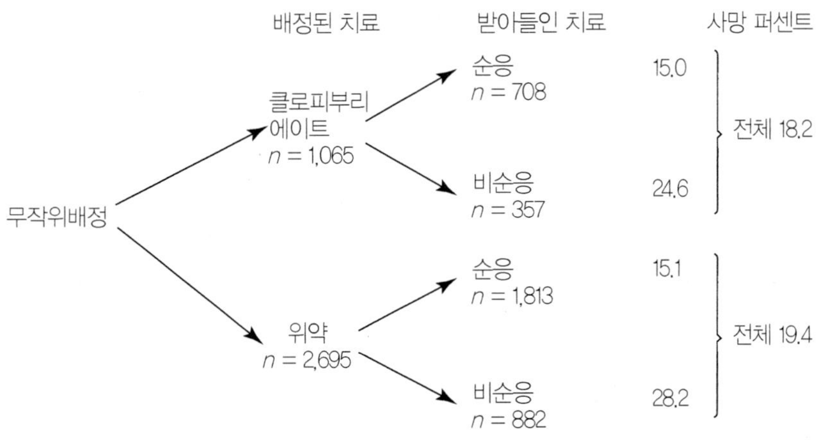

그림 7.8 무작위배정 임상시험에서의 순응도: 연구결과는 지질저하제(클로피부리에이트) 또는 위약에 무작위배정된 환자를 대상으로 5년 동안 추적한 후 약물요법 순응도 측면에서 모든 원인으로 인한 사망률을 보여준다. '순응'은 할당된 약물의 78%를 복용하는 것을 의미한다[13].

출처: data from Coronary Drug Project Research Group, 'Influence of adherence to treatment and response of cholesterol on mortality in the Coronary Drug Project,' New England Journal of Medicine, Volume 303, Number 18, pp. 1038–1041, [13].

유방암 검진 예

이 예는 임상연구와 지역사회기반 연구 모든 측면에서 중요하다. 유방암 검진에 관한 첫 무작위배정 임상시험에서, 뉴욕의 한 건강보험의 가입자들을 두 집단으로 무작위배정을 하였다[14]. 한 집단은 일반적인 진료를 평소대로 받았다. 다른 집단의 여성들은 유방촬영술과 임상 진찰을 이용한 유방암 검진의 혁신적인 프로그램을 받았다. 이 임상시험을 제안 받은 여성의 약 2/3가 동의하고 연구에 참여하였다. 중요한 결과변수는 유방암으로 인한 사망이므로, 정확한 무작위배정의 분석을 하면 유방암 검진 프로그램 **제공**이, 2/3 참여율이라는 조건에서 유방암 사망에 주는 효과를 볼 수 있다. 약 10년 간 추적관찰을 한 결과, 유방암 사망이 약 30% 감소하였다. 이 무작위배정 연구는 유방암 검진 프로그램 **제공**의 효과를 보여준다. 이 연구결과로 참여에 동의하는 대상자 한 개인의 사망률 감소 정도를 알 수는 없지만, 연구결과에서 보인 차이보다는 틀림없이 클 것이다. 개인의 사망률 감소의 크기를 추정은 할 수 있으나 불확실한데, 프로그램에 참여한 대상자들과 프로그램 참여를 거부한 대상자들 간의 유방암사망 관련 요인들의 차이에 영향을 받기 때문이다.

관리형 임상시험(Management trials) 및 설명형 임상시험(Explanatory trials)

위의 예에서 보면, 중재 집단의 많은 대상자들이 실제로 중재를 받지 않으므로 상당한 희석효과가 있고, 이로 인해 무작위배정된 집단 간의 비교가 효율적이지 못하게 될 것이다. 하지만 이런 문제를 고려하려면 원래의 연구 목적이 과연 무엇이고, 결과를 어떻게 적용할지에 대해 원점부터 다시 생각해야 한다. 모든 환자가 의사의 지시를 따를 것이며, 모두가 계획된 중재에 참여할 것이라고 가정한다면 이는 너무 순진한 가정이다. 많은 경우에, 중재가 호전된 결과를 보이지 않는 한, 상당수의 대상자들이 중재를 완전히 받아들이지 않을 것이고, 중재는 유용하지 않을 것이다. 검진의 효과를 평가하는 등의 임상시험은 **관리**(management) 측면에서 질문을 제기한다. 특정한 중재를 제공하는 것이 현실에서 어떠한 효과가 있는가?

이상적인 상황에서의 **설명형**(explanatory) 임상시험은 위와 다른 질문을 제기하는 데, 현실적인 상황과 무관하게, 이상적인 상황에서 중재 대상자에게 중재의 효과가 무엇인가? 가 질문이다. 두 가지 약제의 효과를 비교하기 위한 설명형 임상시험에서는 적격대상자(eligible subject)를 선정하고, 동의를 구하고, 연구종료까지 추적조사에 참여할 수 있도록 가능한 방법을 다 계획하고, 이러한 상황에서야 대상자들을 두 군으로 무작위배정을 하게 된다. 이러한 조건 하에서는 중도탈락과 추적실패가 최소화될 것이고 대상군들의 참여율이 매우 높은 상황에서 두 군 사이의 효과를 볼 수 있다. 그러나 유방암 검진 효과평가와 같은 대규모 임상시험에서는 이러한 것이 매우 어렵고 실제로 시행된 바도 없다.

철결핍 예

위 두 가지 종류의 임상시험은 모두 타당한 방법들이다. 문제는 시도한 임상시험과 다르게 해석할 경우인데, 이상적인 상황에서의 설명형(explanatory) 임상시험으로 설계 분석된 임상시험의 결과를 관리(management)의 개념으로 해석하려 할 때 문제가 생긴다. 예를 들어, 유년기의 철 결핍성 빈혈은 인지 능력에 영향을 줄 수 있으므로 철분 보충은 인지 능력을 보호하거나 호전시킬 수 있다. 미국에서 여고생을 대상으로 시행한 철분 보충에 대한 무작위배정 임상시험이 이것을 평가했는데, 연구 8주 후, 철분 보충을 받은 여학생들은 대조군의 학생들에 비하여 언어 능력과 기억력 분야의 시험성적이 더 좋았다[15]. 하지만, 이 연구에서 임상적으로 빈혈이 있는 학생들은 임상시험에서 제외되었고, 비타민이나 연구 이외의 철분 보충제 복용이 금지되었고, 순응도를 보장하기 위해 여러 가지 방법이 사용되었으며, 결과변수를 측정하기 위한 도구는 연구용 수준이었다. 가장 중요한 문제는, 원래배정대로 분석(intention to treat anlaysis)이 아니었고, 치료를 완료한 학생들만을 대상으로 분석했다는 것이다. 이 연구는 이상적인 조건에서의 결과를 보여주는 설명형 연구이기 때문에, 철분 보충제의 실제 효과보다는 잠재적인 효과를 보여주기 위한 연구이다[16]. 실제 철분 보충제가 임상적인 이득이 있을지를 평가하는 관리(management) 연구를 하려면, 순응도와 관련하여 이상적인 방법보다는 현실적인 방법을 써야 하고, 덜 엄격한 적격성의 기준을 써야 하며, 평가 시점이나 결과변수가 더 현실적이어야 하며, 특히 무작위배정된 모든 대상을 분석에 포함시켜야 한다.

실용적 임상시험(Pragmatic trials) 또는 실제적 임상시험(Practical trials)

임상 분야 혹은 보건의료 분야의 정책 결정을 돕기 위한 무작위배정 연구가 이용되는 경우에 실용적(pragmatic) 혹은 실제적(practical) 임상시험이라고 하는데, 관리적 시험과 유사한 의미를 갖는다. 정책결정을 위한 임상시험은 적절한 중재를 포함하고 여러 다양한 환경에서 모집된 다양한 인구집단을 포함하며, 광범위한 건강결과 자료들을 수집하여야 한다[17].

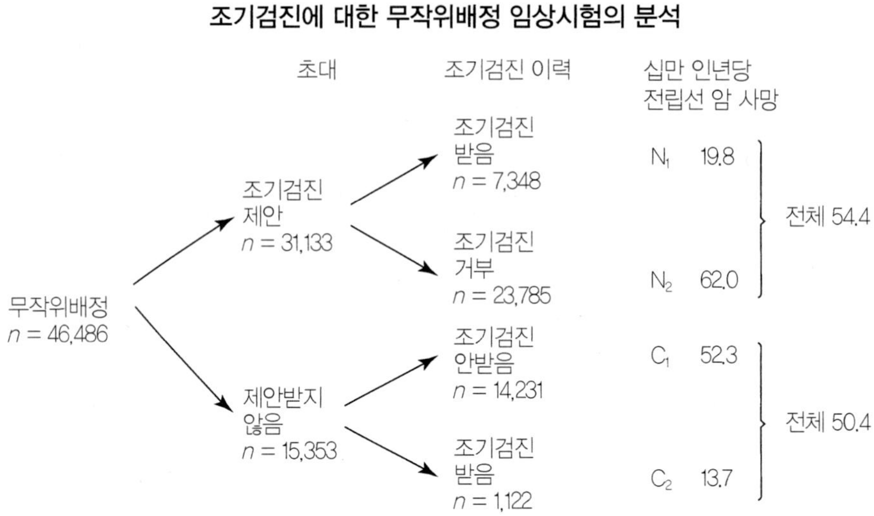

그림 7.9 조기검진에 대한 무작위 임상시험의 다양한 분석: 올바른 분석은 무작위배정된 집단을 유지하는 것이고 상대위험도는 54.4/50.4=1.080이다. 다른 비교는 무작위화의 이점을 상실한다[19].

출처: data from Labrie F et al., 'Screening decreases prostate cancer mortality: 11-year follow-up of the 1988 Quebec prospective randomized controlled trial,' Prostate, Volume 59, Issue 3, pp. 311–318, © 2004 [19].

전립선암 검진의 예

만약 원래배정대로 분석으로 정확하게 분석된 관리 임상시험을 분석한 결과 효과가 없다면, 이것은 실제로 중재의 효과가 없어서일 수도 있고, 또는 너무 적은 대상자만이 중재를 받아들였기 때문일 수도 있다. 논란이 되었었던 예로, 전립선암 검진에 대한 무작위배정 임상시험은 부정확한 분석의 위험성을 보여주는 예가 된다. 캐나다 퀘벡의 선거인 명단에서 45~80세의 남성들을 추출하여, 매년 혈청 전립선특이항체(prostate specific antigen, PSA)를 측정하고 동시에 직장수지(digital rectal) 검사를 하는 검진 프로그램을 제안 받는 집단과 프로그램을 제안 받지 않은 대조집단에 2:1의 비(ratio)로 무작위배정을 하였다. 이것이 전형적인 무작위배정 설계이다. 결과변수는 무작위배정 11년 후 전립선암으로 인한 사망률이었고, 두 편의 주요논문에 발표되었다[18,19].

이 무작위배정을 바탕으로 한 결과(그림 7.9)를 보면 상대위험도는 1.08인데, 이는 검진을 제안받은 집단에서 사망이 8% 증가하였다는 의미이다. 하지만, 발표된 논문의 요약에는 상대위험도가 0.38, 즉 사망률이 62% 감소되는 것으로 나와 있다. 저자들은 그들의 연구가 '조기 검진과 치료가 전립선암으로 인한 사망을 극적으로 감소시키는 것을 최초로 입증하였다'고 결론 내렸다[18]. 사망률이 대폭 감소된 것은, 검진을 받는 집단에 배정된 대상자 중 실제 검진을 받은 대상자들과, 검진을 받지 않는 집단으로 배정된 대상 중 검진을 받지 않은 대상자들을 비교하여 나온 결과이다(앞서 설명했던 그림 7.7으로 보면 N_1과 C_1이다). 중재에 잘 따른 순응적인 대상자로 국한된 이런 분석은 그림 7.9에 나와 있는데, 상대위험도가 0.38이다. 먼저 출판된 논문에서, 주된 비교는 연구대상자가 어떠한 군에 배정을 받았는지와 무관하게, 결과적으로 검진을 받은 모든 대상과 검진을 받지 않은 모든 대상을 비교한 것이었으며(그림 7.7에서 보면 N_1+C_2 대비 N_2+C_1이다), 이 논문에서도 유사하게 큰 폭의 사망률 감소를 보였다.

두 편의 논문 모두, 무작위배정 설계의 장점은 소실되고 없어졌다. 더 최근에 발표된 논문의 본문에는 원래배정대로 분석(intention to screen)[3]이 이루어졌고 그 분석결과는 효과가 없음으로 나왔지만, 비중있게 다루어지지는 않았다. 이 임상시험에서, 검진을 제안 받은 남성 중 실제 검진을 받은 사람은 적었다(23%). 이로 인한 오분류(misclassification) 때문에 이 무작위배정 임상시험은 검진의 효과를 감지할 수 있는 능력의 대부분을 잃게 되었다(덧붙이자면, 검진을 받지 않은 군으로 배정된 남성의 7%가 검진을 받은 것도 문제이기는 하나, 이것은 상대적으로 매우 작은 문제이다). 논문제목에 무작위배정 임상시험이라고 하여 발표하였다고 하여, 무작위배정되지 않은 집단을 비교한 결과가 정확한 결과로 간주될 수 없으며, 오해를 일으킬 뿐이다[20,21].

층화

교란을 통제하는 다음 방법을 설명하기 위해, 흡연과 유방암에 관한 연구에서 비만으로 인한 교란에 관한 문제로 되돌아가 보자. 앞서 보았듯이, 비만으로 인한 교란을 피하기 위해 제한(restriction)을 사용할 수 있다. 이런 방법으로 비만하지 않은 여성에서의 연구, 일정 수준의 비만 여성에서의 연구 등 여러 개의 제한된 연구를 할 수 있다. 그런데, 이런 상황을 하나의 연구로 해결할 수 있는 방법이 있다. 흡연자들과 비흡연자들을 한 코호트에 제한 없이 포함하고 모든 참여자의 비만 정보(키와 몸무게로 산출)를 자세히 기록한다. 그 후 결과를 분석할 때, 자료를 구분해서 비만도의 각 범주내에서 흡연자와 비흡연자의 유방암 발생을 비교한다. 이 과정을 **층화**(stratification)라고 하는데, 자료가 층(strata)을 이루기 때문이다. 이런 층화는 의심되는 교란요인을 대상으로 하게 된다. 이 방법이 교란을 제어하는 가장 중요하고 널리 쓰이는 방법이다. 대부분의 연구에서 이 방법을 단독으로 쓰거나 다른 방법과 조합하여 사용한다.

---

3 역자 주) 중재가 검진이므로 treat 대신 screen을 사용함

사실 앞서도 이미 층화를 여러 번 사용했다. 표 7.1에서는 운동과 심근 경색의 연관성에 관한 연구에서 흡연에 대해 층화를 행한 예를 제시한 바 있다. 표 7.2에서는 신장결석의 수술적 치료법의 비교연구에서 신장결석의 크기에 대해 층화를 하였었다. 표 7.3에서는 코호트 연구에서 나이에 의한 교란을 제어하기 위해 네 종류의 연령군을 사용하였다. 표 7.4에서는 눈색깔과 피부암에 관련된 환자-대조군 연구에서 머리카락색에 대해 층화를 하였다. 이 모든 예에서, 자료를 층으로 구분하고, 교란요인의 각 층 내에 연관성의 추정치(상대위험도 또는 오즈비)를 관찰하였고, 결과의 범위에 대한 설명을 하였다. 이제부터 설명할 추가적인 과정은 층화된 자료를 사용하여 교란요인의 효과를 **보정**(adjusted)한 효과의 **전체 추정치**를 만들어내는 것이다.

코호트 연구와 중재 연구에서의 층화: Mantel-Haenszel 법

이전에 표 7.3에서 보았던, 운동과 심장질환으로 인한 사망의 연관성에 대한 연구의 네 가지 연령군에 대한 결과가 Box 7.1의 표 A에 요약되어 있다. 모든 연령에 대한 자료를 합치면 상대위험도가 3.44이지만, 나이로 인한 교란이 있으므로 이것은 부정확한 결과이고, 각 연령군의 상대위험도의 범위는 1.06~1.99이다.

자료를 여러 층으로 나눌 때 현실적인 어려움이 생긴다. 각 층의 대상자 수가 작을 수 있으며, 이로 인해 상대위험도 등의 추정치가 부정확할 수 있다. 이에 따라 여러 층의 상대위험도 추정치가 서로 상당한 차이를 보일 수 있다. 여기서 두 가지 이슈를 생각해 볼 수 있다. 첫 번째, 모든 층에 적용할 수 있는 상대위험도와 같은 **일정한**(constant) 연관성의 추정치가 있는가? 우선 이 단계에서는 적은 인원수(Box 7.1의 가장 나이가 어린 집단과 같이)에 기인하는 부정확성은 중요하지 않은 것으로 간주하고, 단지 층 간 상대위험도의 차이가 큰 경우를 대상으로 논의하고자 한다. 8장에서 모든 층에 대한 일정한 상대위험도가 있는지 검정하는 통계적 방법을 설명할 것이다. 그 후, 모든 층의 실제 상대위험도가 같을 가능성이 크다고 추정한다면, 모든 층의 자료를 이용하여 교란요인을 보정한 상대위험도의 전체 추정치를 얻을 수 있다.

이 보정된 상대위험도는 모든 층의 상대위험도의 평균의 한 형태일 것이다. 전체 추정치를 얻을 수 있는 몇 가지 방법이 있는데 이들은 평균을 내는 방법이 각각 다르다. 한 가지 방법은, 각 층의 상대위험도를 단순한 산술적 평균을 내는 것이다. 하지만 이런 방법은 모든 층이 같은 정도로 정확하다고 가정하는 것이며, 우리의 예에서 가장 나이가 어린 집단의 상대위험도는 총 7건의 사망자만을 기반으로 하고 있으므로 다른 집단의 상

Box 7.1 코호트 연구에서의 층화: 표 7.3의 연구에서 보면 연령에 의한 교란 때문에 단순분석에서는 잘못된 결과를 도출하였음(표 A). 연령층화로 이를 방지함. 층화를 보정하여 요약된 상대위험도를 추정하는 방법이 표 B에 있음

코호트 연구에서의 층화 : Mantel–Haenzel 분석

(A) 교란요인(연령)에 의하여 층화된 자료

연령군	노출군 (하위 운동군)			비노출군 (상위 운동군)			상대 위험도
	사망자수 a_i	인년 (1000) N_{1i}	율/1000 a_i/N_{1i}	사망자수 C_i	인년 (1000) N_{0i}	율/1000 C_i/N_{0i}	
35–44	3	5.9	0.51	4	8.3	0.48	1.06
45–54	62	17.6	3.52	20	11.0	1.82	1.94
55–64	183	23.7	7.72	34	7.4	4.59	1.68
60–74	284	17.8	15.96	8	1.0	8.00	1.99
전연령	532	65	8.18	66	27.7	2.38	

조 (crude) 상대위험도 (연령 보정하지 않음) = 8.18/2.38 = 3.44

(B) 요약된 상대위험도의 계산, 교란요인을 보정함, Mantel–Haenzel방법 적용

연령군	총 인년(T_i)	a_iN_{0i}/T_i	C_iN_{1i}/T_i
35–44	14.2	1.75	1.66
45–54	28.6	23.85	12.31
55–64	31.1	43.54	25.91
60–74	18.8	15.11	7.57
계		84.25	47.45

Mantel–Haenszel 상대위험도 = (84.25/47.45) = 1.78

출처: data from Paffenbarger RS and Hale WE, 'Work activity and coronary heart mortality,' New England Journal of Medicine, Volume 292, Number 11, pp. 545–550, © 1975 Massachusetts Medical Society. All rights reserved [4].

대위험도보다 비중을 적게 두어야만 한다.

교란효과를 보정한 후의 상대위험도 산출

평균을 산출하는 보다 정확한 방법은 각 층이 보유한 정보의 양, 다시 말해서 대상자 수에 따라서 비중을 다르게 두는 것이다. 한 가지 널리 쓰이는 방법이 Box 7.2에 나와 있

고, Box 7.1의 표 B에 예시가 제시되어 있다.

보정된 상대위험도(adjusted relative risk)를 구하는 공식은 한개 층의 상대위험도를 구하는 공식과 같은 구조를 가진다. 분자는 각 층에서 추출된 분자의 숫자들의 총 합이고, 분모는 각 층에서 추출된 분모의 숫자들의 총 합이다. 결과는 상대위험도의 **가중평균**(weighted average)을 보여주는데, 정보의 양에 따라서 각 층에 비중을 다르게 두고 계산한 수치이다. 이렇게 **보정된(adjusted)** 상대위험도는 층화를 시행한 요인(이 경우에는 나이)의 교란효과에 대해 보정된, 전체 상대위험도에 대한 적절한 요약 값이다. 이 예의 상대위험도는 1.78이다. 이 수치는 Box 7.1의 표 A에서 볼 수 있는 4개 **연령군**의 각 **특수상대위험도**(age-specific relative risks)와 호환이 가능하다. 이 방법은 환자-대조군 연구에서 사용하려고 처음 개발되었던 방법에서 추출한 것이며, Mantel-Haenszel 법[20]이라고 부른다. (Box 7.1과 Box 7.2에 사용된 공식은 4장에서 사용했던 것과 같은데, 각 층의 자료를 표시할 때 첫 층의 자료는 아래 첨자 $_1$을 사용하고, 두 번째 층의 자료는 아래 첨자 $_2$를 사용하는 등의 방법을 썼으며, 대표하는 용어로 아래 첨자 $_i$를 사용하였다.)

Box 7.2 층화: 층화 분석의 요약된 상대위험도로 Mantel-Haenszel 추정치 계산

Mantel-Haenzel방법을 적용한 상대위험도

i 는 교란요인에 의하여 층화된 하위군

	환자군	총 대상자수 또는 인년
노출	a_i	N_{1i}
비노출	C_i	N_{0i}
		T_i = i 하위군의 합

i 하위군의 상대위험도 $= (a_i/N_{1i})/(C_i/N_{0i}) = a_iN_{0i}/C_iN_{1i}$

The Mantel-Haenszel 상대위험도는 모든 하위군의 자료를 이용하여 산출하는데 교란요인이 보정된 상대위험도이다. 산출식은 아래와 같다.

$$\frac{\sum_i a_i N_{0i}/T_i}{\sum_i c_i N_{1i}/T_i}$$

여기서 $\sum_i$ 는 모든 하위군을 합산함을 의미한다.

예시

층화는 무작위배정 임상시험을 포함하여 어느 연구설계에서나 사용이 가능하다. 무작위배정이 균형이 맞추어진 집단을 만들어낼 가능성이 크지만, 항상 그렇지는 않다는 것을 강조한 바 있다. 표 7.7에는 당뇨병 치료에서 톨부타미드와 위약을 비교한, 무작위배정 임상시험에 대한 정보가 제시되어 있는데, 비교되는 집단 간에 상당한 차이가 있음을 시사하고 있다. 표 7.8의 표 A에는 이 연구의 주된 결과가 나와 있다. 모든 원인으로 인한 사망률이 톨부타미드 치료를 받은 집단은 14.7%이고, 위약을 복용한 집단은 10.2%로 상대위험도는 1.44이다. 이런 결과가 표 7.7에 나와 있는 기초 특성의 차이에 의한 영향인지를 알기 위해서 층화 분석을 사용할 수 있다. 표 7.8의 표 B에 동맥석회화에 대한 층화가 제시되어 있다. 동맥석회화는 확실한 교란요인이다. 위약 집단보다 톨부타미드 집단에 더 많으며, 각 치료 집단 내에서 보면 동맥석회화가 있는 대상자에서 사망률이 더 높다. 하지만, 동맥석회화가 있는 대상자와 석회화가 없는 대상자를 각각 보면, 두 경우 모두 톨부타미드 치료를 받은 대상의 사망률이 더 높다.

표 7.8 무작위배정 임상시험의 층화 분석: 표 7.7의 주요 결과표(하위표 A)와 동맥석회화로 층화된 결과표(하위표 B_1 과 B_2), 그리고 modified Mantel-haenszel 방법(Box 7.2)으로 계산한 보정 상대위험도[11]. 일부 자료는 누락되는데 이는 흔히 일어나는 일임. 8명이 동맥석회화 자료가 없어서 분석에 포함되지 못하였음. 두 하위군표를 합병하였을 때 조 상대위험도는 1.42임.

(A) 주요 결과 (n = 409)

치료제	사망수	생존수	합계	% 사망률	상대위험도
	30	174	204	14.7	1.44
위약	21	184	205	10.2	1.0(R)

(B_1) 층화: 동맥석회화 있음 (n = 68)

치료제	사망수	생존수	합계	사망률	상대위험도
톨부타미드	13	26	39	33.3	1.93
위약	5	24	29	17.2	

(B_2) 층화: 동맥석회화 없음 (n = 333)

치료제	사망수	생존수	합계	사망률	상대위험도
톨부타미드	16	143	159	10.1	1.09
위약	16	158	174	9.2	

동맥석회화를 보정한 상대위험도 = (13 × 29/68 + 16 × 174/333)/(5 × 39/68 + 16 × 159/333) = 1.32

출처: data from university group diabetes Program, 'A study of the effects of hypoglycemic Agents on vascular complications in patients with adult-onset diabetes ii: Mortality results,' Diabetes, Volume 19, supplement 2, pp. 785-830, © 1970 [11].

동맥석회화의 차이에 대해 보정된 톨부타미드 치료와 사망률의 관계를 가장 적절하게 추정한 측정치는 Mantel-Haenszel 계산을 쓰면 알 수 있는데, 계산 결과 상대위험도가 1.32이다. 표 A에 있는 원래 상대위험도 수치 1.44와 비교해 보자. 결론은, 대략적으로 계산했던 톨부타미드 집단의 위험성(상대위험도 = 1.44)은 동맥석회화에 대해 층화함으로써 감소되었으나 없어지진 않았고, 위험성은 대부분 유지되었다(RR = 1.32). 이런 형태의 분석은 표 7.7에 나와 있는 각각의 변수에 대해 시행할 수 있다. 하지만, 이런 분석 방법은 불만족스러운데, 각각의 변수 하나씩에 대하여 보정하는 것은 쉽지만, 아직도 중요한 문제를 해결하고 있지 못하기 때문이다. 가지고 있는 초기자료의 모든 요인의 효과에 대해 종합적으로 보정한 후에도 톨부타미드 집단과 위약 집단의 사망률이 차이 나는지가 중요한 문제이다. 이 문제를 해결하려면 더 복잡한 분석을 해야 하고, 이 장의 뒷부분에서 설명할 것이다.

직접표준화

각 층의 상대위험도들의 가중치 평균을 구하는 또 하나의 방법은 **직접표준화**(direct standardization)인데, 이것은 국가나 지역사회 전체의 통계자료 등 대규모 자료를 분석할 때 많이 사용하는 방법이다. 가장 흔하게는 나이에 대하여 적용하는데, 0~4세 연령군부터 85+ 연령군까지 18가지의 5년 단위 연령군으로 적용하는 경우가 흔하고, 성별이나 인종에 대하여 적용하기도 한다. 이것은 층화된 자료의 평균을 구하는 또 하나의 방법에 불과하며, 어떠한 교란요인에도 적용할 수 있다. 비교하고자 하는 각 집단의 연령군별 특수율을 '**표준인구**(standard population)'의 해당되는 연령군의 인구수나 인년을 곱한다. 이때 표준인구는 관련이 있는 인구(특정한 연도에 있어서의 국가 전체 인구 등)일 수도 있고, 임의의 또는 인공적으로 만든 가상적인 인구일 수도 있다.

표 7.9에 연령 분포의 차이를 해결하고자 직접표준화를 사용하여 두 인구의 발생률을 비교한 경우가 나와 있다. 이 자료는 2009년도 뉴질랜드의 마오리족과 비마오리족의 유방암 발생률을 보여준다. 마오리족의 경우 332,400여성에서 339명이 새롭게 발생하여 조 발생률(crude incidence rate)은 연간 100,000명당 102.0이었다. 비마오리족의 1,867,000여성에서 2,420명이 새롭게 발생하여 조 발생률은 연간 100,000명당 129.6이었다. 두 군의 발생비(마오리족: 비마오리족)가 0.79로 마오리족에서 21% **낮다**. 그러나 자료에서 보면 마오리족은 더 젊고, 연령이 증가할수록 발생률이 증가하므로 연령은 교란요인이다. 연령을 보정하기 위하여, 세계보건기구가 이런 목적으로 개발한 임의의

표 7.9 발생률의 연령표준화: 뉴질랜드 여성의 유방암 발생률; 마오리족과 비마오리족 2009, WHO 표준인구를 사용함 [22]

유방암 발생률, 뉴질랜드, 2009; 여성

연령	마오리족				비마오리족				세계보건기구 표준인구
	환자수	인구수 (천명)	발생률 (100,000당)	표준인구 적용시의 발생률	환자수	인구수 (천명)	발생률 (100,000당)	표준인구 적용시의 발생률	
0–	0	41.3	0.0	0.0	0	107.5	0.0	0.0	8.86
5–	0	34.0	0.0	0.0	0	106.5	0.0	0.0	8.69
10–	0	33.5	0.0	0.0	0	111.4	0.0	0.0	8.60
15–	0	33.3	0.0	0.0	0	124.7	0.0	0.0	8.47
20–	0	27.5	0.0	0.0	2	122.2	1.6	13.5	8.22
25–	3	22.4	13.4	106.2	7	120.0	5.8	46.3	7.93
30–	4	22.3	18.0	136.7	34	117.9	28.8	219.5	7.61
35–	12	23.2	51.7	370.0	87	138.3	62.9	449.9	7.15
40–	31	21.1	147.1	969.1	187	141.1	132.5	873.4	6.59
45–	65	20.6	315.1	1,903.1	319	145.6	219.1	1,323.2	6.04
50–	62	16.1	385.3	2,069.2	265	128.7	205.9	1,105.5	5.37
55–	54	12.1	445.5	2,027.2	292	113.5	257.3	1,170.7	4.55
60–	48	8.9	541.8	2,015.3	344	103.8	331.4	1,232.8	3.72
65–	30	6.3	473.9	1,402.8	283	81.4	347.8	1,029.6	2.96
70–	11	4.5	243.4	537.8	158	63.7	248.2	548.4	2.21
75–	12	2.9	419.6	637.8	154	53.6	287.4	436.9	1.52
80–	5	1.5	328.9	299.3	131	43.9	298.7	271.9	0.91
85+	2	0.9	232.6	147.7	157	43.5	361.3	229.4	0.64
TOTAL	399	332.4		12,622.4	2,420	1,867.1		8,950.9	100.04

율	마오리족	비마오리족	상대위험도 (마오리족: 비마리오족)
조율	102.0	129.6	0.79
표준화율	126.2	89.5	1.41

출처: data from Ahmad OB et al., Age standardization of rates: a new WHO population, World health organization, geneva, switzerland, © 2001, available from http://www. WHO .int/healthinfo/paper31.pdf [22].

인구인 '세계 표준인구'를 사용하고자 한다. 이 세계 표준인구는 전 세계 인구의 연령 분포와 유사한 분포를 가지고 있다[22]. 각 연령군에서 관찰된 비율(rate)을 해당 연령군의 세계 표준인구수에 곱하고, 결과를 모두 합한 후 세계 표준인구수로 나눈다. 이 방법으로 연령을 직접표준화한 발생률은 마오리족이 100,000명당 126.2이고, 비마오리족은 89.5 이어서, 마오리족에서 41% 높다. 연령으로 표준화된 발생비는 상대위험도를 잘 표현해 주는 지표이다; 따라서 마오리족은 비마오리족에 비하여 41% 높은 유방암발생 위험도를 가지고 있었다. 물론 진단의 완전성과 기록여부 등 다른 요인도 이 경우 두 군을 비교할 때 고려해야 한다.

코호트 연구에서 직접표준화의 예

직접표준화는 각 층의 구체적인 비율(rate)이 알려진 모든 층화 자료에 적용될 수 있다. 표 7.10에는 앞에서 설명했던 운동과 심장질환에 관한 연구를 나이에 대해 직접표준화한 결과가 나와 있다. 각 집단(운동량이 적은 집단과 많은 집단)에 대한 연령군별 사망률은 표 7.3에 있다. 이 사망률을 각 연령군의 표준인구에 곱하면 각 연령군에서의 기대되는 사망자수를 구할 수 있다. 여기서 산출된 각 층의 숫자들을 다 더하여 전체 표준인구

표 7.10 코호트 연구에서의 층화: 직접표준화. 층화된 자료들은 Box 7.1과 같음. 여기서 표준인구는 각 연령군의 인년을 합한 총 인년으로 하였고, 이 표준인구를 각 연령군의 연령별 특수 사망률에 곱함으로서, 노출군과 비노출군이 동일한 연령분포를 가지고 있을 경우의 기대사망자수를 산출하였음. 노출군과 비노출군에서의 기대사망수의 비가 표준화 상대위험도임

연령군	표준인구	노출군(운동을 적게 하는군)		비노출군(운동을 많이 하는 군)	
		관찰된 사망률	표준인구에서의 기대사망수	관찰된 사망률	표준인구에서의 기대사망수
	S_i	r_{ei}	$S_i r_{ei}$	r_{ui}	$S_i r_{ui}$
35–44	14.2	0.51	7.2	0.48	6.8
45–54	28.6	3.52	100.7	1.82	52.1
55–64	31.1	7.72	240.1	4.59	142.7
65–74	18.8	15.96	300.0	8.00	150.4
합계	92.7		648.1		352..0

연령표준화된 발생률 = (기대사망자수의 합)/(표준인구의 합) = 6.99 (노출군); 3.80 (비노출군)
연령표준화 상대위험도 = 6.99/3.80 = 1.84

수로 나누면 연령보정 사망률이 계산되는데 운동량이 적은 군은 10,000인년 당 6.99이었고 운동량이 많은 군은 10,000인년 당 3.80이었다. 두 결과의 비로 연령이 보정된 표준화 상대위험도를 알 수 있는데, 여기서는 1.84이다. 이것은 Box 7.1에 1.78로 나와 있었던 Mantel-Haenszel 상대위험도와 같은 수치가 아닌데, 이는 사용된 가중치 부여 체계가 다르기 때문이다. 일반적으로 층마다 다른 정보의 양을 고려하는 가중치 체계를 갖는 Mantel-Haenszel의 추정치는 이런 것을 고려하지 않고 표준인구에 따라 산출되는 연령표준화 체계의 추정치보다 더 선호된다. 정기적으로 생산되는 통계치 같은 대규모 자료에서는 대량의 자료가 있어 정보의 양은 문제가 되지 않으므로, 대부분 직접표준화가 가장 많이 사용된다.

표준인구의 선택

직접 연령표준화율은 표준인구의 영향을 받기 때문에 이러한 계산과정에서는 표준인구에 대하여 설명하여야 한다. 세계보건기구는 표준인구를 제시하였고 각 국가의 통계가 비교 가능하도록 이를 사용할 것을 권장하였다. 표준인구가 다른 두 군은 비교가 불가능하다. 또한 표준인구의 각 층의 인구분포의 비중이 영향을 준다. 즉, 일례로 나이가 어린 연령군에서 두 집단의 율의 차이가 클 때, 표준인구에 이 연령군의 인구수가 많다면(비중이 크다면) 그 차이는 더욱 커지게 될 것이다.

간접표준화

표준화의 또 다른 방법은 간접표준화인데, 이 방법으로 표준화 사망비(standardized mortality ratio(SMR)) 혹은 표준화 발생비(standardized incidence ratio(SIR))라고 하는 결과를 얻을 수 있다. 이 방법은 하나의 작은 집단과 그 집단을 포함하는 더 큰 집단을 비교할 때, 예를 들어 하나의 직장집단과 그 나라 전체집단을 비교할 때 흔히 사용된다. 표 7.11에는 뉴질랜드의 남성 요리사에서 폐암으로 인한 사망이 4년간 12건 발생한 예가 나와 있다. 이를 평가하기 위해서는, '예상되는' 폐암의 수, 다시 말해서 표준인구(여기서는 모든 직장인 전체 남성)의 사망률이 요리사들에게 적용될 때, 발생할 것으로 예상되는 사망의 건수를 계산한다. 연령군마다, 표준인구의 연령군별 사망률을 요리사 연령군별 인년(person-year)의 수(센서스 통계 자료로 얻은 요리사의 수 곱하기 4년)에 곱하여 그 연령군에서 발생할 것으로 예상되는 사망 건수를 구한다. 이 후에 예상되는 각 연령군의 사망 건수를 모두 더하는데, 여기서는 '예상되는(expected)' 사망이 7.1건 있었다. 관찰된 사망수와 예상된 사망수의 비를 보면 실제 사망률이 연령을 보정한 후 예상되는 사망률과 어떻게 차이 나는지 알 수 있다. 이것은 백분율로 표현되는 경우가 많은데, 100 이상의 수치는 표준인구보다 연구 대상인구의 사망률이 높다는 의미이다. 방금 본 예에서, 연령표준화 사망비(age-SMR)는 1.69이며, 이는 169%라는 뜻이다.

이 계산과정에는 각 연령군의 요리사 수(혹은 person-year)와 사망의 총 건수만 있으면 이 계산이 가능하다. 직접표준화를 하거나 Mantel-Haenszel 분석을 할 경우에 필요한 각 연령군의 사망 건수가 여기서는 필요가 없는데 이 점이 간접표준화율의 장점이다. 이러한 자료들이 있다면, 직접표준화나 Mantel-Haenszel 법을 사용하는 것이 더 좋다. 간접표준화로 산출된 특정 집단의 표준화 사망비는 다른 집단의 표준화 사망비와 직접 비교할 수 없다.

표 7.11 표준화 사망비의 계산: '특정한' 집단의 총 발생건수가 필요함: 이 표에서 '특정한' 인구는 뉴질랜드의 1983–1986 사이의 25–64세 '남성 요리사'임. 표준인구의 연령군별 사망률을 각 연령군에 있는 요리사의 인년수에 곱하여 그 연령군에서 발생할 것으로 예상되는 사망 건수를 구함

총 발생건수(폐암 사망) = 12			
각 연령군이 표준인구와 동일한 사망률일 경우의 기대사망자수의 계산과정			
교란요인의 층 (연령군)	**인년 수 P_i**	**표준인구의 사망률 (100,000당) R_i**	**기대사망자수 $= R_i \times P_i$**
25–34	7,557	0.8	0.06
35–44	4,023	4.8	0.19
45–54	2,961	47.9	1.42
55–64	2,043	265.8	5.43
총 기대사망수 = 각 층의 기대사망수의 합 = 7.10			
표준화 사망비 = 관찰수/기대수 = 1.69			

환자-대조군 연구에서의 층화

환자-대조군 연구에서 층화 분석을 적용하기 위해서는 같은 원리를 따른다. 자료를 교란요인의 단계에 따라 층으로 나누고, 각 층의 연관성 추정치(일반적으로는 오즈비)를 계산한다. 환자-대조군 연구에도 코호트 연구와 마찬가지로 적은 수에 따른 추정치의 불안정성의 문제가 있으므로 연관성의 요약된 측정치를 산출하는 방법이 필요하다. 가장 널리 쓰이는 방법이, 이제는 고전이된 논문[23]에 기술된 오즈비의 Mantel-Haenszel 추

Box 7.3 층화: 층화 분석의 요약된 오즈비로 Mantel-Haenzel 추정치 계산

Mantel-Haenzel방법을 적용한 오즈비

i 는 교란요인에 의하여 층화된 하위군

	환자군	대조군
노출	a_i	b_i
비노출	c_i	d_i
		T_i = 하위군의 총대상자 수

I 하위군의 오즈비 = $a_i d_i / b_i c_i$

The Mantel-Haenszel 오즈비는 모든 하위군의 자료를 이용하여 산출하는데 교란요인이 보정된 오즈비이다. 산출식은 아래와 같다.

$$\sum_{i}(a_i d_i / T_i) / \sum_{i}(b_i c_i / T_i)$$

여기서 $\sum_{i}$ 는 모든 하위군의 값을 합산함을 의미한다.

정치이다. 이것은 각 층의 오즈비의 가중평균(weighted average)이고 각 층의 비중은 Box 7.3에서 볼 수 있듯이 각 층의 관찰 대상자수에 의해 결정된다.

악성흑색종 예

표 7.12에는 악성흑색종(피부암의 한 형태) 환자와 지역사회에서 추출한 대조군을 비교한 환자-대조군 연구의 실제 자료를 단순화한 자료가 나와 있다[24]. 표 A를 보면 흑색종과 햇볕에 심하게 화상을 입은 과거력이 연관성이 있으며 오즈비가 1.40인 것을 알 수 있다. 이 연관성은 햇볕화상으로 인한 외상의 정도나, 태양의 노출 정도, 혹은 개인이 햇볕에 쉽게 타는 감수성에 기인할 수 있다. 하위표 B_1과 B_2에서는, 개인이 햇볕에 쉽게 타는 감수성을 두 개의 수준(실제 연구에서는 4개 수준)으로 층화하여 보정하였다. 햇볕에 쉽게 타는 대상자와 그렇지 않은 대상자 모두에서, 햇볕에 심하게 화상을 입은 과거력과 흑색종 연관성의 오즈비는 보정전(crude) 분석의 추정치보다 낮았다. 그리고 Mantel-Haenszel 추정치는 교란의 영향을 보정한 후의 오즈비이며 1.19였다. 따라서 조 오즈비(crude odds ratio) 1.40은 흑색종과도 연관이 있는, 햇볕에 쉽게 타는 감수성이라는 교란요인에 부분적으로 영향을 받고 있다. 이 자료에 대한 통계적 검정은 8장(Box 8.4)

에서 설명할 것이다.

효과변경(Effect modification)

표 7.12의 예에서 보면 각 층의 오즈비들은 모두 비슷하여 이를 종합한 요약 오즈비의 용도가 별 필요가 없다. 그러나 실제 대부분의 경우는 각 층의 대상자수가 적어서 추정된 오즈비가 불안정하게 되므로, 이들을 종합하여 요약한 추정치는 각 층으로 구분한 변수가 주는 교란의 영향을 통제한, 전체 오즈비의 안정적인 추정치가 될 것이다. 여기서 각 층의 오즈비가 매우 다른 경우에는 요약된 오즈비를 그대로 사용하면 잘못된 결론에 이를 수 있다.

표 7.12 환자-대조군 연구에서의 층화 분석: 악성흑색종 환자와 지역사회 대조군을 이용하여 햇볕화상 감수성을 보정하여 햇볕화상의 과거력과 악성흑색종과의 관련성을 분석함[24].

	환자군	대조군
(A) 총 대상자수 (n = 924)		
노출군: 심한 햇볕화상	136	98
비노출군: 약한 햇볕화상	343	347
합계	479	445
오즈비 = (136 × 347)/(98 × 343) = 1.40		
(B1) 햇볕화상 감수성이 높은 군 (n = 595)		
노출군: 심한 햇볕화상	119	76
비노출군: 약한 햇볕화상	227	173
합계	346	249
오즈비 = (119 × 173)/(76 × 227) = 1.19		
(B2) 햇볕화상 감수성이 낮은 군 (n = 329)		
노출군: 심한 햇볕화상	17	22
비노출군: 약한 햇볕화상	116	174
합계	133	196
오즈비 (17 × 174)/(22 × 116) = 1.16		
Mantel-Haenszel 추정 오즈비		
$= \frac{119\times173 / 595+17\times174 / 329}{76\times227 / 595+22\times116 / 329}$		
= 1.19		

출처: data from Elwood JM et al., 'sunburn, suntan and the risk of cutaneous malignant melanoma: the Western Canada Melanoma study,' British Journal Cancer, Volume 51, issue 4, pp. 543–549, © 1985 [24].

예시

자궁경부암과 흡연의 연관성에 대한 환자-대조군 연구에서 조 오즈비(crude odds ratio)는 6.6이었다[25](표 7.13). 자료를 연령으로 층화하였을 때 각 층에서 매우 다른 오즈비가 산출되었는데, 20-29세에서는 27.9, 30-39세에서는 5.9, 40세 이상에서는 2.8이었다. 이 결과는 **효과변경(effect modification)**을 보여주고 있는데 흡연과의 관련성이 연령에 의하여 **변경**되고 있다는 의미이다. 효과변경은 교란과 함께 있을 수도 있고 교란 없이 있을 수도 있다. 연령이 주는 교란의 효과를 추정하기 위하여 Box 7.3의 Mantel-Haenszel 추정방식을 사용하여 연령효과를 보정한 후의 오즈비 추정값은 6.3이었다. 이것은 조 오즈비인 6.6과 매우 유사하여 이 자료에서는 연령에 의한 교란이 거의 없음을 알 수 있다.

이 예는 효과변경과 교란의 차이를 보여 준다. 어떤 변수가 교란요인으로만 작용하고 있다면 노출변수와 결과변수 간 연관성에 바이어스를 초래할 수 있으나 각 층에서 산출된 오즈비 값은 유사할 것이다. 표 7.12에서와 같이, 햇볕에 심하게 화상을 입은 과거력과 흑색종 연관성의 오즈비는 개인이 햇볕에 쉽게 타는 정도에 의하여 교란이 발생하였으나, 효과변경은 없었다. 동일하게 표 7.10에서 운동 정도와 심장질환의 연관성을 본

표 7.13 효과변경: 흡연과 자궁경부암 발생 간의 환자-대조군 연구, 조 오즈비(표 A)는 6.6임. 연령을 보정한 Mantel-Haenszel 오즈비는 6.3임. 따라서 연령에 의한 교란은 매우 적음. 그러나 연령은 효과를 변경시킴. 각 군에서의 흡연에 대한 오즈비는 서로 매우 다름[25].

(A) 모든 연령

		환자군	대조군	오즈비
모든 연령군	흡연군	130	45	
	비흡연군	87	198	6.6
(B) 연령으로 층화한 자료				
20-29 세	흡연군	41	6	
	비흡연군	13	53	27.9
30-39 세	흡연군	66	25	
	비흡연군	37	83	5.9
40+ 세	흡연군	23	14	
	비흡연군	37	62	2.8
연령으로 보정한 Mantel-haenszel 오즈비 = 6.3				

출처: data from lyon Jl et al., 'smoking and carcinoma in situ of the uterine cervix,' American Journal Public Health, Volume 73, issue 4, pp. 558-562, © 1983 [25].

연구에서 연령에 의한 교란은 컸으나 효과변경은 없었는데 이는 각 연령층에서 산출된 오즈비가 유사하였기 때문이다.

반대로 표 7.13의 예에서는 교란의 효과는 없었으나 효과변경은 매우 컸다. 이와 유사한 결과는 표 7.8의 임상시험 결과에서도 볼 수 있는데 톨부타미드 치료와 사망 간의 연관성에서 조(crude) 상대위험도는 1.44였고 동맥석회화를 보정한 후의 상대위험도는 1.32로 교란의 정도가 적은 것을 보여주고 있다. 반면에 동맥석회화가 있는 군에서의 상대위험도는 1.93이고 동맥석회화가 없는 군의 상대위험도는 1.09이어서 효과변경이 있는 것으로 보인다. 자궁경부암과 흡연의 연관성의 예에서 효과변경에 대한 통계 검정은 8장의 Box 8.5에 나와 있다.

교란과 효과변경이 함께 있는 예

표 7.14는 홍콩에서 발생한 중증급성호흡기증후군(SARS)의 치명률에 관한 코호트 연구

표 7. 14 교란효과와 효과변경이 함께 있는 경우: 홍콩 중증급성호흡기증후군(SARS)의 남녀 치명률의 비교. 남성에서 특히 젊은 연령군에서 치명률이 높음(연령에 의한 효과변경). 전체 조 상대위험도인 1.66은 연령에 의해 일부 교란의 영향 받음. 왜냐하면 보정된 상대위험도 1.35와 큰 차이는 없기 때문임[26].

홍콩에서의 남녀간 SARS 치명률 비교

(A) 모든 연령

		환자수	사망수	생존자수	치명률 (%)	남녀간 상대위험도
	남성	776	170	606	21.9	1.66
	여성	979	129	850	13.2	
	합계	1,755	299	1,456	17.0	

(B) 연령으로 층화한 자료

		환자수	사망수	생존자수	치명률 (%)	남녀간 상대위험도
0-44세	남성	425	27	398	6.4	2.27
	여성	607	17	590	2.8	
45-74세	남성	249	77	172	30.9	1.45
	여성	295	63	232	21.4	
75 세	남성	102	66	36	64.7	1.02
	여성	77	49	28	63.6	

연령 보정 Mantel-Haenszel 상대위험도 = 1.35

출처: data from Karlberg J et al., 'do men have a higher case fatality rate of severe acute respiratory syndrome than women do?,' American Journal of Epidemiology, Volume 159, issue 3, pp. 229-231, © 2004 [26].

결과이다. 치명률은 전체적으로 여성에 비하여 남성에서 상당히 높았는데 조 상대위험도는 1.66이었다. 이 자료를 연령으로 층화하여 Mantel-Haenszel 분석을 한 결과 상대위험도는 1.35였고 이것은 조 상대위험도보다 낮아 연령이 교란요인임을 보여준다. 이러한 교란효과는 남성의 연령이 여성보다 높고, 연령이 증가하면 치명률이 증가하기 때문이었다. 이를 연령군별로 분석한 결과 각 층의 상대위험도는 효과변경을 보였는데, 젊은 연령층에서는 여성과 비교하여 남성의 상대위험도가 2.27 이었으나, 75세 이상 군에서는 남녀 간에 차이가 없었다(상대위험도 1.02).

따라서 노출-결과 연관성의 분석에서, 제3의 요인은 교란요인으로 작용할 수도 있고, 효과변경으로도 작용할 수 있으며, 두 가지 모두로 작용할 수도 있고, 모두 작용하지 않을 수도 있다.

짝짓기(Matching)

개념

교란을 피하는 또 하나의 방법은 연구대상자를 선택할 때 특정한 교란요인에 대해서 대조군이 환자군이나 노출군과 유사하도록 대조군을 선택하고, 이 상황에 적합하게 자료를 분석하는 것이다. 예를 들어, 술을 과다하게 섭취하는 것과 여성의 심장질환 발생 간의 관련성을 평가하는 연구에서, 나이, 성별과 흡연 여부는 중요한 교란요인일 수 있다. 연구 수행 시에 연구에 참가하는 고위험 음주 대상자에 대해 같은 나이와 성별, 흡연력을 가진 저위험 음주 대상자를 선택한다면, 우리는 이 세 가지 요인에 있어서 유사한 두 집단을 만들 수 있을 것이다. 따라서 이 연구 내에서 나이, 성별, 흡연력이 알코올 섭취와 가지는 연관성은 없을 것이며, 이 세 요인이 교란효과를 나타내지 않을 것이다. 이 과정을 짝짓기라고 한다.

목적

짝짓기는 생각보다 훨씬 복잡한 과정이며 잘못 적용될 수도 있다. 짝짓기는 세 가지 목적을 지닌다. 이 방법은 연구의 **효율성**을 높일 수 있고, **교란의 영향**을 제어할 수 있으며, 수집되는 정보의 **비교성**을 향상시킬 수 있다.

효율성을 높이기 위한 빈도(frequency) 짝짓기

효율성(efficiency)은 연구의 크기에 비하여 얻는 정보의 양을 의미한다. 예로 경구피임약이 건강에 미치는 영향을 연구한다고 하자. 연구대상자는 대부분 여성일 것이고 연령은 16세와 45세 사이일 확률이 높다. 대조군으로 60세의 여성을 등록하거나, 혹은 남성을 등록하는 것은 확실히 쓸모없는 일이다. 이상적으로 각 연령군 내의 대조군과 노출군의 비율은 일정해야 한다. 어느 연령군에 피임약 복용자는 많은데 복용하지 않은 여성은 적거나, 그 반대인 경우는 한 쪽의 숫자가 적기 때문에 믿을 수 없는 정보를 줄 것이다(극적으로 표현하면, 노출된 대상이 없거나 대조군이 없는 연령군은 정보를 주지 못한다). 이렇듯이 효율성을 높이는 것과 관련하여, 짝짓기는 비교되는 집단들이 연구에서 가장 중요한 잠재적 교란요인들에 대하여 유사하다는 것을 보장할 수 있다. 이것은 '**빈도 짝짓기(frequency matching)**'를 함으로써 가능하다. 즉, 비교되는 대상 집단 간에 주된 교란요인의 분포가 유사하도록 연구를 설계하는 것이다. 이 방법은 쉽게 적용할 수 있고 유용하며 널리 사용되는데, 특히 나이와 성별 등의 변수에 많이 사용된다. 빈도 짝짓기는 적당한 효율성을 보장하는 방법으로만 고려해야 하며, 교란을 제어하는 방법은 아니다. 이는 짝짓기가 완전한 비교성을 보장하지 못하기 때문이다. 빈도 짝짓기에 사용된 교란요인과 짝짓기하지 않은 교란요인 모두, 층화나 다변량 분석(multivariate analysis)의 방법으로 교란의 영향을 제어해야 한다. 이러한 분석은 짝짓기가 되지 않은 연구에서 적용하는 같은 방법으로 한다. 빈도 짝짓기의 장점은 교란을 제어함에 있어서 단순히 효율성을 높이는 것이다.

교란을 통제하기 위한 개별(individual) 짝짓기

짝짓기의 두 번째 형태인 '개별 짝짓기(individual matching)'는 정교한 기술이다. 비교되는 집단 간의 대략적인 비교성만 보장하는 것이 아니라, 하나 혹은 그 이상의 구체적인 교란요인과 관련하여 특정 연구대상자에 맞는 대조 대상을 선택하여 짝짓는 것이다. 이 방법의 목적은 효율성을 향상시키는 것 뿐 아니라, 짝짓기에 사용된 요인들의 교란의 영향을 제어하는 것이다.

코호트 연구와 중재 연구의 경우

이 방법을 코호트 연구나 중재 연구에서 사용하는 것과, 환자-대조군 연구에서 사용하는 것에는 중요한 차이점이 있다. 코호트 연구와 중재 연구에서는 중요한 교란요인에 대해 정확하게 짝짓기 하는 것으로 교란요인의 영향을 제어할 수 있다. 분석방법은 짝짓기 하지 않은 코호트 연구와 동일하며, 짝짓기한 변수의 교란효과를 통제한 상대위험도와 기여위험도의 추정치를 구할 수 있을 것이다. 이 과정에서 조심해야 하는 점은, 연구 기간이 지나면서 대상자가 참여를 중지하거나 추적 관찰이 중단될 수 있고, 이로 인하여 초기의 짝짓기가 흐트러질 수 있기 때문이다. 이러한 경우에는 교란을 제어하기 위하여 층화를 쓰거나 다변량 분석법을 적용하여 해결할 수 있다. 연구에 따라 짝지은 대상자들을 동시에 철회하는 것이 필요할 수도 있다.

환자-대조군 연구의 경우

환자-대조군 연구에서는, 환자군의 특정한 요인을 짝짓기하여 대조군을 선택한다. 이렇게 하면 효율적인 연구를 할 수 있지만, 교란을 제어하기 위해서는 자료가 짝지어진 형태를 유지하는 특별한 분석방법을 써서 분석해야 한다. 다시 말해서 짝지어진 환자군과 대조군을 하나의 단위로 취급해야 한다는 것이다. 이것이 정확하게 된다면, 짝짓기와 짝지어진 자료분석(matched analysis)을 통해 짝지은 요인으로 인한 교란 영향을 제어할 수 있다. 이 분석법은 기본적으로, 짝지어진 각 실험군과 대조군의 단위가 하나의 층을 이루는 층화 분석이거나 이에 해당하는 등가조건부 다변량 분석(equivalent conditional multivariate analysis)이다. 이러한 분석이 필요한 이유는 짝짓기로 인해 오히려 짝지은 요인으로 인한 교란이 야기될 수 있으며, 이러한 교란을 통제할 필요가 있기 때문이다. 짝짓기된 환자-대조군 연구가 합당하게 분석이 되지 않으면, 결과는 정확하지 않을 수 있다.

예시

분석의 가장 간단한 형태는 Box 7.4에 나와 있듯이 한 명의 환자에 대해 한 명의 대조군 대상자가 선택되어 짝짓기 되는, 고정된 일대일의 짝짓기 비를 가지는 경우이다.

표의 형식을 보자. 표에는 노출여부와 결과여부로 구분된 **짝의 수(numbers of pairs)**가 나와 있다. 오즈비는 일치되지 않는 짝들(discordant pairs) 중에서 환자군만 노출된 짝의 수를, 일치되지 않는 짝들 중에서 대조군만 노출된 짝의 수로 나눈 비(ratio)에 불과하다. 따라서 이 예에서 오즈비는 4.3이다[27]. 귀무가설(null hypothesis)의 가정 하에서는, 이 두 개의 숫자는 같을 것이다. 동일한 자료를 가지고 짝짓기를 **풀어서** 항상 하던 방식의 짝짓지 않은(unmatched) 2×2 형식의 분석을 하게 되면 동일한 자료를 사용하

Box 7.4 환자-대조군 연구에서의 일대일 짝짓기: 단순분석 결과임. 환자군은 비암 또는 비강암 환자(매우 드문 암)로서 한 병원에서 38년간 진단된 120명의 남자환자인데 대조군으로는 흡연과는 관련이 없는 남자 암환자를 연령과 진단연도를 가지고 선정하여 짝짓기한 결과임. 표 A는 짝짓기 분석의 결과인데 오즈비는 서로 다른 노출을 경험한 짝들만으로 산출함, 표 B는 동일한 자료로 짝짓기 분석이 아닌 일반적인 분석을 행한 결과로서 이 분석에서 산출된 결과는 짝지워진 쌍으로 분석하는 장점을 잃어 정확하지 않음. 실제로 매우 다른 오즈비가 산출됨[27].

환자-대조군 연구에서 일대일 짝짓기

(A) 흡연력으로 짝지운 120 환자대조쌍의 분포

		대조군	
		흡연	비흡연
환자군	흡연	31	30
	비흡연	7	52

짝지은 오즈비 = 30/7 = 4.3

(B) 동일한 240명을 가지고 일반적인 방법으로 분석한 경우

	환자군	대조군
흡연	61	38
비흡연	59	82
	120	120

짝짓지 않은 오즈비 = (61 × 82)/(59 × 38) = 2.2

출처: data from Elwood JM, 'Wood exposure and smoking: association with cancer of the nasal cavity and paranasal sinuses in British Columbia,' Canadian Medical Association Journal, Volume 124, Issue 12, pp. 1573–1577, © 1981 [27].

지만, 짝짓기의 가치를 잃게 된다. 이 예와 같이 짝짓기 요인이 강력한 교란효과를 가진다면, 짝짓기하지 않은 분석을 적용하여 추정된 오즈비(이 예에서는 2.2)는 교란이 있는 것이며, 교란이 없는 짝짓기 된 오즈비(이 예에서는 4.3)와 상당히 다를 것이다. 이 상황에서 바이어스는 효과가 없는(null) 방향으로의 바이어스일 것이다. 이 예에 대한 통계는 Appendix 2, 표 A2.5에 실려 있다.

환자군과 대조군의 비가 고정되어 있고 비가 다른 경우(3:1 등)에도 분석은 상대적으로 간단하지만, 짝짓기 비가 다양할 때에는 복잡해진다. 비가 고정된 짝지은 연구의 분석은 Appendix2와 표 A2.6에 실려 있다. 또한, 짝짓기 설계가 설정이 된 후 추가적인 교란요인에 대해 보정할 필요성이 생기는 경우에는 분석이 복잡해진다. 짝지어진 집단이 유지되어야 하므로 정상적인 층화 방법을 사용하는 것은 적절하지 않다. 하지만 조건부 '다변량' 통계방법을 사용하면, 다른 교란요인을 통제하면서 짝지은 자료들을 분석할 수 있다. 이것은 이 장의 뒤에 설명될 것이다.

자료의 비교성을 높이기 위한 짝짓기

짝짓기의 또 다른 유용성은, 수집한 정보의 비교성을 보장한다는 것이다. 환자군의 일부는 병원에서 인터뷰를 하고 다른 일부는 집에서 인터뷰를 한 환자-대조군 연구에서, 해당 대조군을 인터뷰 방식에 의해 짝짓기를 하는 것이 논리적이며, 이때 단일눈가림(single-blind) 방식의 인터뷰가 이상적이다. 정맥색전증과 호르몬치료를 다룬 한 환자-대조군 연구에서 이런 방법을 사용하였는데, 이 연구에서 대부분의 인터뷰는 병원에서 행해졌으나 23%는 퇴원 후 인터뷰가 시행되었다[28]. 여러 명의 조사자나 여러 기관이 연구에 참여하는 상황에도 유사한 문제가 발생한다. 여기서 "인터뷰 방식"을 교란요인 또는 효과변경요인(effect modification factor)으로 간주하여 층화나 다변량 분석으로 빈도 짝짓기를 전제로 분석할 수도 있고, 개별 짝짓기로 간주하여 이에 적합한 방법으로 분석할 수도 있다.

짝짓기의 잠재적 가치

그렇다면 짝짓기의 장점은 무엇인가? 짝짓기가 유용한 경우는 주로 세 가지가 있는데, 연구를 설계할 때는 이러한 장점을 항상 짝짓기의 단점과 비교하면서 심사숙고해야 한다.

복합적인 교란요인들

첫째로, 짝짓기는 측정도 어렵고 정의하기 어려우면서 동시에 중요한 교란변수를 다루는 경우에 특히 가치가 있다. 예를 들자면 복잡한 사회적 요인, 의료 관련 요인, 환경 노출, 혹은 아동기 환경 등이 있는데, 이것은 각각 거주지의 이웃이나, 다른 환자, 직장 동료, 혹은 형제나 자매(sibling)와 짝짓기를 할 수 있다.

예를 들어, 거식증과 이에 관련된 감정적인 문제, 행동 양식의 문제 간의 연관성을 평가하기 위하여 거식증이 있는 여아와 질환이 없는 형제자매와 비교하여 광범위한 아동기 사건이나 가족관계의 요인들이 주는 영향을 제어할 수 있었다[29]. 유사하게, 파킨슨병과 흡연의 관계를 평가하기 위하여, 형제나 자매 대조군을 이용하여 환경적 노출이 주는 영향에 대하여 제어할 수 있었다[30].

쌍둥이를 대상으로, 연구대상인 노출변수나 결과변수에 차이가 있는 다른 쌍둥이와 비교하는 연구는 매우 강력한 연구설계법일 수 있다. 국제적인 한 환자-대조군 연구에서는 50세 미만의 유방암 환자를 질환이 없는 쌍둥이 자매와 비교했는데, 아동기의 체중, 키, 그리고 유방의 발달시기와 연관성을 보였다[31]. 또한 중간 정도의 음주량 습관을 가지고 있는 쌍둥이와 음주를 적게 하는 동성의 쌍둥이를 비교한 전향적 코호트 연구는 유전적인 요인과 아동기, 청소년기 관련요인이 유사했음에도 불구하고, 음주량이 적은 쌍둥이의 2형 당뇨병 발생률이 낮게 나타났다[32]. 일란성 쌍둥이와 이란성 쌍둥이를 비교하는 것은 유전적 요인과 환경적 요인의 기여를 평가하는 기본적인 기술이다. 스웨덴에서 쌍둥이 등록자료를 이용하여, 흡연자를 대상으로 흡연하지 않는 쌍둥이와 비교했는데, 9,319쌍의 쌍둥이 중 흡연 습관이 서로 다른 1,924쌍의 쌍둥이를 찾았고, 분석 결과 흡연하는 쌍둥이에서 기침과 기관지염 유병률이 더 높았다. 유병률 비는 이란성 쌍둥이에서와 일란성 쌍둥이에서 유사했으므로, 흡연과 위 질병과의 연관성이 유전적인 교란요인의 영향에 의한 것이 아님을 알 수 있었다[33].

효율성 높이기

둘째로 짝짓기가 유용한 경우는, 환자군의 수가 고정되어 있고 제한(restriction)이 있어서 효율성을 극대화하는 것이 중요할 때이다. 이런 경우는 매우 희귀한 노출이나 희귀한 결과에 대한 연구일 수 있다. 예를 들어, 1960년대에 보스턴에서 젊은 여성에서 외음부 선암 8건이 진단되었다. 이 사건 이전에 외음부암은 젊은 여성에게 발생된 바 없었으며, 진단된 외음부암은 모두 흔하지 않은 조직학적 형태이었다. 가능한 원인을 연구하기 위해서 가장 효율적인 연구설계법은 주된 교란요인에 대해 제어한 대조군을 사용하여 원인이 되는 요인을 평가하는 것이다. 이 질환의 병인을 효율적으로 연구하기 위하여, 외음부 선암을 진단받은 환자마다 성별, 출생일(5일 이내의 차이), 출생 병원과 병동, 그리고 의료서비스의 종류에 대하여 환자 한명 당 네 명의 대조군을 짝짓기 하였다[34].

연구 대상에 대한 자료를 수집하는데 비용이 많이 소요되는 경우에도 효율성을 극대화해야 하기 때문에, 대상자의 숫자를 가능한 한 적게 유지해야 한다. 예를 들어, 저장된 혈청이나 조직표본을 이용하여 연구를 수행해야 하는 경우에 세심하게 짝짓기를 하여 고비용의 유전자 검사나 화학적 검사를 최소화할 수 있다. 유방암과 혈청 내 카로티노이드(carotenoid) 및 다른 인자 간의 연관성을 평가하기 위해, 스웨덴에서 세 가지의 코호트 연구를 하면서 70,000명 이상의 대상자로부터 진단 전 10년 전부터 저장한 혈청표본이 사용되었다. 총 624명의 유방암 환자마다 나이, 혈청표본의 날짜, 채취 기관에 대해 짝짓기한 두 명의 대조군이 선택되었으며, 이 표본들에 대해서만 생화학 분석을 시행하였다[35].

짝짓기의 단점

현실적인 실행의 어려움들

개별 짝짓기에는 실제적이고 개념적인 어려움이 모두 있으며 교란을 제어하는 다른 방법과 비교하여도 몇 가지의 단점이 있다. 적절하게 짝짓기된 대조군을 확보하려면 많은 수의 잠재적 대조군에게 접근하여 동의서를 받고 초기 정보를 수집해야 하는데, 이러한 과정은 비용이 많이 소요되고 시행하기 어려울 수도 있다. 만약 연구대상자를 짝짓기 요인에 대한 정보가 이미 기록되어 있는 자료 은행에서 선택한다면, 이 문제를 해결할 수 있고, 짝짓기는 이러한 방법으로 시행되는 경우가 더 흔하다. 짝짓기 설계(matched design)에서는 자료 유실의 가능성이 있는데, 짝지어진 쌍 중 한 명이 참가하지 않거나 중도에 연구에서 하차하면, 대개의 경우 짝짓기된 단위 전체가 제외된다. 추가적인 단점은, 앞에서 언급하였듯이 다른 교란요인을 고려해야 하는 경우나 짝짓기 비가 다양한 경우에는 분석이 복잡해진다는 점이다.

짝지워진 변수에 대한 분석이 불가능함

짝짓기의 가장 중요한 단점은 분석하는 과정에서 짝짓기 요인 자체를 결과변수와 연관지어 평가할 수 없다는 것이다. 따라서 짝짓기를 하는 요인은 중요한 위험 요인, 즉 중요한 교란요인라고 확실히 알려진 요인이어야 하며, 이 요인과 결과변수와의 관계를 평가하는 것이 필요한 경우에는 이 요인으로 짝짓기를 하면 안 된다. 따라서 짝짓기를 사용하는 연구설계방법은 관심의 대상인 결과변수의 원인들이 무엇인지를 탐색하기 위한 초기 연구에 적용하기는 부적절하다.

짝짓기의 또 다른 단점은, 부적절한 사용으로 인하여 과잉 짝짓기(overmatching)가 발생하는 것인데, 지금부터 논하고자 한다.

불필요한 짝짓기: 과잉 짝짓기(overmatching)

연구과정에서 실제로는 교란요인이 아닌 요인에 대해서 짝짓기를 하는 경우를 '과잉 짝짓기(overmatching)'라고 표현하는데, 이 경우 '불필요한 짝짓기(unnecessary matching)'라는 표현이 더 명확한 설명이다. 두 가지 경우에 이런 일이 있을 수 있다. 환자-대조군 연구에서, 노출변수와 연관이 있지만 결과변수와 무관한 요인에 대해 짝짓기를 했다고 가정해보자. 따라서 이 요인은 교란요인이 아니며, 이 요인의 영향에 대해 제어할 필요는 없다. 짝짓기 요인이 노출변수와 연관되어 있으므로, 대조군을 선택할 때 노출변수가 환자군과 유사한 대상을 선택하도록 하게 될 것이다. 모집단에서 잠재적인 환자군과 대조군 간의 노출 차이는 실제 연구에 사용된 두 집단에서 감소할 것이고, 적절하지 못한 방법 즉 짝짓기가 아닌 분석을 하면, 실제의 노출-결과 연관성의 정도를 과소평가하게 될 것이다. 짝짓기 변수에 대하여 층화를 하거나, 다변량 분석방법을 사용하거나, 짝짓기된 단위를 분석하는 정확한 분석을 한다면, 불필요한 짝짓기의 결과는 노출에 대해 일치하는 환자군과 대조군 짝의 분율이 높아질 것이다. 일치된 짝들은 오즈비를 추정할 때 사용되지 않으므로, 연구결과에는 바이어스가 없겠지만, 결과에 기여하는 단위수(대상자수)가 적어지므로 효율성은 떨어지게 된다. 극단적인 경우를 보면, 짝짓기 요인이 노출변수와 매우 밀접하게 연관이 되어 있다면, 연구는 노출변수의 영향을 평가할 수 있는 능력을 잃게 된다. 코호트 연구에서도 불필요한 짝짓기는 비효율성으로 이어지지만, 특별한 분석방법이 필요하지 않으며 결과는 여전히 정확하다.

교란요인이 아닌 요인들

예를 들어, 간접흡연과 폐암의 관계를 평가하는 환자-대조군 연구를 고려해보자. 폐암 환자군과 대조군을 흡연력에 대하여 짝짓기 해야 하는가? 흡연은 중요한 위험요인이며 간접 흡연과 관련이 있으므로 통제될 필요가 있으며, 짝짓기하여 정확하게 분석한다면 연구는 강력해질 것이다. 이 연구에서 가족의 크기 혹은 직장 동료의 수에 대하여도 짝짓기 해야 하는가? 이런 요인은 간접흡연과 연관이 있을 수 있으나 폐암의 위험요인은 아니므로 짝짓기는 도움이 되지 않을 것이다. 가족 크기 변수가 다른 노출지표를 반영하고 있어서 이 변수가 주는 영향을 피하고 싶다면, 짝짓기보다는 층화나 다변량 분석방법을 사용하는 것이 더 좋다. 이렇게 분석을 하게 되면 가족크기가 위험 요인인지 교란 요인인지 등을 평가하는 것이 자유로운데, 만일 가족 크기에 대해 짝짓기를 하면 유연하게 평가할 수 없다. 방금 언급한 경우의 오류는, 노출변수에는 연관되어 있지만 결과변수에 대한 위험요인이 아닌, 곧 교란요인이 아닌 요인에 대해 짝짓기를 한 경우이다. 이 요인에 대해 짝짓기를 함으로 인해 오히려 이 요인이 교란요인으로 작용할 수 있고, 이렇게 되면 분석에서 이 요인에 대한 영향을 제어해야 한다.

원인결과 경로 상의 요인들

짝짓기 요인이 교란요인이 아니고 노출변수와 결과변수를 연결하는 원인결과 경로(causal pathway)의 일부일 경우에, 불필요한 짝짓기가 발생할 수 있다. 이러한 경우에는 연구 자체에 근본적인 문제가 발생하였기 때문에 어떠한 분석방법을 쓰더라도 도움이 되지 않을 수 있다. 근로자들의 화학물질 노출과 과거의 방광 세포검사에 대한 자료가 있는 직장에서 방광암의 원인을 평가하기 위한 환자-대조군 연구를 고려해보자. 만약 화학물질 노출과 방광암의 연관성을 평가하려면, 대상을 과거 방광 세포검사 소견에 대하여 짝짓기를 해야 하는가? 만약 그렇다면, 그리고 만약 실제 인과 관계의 진행이 다음과 같다면,

화학물질 노출 → 비정상 세포 → 방광암

짝짓기를 한 연구에서는 아마도 방광암군과 대조군 사이에 화학물질 노출의 차이가 없다는 결과가 나올 것이다. 실제로 제시된 가설은 화학물질 노출이(세포검사 소견과 무관하게) 방광암과 연관이 있는가이다. 이것은 확인할 만한 가치가 있는 질문일 수 있으나, 특정 하위 집단에서만 가치가 있다. 예를 들어, 만약 화학물질 노출이 과거에 비정상 세포검사 소견이 있었던 대상의 방광암 위험성을 높인다면, 이것은 화학물질이 비정상 세포에서 침윤성 암으로의 진행 위험성을 높인다는 종양 촉진요인(promoting factor)의 의미일 수 있다. 이런 상황에서는 자료만을 바탕으로 해석을 해서는 안 되고, 인과관계의 가설에 관련된 검토가 필요하며, 제3의 요인이 교란요인인지의 여부에 따라 달라진다. 만약 짝짓기 없이 대상을 선택하고 제3의 요인에 대한 정보를 수집한다면, 이 요인에 대한 통제 없이 분석을 하거나 또는 통제를 하여 분석할 수 있으며, 이를 통해 이 요인이 노출변수나 결과변수와 갖는 연관성을 평가할 수 있다. 짝짓기를 한다면 이러한 유연성은 잃게 된다. 불필요한 짝짓기의 위험성으로 다시 한 번 알 수 있는 것은, 짝짓기는 심사숙고한 후에만 사용해야 하며, 이때 주어진 상황과 관련이 있는 교란요인에 대한 지식이 있어야 한다는 것이다.

노출변수 또는 결과변수에 의해 영향받는 요인들

과잉 짝짓기의 또 다른 상황은 연구의 노출변수나 결과변수의 영향을 받는 요인에 대하여 짝짓기를 하는 경우이다. 이것은 노출변수나 결과변수에 의해 발생되는 증상이나 징후 등 질병의 초기 지표(indications)를 예로 들 수 있다. 여기서도, 중요한 점은 이러한

요인들이 교란요인이 아니라는 것이다. 예를 들어, 흡연과 폐암을 연구하는 코호트 연구에서, 흡연자와 비흡연자를 기침의 과거력에 대해 짝짓기를 한다면, 흡연이 폐암의 발생률에 미치는 영향은 과소평가 될 수 있다.

적응증에 의한 교란

이 상황은 특히 약제의 효과에 대한 연구에 적용되는데, 강력한 교란요인이 그 약제의 처방이 필요한 기저질환인 경우이다. 이것을 **적응증에 의한 교란**(confounding by indication)이라고 부른다. 질환의 초기 단계와 연관이 되는 임상적인 증상이나 징후 때문에 약제를 처방하면, 약제와 질환 사이에 강력한 연관성이 발생할 수 있는데, 이것을 소위 **전조증상**(protopathic) 바이어스라고 한다. 예를 들어, 라이증후군(바이러스 감염후에 소아에게 호발하는 뇌염과 유사한 질환)과 아스피린 사용의 연관성을 평가한 연구에서, 라이증후군의 초기 증상을 보인 소아에게 아스피린을 처방했다는 이유로 연관성이 나타나 보일 수 있다. 이것은 **역인과관계**(reverse causation)인데, 다시 말해서 추정되는 결과변수(질환)가 노출변수를 야기하는 것이다. 추후에 행하여진 다른 환자-대조군 연구에서는 이런 역인과관계 기전으로 연관성을 완전하게 설명할 수는 없다고 결론지었으며, 아스피린 사용이 원인이라는 결과를 지지하였다[36].

짝짓기 요약

요약하자면, 짝짓기에는 크게 두 가지 유형이 있다. 빈도 짝짓기는 비교되는 집단 간의 중요한 교란요인의 분포가 대략적으로 유사하도록 하는 목적으로 사용된다. 이 방법은 단순히 연구의 효율성을 높이는 방법으로만 생각해야 하며, 짝짓기한 요인 및 다른 교란요인은 분석할 때 층화나 다변량 분석으로 대처해야 한다. 개별적으로 짝짓기를 하는 것은 다른 방법으로 해결하기 어려운 복잡한 교란요인에 대처하거나 효율성을 극대화해야 하는 경우에 중요하다. 이러한 짝짓기 방법은 진정한 교란요인인 요인들에 대해서만 시행해야 한다. 즉 짝짓기 요인이 결과의 강력한 위험요인이라는 근거가 있어야 하고, 노출변수와 연관성이 있다는 근거가 있어야 한다. 짝짓기를 실제 교란요인이 아닌 요인에 대해 시행할 경우 과잉 짝짓기가 발생한다. 노출변수에만 연관이 있는 요인에 대해 짝짓기를 하면 효율성이 감소하고, 적절하게 분석하지 않는 경우에는 정확성이 저해된다. 노출변수와 결과변수를 연결하는 인과관계의 한 부분으로 작용하는 요인이나, 증상이나 징후와 같이 노출변수나 결과변수의 영향을 받는 요인에 대해서는 짝짓기를 하지 않는 것이 중요하다.

다변량 분석(Multivariate methods)

교란을 제어하는 마지막 방법은 수학적인 모델을 이용하는 것인데 분석모델의 종속변수에는 연구의 결과변수를 적용하고, 설명변수 부분에는 추정되는 원인요인과 교란요인을 적용하여 자료를 분석하는 것이다. 다변량 분석은 그 자체가 하나의 중요한 분야인데, 이 소단원의 목적은 이 분석방법의 결과를 해석함에 있어서 중요한 핵심 원리를 소개하는 것이다.

선형 회귀분석

선형 회귀분석(linear regression)은 지금까지 논의한 연구에서 직접적으로는 자주 사용되는 방법은 아니지만, 다른 여러 가지 회귀분석방법들의 기본 바탕이 되는 가장 간단한 모델이다. 다중선형 회귀분석(multiple linear regression)은 연속변수를 분석할 때 적절하다. 예를 들어, 산모의 임신 전 체중이 아기의 출생 시 체중과 연관이 있는지를 산모의 키를 교란변수로 간주하여 연구하는 경우를 생각해보자. 태아의 체중을 종속변수로 하는 다중선형 회귀분석 모델을 사용할 수 있는데, 이 모델에는 두 개의 독립변수(또는 예측변수)인 산모의 임신 전 체중과 산모의 키를 포함한다. 표준적인 다중선형 회귀분석 방법은 산모의 임신 전 체중과 아기 체중의 관계를 보여 주는 계수(coefficient)를 추정하여 산출하는데, 산모의 키가 주는 교란효과의 영향을 제어한 계수를 추정한다.

수학 공식으로 표현하자면 아래와 같다.

$$y = a + b_1\chi_1 + b_2\chi_2$$

여기서

y는 결과변수인 출생 시 체중이고 공식에서는 종속변수이다.

χ_1은 산모의 임신 전 체중,

χ_2는 산모의 키이다.

a는 특정한 의미를 갖지 않는 상수이고 (χ_1과 χ_2 모두 0 일 때의 아기 체중이다),

b_1과 b_2는 회귀계수(regression coefficient)이다. 이 회귀계수는 자료에 대한 적합도가 가장 큰 값을 추정하도록 계산된다. (용어가 다양한데, y를 결과변수 혹은 반응변수

(regressand) 라고도 하며, χ를 예측변수, 공변수(covariate), 혹은 회귀변수(regressor) 라고도 부른다.)

이 간단한 수학공식은 몇 가지 가정을 하고 있다. 예를 들어, 이 공식은 산모의 임신 전 체중에 따른 아기의 체중 변화가 선형관계(linear relationship)라고 가정하며, b_1값은 산모의 체중이 한 단위 변할 때 아기 체중의 변화량을 의미한다. b_2에 대해서도 이와 같은 선형관계를 가정을 한다. 또한, 이 공식에 따르면 임신 전 체중의 변화에 따른 아기의 체중 변화는 산모의 키와 무관하다고 가정하는데, 다시 말해서 산모의 키와 체중의 효과는 각각 **독립적(independent)**이며 **상호작용(interaction)**이 없다고 가정한다. 이러한 가정은 모두 이 수학 공식에 내재되어 있다. 이 공식에서의 회귀계수 b_1은 χ_1이 한 단위 변할 때의 결과변수(아기의 출생 시 체중)의 **차이(difference)**를 의미하며, 여러 변수 간의 독립성은 선형척도(linear scale) 상의 독립성을 의미한다. 다시 말해서 각 변수의 위험도 차이는 합산(additive)이 될 수 있다는 것이다. 일반적으로 각 회귀계수가 계산되는 방법과 관련되는 다른 몇 가지 가정이 있는데, 예를 들어, 보통의 분석에서 y 변수는 정규분포를 따른다는 가정을 하게 된다.

로그 선형모델: 포아슨 회귀분석(Log-linear models: Poisson regression)

보건의료와 관련되는 많은 경우에, 사용하는 주된 결과변수는 연속적이 아니며, 발생률과 같이 연속적인 경우라 하더라도 제한이 있다(발생률은 음수 값을 가지지 못한다). 결과변수들은 이분(dichotomous, binary) 변수인 경우가 많은데, 병이 있거나 없는 경우, 치료가 된 경우와 안 된 경우가 그 예이다. 노출변수는 연속적일 수 있고, 이분변수일 수도 있고, 몇 개의 범주를 가질 수도 있으므로(예를 들어 질병의 단계인 병기 등) 단순한 선형 회귀분석은 적절하지 않다. 이런 경우에 적용하기 위하여 여러 종류의 다른 모델이 개발되어 있다.

그 중 하나의 모델은 결과 변수에 자연 로그를 취하여 ln y로 표시하고, 선형회귀(linear regression)의 공식을 그대로 쓰되 ln y를 사용하는 것이다.

$$\ln y = a + b_1\chi_1 + b_2\chi_2$$

이런 변환은, 음수는 로그를 취할 수 없으므로, y가 음수일 수 없음을 의미한다(ln 0 도 정의되지 않음).[4] 이것이 로그 선형모델(log-linear model)인데, 공식의 오른편은 일

4 역자 주) ln 0 도 정의되지 않는데 원저에(ln 0 = 1)로 잘못 표기되어 있어 수정함

반적인 수치들로 선형적(linear)이고 종속 변수는 로그 변환을 나타내고 있다. 이것은 아래와 같은 지수모델(exponential model)과 동등하다.

$$y = \exp(a + b_1\chi_1 + b_2\chi_2)$$

이 모델은 역학적 코호트 연구의 분석에 널리 쓰인다. 종속 변수 y의 분포에 따라 자료에 적합한 모델을 찾는 최적의 방법을 결정한다. 결과의 빈도가 낮은 역학적 코호트 연구에서는 포아슨(Poisson) 분포를 사용하는 모델이 적절한 경우가 많은데, 이 방법을 **포아슨 회귀분석(Poisson regression)**이라고 부른다. 어떤 로그 선형모델이라도 결과의 해석은 같다.

이런 모델은 로그(logarithmic), 혹은 지수(exponential), 모델을 사용하므로, 회귀계수의 해석 방법은 선형모델의 경우와 다르다. 단 모든 로그 선형모델의 해석 방법은 같다. 오른쪽에 독립변수 χ_1 하나만 있는 간단한 모델을 생각해보자. χ_1의 계수 b_1은 χ_1가 한 단위 변하는 것에 따른 ln y의 변화량을 추정하는 값이다. χ_1=1은 대상이 노출이 있다는 뜻이고 χ_1=0은 노출이 없다는 뜻일 때, χ_1과 연관된 결과변수의 변화는 다음과 같다.

y_e(exposed)를 노출된(exposed) 집단의 위험도라고 하고, y_u를 노출되지 않은(unex-posed) 집단의 위험도라고 하자.

만약 χ_1=0(노출 없음) 이라면, ln y_u = a이다(χ_1=0 이라면 $b_1\chi_1$=0 이므로).

만약 χ_1=1(노출 있음) 이라면, ln y_e = $a+b_1$이다.

따라서 이 두 공식의 차이는 b_1인데 이것은 ln y_e − ln y_u와 같아야 하며, 이것은 ln(y_e/y_u)와 같다. 그러므로

$$b_1 = \ln(y_e/y_u)$$이 되고

exp(b_1) = (y_e/y_u) = 노출군의 위험도/비노출군의 위험도 = 노출과 연관된 상대위험도가 된다.

따라서 이분 노출변수(binary exposure variable)가 있는 로그 선형모델에서는 계수의 지수(exponential)는 그 노출과 연관된 **위험도비(상대위험도)**와 같다.

연속적 노출변수에 있어서는, 회귀계수의 지수는 노출 요인의 한 단위 변화에 따른 위험도비를 의미한다. 이것은 앞서 설명한 선형모델과 다른데, 이 선형모델에서는 회귀계수가 요인과 연관된 위험성의 차이를 의미했었다. 우리가 알 수 있는 것은 로그 선형모델에서 두 가지 혹은 그 이상의 독립변수가 있다면, 독립적 효과의 정의는 각 요인의 위

험도비가 서로 영향을 받지 않고 유지되는 것이고, 따라서 두 '독립적'인 효과가 더해지면 수식상에서는 질병 위험도의 로그에 관한 합산이 되는 것이며, 질병의 절대위험도(absolute disease risk)의 **곱셈(multiplicity)**의 개념이 되는 것이다.

로지스틱 회귀분석(Logistic regression)

또 다른 모델은 환자-대조군 연구에 가장 적절하지만, 다른 연구설계방법에도 사용할 수 있다. 이것은 y를 또 다르게 변형하여 사용한다. **로지스틱 모델(logistic model)**에서 오즈의 로그, 즉 질병위험도의 **로짓(logit)**이 선형회귀식에서 결과변수로 사용된다. 즉 공식에서 y는 ln[P/(1−P)]로 표현된다. 여기서 P는 결과를 가지고 있는 대상자의 분율 또는 무작위로 선택된 대상이 결과를 가지고 있는 확률을 의미한다. P의 **로짓**은 다음과 같이 정의된다.

$$\text{logit } P = \ln[P/(1-P)]$$

여기서 ln은 (base가 e인) 자연 로그를 의미한다.

로지스틱 회귀분석 공식은 다음과 같은 형식을 취한다.

$$\ln\left(\frac{P}{1-P}\right) = a + b_1\chi_1 + b_2\chi_2 + b_3\chi_3.....$$

여기서 χ는 앞에서의 설명과 같이 노출변수 이거나 교란요인을 의미하고, b는 χ의 회귀계수이다. 만약 χ변수가 키와 같은 수치라면, 두 변수 사이에 선형관계가 있다는 가정하에, 회귀계수b는 χ의 한 단위 변화에 따른 logit P의 변화를 의미한다.

오즈비의 산출

만약 χ가 이분변수(binary)이고 수치가 0 혹은 1 이라면, 이 공식은 χ와 연관된 오즈비를 산출한다. 예를 들어, 성별을 변수로 정의한다면 χ_1=1을 남성으로 하고 χ_1=0을 여성으로 할 수 있다. 여성의 경우 χ_1=0 이므로 $b_1\chi_1$은 0이다. 남성의 경우 χ_1=1 이므로, 남성의 공식은 여성에서의 공식과 달리 $b_1\chi_1$을 추가적으로 가지게 되는데 χ_1은 1 이므로 이는 b_1이 된다. 공식의 나머지는 동일하다. 따라서 남성과 여성의 logit P 차이는 아래 공식에서와 같이 b_1이다.

$$\ln\left(\frac{P_m}{1-P_m}\right) - \ln\left(\frac{P_f}{1-P_f}\right) = b_1$$

여기서 P_m은 남성의 위험도이고 P_f는 여성의 위험도이다.

$\ln(r) - \ln(s) = \ln(r/s)$인 공식에 따라서

$$\ln\left[\frac{P_m}{1-P_m} \Big/ \frac{P_f}{1-P_f}\right] = b_1$$

위 공식은 $\ln[(P_m/(1-P_m) / P_f/(1-P_f)] = b_1$이 된다.

여기서 $P_m/(1-P_m)$은 남성에서의 결과 오즈이고 $P_f/(1-P_f)$는 여성에서의 오즈이다. 따라서 대괄호 안에 있는 내용은 남성과 여성을 비교하는 오즈비(odds ratio)이다.

$$\ln(OR) = b_1$$

그리고

$$OR = \exp(b_1) \text{ 이 된다.}$$

이러하듯이 로지스틱 회귀분석 모델에서, χ가 0이나 1로 부호화된 이분변수라면, 계수 b_1의 지수(exponential)는 χ 변수와 연관된 오즈비와 같다. χ가 연속적이라면, b는 χ의 한 단위 변화와 연관된 오즈비를 의미한다.

예시

이것의 간단한 예로 표 7.8의 자료를 이용하여 톨부타미드와 위약을 비교하고자 한다. 원래 논문에서 수행된 로지스틱 모델을 적용하여 보자.

$$\ln[P/(1-P)] = a + b_1\chi_1$$

여기서 P는 사망의 확률이고, χ_1이 1이면 톨부타미드 복용이고 0이면 위약이다. 위약 집단(placebo의 p)에서는 $P_p = 21/205 = 0.1024$(표 7.8의 표 A에서)이다.

따라서,

$$\text{logit } P_p = \ln(0.1024/0.8976) = -2.171 = a\text{이다.}$$

톨부타미드 집단(tolbutamide의 t)에서는,

$$P_t = 30/204 = 0.1471 \text{ 이다.}$$

따라서

$$\text{logit } P_1 = \ln(0.1471/0.8529) = -1.758 = a + b_1$$

그러므로

$$b_1 = -1.758-(-2.171) = 0.413$$

그리고

$$\exp(b_1) = \exp(0.413) = 1.511 \text{ 이다.}$$

따라서 오즈비는 1.511이다. 또한 표 7.8의 표 A를 일반적인 방법으로 오즈비를 계산하면 같은 결과를 얻을 수 있는데, 오즈비 = $(30\times184)/(21\times174)$ = 1.511이고 동일한 결과를 얻게 된다.

교란요인과 같은 다른 추가적인 요인 χ_2, χ_3 등을 고려하면, 모델은 다음과 같은 형태를 가진다.

$$\ln[P/(1-P)] = a + b_1\chi_1 + b_2\chi_2 + b_3\chi_3 + \cdots etc.$$

추가적인 χ_2, χ_3 등의 변수들은 노출변수 외의 다른 요인들을 의미한다. 다변량 분석의 장점은, 공식에 여러 개의 요인을 포함시킬 수 있다는 것이다. 이 연구의 분석 과정에서, 15개의 추가적인 요인(표 7.7의 9개 요인과, 성별, 인종, 수축기 혈압, 이완기 혈압, 시력, 그리고 크레아티닌 수치)을 포함한 로지스틱 모델이 사용되었다. 이런 다른 요인들을 모두 포함시킨 후, b_1의 값은 0.40이었는데, 이를 바탕으로 계산한 톨부타미드의 오즈비는 1.49였다. 따라서 톨부타미드 집단과 위약 집단은 표 7.7에서 보았듯이 두 집단 간에 몇 가지 상당한 차이점이 있었지만, 이런 차이점으로 인해 추정된 결과값이 크게 차이가 나지는 않았다. 톨부타미드와 위약의 오즈비가 1.51에서 1.49로 변했을 뿐이다. 이 오즈비 결과는 논문[11]에서도 설명했듯, 사망률의 차이로 해석될 수 있다.

더미변수(dummy variable)의 사용

일부 중요한 변수는 여러 개의 범주를 갖게 된다. 이런 변수를 취급할 때는 몇 개의 이분형의 더미변수('dummy' binary variable)를 사용하여 모든 범주를 표현하는 것이 가장 좋은 방법이다.

Box 7.5 다변량 분석: 83명의 악성흑색종 환자군과 83명의 일반인구 대조군을 가지고 환자-대조군 연구를 수행한 결과임. 상완의 점의 수와 심한 햇볕화상 과거력 두 요인에 대한 결과임. (A)는 교차표, (B)는 한 요인만을 가지고 적합화한 로지스틱 회귀분석, (C)는 5개의 요인으로 적합화하여 10종류의 이분변수를 가지고 분석한 로지스틱 회귀분석의 결과임 [7]. 더 자세한 결과는 논문에 게재되어 있음

다변량 분석

(A) *교차표*

	상완에 있는 점의 수			햇볕화상의 과거력	
	0	1–2	3+	없음	있음
환자수	32	16	35	34	49
대조군	62	17	4	57	26
오즈비	1.0 (R)	1.82	16.95	1.0 (R)	3.16

(B) *한가지 요인으로 로지스틱 회귀분석*

	0	1–2	3+	없음	있음
회귀계수b		0.6008	2.830		1.150
Exp (b) = 오즈비		1.82	16.95		3.16

(C) *위 두가지 요인과 죽은깨의 양(3개 범주), 햇볕노출시 반응(4개 범주), 머리카락색(3개 범주)을 가지고 분석한 로지스틱 회귀분석*

	0	1–2	3+	없음	있음
회귀계수b		0.3011	2.587		0.4276
Exp(b) = 오즈비		1.35	13.29		1.53

출처: data from Elwood JM et al., 'Malignant melanoma in relation to moles, pigmentation, and exposure to fluorescent and other lighting sources,' British Journal of Cancer, Volume 53, Issue 1, pp. 65–74, © 1986 [37].

예시

Box 7.5는 악성흑색종 환자 83명과 일반 인구에서 선택한 83명의 대조군을 비교한 환자-대조군 연구의 자료[37]이다. 예에서는 단 두 요인에 대한 결과만을 보여주는데, 팔 위쪽에 만져지는 점(naevi)의 개수를 인터뷰어가 평가하여 세 범주로 분류한 것과 햇볕 심한 화상을 입은 적이 있는지 질문했을 때의 응답을 두 범주로 분류한 것이다.

교차표(cross tabulation)의 결과는 점의 개수와 햇볕화상 과거력 모두 강력한 연관성을 보였다. 그러나, 몇 가지 요인들은 이 두 변수와 연관되어 있고 흑색종과도 관련이 있었으므로 교란요인이다. 이런 요인으로는 주근깨의 심한 정도(세 범주), 평소 햇볕 노출 시 반응(네 범주), 그리고 머리카락색(세 범주)이었다. 각 교란요인을 한 가지씩 단독으로 조절하는 것은 교차표를 이용하면 비교적 쉽다. 하지만 점(naevi)과 흑색종의 연관성를 평가하기 위해 교차표를 사용하여 주근깨와 햇볕 반응, 머리 색깔, 그리고 햇볕에 타는 정도를 동시에 조절하려면, 3×4×3×2 = 72개의 개별적인 표(점 개수에 따라 환자-대조군 분포를 각각 보여주는 개별적인 표)를 만들어야 하고, 이렇게 규모가 작은 연구에서는 이런 표 중에는 대상 수가 적거나 대상자가 아예 없는 표도 많을 것이다.

따라서 이 다섯 가지의 요인을 로지스틱 회귀분석 공식에 포함시켜서, 각 요인을 더미변수로 표현하는 것이 더 유용한데, 이 때 해당 변수의 더미변수의 숫자는 범주의 개수보다 하나가 적도록 설정하면 된다. 점의 개수의 경우 3개의 범주이므로 더미변수는 2개가 필요하다. 우선 이분변수 하나를 생성하여 팔 위쪽 점의 개수가 1~2개가 있는 대상자에게는 1의 값을 적용하고 점이 없는 대상자에게는 0의 값이 적용되었다. 또 다른 이분변수에는 세 개 이상의 점이 있는 대상에게 1의 값을 적용하고 점이 없는 대상자에게 0의 값이 적용되었다. 이 두 개의 이분변수에서 모두 0인 경우는 기준이 되는 범주(referent category) 즉, 점이 없는 집단의 위험성을 나타낸다.

만약 로지스틱 회귀분석에 하나의 요인만을 넣는다면, 결과는 간단한 교차표와 같을 것이고, 회귀계수 b의 지수는 간단한 표의 계산으로 얻을 수 있는 오즈비와 같을 것이다. Box 7.5의 표 B에 이런 결과가 나와 있는데, χ 변수 하나만을 모델에 적용하여 로지스틱 분석을 세차례 수행한 결과이다. 위에 기록된 5개의 요인들(점, 햇볕화상, 주근깨, 햇볕만응, 머리카락색)의 범주에 대한 10개의 더미변수 χ를 포함하는 모델이 적용되었다. 각 변수의 회귀계수 b는 공식의 다른 모든 변수의 효과가 통제된 오즈비이다. Box 7.5의 표 C를 보면 10개의 변수가 있는 모델에서 추정한 회귀계수들을 보면, 점 갯수의 오즈비는 여전히 높으나, 햇볕에 탄 과거력에 대한 오즈비는 1.53으로 전체 조 오즈비였던 3.16보다 상당히 낮다.

이것으로, 단순 분석에서 보였던 햇볕에 타는 것과의 연관성은 인과관계로 인한 것이 아니고, 모델에 포함된 다른 요인으로 인한 교란에 기인한다는 것을 알 수 있다. 어느 요인인지 확인하기 위해서는, 각 교란요인을 단독으로 넣어서 분석한 후 햇볕에 타는 것의 오즈비가 어떻게 변하는지를 파악함으로써 분석할 수 있다. 회귀계수를 계산하기 위해 사용한 프로그램은 이 통제된 회귀계수의 통계적 유의성을 검정하는 것에도 도움이 될 수 있으며, 다변량 분석의 이러한 면은 8장(표 8.3)에서 볼 수 있다.

짝지워진 자료분석: 조건부 회귀분석(conditional regression)

개별적으로 짝짓기한 연구의 다변량 분석은 짝짓기를 고려하는 분석 방법을 사용해야 하는데, 이러한 분석에서는 환자군과 대조군의 짝을 하나의 단위로 본다. 이런 방법을 '조건부(conditional)' 모델이라고 한다. 결과는 위에서 설명하였던 내용들과 같은 방법으로 제시되고, 회귀계수(coefficient)도 같은 방법으로 해석된다. 여기에서도 여러 교란요인을 포함하는 분석이 가능하다.

예시

코호트 내 환자-대조군 연구에서, 301명의 비호지킨 림프종(non-Hodgikin's lymphoma)과 301명의 대조군을 대상으로 여러 종류의 면역지표와 염증지표의 예측요인(predictive value)을 평가하였다[38]. 모든 대상자는 미국 대규모 암검진 임상시험에 참가한 사람들이었으며 5년 전에 혈액을 채취하였다. 환자군과 대조군은 1:1로 짝짓기 하였는데 연구참여 시 최초로 혈액을 채취할 당시의 연령, 성, 인종, 연구센터, 시간대(오전과 오후) 그리고 채혈 날짜로 짝지었다. 분석에서 조건부 로지스틱회귀분석(conditional logistic regression)을 사용하였기 때문에 짝짓기에 적절한 분석이었고 관련된 요인들을 감안한 분석이 되었다.

결과와 노출의 위험점수: 성향점수(propensity scores)

분석을 할 때, 고려해야 하는 교란요인의 수가 많은데, 특히 연구대상자가 적을 경우에, 이러한 교란요인들을 함께 합병함으로써 복합 교란요인을 생성하여 낼 수 있다[39]. **성향점수(propensity scores)**는 다변량 회귀분석에서 노출변수를 종속변수로 하여 고려하고 있는 교란변수들을 적합시킴으로써(fitting) 잠재된 교란요인에 대한 노출의 확률을 요약하여 산출한다. 이 방법은 치료효과에 대한 연구에서 종종 사용되는데, 성향점수를 사용하여 치료에 관여하는 여러가지 요인들의 영향을 보정할 수 있도록 한다[40]. 결과 위험점수(outcome risk score) (또는 질병(disease) 위험점수)는 회귀분석과 같은 다변량 분석에서 결과변수를 종속변수로 하고, 고려하고 있는 교란변수들을 적합(fitting)시킴으로써 잠재 교란요인에 대한 결과변수의 확률을 산출하게 되는데 이 때 노출변수는 공식에서 제외된다. 따라서 이 모델은 교란변수들의 복합적 효과에 따른 결과위험도를 예측한다. 이 두 점수는 복합 교란요인으로 간주할 수 있고 노출-결과 관계를 추정할 때, 이를 이용하여 짝짓기, 층화 및 다변량 분석으로 보정에 이용한다. 특히 층화 방법에 의한 보정이 유용할 수 있는데, 이러할 경우 복합 교란요인이 효과변경인자(effect modifier)로 작용하는지를 분석할 수 있기 때문이며 이때에도 분석은 층화 또는 다변량 분석으로 수행할 수 있다.

예시

주요한 리뷰논문[40]에 언급된 한 연구에서는 일상적인 자료(routine data)를 이용하여 항생제(azithromycin)을 투약받는 군과, 다른 세 가지 종류의 항생제를 투여받거나 또는 투여받지 않는 대상자를 비교군으로 하여, 153가지 변수에 기반한 성향점수로 짝짓기를 하였다[41]. 연구결과 사망의 위험도가 증가하였는데 특히 심장과 관련된 것이었고, 이 결과는 규제 조치로 이어졌다.

외상 후에 심한 출혈을 나타내는 환자 관리에 대한 연구에서, 40개국에서 20,000명의 환자가 참여하였는데, 사망률을 추정하기 위하여 여러 요인들을 기반으로 하여 결과 위험점수(outcome risk score)를 산출하였는데 이 때, 연령, 심박수, 수축기혈압, 손상 후 경과시간, 손상의 종류, 지역, 코마 척도(coma scale)로 본 환자상태를 이용하였다[42]. 환자의 사망예측 위험도로 대상자를 4개의 군으로 구분하였다. 수혈과 사망의 관련성을 층화방법을 이용하여 분석한 결과, 사망예측 위험도가 높은 군에서는 수혈이 사망을 감소시키는 것(오즈비 0.59)으로 나타났고, 사망예측 위험도가 낮은 군에서는 수혈이 사망을 증가시키는 것(오즈비 4.87)으로 나타났다. 이 자료로 대상자의 사망위험 점수를 10개의 군으로 구분하여 분석한 결과, 사망률의 일정한 추세가 보였다.

다변량 분석의 적절한 사용

이러한 모델을 사용하기 위해서는 먼저 교란요인들을 확인해야 하고, 이 요인들에 대한 양적 정보(quantitative information)를 수집해야 한다. 다변량 분석 모델을 정확하게 사용하려면 상당히 신중해야 한다. 공식에 사용하고자 하는 변수들에 대하여 우선 층화방법으로 변수를 각각 검토하는 것이 바람직하다. 변수의 분포의 특성을 파악하고, 변환(transformation)이 필요한지를 파악하며, 선형 관계와 같은 가정을 충족하는지도 검토하여야 한다. 다변량 분석은 강력하지만 복잡하고 요구하는 바가 많은 분석 방법이며, 연구 분석에서 여러 가지 단계를 거친 후의 마지막 단계에서 적절한 방법이지 절대로 결과로 가는 지름길을 제공하는 요술 상자가 아니므로 분석의 첫 단계부터 다변량 분석을 사용하는 것은 적절하지 않다.

다변량 분석에서는 취급할 수 있는 요인의 수가 제한되어 있다. 대상자의 수는 분석의 범위를 한정하게 되는데, 대상자 수는 포함된 변수의 갯수보다 훨씬 많아야 한다. 변수당 적어도 10명 내지 15명의 대상자 수를 제안한다. 변수를 분석에 사용할 수 있는 변형 방법에는 몇 가지가 있다. 예를 들어, 연령은 하나의 연속적인 변수로 입력될 수도 있고, 여러 개의 범주로 입력할 수도 있다.

만약 상호작용(interaction)을 관찰하려 한다면 추가적인 상호작용 변수(interaction terms)를 사용해야 한다. 따라서 여러 개의 요인에 대한 자료를 포함하는 연구를 할 때는 다변량 분석 모델을 적용하기 전에 가장 적합한 요인을 먼저 선택하는 것이 좋다. 분석할 때 교란요인을 처리하는 원리에 관련된 이어지는 내용은 이런 면에서 중요할 것이다.

제3부 교란에 대한 추가적인 적용

연구를 설계할 때 교란의 정의를 적용함

연구를 설계할 때 교란의 정의를 활용하면 큰 도움이 될 수 있다. 교란요인이 너무 많아서 만족스러운 연구의 설계가 불가능하다고 느낄 경우가 있는데, 이럴 때 교란의 정의는 이러한 문제의 해결책을 제공한다.

연구를 설계할 때, 연구 중인 노출(exposure)과 연관이 있을 만한 요인의 목록과, 결과(outcome)와 연관이 있을 만한 요인의 목록을 우선 작성해야 한다. 이것을 하기 위해서는 문헌을 조사해야 하고, 참고문헌 검색 전문가에게 자문을 구할 수도 있으며, 전문 지식이 있는 사람들의 도움이 필요할 수도 있다. 이 두 목록 모두에 공통적으로 기재되는 모든 요인은 잠재적인 교란요인이며, 이들을 어떻게 다룰 것인지 계획할 필요가 있다. 하나의 목록에만 기재되어 있지만, 노출변수나 결과변수와 매우 강력한 연관성을 가질 가능성이 있는 요인 역시 잠재적인 교란요인에 포함시켜야 하는데 그 이유는 집단 간에 이러한 요인의 분포가 약간만 달라도 교란이 발생할 수 있기 때문이다. 이런 접근법을 사용하면, 무한히 많은 잠재적인 교란요인을 한 눈에 보일 정도의 적은 수로 줄일 수 있으며, 매우 적은 수의 교란요인들 만이 목록에 남게 될 것이다.

다음 단계로, 교란요인을 제어하는 방법(표 7.5)들을 고려해 볼 수 있다. 사실, 잠재적인 교란요인 중 상당수는 연구 자료에서 관찰할 수 있는 노출과 결과와의 연관성이 약하고 중요하지 않아서, 실제 교란의 효과를 나타내지 않는다. 하지만 이것을 확인하려면 교란요인에 대한 자료가 실제로 수집된 경우에만 가능하다. 비-무작위배정 연구에서 가장 흔하게 쓰이는 방법은 일부 제한(restriction)을 적용하거나, 잠재적인 교란요인에 대한 자료를 수집하여 분석에서 층화나 다변량 분석을 사용하는 것이다. 빈도 짝짓기 방법은 비교하는 두 집단간에 연령, 성별과 같은 주요한 교란요인의 분포가 유사하다는 것을 보장해 줄 수 있다. 개별적인 짝짓기는 구체적인 장점이 있을 때만 사용하는 것이 적절하며 짝짓기에 사용할 변수는 중요한 교란요인이어야 한다.

무작위배정 연구에서는, 결과변수와 관련이 있을만한 요인의 목록만 작성하면 된다. 그리고 가능한 한 이러한 요인에 대한 정보를 수집하여 이 요인들이 두 집단간에 유사한지 평가해야 한다. 지역사회 중재(population interventions) 임상시험과 같은 대규모 무작위배정 연구에서는 이를 위하여 대상 집단의 표본을 추출하여 적용할 수 있다.

분석 단계에서 교란의 정의의 적용

분석 단계에서도 많은 수의 잠재적인 교란요인을 다루어야 하는 경우가 있다. 층화 분석이나 다변량 분석 결과에서 교란이 제어된(unconfounded, adjusted) 상대위험도나 오즈비의 추정치가 조(crude) 추정치와 상당한 정도로 차이가 확인될 때 교란이 있다고 할 수 있다. 대상자 수가 많은 자료 분석에서는 분석 초기에 간단한 분석으로 시작할 수 있다. 즉, 노출와 결과 간에 2×2분석표를 만들어 조(crude) 상대위험도 또는 오즈비를 산출한다. 그리고 각각의 잠재 교란요인들을 일정한 범주로 구분하여(일반적으로 5가지 범주면 충분하다) 층화 분석이나 잠재 교란변수를 포함한 다변량 분석을 하여 보정된(adjusted) 오즈비 또는 상대위험도를 산출한다. 이 때 조 위험도와 보정된 위험도의 크기가 유사하면 실질적으로 해당 요인(변수)은 교란효과가 없는 것이다. 이를 분석하는 방법에는 층화 분석과 다변량 분석 두 가지가 있다. 각 방법에서 교란여부는 조 추정치와 보정된 추정치 차이의 크기로 판단하며, 통계적 유의성으로 판단하지 않는다.

다변량 분석

로지스틱 회귀분석에서 회귀계수(오즈비 추정치)는 공식에 교란요인이 추가되면 추가되기 전의 회귀계수와 다르게 회귀계수가 변하게 된다. 몇 가지 잠재 교란요인들은 한 묶음으로 공식에 포함할 수 있는데, 교란요인으로 검증된 요인은 공식에 계속 유지시키면서 새로운 교란요인이 교란효과가 있는지를 검정할 수도 있다. 이와 같이 회귀계수의 변화에 관심을 집중하는 것은, 예측을 목적으로 데이터에 가장 적합한 모델을 구하고자 하는 다변량 분석 모델과는 사뭇 다르기 때문이다. 이러한 일반 다변량 분석 모델에서는 전진선택(forward selection) 혹은 후진선택(backward selection) 방식으로 통계적 유의성이 있는 변수들을 선택하는데, 그런 방법이 여기서는 적합하지 않다. 여러 변수가 있는 대규모 연구에서, 잠재 교란요인의 선정을 위한 오즈비나 상대위험도 차이의 최대 허용범위를 10%나 5% 등으로 설정하는 방법은 개별적으로, 혹은 집단으로 적용 가능하다[43]. 논문 중에는 가끔, 여러 특정한 잠재적 교란요인이 평가되었으나, 일정한 백분율 이상으로 위험비(risk ratio)의 추정치를 변화시키지 않았으므로 최종 분석에 포함하지 않았다고 설명하는 표현들이 있다. 적합한 모델을 구성하는 과정에서, 여러 잠재 교란요인들을 하나씩 추가하거나, 모든 잠재 교란요인들을 포함시킨 후에 이 중의 일부를 탈락시켜 나갈 수도 있다. 여기서도 제일 중요한 점은 노출-결과 간의 회귀계수(연관성의 오즈비)가 변하느냐의 여부이다. 이러한 과정을 통해 많았던 교란요인의 수가 몇 개의 실제적인 교란요인만으로 축소 집약된다. 각각 개별적으로는 교란요인으로 작용하지 않던 두 개 이상의 잠재 교란요인이 함께 교란요인으로 작용할 수도 있는데 이러한 검정은 다변량 분석을 통해서 가능하다. 적절한 분석의 우선 첫 단계로 단순분석에서 유의하게 나온 교란요인들과, 이론적으로 교란요인으로 작용할 수 있다고 선행적으로 판단된 요인들을 포함하는 모델로 시작하는 것이 타당하고 더 용이할 것이다.

다변량 모델을 사용하여 교란에 대처하려면, 해당 교란요인이 연구주제인 인과관계의 가설과 어떤 관계에 있는지 신중하게 확인하는 것이 중요하다.

층화

층화 분석에서는 Mantel-Haenszel 오즈비 또는 상대위험도가 보정된 추정치로 사용되는데, 보정된 추정치가 조(crude) 추정치와 차이가 있는지를 가지고 교란요인을 평가하는 일반적 원칙이 적용된다. 교란요인의 수가 많은 경우에는 층화 분석방법에서 사용해야 하는 층이 너무 많아지기 때문에 불편해진다. 그러나 교란요인이 한 두가지인 경우에는 층화를 통해서 많은 정보를 얻을 수 있고 교란요인을 명확하게 분석할 수 있다. 각 요인과 결과 간의 교차표와 각 요인과 노출 간의 교차표는 각각의 연관성을 보여 줄 것이며 그림 7.5와 그림 7.6과 같이 표현된다. 명심할 것은, 노출되지 않은 집단 내에서 잠재적인 교란요인과 결과변수의 연관성을 관찰해야 하고, 결과가 발현되지 않은 집단 내에서 잠재적인 교란요인과 노출의 연관성을 관찰해야 한다는 점이다. 다시 강조할 점은,

오즈비나 다른 추정치로 측정한 연관성의 크기(강도)가 중요한 것이지, 통계적 유의성이 중요한 것이 아니다.

교란요인 통제의 제한점 및 통제되지 못한 교란에 관한 논의

관찰연구 결과의 해석에서 핵심 주제는 적용한 교란 제어 방법이 과연, 교란을 완전히 제어할 만큼 우수하였는지의 여부이다. 한편으로, 흡연과 폐암에 대한 여러 환자–대조군 연구와 그 후에 시행된 전향적 코호트 연구들은 인과관계를 입증할 만한 강력하고 일관성 있는 근거를 제공했고, 이를 정량적으로 설명하였으므로, 관찰연구에 의한 이 주제에 대한 결과의 신빙성은 무작위배정 임상시험에 의해 입증된 근거의 신빙성과 동급이라고 간주할 수 있다. 사실 관찰 역학연구를 수행하는 목적은 무작위배정 임상시험으로 획득할 수 있는 수준의 신빙성을 얻는 것이라고 표현되곤 한다. 이에 대한 반론으로, 관찰연구는 연구에 구체적으로 포함되지 않은 교란요인에 대하여 그 효과를 통제할 수 없다는 것이며, 대부분의 연구에 통제되지 않는 다른 요인들이 상존하며, 심지어 포함된 요인에 대하여서도 오분류(misclassification) 오류로 인해 교란을 통제하는 능력이 제한된다는 것이다.

무작위배정 임상시험의 핵심적인 장점은 교란을 배제할 수 있는 능력이며, 측정하고 평가한 교란요인의 통제 뿐만이 아니라 연구에 포함되지 않은 다른 요인의 제어 능력도 포함된다. 관찰연구의 현실적인 취약점은 측정되지 않은 요인들, 그리고 아예 인지되지도 못한 요인들의 교란효과에 대해서 대책이 없다는 것이다. 이 장에 기술된 방법을 사용하면 확인하고 측정할 수 있는 요인의 교란에 대해 대처할 수 있는데, 이런 요인에 대해서도 관찰의 오류나 교란요인 측정의 제한점, 정의한 내용의 제한점, 또는 통계적인 문제로 인해 교란이 완전히 제어되지 않을 수 있다.

베타카로틴 예

광범위한 관찰연구들에서 일관된 결과를 보였으나, 대규모 무작위배정 연구에서 완전히 다른 결과가 나온 경우들이 있다. 많은 채소에 함유된 베타카로틴(beta–carotene)의 잠재적인 보호효과에 대하여 다룬 연구가 전형적인 예이다. 식이 평가에 가장 적절한 방법을 사용하여 전 세계에서 가장 뛰어난 여러 연구자들이 수행한 환자–대조군 연구와 장기적 전향적 코호트 연구로 이루어진 여러 관찰연구들은, 혈청 레티놀 혹은 베타카로틴 수치가 높은 대상자 혹은 베타카로틴을 다량 섭취하는 대상자들에서 암 발생 위험이 상당히 줄어든다고 보고하였다. 이 결과는 베타카로틴과 그 대사산물이 동물에서 항암 효과를 갖는다는 것이 입증되면서 뒷받침되었다. 이런 근거는 수년간 축적되었고, 많은 종류의 암을 예방하기 위해, 베타카로틴 보충제를 사용한 중재 연구를 수행하기에 충분히 신빙성이 있다는 여론이 모아졌다[44]. 이득에 대한 근거가 상당했지만, Peto 등[44]은 '수백만명의 인구에게, 오랫동안 중요한 역할을 할 예방 조치는 특별히 엄격하게 평가할 필요가 있다'라고 하였다. 그리하여 몇 가지의 대규모 임상시험이 설계되었다. 수행 결과 종전의 연구결과들과는 대조적으로, 임상시험의 연구결과에서는 이득이 없거나 베타카로틴 보충제를 복용한 집단에서 높은 암 발생률을 보였고, 연구를 급히 중지해야 했다[45,46]. 이 결과로 인해 '암 예방 분야는 큰 충격을 받았다'[47].

호르몬 예

또 하나의 예는 에스트로겐이나 프로게스테론 호르몬을 복용하는 여성들의 관상동맥 질환 위험성 감소에 대한 것이다. 몇 가지의 관찰연구들은, 호르몬 복용자에서 뇌졸중 위험성은 변화가 없거나 약간 감소하며, 관상동맥 질환의 위험성은 현저히 줄어든다고 보고하였다[48]. 따라서 호르몬 치료는 여성의 심장 질환을 예방하는 목적으로 널리 권장되기 시작했다. 미국에서 40개 이상의 의료기관과 16,000명 이상의 폐경기 여성을 포함한 Women's Health Initiative(WHI) 연구가 이것을 입증하기 위해 시행되었는데, 호르몬치료(에스트로겐과 프로게스테론 복합치료)를 받는 집단으로 무작위배정된 여성들에서 심장 질환 위험성과 뇌졸중 위험성이 **증가**하는 것이 확인되었다[49]. 결과적으로, WHI 임상시험은 조기 종료되었다. 다른 무작위배정 연구에서도 유사한 결과가 확인되었다. 이러한 임상시험의 결과로 진료지침이 변경되었고, 관찰연구로 인해 누적되었던 호르몬 치료의 이득에 대한 근거가 모두 무효화되었다. 이러한 전혀 다른 결과가 도출된 이유에 대하여, 관찰연구에서는 교란요인인 사회경제적 지위가 부적절하게 다루어진 점과, 관찰연구에서는 시간에 따른 노출(호르몬 복용)의 변화를 감안하여 분석함으로 인하여 결과의 변화를 야기한 점이 지적되었고, 이러한 두 가지 영향으로 인해 관찰 연구와 임상시험의 결과의 차이가 설명될 수 있다고 언급되었다[50]. 이 지적을 한 연구자는 '통계적인 적용과 분석이 아무리 정교해 보일지라도, 관찰연구가 임상시험을 대체할 수는 없다'고 결론을 지었다.

비타민 C 예

여러 관찰연구에서 비타민 C와 같은 항산화 비타민이 심혈관 질환, 암, 그리고 총 사망률에 대한 억제효과가 있다고 보고하였으나, 항산화 보충제를 가지고 시행한 잘 설계된 무작위배정 임상시험 결과 이득을 보이지 않았다. 가장 규모가 큰 관찰연구는 높은 혈청 내 비타민 C 수치가 관상동맥 질환 사망률에 대한 억제효과를 가지며, 남성의 오즈비는 0.70이고 여성의 오즈비는 0.63이라고 보고하였다. 이 연구는 나이, 수축기 혈압, 콜레스테롤, 체질량지수, 흡연, 당뇨병, 그리고 비타민제 사용에 대하여 통제를 하였다. 하지만, 이 연관성을 확인하기 위해 시행된 가장 큰 규모의 무작위배정 임상시험은 비타민 C 보충제로 인해 위험성이 약간 증가하며, 상대위험도가 1.06이라고 보고하였다[51]. 이러한 불일치는 관찰연구에서 측정되지 못한 교란변수들에 의한 영향임이 분명하다.

엽산에 대한 반대의 예

현실적으로 문제가 되는 점은, 연관성이 강력해 보이는 관찰연구를 바탕으로 성급한 조치를 취하는 것은 막아야 한다는 주장과, 반면에 무작위배정 임상시험을 시행한 후 조치하려면 조치가 수년간 미루어질 수 있고, 어떤 경우엔 무작위배정 임상시험이 시행되지 못할 수도 있다는 점과의 갈등이다. 예를 들어, 3장에는 엽산이 태아 기형에 대해 예방효과가 있다는 무작위배정 임상시험이 설명되어 있다[52]. 이 경우, 무작위배정 임상시험이 시행되기 10년 전에 시행했던 관찰연구에서도 정확한 결과를 보고하였고[53], 당시에 조치를 취했다면 수많은 태아 기형을 예방할 수 있었을 것이다. 관찰연구의 결과만을 가지고 조치를 취했을 때의 위험성은 정당화될 수 있을까? 만약 엽산이나 종합비타민 보충제를 광범위하게 사용하게 되었더라면 임상시험을 시행하지 못하였을 수도 있다.

해결되지 못한 상황들의 예

정기적 피부 검진을 통하여 피부암의 위험한 형태인 흑색종으로 인한 사망을 줄이려는 현재 상황은 만족스럽지 못하다. 많은 전문가들이 조기 검진 프로그램을 시작하려면 무작위배정 임상시험의 결과를 근거로 해야 한다는 점에 동의하지만, 피부 검진에 관한 무작위배정 임상시험은 성공적인 사전연구(pilot study)[54]가 있었음에도 불구하고 세계 어느 곳에서도 시행되지 않았으며, 연구 비용과 필요한 대상의 수, 그리고 필요한 시간 때문에 앞으로도 시행되지 못할 수 있다. 이와 같이 결정적인 증거가 제시되지 못하였기 때문에, 호주와 같이 매우 고위험인 지역에서도 의사들이 이에 대한 검진을 시행하거나 권하지 못하고 있고, 보건당국이나 근거기반 보고서에서도 이를 지지하지 않고 있기 때문에 일부 시행이 되고는 있으나 예산지원이나 조직화된 암검진 프로그램으로 시행되지 못하고 있다.

휴대전화 사용이 뇌암을 일으키는지에 대하여 지속적인 논쟁이 있으며, 고압선이 아동의 백혈병을 일으키는지에 대하여도 마찬가지이다. 많은 환자-대조군 연구와 코호트 연구들이 혼재된 결과를 발표하고 있다. 제일 중요한 질문은, 이러한 관찰연구들에서 위험성이 증가하는 결과가 나왔을 때, 이 결과가 제어되지 않은 교란에 의한 것인가의 여부이다[55].

연습문제

정답은 부록 1 참조

Q7.1 아직 알려지지 않은 영양성분(X)이 암의 발생을 크게 감소시킨다고 가정을 하자. 이 성분은 측정이 쉬운 영양성분(D)과 매우 유사한 분포로 음식 내에 분포되어 있지만, 암발생률에는 영향을 미치지 않는다. 전향적 코호트 연구에서 영양성분 D를 측정하고 추후에 암발생률을 파악하여 기록하였다. 이러한 상황에서 분석결과는 어떻게 나올 것인가?

Q7.2 Q1과 동일한 상황에서 D의 순수한 성분만을 사용하여 중재 연구를 진행하였다. 결과는 어떠할까?

Q7.3 학동기전 유아들에게 창의적인 독서프로그램을 개발하여 교사들에게 자발적으로 이 프로그램을 평가하기 위한 실험에 참여하도록 독려하고, 프로그램에 참여한 아동들과 같은 학교에 다니는 프로그램에 참여하지 않은 아동들과 비교하였다. 결과는 어떻게 나타났을까?

Q7.4 표 7.7에는 무작위배정 임상시험의 대상인 두 군의 특성들을 보여주는 표가 제시되어 있다. 이 표에서 두 군의 차이에 대한 통계적인 검정이 표시되어 있지 아니한 이유는 무엇일까?

Q7.5 두 병원에서 질병의 초기 또는 말기에 사용되는 치료제의 효과를 비교하고자 한다. A병원에서는 초기환자의 치료율은 40%이었고 말기환자의 치료율은 25%이었다. 이때 대상자는 각각 500명과 100명이었다. B병원에서는 초기환자의 치료율은 60%이었고 말기환자의 치료율은 40%이었다. 이때 대상자는 각각 100명과 200명

이었다. 각각의 병기단계에서 B병원의 치료율을 A병원의 치료율과 비교하였을 때 치료성적은 어떻게 나타날까? 초기환자와 말기환자를 다 합하면 전체치료율이 산출되는데 B병원의 치료율은 A병원의 치료율과 비교하였을 때 어떠할까?

Q7.6 Q7.5의 자료를 가지고 Mantel-Haenszel 상대위험도를 산출하시오.

Q7.7 Q7.5의 자료를 이용하여, 이 지역 전체환자의 25%는 초기환자이고 나머지 75%는 말기환자의 분포를 보인다고 가정하자. 표준인구의 25%는 초기환자이고 75%는 말기환자인 경우에 병원 A와 병원 B의 직접표준화된 치료율은 얼마인가? 이 두가지 직접표준화된 치료율을 가지고 두 군의 직접표준화율의 비(ratio)를 산출하시오.

Q7.8. 환자-대조군 연구를 이용하여 이전에 무릎에 상해를 당한 경험여부와 관절염 발생과의 연관성을 평가하였다. 남성의 경우 관절염 환자 900명 중 상해경험은 300명에서 있었고, 대조군 400명에서 상해경험은 100명에서 있었다. 여성의 경우 관절염환자 44명 중 상해경험은 4명에서 있었고, 대조군 450명에서 상해경험은 50명에서 있었다. 이 자료에서 조(crude) 오즈비, 성별 오즈비, Mantel-Haenszel 오즈비를 산출하시오.

Q7.9. 개별적으로 짝지워진 환자-대조군 연구에서, 200쌍의 자료가 노출 유경험으로 일치했고, 200쌍의 자료가 노출 무경험으로 일치했다. 200쌍에서는 환자군은 노출이 있었고 대조군은 노출이 없었다. 50쌍에서는 환자군은 노출이 없었고 대조군은 노출이 있었다. 이를 분석하면 오즈비는 얼마인가? 이 자료에서 짝짓기를 무시하고 자료를 분석하면 오즈비는 얼마인가?

Q7.10 경구피임약과 심장질환발생에 관한 전향적 연구에서 경구피임약 복용에 대하여 경험이 있으면 1로 하고 경험이 없으면 0으로 하여 다변량 분석을 시행하였다. 경구피임약 복용에 대하여 연령을 분석에 추가하였을 때 회귀계수는 0.45로 추정되었다. 이 공식에 대상자의 체중을 추가하였을 때 회귀계수는 −0.08로 변하였다. 연령을 보정한 경구피임약 복용자의 오즈비는 얼마인가? 체중의 교란효과는 어떠한가?

참고문헌

1. Charig CR, Webb DR, Payne SR, Wickham JEA. Comparison of treatment of renal calculi by open surgery, percutaneous nephrolithotomy, and extracorporeal shockwave lithotripsy. BMJ 1986; 292(6524):879–882.
2. Charig CR. Confounding and Simpson's paradox—multiple regression would confound the cli-

nicians. BMJ 1995; 310(6975):329.
3. Simpson EH. The interpretation of interaction in contingency tables. J R Statist Soc 1951; 2:238–241.
4. Paffenbarger RS, Hale WE. Work activity and coronary heart mortality. N Engl J Med 1975; 292(11):545–550.
5. Altman DG, Bland JM. How to randomise. BMJ 1999; 319(7211):703–704.
6. Berger VW. A review of methods for ensuring the comparability of comparison groups in randomized clinical trials. Rev Recent Clin Trials 2006; 1(1):81–86.
7. Adish AA, Esrey SA, Gyorkos TW, Jean-Baptiste J, Rojhani A. Effect of consumption of food cooked in iron pots on iron status and growth of young children: a randomised trial. Lancet 1999; 353(9154):712–716.
8. Cook CC, Scannell TD, Lipsedge MS. Another trial that failed. Lancet 1988; 331(8584):524–525.
9. English DR, Burton RC, Del Mar CB, Donovan RJ, Ireland PD, Emery G. Evaluation of aid to diagnosis of pigmented skin lesions in general practice: controlled trial randomised by practice. BMJ 2003; 327(7411):375–380.
10. Altman DG, Schulz KF, Moher D, Egger M, Davidoff F, Elbourne D, et al. The revised CONSORT statement for reporting randomized trials: explanation and elaboration. Ann Intern Med 2001; 134(8):663–694.
11. University Group Diabetes Program. A study of the effects of hypoglycemic agents on vascular complications in patients with adult-onset diabetes. II: mortality results. Diabetes 1970; 19(Suppl 2):785–830.
12. Dodd JM, Hedayati H, Pearce E, Hotham N, Crowther CA. Rectal analgesia for the relief of perineal pain after childbirth: a randomised controlled trial of diclofenac suppositories. BJOG 2004; 111(10):1059–1064.
13. Coronary Drug Project Research Group. Influence of adherence to treatment and response of cholesterol on mortality in the Coronary Drug Project. N Engl J Med 1980; 303(18):1038–1041.
14. Shapiro S, Venet W, Strax P, Venet L, Roeser R. Ten- to fourteen- year effect of screening on breast cancer mortality. J Natl Cancer Inst 1982; 69:349–355.
15. Bruner AB, Joffe A, Duggan AK, Casella JF, Brandt J. Randomised study of cognitive effects of iron supplementation in non-anaemic iron-deficient adolescent girls. Lancet 1996; 348(9033):992–996.
16. Ashby D. Can iron supplementation improve cognitive functioning? Lancet 1996; 348(9033):973.
17. Tunis SR, Stryer DB, Clancy CM. Practical clinical trials: increasing the value of clinical research for decision making in clinical and health policy. JAMA 2003; 290(12): 1624–1632.
18. Labrie F, Candas B, DuPont A, Cusan L, Gomez JL, Suburu RE, et al. Screening decreases prostate cancer death: first analysis of the 1988 Quebec prospective randomized controlled trial. Prostate 1999; 38(2):83–91.
19. Labrie F, Candas B, Cusan L, Gomez JL, Belanger A, Brousseau G, et al. Screening decreases prostate cancer mortality: 11-year follow-up of the 1988 Quebec prospective randomized controlled trial. Prostate 2004; 59(3):311–318.
20. Boer R, Schroder FH. Quebec randomized controlled trial on prostate cancer screening shows no evidence for mortality reduction. Prostate 1999; 40(2):130–131.

21. Elwood M. A misleading paper on prostate cancer screening. Prostate 2004; 61(4):372.
22. Ahmad OB, Boschi-Pinto C, Lopez AD, Murray CJL, Lozano R, Inoue M. Age Standardization of Rates: A New WHO Population. World Health Organization; 2001. Available from: http://www.who.int/healthinfo/paper31.pdf
23. Mantel N, Haenszel W. Statistical aspects of the analysis of data from retrospective studies of disease. J Natl Cancer Inst 1959; 22:719–748.
24. Elwood JM, Gallagher RP, Davison J, Hill GB. Sunburn, suntan and the risk of cutaneous malignant melanoma: the Western Canada Melanoma Study. Br J Cancer 1985; 51(4):543–549.
25. Lyon JL, Gardner JW, West DW, Stanish WM, Hebertson RM. Smoking and carcinoma in situ of the uterine cervix. Am J Public Health 1983; 73(5):558–562.
26. Karlberg J, Chong DS, Lai WY. Do men have a higher case fatality rate of severe acute respiratory syndrome than women do? Am J Epidemiol 2004; 159(3):229–231.
27. Elwood JM. Wood exposure and smoking: association with cancer of the nasal cavity and paranasal sinuses in British Columbia. Can Med Assoc J 1981; 124(12):1573–1577.
28. Daly E, Vessey MP, Hawkins MM, Carson JL, Gough P, Marsh S. Risk of venous thromboembolism in users of hormone replacement therapy. Lancet 1996; 348:977–980.
29. Halvorsen I, Andersen A, Heyerdahl S. Girls with anorexia nervosa as young adults. Selfreported and parent-reported emotional and behavioural problems compared with siblings. Eur Child Adolesc Psychiatry 2005; 14(7):397–406.
30. Scott WK, Zhang F, Stajich JM, Scott BL, Stacy MA, Vance JM. Family-based case-control study of cigarette smoking and Parkinson disease. Neurology 2005; 64(3):442–447.
31. Swerdlow AJ, De Stavola BL, Floderus B, Holm NV, Kaprio J, Verkasalo PK, et al. Risk factors for breast cancer at young ages in twins: an international population-based study. J Natl Cancer Inst 2002; 94(16):1238–1246.
32. Carlsson S, Hammar N, Grill V, Kaprio J. Alcohol consumption and the incidence of type 2 diabetes: a 20-year follow-up of the Finnish twin cohort study. Diabetes Care 2003; 26(10):2785–2790.
33. Cederlöf R, Friberg L, Jonsson E, Kaij L. Respiratory symptoms and 'angina pectoris' in twins with reference to smoking habits: an epidemiological study with mailed questionnaire. Arch Environ Health 1966; 13:726–737.
34. Herbst AL, Ulfelder H, Poskanzer DC. Adenocarcinoma of the vagina: association of maternal stilbestrol therapy with tumor appearance in young women. N Engl J Med 1971; 284(16):878–881.
35. Hulten K, Van Kappel AL, Winkvist A, Kaaks R, Hallmans G, Lenner P, et al. Carotenoids, alphatocopherols, and retinol in plasma and breast cancer risk in northern Sweden. Cancer Causes Control 2001; 12(6):529–537.
36. Forsyth BW, Horwitz RI, Acampora D, Shapiro ED, Viscoli CM, Feinstein AR, et al. New epidemiologic evidence confirming that bias does not explain the aspirin/Reye's syndrome association. JAMA 1989; 261(17):2517–2524.
37. Elwood JM, Williamson C, Stapleton PJ. Malignant melanoma in relation to moles, pigmentation, and exposure to fluorescent and other lighting sources. Br J Cancer 1986; 53:65–74.

38. Purdue MP, Hofmann JN, Kemp TJ, Chaturvedi AK, Lan Q, Park JH, et al. A prospective study of 67 serum immune and inflammation markers and risk of non-Hodgkin lymphoma. Blood 2013; 122(6):951–957.
39. Deeks JJ, Dinnes J, D'Amico R, Sowden AJ, Sakarovitch C, Song F, et al. Evaluating nonrandomised intervention studies. Health Technol Assess 2003; 7(27):iii–x, 1–173.
40. Borah BJ, Moriarty JP, Crown WH, Doshi JA. Applications of propensity score methods in observational comparative effectiveness and safety research: where have we come and where should we go? J Comp Eff Res 2014; 3(1):63–78.
41. Ray WA, Murray KT, Hall K, Arbogast PG, Stein CM. Azithromycin and the risk of cardiovascular death. N Engl J Med 2012; 366(20):1881–1890.
42. Perel P, Clayton T, Altman DG, Croft P, Douglas I, Hemingway H, et al. Red blood cell transfusion and mortality in trauma patients: risk-stratified analysis of an observational study. PLoS Med 2014; 11(6):e1001664.
43. Maldonado G, Greenland S. Simulation study of confounder-selection strategies. Am J Epidemiol 1993; 138(11):923–936.
44. Peto R, Doll R, Buckley JD, Sporn MB. Can dietary beta-carotene materially reduce human cancer rates? Nature 1981; 290(5803):201–208.
45. The Alpha-Tocopherol Beta Carotene Cancer Prevention Study Group. The effect of vitamin E and beta carotene on the incidence of lung cancer and other cancers in male smokers. N Engl J Med 1994; 330(15):1029–1035.
46. Omenn GS, Goodman GE, Thornquist MD, Balmes J, Cullen MR, Glass A, et al. Effects of a combination of beta carotene and vitamin A on lung cancer and cardiovascular disease. N Engl J Med 1996; 334(18):1150–1155.
47. Duffield-Lillico AJ, Begg CB. Reflections on the landmark studies of beta-carotene supplementation. J Natl Cancer Inst 2004; 96(23):1729–1731.
48. Stampfer MJ, Colditz GA. Estrogen replacement therapy and coronary heart disease: a quantitative assessment of the epidemiologic evidence. Prev Med 1991; 20:47–63.
49. Rossouw JE, Anderson GL, Prentice RL, LaCroix AZ, Kooperberg C, Stefanick ML, et al. Risks and benefits of estrogen plus progestin in healthy postmenopausal women: principal results from the Women's Health Initiative randomized controlled trial. JAMA 2002; 288(3):321–333.
50. Petitti DB, Freedman DA. Invited commentary: how far can epidemiologists get with statistical adjustment? Am J Epidemiol 2005; 162(5):415–418.
51. Lawlor DA, Davey SG, Kundu D, Bruckdorfer KR, Ebrahim S. Those confounded vitamins: what can we learn from the differences between observational versus randomised trial evidence? Lancet 2004; 363(9422):1724–1727.
52. MRC (Medical Research Council) Vitamin Study Group. Prevention of neural tube defects: results of the Medical Research Council Vitamin Study. Lancet 1991; 338(8760):131–137.
53. Smithells RW, Sheppard S, Schorah CJ, Seller MJ, Nevin NC, Harris R, et al. Apparent prevention of neural tube defects by periconceptional vitamin supplementation. Arch Dis Child 1981; 56(12): 911–918.
54. Aitken JF, Elwood JM, Lowe JB, Firman DW, Balanda KP, Ring IT. A randomised trial of popula-

tion screening for melanoma. J Med Screen 2002; 9(1):33–37.

55. Elwood JM. Mobile phones, brain tumors, and the limits of science. Bioelectromagnetics 2014; 35(5):379–383.

제8장

우연변동

Chance variation

인간이 스스로 대단한 일을 해냈다고 잘난체할지라도, 그것은 훌륭한 계획에 의한 결과이기보다는 우연에 의한 결과인 경우가 더 많다.

— La Rochefoucauld: *Maxims*;1665

서론

이 단원에서는, 통계적 검정으로 평가할 수 있는 우연변동의 영향에 관해 논해보고자 한다. 이 단원은 다음과 같이 세 부분으로 나뉜다: 제1부 – 단순 2×2표 분석을 위한 통계적 검정 및 신뢰한계; 제2부 – 층화 분석 및 짝지은 자료 분석, 그리고 다변량분석; 제3부 – 코호트 연구 및 중개 연구에서 결과 사건 발생 시점을 고려한 생명표 분석이 그것이다. 통계 방법의 요약과 연습 예제가 부록 2에 수록되어 있다. 표 A2.15에는 통계량과 그에 상응하는 확률값 또는 p–값(p–value)이 나열되어 있고, 표 A2.16에는 확률값들을 찾을 수 있는 엑셀 함수들이 제시되어 있다.

제1부 단순 교차표 분석을 위한 통계적 검정 및 신뢰한계

어떤 연관성이 보일 때, 관찰바이어스, 교란 요인의 영향에 이어 세 번째로 배제해야 할 비인과적 가능성은 우연변동, 또는 난수 변동, 주사위 던지기, 운, 혹은 당신이 선호하는 동의어가 무엇이든 이로 인한 결과일 가능성이다. 통계학은 바로 이러한 기전에 의해 특정한 조합의 결과가 발생할 우도 (또는 확률)을 측정하는 것에 관한 학문이다. 이 단원에서는 역학과 임상 연구에서 많이 쓰이는 통계 기법들을 설명할 예정이다. 해석의 원리는 간단한 예제를 통해 설명하겠으나, 훨씬 복잡한 통계 분석에도 적용할 수 있다. 많은 논문이 더욱 복잡한 통계 방법을 사용하겠지만, 보편적으로 사용되는 통계 분석법을 배워 나가다 보면 통계 검정의 일반적인 해석 원칙을 대부분 이해할 수 있게 될 것이다.

통계적 검정이 필요한 경우

지금까지 이 책에서 우리는 노출변수와 결과 간의 연관성의 강도를 상대위험도, 오즈비, 또는 기여위험도로 측정하는 것을 논하였다. 우리는 추정된 연관성이 바이어스나 교란효과의 영향을 받지 않은 믿을 만한 것인지를 어떻게 판단할 수 있는지 그 방법에 관해 논하였다. 비인과적 관련성일 가능성을 관찰바이어스, 교란효과, 그리고 우연의 순서로 배제해 나가는 것은 중요하다. 만일 심각한 수준의 관찰바이어스가 있다면 통계 분석을 시행하는 의미가 없을 것이다. 바이어스가 얼마나 있느냐는 연구설계와 수행이 어떻게 이루어졌는지를 점검해서 판단해 볼 수 있다. 어떤 경우에는 분석 시에 바이어스를 좀 해소해 볼 수도 있다. 예를 들어, 대상자를 특정 소그룹으로 제한한다거나, 특정 비교군을 사용한다거나 하는 방법을 쓰는 것이다. 관찰바이어스의 문제가 해소되고 나면 교란 요인의 영향을 점검할 수 있다. 연구설계 시에 고려하지 못한 요인에 의해 심각한 교란 요인의 영향이 일어날 수도 있는데, 이 경우에는 데이터 처리를 더 한다고 해서 도움이 되지 않는다. 좀 더 흔하게는, 교란 바이어스는 층화 분석, 다변량 분석, 또는 연구설계 단계에서의 무작위 배정, 짝짓기, 대상자 제한의 방법으로 해결할 수 있다. 우리는 이러한 단계들을 거쳐, 최선의 판단으로, 바이어스의 영향도 배제하고 교란변수의 영향도 가능한 한 최대로 통제한 상태에서의 연관성을 추정하게 된다. 지금부터 이 연관성의 추정치를 어떻게 산출하는지 집중해 볼 것이며 통계적 검정을 어떻게 적용하는지도 살펴볼 것이다.

이산 변수와 연속 변수

이산 변수, 즉 2개 혹은 적은 수의 범주를 가진 변수의 형태로 측정된 노출변수와 결과변수에 적용할 수 있는 통계적 분석 방법에 집중하고자 한다. 그 이유는 두 가지이다. 질병의 원인이나 중재의 효과를 규명하고자 하는 연구에서는 대부분 결과변수가 범주형, 특히 이분형 (예/아니오) 변수이다: 질병의 발생, 사망, 재발, 완치, 직장 복귀 여부 등이다. 정량적 측정이 이루어진 변수도 때에 따라서는 범주화하는 것이 적절할 때도 있다. 예를 들어, 고혈당 치료 방법에 관한 연구에서 연구대상자의 혈당치의 변화량이 측정되었다면 정량적 측정치 분석에 합당한 통계적 방법을 쓰게 될 것이다. 그러나 치료의 결과를 '성공' 여부로 측정한 연구결과가 임상에 더 합당할 수도 있다. 즉, 임상적으로 혈당이 '잘 조절된' 상태의 기준을 미리 정해 놓고 이 범위에 든 사람들을 '성공'으로 간주하는 것이다.

두 번째 이유는 많은 기초 통계 과목과 교과서가 연속 변수의 분석 방법을 강조하고 있기 때문이다: 정규 분포, t-검정, 회귀분석, 분산분석, 등등이다. 이산 변수를 분석하는 방법은 익숙하지 않을 수 있다.

통계적 유의성의 개념

독자들에게 아마도 친숙한 통계적 분석 방법은 유의성 검정일 것이다. 여기서 검정하고자 하는 질문은 이것이다: 두 군의 결과변수의 차이는 우연에 의해 발생할 수 있는 차이보다 큰가? 단순 중재 연구 사례를 생각해 보자(표 8.1).

이 연구에서 새로운 치료제의 성공확률을 20%로 두고 있다. 그러나 이 연구가 바이어스의 가능성이 전혀 없는 완벽한 연구라고 하더라도, 비슷한 대상자에게 이 치료제를 줄 때마다 20%의 성공이 보장된다고 해석하지는 않는다. 연구에 참여한 200명의 환자는 그 수를 알 수는 없지만 새로운 치료제를 투여받을 수 있는 모든 환자로부터 뽑힌 표본일 뿐이며, 20%의 성공확률은 잠재적 모집단 전체에서의 성공확률에 대한 추정치이다.

표 8.1 단순 비교 연구 사례: 가상 자료

치료 군	결과		총 환자 수	성공 발생률(%)
	성공	실패		
새로운 치료제	40	160	200	20
기존 치료제	20	180	200	10
합계	60	340	400	15

순전히 우연에 의하여, 다시 200명의 표본을 뽑아서 성공확률을 관찰하면 아마도 20%와는 약간 다를 것으로 예상할 수 있다. 그러나, 성공확률의 참값에 대한 최량 추정치(best estimate)는 20%이다. 마찬가지로, 대조군에서도 성공확률에 대한 최량 추정치는 10%이다. 유의성 검정 방법은, 만일 새로운 치료제와 기존 치료제가 성공확률에 차이가 없는 것이 진실이라고 할 때, 표본에서 관찰된 만큼의 차이 또는 그보다 더 큰 차이를 우연에 의해 관찰할 확률이 얼마나 되는지를 검정하는 것이다. 이것은 귀무가설(null hypothesis), 즉 새로운 치료제의 효과가 기존 치료제의 효과와 차이가 없다는 가설이 참일 경우 발생하는 상황이다. 달리 말하면, 두 비교군은 동일한 모집단에서 독립적으로 추출된 표본들이라는 뜻이다. 따라서 통계적 검정은 성공확률의 참값이 두 비교군에서 같고, 관찰된 차이는 같은 참값을 중심으로 주변에 우연변동으로 분포하는 관측치들에 불과하다는 가설을 검정하는 것이다. 공통 성공확률에 대한 최량 추정치는 전체 연구대상자에게서 산출되며, 이 예에서는 15%가 된다.

2×2 표 분석을 위한 단순 통계 검정

카이제곱 검정 (χ^2 *test*)

상기 예제에서 통상 사용하는 통계 검정 방법은, 연구결과를 2×2 표에 정리한 결과에 적용할 수 있는 **카이제곱 검정법**(chi-squared statistic)(χ^2 이라고 쓴다)이다. 가상 자료에서 계산된 χ^2 값은 7.84이다(Box 8.1). 해석을 위해 통계량의 **자유도**(degrees of freedom)가 무엇인지 알아야 한다. '자유도'는 교차표에서 주변 합(marginal total)이 고정되어 있을 때 독립적으로 수치가 변동할 수 있는 칸의 개수를 말한다. Box 8.1의 표에서, 주변 합(즉, 표의 가장자리에 놓이는 합들)이 고정되어 있다면, 표 안의 칸 중 한 개의 칸의 수치만 알면 나머지 칸의 수치는 주변 합에 의하여 자연히 결정된다. 따라서 2×2 표의 자유도(d.f.)는 1이다. $n \times n$ 표는 $(n-1) \times (n-1)$의 자유도를 가진다. 카이제곱 분포에서 자유도 1이고 통계값이 7.84인 경우 p-값은 0.01과 0.001 사이의 값을 갖는다(표 A2.15); 또는 엑셀을 이용해서 함수 = chidist(7.84,1)을 입력하면 0.005(표 A2.16) 라는 값을 내놓는다. 카이제곱 검정 결과, 성공확률의 참값이 두 군이 같다면, 순전히 우연에 의해 우리가 관찰한 성공 확률의 차이 또는 그보다 큰 차이를 관찰할 확률은 100분의 1(0.01)과 1000분의 1(0.001) 사이라는 결과를 얻은 것이다. 이는 5퍼센트(0.05) 보다 훨씬 작으므로 통상적으로 '**통계학적으로 유의한**(statistically significant)' 결과로 받아들인다.

두 분율의 차이 비교

흔히 쓰이는 또 다른 검정법은 새로운 치료군의 20% 성공률이 대조군의 10% 성공률과 다른지를 보는 두 분율의 차이 검정이다(Box 8.1(b)). 제시된 공식은 각 군의 성공률이 분율의 형태이기 때문에 이항분포를 따르며, 따라서 **표준정규통계량**(standardized normal deviate)을 산출할 수 있으며, 그 값이 2.80이 됨을 보여준다. 따라서 양측 P-값은 0.01

과 0.001 사이의 값이며, 엑셀을 이용하여 함수 = 2*(1−normsdist(2.8))을 입력하면 0.005(표 A2.16) 라는 값을 내놓는다.

Box 8.1 2×2 표 분석에 적절한 두 가지 통계적 분석 방법: 표 8.1에 쓰인 수치 예제 사용

귀무가설에 대한 통계 검정

노출변수	결과		총 환자 수	성공률(%)
	양성(성공)	음성		
새로운 치료제	a (40)	b (160)	N_1 (200)	S_1 (20%)
대조군	c (20)	d (180)	N_0 (200)	S_0 (10%)
합계	M_1 (60)	M_0 (340)	T (400)	S (15%)

귀무가설에서 벗어난 정도를 보기 위한 적절한 통계적 검정

(a) *카이제곱 통계량* $\chi^2 = \dfrac{(\mathrm{ad} = \mathrm{bc})^2 T}{N_1 N_0 M_1 M_0} = 7.84$

또는 네 개의 각 칸에 대해 $\chi^2 = \sum \dfrac{(\mathrm{obs} - \mathrm{exp})^2}{\mathrm{exp}}$

$$= \frac{(\mathrm{a} - N_1M_1/T)^2}{N_1M_1/T} + \frac{(\mathrm{b} - N_1M_0/T)^2}{N_1M_0/T} + \frac{(\mathrm{c} - N_0M_1/T)^2}{N_0M_1/T} + \frac{(\mathrm{d} - N_0M_0/T)^2}{N_0M_0/T}$$

$= 7.84$

χ^2 분포표의 1 d.f. 열에 의하면, 귀무가설이 사실일 경우 이 값 또는 이보다 큰 값이 나타날 확률 p는 0.01과 0.001 사이이다(표 A2.15). 또는 표 A2.16을 이용하면, $p = 0.005$.

(b) *두 분율의 비교*

$$\text{표준정규통계량} = \frac{S_1 - S_0}{\sqrt{\left\{S(1-S)\left(\frac{1}{N_1} + \frac{1}{N_0}\right)\right\}}}$$

$= 2.80$

정규분포표로부터(표 A2.15), 2.80에 해당되는 양측 p−값은 0.01 과 0.001 사이이다. 또는 표 A2.16을 이용하면, $p = 0.005$.

(c) *연속성 보정 χ^2 통계량은 아래 공식으로 구한다:*

$$\chi_c^2 = \frac{\left(|\mathrm{ad} - \mathrm{bc}| - \frac{1}{2}T\right)^2 T}{N_1 N_0 M_1 M_0}$$

그리고

$$\chi_c^2 = \frac{\left(|\mathrm{a} - N_1M_1/T| - \frac{1}{2}\right)^2}{N_1M_1/T} + \mathrm{etc}$$

따라서 $\chi_c^2 = 7.08$

표 A2.15로부터, p−값은 0.01과 0.001사이이다. 또는 표 A2.16을 이용하면, $p = 0.008$

두 검정법의 비교

위 예제에서 같은 데이터에 두 가지 통계 검정법을 사용해 보았다. 결과는 같아야 한다. 사실상, 자유도 1의 χ^2 통계량은 표준정규통계량의 제곱 값과 같다: $2.80^2 = 7.84$. 자유도 1 의 χ^2 분포에서 5퍼센트를 절단하는 통계량은 3.84인데, 이는 표준정규분포에서 양측 5 퍼센트 절단 값인 1.96의 제곱과 같다. Box 8.1에 제시된 카이제곱 통계량을 산출하는 대신, 그 제곱근, 즉 카이 통계량을 계산해서 표준정규분포표에서 p-값을 찾아보면 카이제곱 분포표보다 상세한 확률을 찾을 수 있다. 단, 이러한 χ^2 분포와 표준정규분포와의 관련성은 χ^2 이 자유도 1의 분포를 가질 때만 적용할 수 있다.

단순 2×2 표 형태로 결과를 정리할 수 있는 연구결과들은 제시된 통계 검정법들로 분석할 수 있으며, 코호트 연구와 환자-대조군 연구에 모두 적용할 수 있다. 통계 검정법은 관련성이 없다는 귀무가설에서 데이터가 얼마나 벗어나 있는지를 검정하는 것이다; 따라서 이 검정은 위험도 차(기여위험도)가 귀무 값 0과 유의하게 다른지, 또는 위험도비(상대위험도 또는 오즈비)가 귀무 값 1과 유의하게 다른지를 검정하는 것과 같다.

단측 또는 양측 검정

위 예제에서 시행한 검정은 **양측 검정**(two-sided test)이다. 즉, 귀무가설이 사실일 경우, 관찰된 차이 또는 그 보다 더 큰 차이가 어느 쪽 방향으로든 생길 확률을 추정하는 것이다. 즉, 새로운 치료제를 받은 군이 더 높은 성공률 혹은 더 낮은 성공률 어느 쪽도 가질 수 있다고 보는 것이다. **단측 검정**(one-sided test)은 귀무가설이 사실인 상황에서 관찰된 차이 혹은 더 큰 차이가 나는 결과가 같은 부호를 갖는 쪽으로 차이 날 확률만 추정하는 것이다. 단측 검정은 데이터를 수집하기 이전에 중재 효과의 방향이 결정되어 있을 때 시행할 수 있다. 따라서 만일 표 8.1이 새로운 치료법이 기존의 치료법보다 더 "좋은" 치료법인지를 평가하고자 하는 연구의 결과라면, 즉 새로운 치료법이 더 "나쁜" 치료법일 가능성을 전혀 고려할 필요가 없는 상황이라면, 단측 검정을 시행할 수 있다. 아주 드문 경우를 제외하고는 양측 검정은 단측 검정으로 구한 확률의 2배이다. 즉, 유의수준 5%로 단측 검정을 시행하는 것은 유의수준 10%로 양측 검정을 시행하는 것과 같다(표 A2.15 참조). 카이제곱 통계량들은 관측치와 기대치의 차이 값을 제곱해서 통계량을 구하기 때문에 양측 검정의 확률이 제시되어 있다. 반면, 표준정규분포표는 단측 확률 값을 제공하고 있으며 양측 검정을 시행할 경우에는 이를 두 배 해서 확률을 구한다. 엑셀에서 명령어 = (1−normsdist(z))를 입력하면 표준검정통계량 z에 대한 단측 p-값을 내어놓고, = 2*(1−normsdist(z))를 입력하면 양측 p−값을 내어놓는다.

적은 수, 연속성 보정, 그리고 정확한 확률 검정

2×2 표의 각 방의 기대치는 정수가 아니어도 된다; 연속 분포를 가진 수치이다. 그러나 관측치는 반드시 정수이어야 한다. 카이제곱 통계량이나 정규 분포 통계량을 계산할 때, **'연속성 보정(continuity correction)'**을 시행하여 이러한 차이를 허용할 수 있게 한다(Box 8.1(c) 참조). 연속성 보정 안한 χ^2 통계량은 7.84인데 연속성 보정한 χ^2 통계량은 7.08이고 p−값은 각각 0.0051 및 0.0078 이다(표 A2.16). 분율의 비교를 위한 검정의 통계량은, 합리적인 수의 대상자가 있다는 가정 하에서, 연속성 비보정 χ^2 통계량의 제곱근에 해당하는 값과 같아진다.

따라서 연속성 보정을 할 것인가 말 것인가의 문제는 p−값에 대한 해석과 관련이 있다. 특정 유의수준, 예를 들어 0.05 같은 기준점에 좀 덜 의지한다면 문제를 더 잘 파악할 수 있다. 0.05 보다 작았던 p−값이 연속성 보정을 할 경우 0.05보다 더 크게 변한다면, 이는 p−값의 참값이 0.05에 매우 근접해 있다는 것을 시사하고, 해석도 이에 준해 내려야 할 것이다. 마찬가지로 연속성 보정 전, 후로 p−값이 크게 변한다면, 이는 관찰치가 매우 작다는 의미이고, 이런 경우에는 **직접확률법(exact probability test)**으로 검정하는 것이 더 좋다. 직접확률법 중 하나인 2×2 분할표에 대한 피셔 검정법이 표 A2.4에 설명되어 있다. 다른 방법들은 다른 상황에서 사용할 수 있다; 많은 컴퓨터 프로그램들이 직접확률법을 제공하고 있다. 근사적으로 χ^2 검정법을 신뢰하지 못하게 되는 경우는 분할표의 칸 중 기대치가 5 미만인 칸이 한 개 이상 있는 경우로 판단하면 된다. 분할표에 칸 수가 많아질수록 이런 경우가 잘 생기는데, 해결 방법은 범주 중 일부를 합치는 것이다. 만일 같은 자료에 사용할 수 있는 검정법들이 다른 결과를 낸다면, 또는 같은 검정법을 사용했는데도 계산기나 컴퓨터 프로그램이 달라서 다른 결과가 나온다면, 이 때도 위와 같이 해석을 해나가면 된다. 이런 모든 상황들을 고려할 때, 우리는 p−값의 정확한 값을 과도하게 해석하지 않도록 하고 대신, 확률에 대한 일반적인 추정치 정도로 사용해야 한다. 뒷 단원에서 통계 검정보다는 신뢰한계가 좀 더 명확한 해석을 할 수 있게 한다는 것을 보게 될 것이다.

Mantel-Haenszel 검정

단순 분할표 분석을 위해서는 χ^2 검정법이 적절하지만, 층화분석으로 확장할 수 있는 더 일반적인 분석법은 역학이나 임상 연구에서 매우 유용하게 사용된다.

많은 통계 검정들은, 우리가 관측치 a와 귀무가설 하에서 계산된 기대치 E의 차를 구하고, 이를 제곱하고, 관측치의 분산 V로 나누어 주면, 그 결과로 나온 수치(=통계량)는 자유도 1 (1 d.f.) 의 χ^2 분포를 따른다는 원리를 근간으로 하고 있다. 즉,

$$\chi^2 = (a - E)^2 / V$$

앞으로 보겠지만, 이 일반적인 공식은 적절한 E와 V를 구할 수만 있다면 많은 다른 상황에도 응용될 수 있다.

자유도 1 (1 d.f.)의 χ^2 분포는 정규분포와 사실상 일치한다. 변수 χ가 정규분포를 따른다면, 그것을 제곱한 χ^2는 1 d.f.의 χ^2분포를 따른다. 따라서 상기 수식은 아래 수식과 동일한 수식이다.

$$\chi = \sqrt{\chi^2} = (a - E) / \sqrt{V}$$

즉, 관측치 a와 그 기대치 E의 차이를 a의 표준편차(분산 V의 제곱근)로 나누어 주면 표준 정규 통계량(χ 또는 Z로 표시)이 나온다.

2×2 표 분석을 위한 Mantel-Haenszel 검정[2]이 Box 8.2 에 설명되어 있다(Nathan Mantel, 1919-2002, 과 William (Bill) Haenszel, 1910-1998 모두 미국 국립암연구소(National Cancer Institute)의 통계학자였으며, 이 검정법은 위의 형태 그대로 또는 다른 응용된 형태로 50년간 매우 광범위하게 사용되어 왔다). χ^2 검정 통계량은 표의 관측치와 그것의 기대치 차를 구하고, 이를 제곱한 후, 관측치의 분산으로 나누어 줌으로써 구할 수 있다. 관측치 a는 주로 노출된 사례의 수로 간주된다; 기대치 E는 표의 가장자리 합계를 이용하여 $N_1 M_1 / T$로 계산한다. 분산은 가장자리 합계를 이용해서 Box 8.2에 제시된 공식으로 구한다.

표의 주변 합계가 고정된 경우 각 칸의 빈도가 출현할 확률은 '초기하분포'를 따른다; 이 가정은 피셔의 정확확률검정과 일반 χ^2 검정에도 적용된다. 이 가정을 근거로 위에서 제시된 공식을 이용하여 χ^2와 χ를 계산한다. 연속성 보정을 위해 $a - E$에서 0.5를 빼준 후 제곱한다. 표 8.1 의 분할표 예에서,

Box 8.2 합리적인 수를 가진 2×2 분할표의 분석을 위한 Mantel–Haenszel 검정법. 코호트 연구와 환자–대조군 연구에 모두 사용할 수 있다.

2×2 분할표를 위한 일반 검정

고정된 주변 합계를 가진 표

	성공	실패	합계
새로운 치료	a	b	N_1
기존 치료	c	d	N_0
합계	M_1	M_0	T

일반 공식

'노출된 환자군(exposed cases')'의 관측치 = a

귀무가설 하 a의 기대치 = $E = N_1M_1 / T$

초기하분포에서의 분산 = $V = \left(\frac{N_1N_0M_0M_1}{T^2(T-1)}\right)$

카이제곱 통계량, 자유도 1 = $\frac{(a-E)^2}{V} = \frac{(a-N_1M_1/T)^2}{N_1N_0M_0M_1/T^2(T-1)}$

정규 통계량, $\chi = \sqrt{\chi^2} = \frac{(a-E)}{\sqrt{V}}$

연속성 보정 통계량: $\chi_c^2 = \frac{(|a-E|-0.5)^2}{V}$ $\chi_c = \frac{|a-E|-0.5}{\sqrt{V}}$

a의 관측치 =40

a의 기대치 = N_1M_1 /T =200 × 60 /400 =30

a의 분산 = $N_1N_0M_1M_0/T^2(T-1)$ = 200 × 200 × 60 × 340/(400 × 400 × 399) = 12.78.

그런 후,

$$\chi^2 = (a-E)^2/V = (40-30)^2/12.78 = 7.82$$

표 A2.15에서, p–값은 0.01과 0.001 사이임을 알 수 있다; 그리고 χ =2.80 이고 표 A2.15 또는 표 A2.16에서 p=0.005 (양측) 임을 알 수 있다.

이 수치들은 Box 8.1에서 산출된 수치들과 거의 같다. 연속성 보정을 한다면, χ^2 =7.06, P=0.008이다.

Box 8.3 인-기간(person-time) 자료: 인-기간 단위의 분모를 가진 코호트 자료의 분석을 위한 공식은 Box 8.2 에 제시된 공식과 매우 유사하다. 연속성 보정을 할 경우 *a*-*E*의 절대값에서 0.5를 뺀다.

인-기간 형태의 코호트 자료를 위한 검정

	결과 발생	인-기간(person-time)
노출군	a	N_1
비노출군	b	N_0
전체	M_1	T

통계 검정

'노출된 환자'의 관측치 = a

a의 기대치 $E = N_1M_1 / T$

a의 분산 $V = N_1N_0M_1 / T^2$

카이제곱 통계량 χ^2, 자유도 1 = $\dfrac{(\mathrm{a}-\mathrm{E})^2}{V} = \dfrac{(\mathrm{a}-N_1M_1T)^2}{N_1N_0M_1/T^2}$

Mantel-Haenszel 검정은 Box 8.2에서 보인 것과 같이 환자-대조군 연구에 먼저 사용되었다. 그러나 코호트 연구나 서베이 연구에도 사용될 수 있다(빈도 데이터로 정리될 수 있으면 다 가능함). 이 단원의 후반부에서 우리는 이러한 기초 검정법들이 약간의 응용을 통해 층화분석, 짝지은 자료 분석, 그리고 추적 관찰 기간을 고려한 코호트 자료 분석에 어떻게 사용되는지를 설명할 것이다.

이 공식들은 '점근적(asymptotic)' 방식으로 확률을 추정한다. 즉, 어느 정도 합리적인 크기의 관측치가 있을 때에만 성립되는 가정하에서 유도된 공식들이다. 어느 정도가 '합리적인' 크기인지에 관한 기준은 2×2 표의 기대치 중 최소 값이 5보다 커야 한다는 것이다. 이 기준은 층화분석에서 층화된 하위 표들의 관측치들은 더 적어지기 때문에 통합 추정치(summary estimates)만 구할 경우 하위 표에는 적용되지 않는다. 관측치들이 이 기준보다 더 적을 경우에는 '정확한(exact)' 확률 검정법, 예를 들어 2×2 분할표 분석을 위한 피셔의 검정법 같은 것을 사용해야 한다(표 A2.4).

정밀도(precision)와 신뢰한계(confidence limits)

가설검정은 p-값이라는 한 개의 값만을 산출한다. 이것은 꽤 긴 문장으로 정의되고 있

다: 두 비교군 간 결과 발생률에 차이가 없다는 귀무가설이 사실인 상황에서, 현재의 연구에서 관찰된 차이 혹은 그보다 더 큰 차이가 우연에 의해 나타날 확률이다. 표 8.2에는 새로운 치료법과 기존 치료법을 받은 두 군을 비교한 연구 두 개가 제시되어 있다; 두 연구에서 모두, 성공률이 새로운 치료법 군에서 2배 더 높다. 연구 A에서 p=0.005이다: 만일 두 군 간에 진정한 성공률의 차이가 없다면, 현재 관찰된 차이 혹은 그보다 더 큰 차이가 우연히 나타날 확률은 200번에 한 번 정도 나타날 것이다. 연구 B에서 p-값은 0.14이다. 통상적 유의수준인 p=0.05를 사용한다면, 연구 A의 결과는 유의하고(significant) 연구 B의 결과는 유의하지 않을 것(non-significant)이다.

그러나 p-값만으로 연구결과의 유의성 여부를 보고하게 되면 자료가 가진 정보를 충분히 활용하지 못한 결과가 되고 최악의 경우 잘못된 판단을 내린 결과가 된다. 두 연구를 피상적으로만 평가한다면, 연구 A는 유의한 이득을 보여주었지만 연구 B는 유의한 차이를 보여주지 못했기 때문에 연구결과들이 일관되지 못하다는 결론을 내리게 될 것이다. 사실 두 연구 모두 새로운 치료법의 효과를 동일하게 보여주고 있다(상대위험도 = 2). 두 연구의 차이는 정밀도(precision)이지 효과의 크기가 아니다.

표 8.2 두 개의 단순 비교 연구: 가상 자료. 연속성 보정 없는 통계량 산출. 연속성 보정을 할 경우 각각 7.08과 1.35이다.

	대상자 수		합계	성공률 (%)
	성공	실패		
연구 A				
새로운 치료	40	160	200	20
기존 치료	20	180	200	10
연구 B				
새로운 치료	10	26	36	28
기존 치료	5	31	36	14
연구 A: 상대위험도 = 2.0 χ^2 = 7.84 P = 0.005				
연구 B: 상대위험도 = 2.0 χ^2 = 2.11 P = 0.14				

연구 자료에 담겨 있는 정보를 훨씬 많이 사용하여 결과를 제시하는 방법은 p-값 보다 신뢰한계(confidence limit)를 보여주는 것이다. 그 개념은 이런 것이다. 어느 한 연구에서 관련성의 정도를 추정했다 하자. 예를 들어 연구 A에서 나온 상대위험도(2.0)가 우리가

알지 못하는 상대위험도의 참값에 대한 추정치라 하자. 이 추정치는 변이도를 가지고 있다. 이 변이도는 연구의 크기에 의해 대부분 결정되며 신뢰한계는 이 변이도를 보여준다. 연구 A에서, 95% 신뢰한계는 1.21–3.30(계산 과정은 나중에 보여줄 것이다)이다. 따라서 상대위험도의 참값은 절대 알 길이 없겠지만, 이 연구가 다른 바이어스가 없다는 전제하에, 95%의 신뢰성을 가지고 참값이 1.21과 3.30 사이에 놓일 것이라고 말할 수 있다. 물론, 참값이 1.21보다 작을 수도, 3.30보다 클 수도 있지만, 이는 '거의 가능성이 없는(unlikely)', 즉 5%(20번 중 1번) 미만의 확률 혹은 아래, 위 양방향으로 각각 2.5% 미만의 확률로 일어나는 일이다. 이 범위 안에 1.0이 들어 있지 않으므로, 우리는 (합리적으로) 새로운 치료가 기존 치료보다 우월하지 않다는 가설을 기각할 수 있다.

신뢰한계는 우리가 같은 연구를 무한히 반복하면 그 결과가 정규분포–종형 곡선 분포–를 한다는 전제하에 산출된다. 곡선의 중심에 우리 연구에서 얻어진 추정치가 놓인다. 곡선의 폭은 추정치의 **표준오차(standard error)**에 의존한다: 추정치의 양방향으로 1.96 표준오차만큼 떨어진 폭까지 95%의 가능한 값들을 포함하게 되며, 이로 인해 신뢰한계가 결정된다. 단순 측정치의 경우(예를 들어 성인 표본 집단에서의 키의 평균), 정규분포의 가정은 합리적이다. 상대위험도나 오즈비 같은 비형태의 측정치는 정규분포가 맞지 않는다; 대신 비에 자연로그(ln)를 취할 경우 정규분포를 가정할 수 있다.

따라서, 관찰된 상대위험도의 자연로그 값(ln*RR*)을 알고 그의 표준오차(SEln*RR*)를 안다면, 95% 신뢰한계를 아래와 같이 구할 수 있다:

ln*RR*의 95% 신뢰한계 = (ln*RR* − 1.96 × SE ln*RR*)

그리고 (ln*RR* + 1.96 × SE ln*RR*)

*RR*의 95% 신뢰한계 = exponential (ln*RR* − 1.96 × SE ln*RR*)

그리고 exponential (ln*RR* + 1.96 × SE ln*RR*).

신뢰한계의 계산

표 8.2의 예제에서 연구 A의 RR은 2.0이었으므로 ln*RR*은 0.6931이다. ln*RR*의 표준오차는 Box 8.2의 수식을 이용하여 계산할 수 있다.

$$SE\ln RR = \sqrt{\frac{b}{aN_1} + \frac{d}{cN_0}}$$
$$= \sqrt{[(160/(40 \times 200)) + (180/(20 \times 200))]} = 0.2550$$

ln*RR*의 95% 신뢰한계는 (0.6931 − 1.96 × 0.2550) = 0.1934와, (0.6931 + 1.96 ×

0.2550) = 1.1928이다. 이 값들에 지수를 취하면 RR의 95% 신뢰한계는 1.21−3.30 이 된다.

표 8.2의 연구 A의 결과를 올바로 기술하는 방식은 추정된 상대위험도는 2.0이고 이의 95% 신뢰한계는 1.21−3.30 라고 쓰는 것이다. 이 구간 안에는 귀무가설 값인 1.0이 제외되어 있으므로 연구결과는 5% 양측 검정기준으로 '유의'하다.

연구 B는 동일한 점 추정치인 상대위험도 2.0을 보여주고 있으나 95% 신뢰한계가 0.76−5.27이다. 이 연구는 치료 효과의 참값이 0.76(즉, 새로운 치료가 기존 치료에 못 미치는 효과를 가지는 상태)에서 5.27(훨씬 좋은 효과)까지의 범위 사이에 놓이게 된다. 이 예제는 비슷한 결과, 사실상 동일한 RR을 보이는 결과를 가진 두 연구가 정밀도, 또는 검정력에서 차이를 가질 수 있으며, 더 작은 표본을 가진 연구가 더 큰 표준오차를 갖고 따라서 더 넓은 신뢰한계를 가지기 때문인 것을 잘 보여주고 있다.

95% 이외의 신뢰한계

95% 이외의 신뢰한계는 원하는 확률에 해당하는 정규편차(normal deviate)를 이용하여 계산하면 된다; Box 8.8 또는 표 A2.15 또는 표 A2.16을 참조하라. 예를 들어 99% 양측 신뢰한계를 구하려면, 해당하는 정규편차는 1.96이 아닌 2.58이다; 90%라면 정규편차는 1.64이다. 우리는 단측 또는 양측 신뢰한계를 모두 구할 수 있다. 위에서 기술한 신뢰한계는 모두 양측 신뢰한계이다.

왜 신뢰한계를 사용해야 하는가

신뢰한계는 p−값 보다 훨씬 주는 정보가 많다. 많은 임상 및 역학 저널들이 p−값만 보고한 논문들을 더 이상 채택하지 않는다. 신뢰한계는 특히 논문의 결과가 유의하지 않을 때 유용하다. 신뢰한계를 제시함으로써 연구 B와 같은 결과를 중재군과 대조군간에 '차이가 없다'고 해석해버리는 흔한 실수를 저지르지 않도록 막아줄 수 있다. 전체적인 결과가 귀무가설에 부합하더라도, 신뢰한계는 이 연구결과가 상대위험도 5.0, 즉 상당한 효과가 있는 것과도 부합한다는 점을 보여준다. 연구 B의 경우, 비록 상대위험도가 2.0으로 나왔지만, 95% 신뢰한계에 의하면 중재의 효과가 소폭의 위해에서부터 큰 폭의 이득에 이르기까지 모두에 부합되며, 따라서 이 연구 결과는 중재에 효과가 없다는 것을 입증한 것이 아니라 중재의 효과에 관해 입증하지 못한 것(inconclusive)이라고 하는 것이 좀 더 나은 해석이 될 것이다.

다른 연구설계에의 응용

비교연구에서 관련성 지표뿐 아니라, 발생률, 유병률 등등의 신뢰한계는 모두 95% 신뢰한계가 점 추정치에 1.96 곱하기 표준오차의 값을 더하고 빼서 구한다는 일반 원칙을 활용하여 구할 수 있다. 이때 올바른 단위를 쓰도록 주의해야 한다: 발생률이나 유병률 같은 측정치나, 위험도 차(risk difference)는 단위 조정이 필요 없지만, 상대위험도나 오즈비 같은 비 측정치는 비에 로그를 취하고, 로그 비의 표준오차를 구해서 신뢰구간을 구한다. 필요한 것은 표준오차를 구하는 공식이다; 이는 항상 쉽게 구해지는 것은 아니다. 다양한 연구설계에서의 표준오차 계산 공식이 Box A2.1–A2.3에 나와 있다.

제2부 좀 더 복잡한 상황에서의 통계적 검정

층화분석(Analyses with stratification)

교란변수를 통제하기 위해 층화분석을 사용하는 것에 관해 제7장에서 다루었다. 어떤 연구설계의 자료이건 상관없이 층화된 데이터 분석에 Mantel–Haenszel 검정을 쉽게 적용해서 통합 상대위험도와 통합 오즈비를 추정할 수 있다.

2×2표 분석을 위한 Mantel–Haenszel χ^2검정의 공식은 아래와 같다(Box 8.2).

$$\chi^2 = (a - E)^2 / V$$

여기서 a는 표의 값 중 하나이고(예를 들어 노출된 환자군), E는 그의 기대치, 그리고 V는 분산이다. 만일 데이터가 몇 개의 2×2표로 층화된다면, 층화 후 관련성 검정을 위한 χ^2는 아래와 같이 구해진다.

$$\chi^2 = (\sum{}_i a_i - \sum{}_i E_i)^2 / \sum{}_i V^i$$

여기서 $\Sigma_i a_i$는 'I개의 층의 표에서 $a_1, a_2, a_3, \ldots$로 표시되는 각 표의 a_i들의 합'이다. 즉, a, E, 그리고 V의 값은 각 층에서 계산된 후 합산되고, χ^2는 이 세 개의 합산 값으로부터 산출된다; 자유도는 하부 표의 개수에 상관없이 1이다.

Box 8.4에 단순 환자–대조군 연구에의 응용 예제가 나와 있다; 이 데이터는 이전에 제시되었던 것으로 흑색종과 햇빛화상(sunburn) 과거력과의 관련성에 관한 연구 자료이다. 단일요인 표에 의하면 오즈비는 1.40이고 통계학적으로 유의하였다; χ^2=4.94, P=

0.03(표 A2.15). 그러나 관련성의 일부분은 햇빛화상을 잘 입는 성향에 의한 교란효과일 수 있다. 이 성향을 보정하기 위해 층화분석을 한 결과 오즈비는 1.19로 바뀌었고 통계학적 유의성도 사라졌다; 통합 $\chi^2=1.16$, $P=0.3$으로, 귀무가설이 사실이라고 할 때 이 정도의 오즈비 혹은 더 큰 오즈비를 관찰할 확률은 비슷한 크기의 연구를 반복한다고 가정할 때 세 번의 연구 중 한 번의 빈도로 관찰할 수 있다.

신뢰한계는 표 A2.1에 제시된 대로 계산하면 된다; 이 공식은 조 오즈비(crude OR)를 구하기 위한 간단한 공식이며, 보정 오즈비(adjusted OR)의 경우에는 좀 더 공식이 복잡

Box 8.4 표 7.12에 제시된 환자-대조군 데이터 분석을 위한 Mantel - Haenszel X^2 검정

층화 자료를 위한 MANTEL-HAENSZEL 분석

(A) 전체 대상자

	환자군	대조군	전체			
중증 햇빛화상	136	98	234	*OR* = 1.40		
경증 햇빛화상	343	347	690	*a* = 136	*E* = 121.31	*V* = 43.67
	479	445	924	χ^2 = 4.94	*P* = 0.03	

(B_1) 햇빛화상을 잘 입는 성향이 있는 사람

	환자군	대조군	전체			
중증 햇빛화상	119	76	195	*OR* = 1.19		
경증 햇빛화상	227	173	400	*a* = 119	*E* = 133.39	*V* = 31.96
	346	249	595			

(B_2) 햇빛화상을 잘 입는 성향이 없는 사람

	환자군	대조군	전체			
중증 햇빛화상	17	22	39	*OR* = 1.16		
경증 햇빛화상	116	174	290	*a* = 17	*E* = 15.77	*V* = 8.30
	133	196	329			

햇빛화상 성향을 보정한 층화분석

통합 *OR* = 1.19 (계산 과정은 표 7.12 참조)

$$\text{통합}\quad \chi^2 = \frac{\left(\sum_i a_i - \sum_i E_i\right)^2}{\sum_i V_i} = \frac{\{(119+17)-(113.39+15.77)\}^2}{(31.96+8.30)}$$

= 1.16 *P* = 0.3 (표 A2.15 또는 표 A2.16)

출처: data from Elwood JM et al., 'Sunburn, suntan and the risk of cutaneous malignant melanoma: the Western Canada Melanoma Study,' British Journal of Cancer, Volume 51, Issue 4, pp. 543–549, © 1985

해지지만, EpiInfo (http://wwwn.cdc.gov/epiinfo) 와 같은 많은 컴퓨터 패키지들을 이용하면 쉽게 계산할 수 있다. 이 예제에서 조 오즈비의 95% 신뢰한계는 1.04에서 1.89이며, Mantel–Haenszel 보정 오즈비의 95% 신뢰한계는, lnOR의 표준오차를 0.02503으로 추정할 때, 0.87에서 1.62이다.

코호트 연구나 임상시험 연구에서도 관찰 단위가 사람일 경우 같은 공식을 표 A2.2와 같이 적용할 수 있다. 인–기간을 단위로 하는 코호트 연구인 경우 E_i값들과 V_i값들이 Box 8.4를 응용한 공식으로부터 계산되는데, 그 과정은 표 A2.3에 제시되어 있다.

층화분석을 위한 가정: 상호작용

통합 오즈비와 통합 상대위험도를 계산했다는 것은 이 한 개의 추정치가 모든 층에 공통으로 적용될 수 있다는 것을 의미한다. 이것은 대개 가장 합리적인 가정이라고 볼 수 있으나, 층별 오즈비를 계산해서 확인해 볼 필요는 있다. 층별 오즈비의 변동의 많은 부분이 작아진 표본 수에 기인할 가능성이 있으나, 통합 오즈비만 볼 경우 중요한 오즈비 변동을 숨기고 있을 가능성도 있다. 연령군과 같이 순위 척도를 가진 교란변수로 층화한 경우, 오즈비가 연령군의 증가에 따라 어떤 경향성이 나타날 수 있다.

층별 오즈비(또는 상대위험도)를 통합 오즈비와 비교하여 통합 추정치가 모든 층에 적용될 수 있다는 가설을 검정할 수 있다. 단순 검정의 이론은 관찰치와 기대치의 차이를 제곱한 후 분산으로 나누어 카이제곱 통계량을 구하는 것이다. 각 층에서 로그 오즈비의 (또는 로그 상대위험도의) 관찰치 L_i와 로그 통합 오즈비 L_s(이것이 기대치에 해당됨)의 차이를 제곱하여 층별 로그 오즈비의 분산 V_i로 나누어준다. 이 값은 통합 오즈비를 각 층에 적용시키는 모델이 데이터에 얼마나 적합한지 그 '적합도(goodness of fit)'를 보여준다. 모든 하부 표들에 대해 이 값들을 산출하여 더하면 아래와 같은 통계량이 산출된다.

$$\chi^2_{(I-1)} = \sum_i \frac{(L_i - L_s)^2}{V_i}$$

여기서 L_i와 V_i는 각 층의 하부 표에서 산출된 로그 오즈비와 그의 분산, 그리고 L_s는 통합 오즈비(즉 Mantel–Haenszel 오즈비)의 로그형이다. I 개의 하부 표가 있을 때 χ^2의 자유도는 $I-1$이 된다. 이 검정은 각 층의 오즈비가 동질하다는 가설에 대한 검정이다. 어떤 경우, 층에 따라 선형적으로 오즈비가 증가하는지를 검정하는 것이 더 적절할 수도 있다. 층별 상대위험도의 이질성을 검정하기 위해서는 상당히 많은 수의 표본이 필요하다. Box 8.4의 예제에서는 두 층의 오즈비가 상당히 비슷하므로(1.19와 1.16) 이질성 검정은 필요하지 않다(검정 수행시 χ^2값이 0.01이다).

Box 8.5에는 오즈비 변동에 관한 예제가 나와 있다. 이 연구에서 217명의 자궁경부 상피내암 환자들이 243명의 인구집단 대조군과 비교되었다[3]. 질병과 흡연간에 유의한 관련성이 관찰되었는데, 오즈비는 6.6, 95% 신뢰한계는 4.3−10.0이었다(표 A). 연령에 따라 세 군으로 층화한 후, 연령 보정 오즈비를 산출한 결과, 6.3이 나와 조오즈비와 크게 달라지지 않았고 95% 신뢰한계도 4.1−9.5로 거의 변하지 않았다. 따라서 연령은 중

Box 8.5 제3의 효과변경변수의 서로 다른 범주에서 오즈비가 이질성을 보이는 것으로 상호작용을 정의할 경우의 예제. 217명의 자궁경부 상피내암 환자군과 243명의 인구집단 대조군을 비교한 환자–대조군 연구에서 흡연과 유의한 관련성이 보였다(표 A); 연령 보정 오즈비는 조 오즈비에서 거의 달라지지 않았다. 그러나 세 연령층별 오즈비는 큰 차이를 보였는데, 연령층별 오즈비의 신뢰구간(C.L.)과 세 하부 표 간의 동질성에 관한 χ^2 검정에서 이질성이 확인되었다. 계산 과정은 표 A2.1에 있다. 이질성 통계량 산출 공식에 쓰인 분산은 표 A2.1의 4A에 있다.

층화분석에서의 상호작용

(A) 전체 표

		환자군	대조군	
전체 연령층:	흡연군	130	45	
	비흡연군	87	198	오즈비 = 6.6
		217	243	χ^2 = 83.1; 95% 신뢰한계(C.L.) = 4.3, 10.0

(B) 연령에 따른 하위 표

20−29세 군:	흡연군	41	6	*OR* = 27.9
	비흡연군	13	53	χ^2 = 49.7; 95% C.L. = 9.8, 79.6
30−39세 군:	흡연군	66	25	*OR* = 5.9
	비흡연군	37	83	χ^2 = 35.8; 95% C.L = 3.2, 10.8
40세 + 군	흡연군	23	14	OR = 2.8;
	비흡연군	37	62	χ^2 = 6.7; 95% C.L. = 1.3, 6.0

연령 보정 후 오즈비, Mantel−Haenszel 방법 = 6.3
연령 보정 후 χ^2 통계량 1 d.f. = 82.3
보정 오즈비의 95% 신뢰한계 = 4.1, 9.5
세 개의 하부 표의 이질성에 관한 χ^2 = 12.1 d.f. = 2 $p < 0.01$

출처: data from Lyon JL et al., 'Smoking and carcinoma in situ of the uterine cervix,' American Journal Public Health, Volume 73, Issue 4, pp. 558–562, © 1983.

요한 교란변수가 아니다. 그러나 세 연령층에서 오즈비는 상당히 달랐는데 연령층이 낮은 쪽에서 높은 층으로 갈수록 오즈비가 27.9, 5.9, 2.8로 변화하였다. 이질성 검정에서 카이제곱 통계량이 12.1, 자유도 2에서 $p < 0.01$로 나와 층별 오즈비 간에 유의한 차이가 있음을 알 수 있다. 통합 오즈비값인 6.3은 흡연과 질병간의 관련성을 적절하게 보여주지 못하며, 이 연구의 결과는 연령층 별로 따로 제시해 주고 고찰하는 것이 맞다.

곱셈모형과 덧셈모형 (Multiplicative and additive models)

제4장에서 다루었듯이 여기서의 분석은 **곱셈모형**(multiplicative model)을 상정한다; 상대위험도 추정치는 일정하다고 보는 것이다. Mantel-Haensze 오즈비 추정, 그리고 로짓 회귀모형을 비롯한 많은 다변량 분석에서도 승법 모형을 기반으로 모형을 구축한다. 이 모형의 매력은 수학적으로 간편하다는 장점과 함께 의생명학 분야 전반에 걸쳐 잘 적용된다는 경험적 근거에 있다.

곱셈모형을 적용할 수 있는 상황은 두 개 혹은 그 이상의 강력한 위험인자들이 있고, 이 위험인자들의 다양한 조합에 의한 범주들에 충분한 수의 대상자들이 관찰되고, 그들의 위험도가 직접 측정될 수 있을 때이다. 의학에서 곱셈모형이 잘 들어맞는 중요 사례를 들자면, Framingham 연구나 기타 주요 전향적 코호트 연구에서 보인 관상동맥질환의 몇 가지 중요 위험인자들 간의 상호 관련성[4,5], 그리고 몇 가지 암종과 관련된 인자들 간의 교호작용, 예를 들어 폐암과 관련하여 흡연과 석면 노출 간의 교호작용 같은 사례들이 될 것이다[6].

곱셈모형이 잘 들어맞지 않는 사례들도 있다. 상대적으로 간단한 대안은, 제4장에서 기술된 바와 같이 **덧셈모형**(additive model)으로, 한 개 이상의 요인에 노출된 사람들의 질병 위험도는 각 요인들에 의한 초과 위험도의 합으로 결정된다. 덧셈모형에 의하면 한 요인에 의한 절대 초과 위험도는 다른 요인의 서로 다른 범주들에서 일정하게 유지된다. 반면 상대위험도나 오즈비는 변동한다. 예를 들어 Box 8.5에서, 오즈비가 연령군에 따라 달라졌다. 그러나 자궁경부 상피내암의 기저 위험도는 연령에 따라 올라갈 것인데, 연령군이 높아질수록 오즈비가 감소했다는 것은 서로 다른 연령군에서의 흡연에 의한 기여위험도가 상대적으로 일정했다는 것을 시사한다. 우리는 이 가설을 이 환자-대조군 연구만으로 직접 검증할 수는 없다. 다만, 연구집단과 동질한 인구집단에서 각 연령군의 절대 위험도 정보를 가져와서 추정해 볼 수는 있다.

두 모형 중 어느 것이 더 적절한가, 그리고 공중보건이나 생물학적 측면에서 어느 것이 더 잘 맞는가에 관해 많은 논란이 있어 왔다. 덧셈모형은 생물학적 독립성과 관련이 있다[1]. 생물학적으로 독립적인 두 개의 원인적 요인이 있을 때 각 요인이 일으키는 질병의 양(그리고 질병 위험도의 절대 증가량)은 다른 요인의 작용에 영향을 받지 않는다: 따라서 각 요인의 효과는 발생률, 절대위험도, 또는 추가상대위험도(상대위험도−1)의 절대적 단위로 더해지면 될 것이다. 생물학적 상호작용이란 한 요인의 효과가 다른 요인의 존재에 의해 수정되는 것을 의미한다; 예를 들어, 바이러스에 노출되는 효과는 그 사람이 백신을 맞았는지 여부에 따라 다를 것이며, 햇빛 노출의 효과는 피부 색에 따라 다를 것이다. 데이터가 두 모형 중 어느 쪽에 더 잘 맞는지에 관한 근거를 만들기 위해서는 위험요인들의 효과가 커야 하며 연구대상자들이 각 요인들 간의 광범위한 결합 범주에도 골고루 분포하고 있어야 한다.

순위 노출변수와 경향성 검정

결과변수는 대개 두 개의 범주로만 이루어져 있으나, 노출 혹은 중재 변수는 여러 개의 순위를 가진 범주형 변수일 수도 있다. 예를 들어, 폐암의 발생률, 즉 예/아니오 형태의 결과변수는 서로 다른 수준의 흡연과 같이 여러 개의 집단끼리 비교될 수 있다; 또는 환자군의 생존율, 즉 예/아니오 결과 변수는 해당 질병의 여러 중증도에 따라 기술될 수 있다.

수 개의 노출 범주가 있을 때 상대위험도와 오즈비를 산출하기 위해 임의로 준거(reference) (또는 비교) 범주를 정한다. 대개 비노출군이나 최소 노출군으로 정하는데, 만일 그 범주가 매우 적은 수의 대상자만 포함하고 있다면 다른 범주를 준거군으로 정하기도 한다. 다른 노출 범주들의 상대위험도를 각 범주와 준거군을 비교해서 산출하게 된다. 노출 범주가 논리적인 순서가 있다면, 노출 정도가 높아질수록 상대위험도가 증가(혹은 감소)하는 용량−반응관계가 나타날 수도 있다. Mantel[7]은 Mantel−Haenszel 검정을 연장하여 선형적인 용량−반응 효과를 검정하는 방법을 고안해 내었는데, 이 방법은 본질적으로 순위 노출변수에 대한 오즈비의 회귀 검정과 같다(표 A2.7). 노출변수의 범주는 숫자로 정의되는데, 예를 들어 각기 다른 흡연량 범주는 범주의 중간점(midpoints)이나 중간점의 로그 값 등 변형 값으로 정의되는 식이다; 그렇지 않을 경우에는 임의의 값, 즉 0, 1, 2, 등등으로 질병의 병기와 같은 순위를 나타낼 수 있게 붙이면 된다. 이 검정에 의하면 자유도 1의 카이제곱 통계량을 산출하게 되는데 이는 노출변수의 순위 범주에 따른 오즈비의 선형적 경향성을 검정하는 것이며, 자유도 $k-2$ (k는 노출 범주의 개수)의 카이제곱 통계량도 산출하게 되는데 이는 데이터의 선형 경향성으로부터의 편차(deviation)를 검정하는 것이다. 이 두 통계량의 합이 동질성에 대한 일반적인[1] 카이제곱 통계량의 근사치가 되는데, 이 때의 자유도는 $k-1$이다. 선형추세 통계량은 전체 카이제곱 통계량이 유의하지 않은 경우에도 유의할 수 있다.

예제

쌍둥이 출산과 관련된 요인 평가를 위한 환자-대조군 연구 자료가[8] Box 8.6에 제시되어 있다. 데이터를 보면 엄마의 출산 횟수가 4개 군으로 나누어져 있고 각 군 별로 환자군(쌍둥이 출산)과 대조군(단일아 출산)의 수가 나와 있다. 이 2×4표를 분석하기 위해 일반적인 또는 전반적인 카이제곱 통계량을 계산할 수 있다; 동질성 가설, 즉 대조군 대비 환자군의 비 또는 오즈비가 각 범주에서 일정하다는 가설을 검증하기 위해 자유도 3으로 검정한다. 그 결과 $\chi^2=91.2$, $P<0.001$을 얻었다(표 A2.15 그리고 표 A2.16). 만일 같은 데이터로 네 개 범주의 오즈비가 1.0, 1.84, 1.36, 그리고 1.17의 순서로 얻어졌다 하더라도 같은 값의 카이제곱 통계량이 얻어질 것이다. 다만, 이런 불규칙한 순서라면 출산 횟수가 쌍둥이 출산에 직접적인 영향을 미쳤을 가능성은 훨씬 적을 것이다. 선형적 경향성 검정을 시행해 보면 더 많은 정보를 얻을 수 있다. 표 A2.7에 주어진 공식을 사용하여, 출산 횟수 범주에 0, 1, 2, 3의 값을 주고 경향성 검정을 시행하면 $\chi^2=88.0$, d.f.=1, $P<0.0001$이 나온다. 선형적 경향성으로부터의 편차는 이 두 카이제곱의 차이로 유의성을 검정할 수 있으며, $\chi^2=3.2$, d.f.=2, $P=0.2$의 결과가 나온다; 즉 유의하지 않다. 결론은 쌍둥이 출산의 횟수와 엄마의 출산 횟수간에 양의 관련성이 있으며, 선형적 경향성이 있다고 내린다.

기본적인 데이터 검토는 꼭 해봐야 한다. 특히 노출변수의 범주가 적은 수일 때, 경향성 검정을 시행하면 실제 데이터는 일관된 패턴을 보이지 않음에도 불구하고 유의하게 나오는 수가 있다. 대개 오즈비 또는 상대위험도와 순위 노출변수 간에 근사적으로 선형적 관련성이 있다고 사전 가설을 세울 수 있을 때 경향성 검정을 시행하는 것이 적절하다. 이런 경우, $n\times2$표 분석에서는 일반적인 카이제곱 동질성 검정보다 경향성 검정이 더 강력하다.

Mantel 경향성 검정은 층화분석도 가능하다; 데이터를 층화한 후 각 범주의 Mantel-Haenszel 보정 오즈비를 산출하게 되며, 경향성 검정은 이 보정 오즈비들의 선형적 경향성을 검정하는 것이다. 예를 들어, 결혼 당시 연령으로 층화한 후에 Box 8.6의 분석을 다시 시행하는 것이다.

1 역자 주) 또는 전반적인

Box 8.6 순위 변수에 대해 경향성 검정 적용 사례. 공식은 표 A2.7 참조

순위 변수에 대한 경향성 검정				
	노출의 정도(엄마의 출산 횟수)			
	0	1	2	3+
환자군(쌍생아)	716	582	454	720
대조군(단생아)	1833	1269	853	1003
오즈비	1.0 (R)	1.17	1.36	1.84

전반적 χ^2 통계량, 동질성 검정 = 91.2 d.f. = 3 $P < 0.001$
경향성 χ^2 통계량, 선형적 경향성 검정 = 88.0 d.f. = 1 $P < 0.001$
잔차 χ^2 통계량, 경향성으로부터의 편차 검정 = 3.2 d.f. = 2 $P = 0.2$
따라서 데이터는 출산 횟수에 따른 쌍생아 출산 확률의 선형적 증가와 부합한다.
단, 이 분석에서 교란변수 보정은 하지 않았다.

출처: data from Elwood JM. Maternal and environmental factors affecting twin births in Canadian cities. Br J Obstet Gynaecol 1978; 85:351–358.

개인 단위로 짝지은 자료의 분석

제7장에서 보인 바와 같이, 환자–대조군 연구에서 대조군은 환자군과 어떤 교란 변수의 값으로 짝을 지어 뽑을 수 있는데, 이 때는 환자–대조로 짝지어진 세트 단위로 분석하는 적절한 기법을 써야만 짝지은 정보를 유지할 수 있다. 1:1로 짝지은 환자–대조 자료는 분석이 간단한데, 적절한 검정 기법은 McNemar's 카이제곱 검정이며[9], Box 8.7에 나와 있다. 이 방법은 Mantel–Haenszel 검정의 특별한 응용으로 하부 표에 한 개의 짝지은 세트가 들어가 있는 경우로 보면 된다. 오즈비와 통계량 산출을 위해 노출 수준이 서로 다른 세트, 즉, 노출 환자–비노출 대조 또는 그 반대의 세트만이 사용된다는 점에 유의하기 바란다; 귀무가설 하에서 이 두 유형의 짝지은 세트는 동일하게 나와야 할 것이다. 짝지은 환자–대조군 연구에서 1:1 이외의 비율로 짝지은 경우, 예를 들어 환자:대조가 1:2 또는 1:3이 되는 경우에는 오즈비 산출과 통계량 계산을 위해 좀 다른 공식을 써야 하는데 표 A2.6에 상세히 기술되어 있다.

짝지은 코호트 연구에서 관련성 측정(상대위험도 또는 기여위험도)은 짝짓지 않은 코호트 연구와 같은 방법으로 계산한다. 가설 검정을 시행할 때는 짝지은 세트를 한 개의 층으로 유지하거나 조건적 다변량분석을 시행하면 검정력을 높이고 신뢰한계를 더 좁힐

수 있다.

Box 8.7 1:1로 짝지은 환자–대조군 연구 자료의 가설검정: 오즈비와 χ^2 모두 불일치쌍(discordant pairs)의 수에만 의존하는 점에 유의하라.

짝지은 자료의 분석

		대조군	
		노출 양성	노출 음성
환자군	노출 양성	31	30
	노출 음성	7*t*	52

오즈비 = s/t = 30/7 = 4.3

χ^2 자유도 1 d.f. $= \frac{(s-t)^2}{s+t} = \frac{23^2}{37} = 14.3$ $P < 0.001$

연속성 보정 $\chi^2 = \frac{(|s-t|-1)^2}{s+t} = 13.1$ $P < 0.001$

출처: data from Elwood JM, 'Wood exposure and smoking: association with cancer of the nasal cavity and paranasal sinuses in British Columbia,' Canadian Medical Association Journal, Volume 124, Issue 12, pp. 1573–1577, © 1981 [27].

다변량 분석을 위한 통계적 검정

제7장에서 다중 로짓 모형에 관해 설명한 바 있다. 이 모형에서 각 독립변수는 노출요인을 의미한다. 두 개의 범주만 갖는 변수들의 경우, 해당 변수의 계수를 지수화하면 해당 요인의 노출에 대한 오즈비가 된다. 두 가지 통계적 검정을 수행할 수 있다. 첫째, 컴퓨터 결과물에 나온 계수와 표준오차를 이용하는 것이다. 계수를 표준오차로 나누어주면 Z–통계량, 또는 표준정규편차가 산출되는데 이를 통해 p–값을 알아낼 수 있다(표 A2.15와 표 A2.16 참조). 둘째, 전체 모형과 데이터 간의 '적합도'를 평가하는 것인데, 변수를 추가하거나 제거할 때 변동하는 로그 우도(log likelihood)의 변화량을 대변해 주는 통계량을 산출함으로써 모형끼리의 비교가 가능하다. 로그 우도 통계량, 또는 편차(deviance)는 적합된 모형이 데이터로부터 이탈된 정도를 의미하며, 모형이 데이터에 잘 적합될수록 그 값이 줄어든다. 어떤 노출변수가 모형에 추가되고, 그 요인이 결과 변수와 관련성이 있을 때, 로그 우도 통계량 값은 줄어든다. 로그 우도 변화량이 카이제곱 통계량이 되는데 만일 기존 모형에 K개의 변수가 추가 혹은 제거되었다면 이 모형 변화에

서 자유도는 K가 된다. 이 방법은 변수 한 개만 추가할 때의 유의성 검정뿐만 아니라, 몇 개의 변수 세트 또는 한 개 변수의 서로 다른 범주들 세트가 모형의 적합도에 유의한 영향을 주는지를 한꺼번에 검정할 수 있게 한다.

제7장(Box 7.5)에서 다룬 다변량 분석의 통계적 측면들을 표 8.3에 제시하였다. 예제의 환자-대조군 연구에는 83명의 환자군과 83명의 대조군이 포함되어 있는데[10], 독립변수가 한 개도 없는 모형을 적합시켰을 때는 $n-1$=자유도 165를 가진 편차 230.1이 계산되었다. 모형에 설명 변수를 한 개씩 넣고 적합시킨 결과는 표 7.17에서 보여준 교차표 분석 때와 같은 결과를 보인다. 피부의 점의 개수를 나타내는 두 개의 이분형 변수를 동시에 넣고 모형을 적합시키면 편차의 변화량은 38.1이고 자유도는 2이며 $P<0.001$이다. 마찬가지로, 이분형 변수로 코딩된 햇빛화상 변수에 대한 카이제곱 통계량은 13.1이며 자유도는 1, $P<0.001$이다. 따라서 단변수 모형에서 두 변수 모두 유의한 관련성을 보였다. 이 카이제곱 통계량은 교차표 분석시 계산한 카이제곱(연속성 보정 안한) 값과 동일하다. 모형에서 산출된 계수에 지수를 취하면 그 변수의 조 오즈비를 산출할 수 있다. 컴퓨터 프로그램들이 표준오차를 계산해 주는데, 이를 이용하여 신뢰한계를 추정할 수 있다.

이 분석에는 세 개의 또 다른 관련 요인들이 있다(세 범주로 나뉜 주근깨의 수, 세 범주로 나뉜 머리 색깔, 그리고 네 개의 범주로 나뉜 피부의 평소 햇빛 반응도). 따라서 포화모형은 피부 점의 개수, 햇빛 화상 과거력, 그리고 세 개의 다른 요인들을 포함한 10 개의 변수를 포함하고 있는데, 이 포화 모형의 편차는 157.7, 자유도는 $n-10-1=155$이다. 이 포화 모형에서 산출된 각 변수의 계수들을 지수화하면, 모형에 포함된 다른 모든 변수들의 교란효과를 보정한 각 변수의 오즈비를 산출할 수 있다. 여러 개의 변수로 대변되는 한 요인의 전반적인 효과는 모든 변수가 포함된 포화 모형과 그 요인을 대변하는 변수들을 뺀 모형을 비교해서 판단하는 것이 가장 좋다. 이 두 모형간의 편차의 차이가 다른 모든 요인들이 보정된 상태에서의 이 요인의 효과를 나타낸다. 따라서 표 8.3에 제시된 대로, '점의 개수' (두 개의 변수) 요인은 다른 모든 요인들이 보정된 상태에서도 매우 유의한 데, 그 이유는 포화 모형에서 그 요인을 제거할 때 편차가 유의하게 늘어났기 때문이다. 그러나 포화 모형에서 햇빛화상 요인을 제거하면 편차가 유의하게 증가하지 않는다. 결론은 흑색종 위험도에 대한 점의 개수의 효과는 분석에 포함된 다른 요인들의 교란 효과를 통제할 경우 그 크기가 약간만 감소할 뿐 여전히 크며 통계학적으로 유의한 관련성을 보였으나, 햇빛화상 과거력은 조 분석시 보였던 관련성이 다른 요인들의 교란 효과를

표 8.3 다변량 분석: 이전에 Box 7.5(p.179)에 제시한 83명의 흑색종 환자군과 83명의 대조군이 포함된 환자-대조군 자료를 다중 로짓 모형에 적합시킨 분석. Coff, 계수; std error, 계수의 표준오차; OR, 오즈비 = exponential(coefficient); 95 per cent limits, 95%신뢰한계=exp(coeff±1.96×std error); 편차(deviance), 로그 우도 통계량.

계수와 표준오차

요인	단변수 모형				5개의 요인에 대한 10개의 변수를 가진 포화 모형			
점의 개수 (준거 = 0)	Coeff	Std error	OR	95% limits	Coeff	Std error	OR	95% limits
1–2	0.6008	0.4107	1.82	0.82–4.08	0.3011	0.4697	1.35	0.54–3.39
3+	2.830	0.5705	16.95	5.54–51.84	2.5870	0.6095	13.29	4.02–43.89
햇빛화상 과거력								
(준거 = 없음)								
있음	1.150	0.3246	3.16	1.67–5.97	0.4276	0.4207	1.53	0.67–3.50

편차 통계량

모형	편차	d.f.	편차의 변화량	d.f.	p-값
변수 없음	230.1	165	–	–	
점의 개수만 포함	192.1	163	38.1	2	P < 0.001
햇빛화상만 포함	217.1	164	13.0	1	P < 0.001
포화 모형	157.7	155	–	–	
포화 모형에서 점의 개수만 제거	183.4	157	25.7	2	P < 0.001
포화 모형에서 햇빛화상만 제거	158.9	156	1.2	1	P < 0.25

출처: Elwood JM et al., 'Malignant melanoma in relation to moles, pigmentation, and exposure to fluores– cent and other lighting sources,' British Journal of Cancer, Volume 53, issue 1, pp. 65–74, © 1986 [37].

통제할 경우 크게 줄어들었으며 통계학적 유의성도 사라졌다고 해야 한다.

개인별로 짝지은(individually matched studies) 연구 자료의 다변량 분석은 짝지은 정보를 유지하는, 즉, 환자군과 대조군을 짝지은 세트로 다루는 '조건부(conditional)' 모형을 사용해서 수행해야 한다. 결과는 앞서 설명한 것과 동일한 방식으로 제시되고, 계수의 해석도 동일하게 한다. 조건부 로짓 회귀분석은 짝지은 자료를 분석할 수 있을 뿐만 아니라 다른 교란변수의 영향도 보정할 수 있다.

통계 분석 결과의 해석

어떤 연구이건 그 결과를 해석하기 전에 먼저 관찰바이어스나 교란의 영향을 받은 부분이 없는지 살펴보아야 한다. 결과가 통계학적으로 유의하다고 해서 이러한 문제들로부터 자유로워지는 것은 아니다. 실제 매우 유의한 결과를 쉽게 얻는 방법은 심한 관찰바이어스가 발생하도록 연구설계를 하면 된다; 예를 들어, 후향적 연구에서 환자군과 대조군이 서로 편향된 회상을 하거나 중재 연구에서 주관적인 결과변수를 현재 평가 중인 중재와 관련된 사람에게 측정하게 하는 경우가 이에 해당된다. 이런 문제가 없다고 판단되면, 다음 단계로 사용된 통계분석 방법이 적절하고 제대로 사용되었는지를 확인하는 것이다.

다중 검정(multiple testing)과 본페로니 교정(Bonferroni correction)

다중검정은 결과 해석을 어렵게 만든다. 위에서 설명한 검정들은 가설검정을 위해 설계된 것들이다; 즉 한 가지 관련성을 검정하기 위해 설계된 한 연구에서 나온 한 개의 결과에 적용할 목적으로 고안된 것이다. 한 연구에서 많은 수의 관련성을 만들어내면, 예를 들어 어떤 연구에서 환자의 예후 요인으로 20개의 요인을 평가하려고 하는데 유의수준은 통상적인 5%를 그대로 사용한다고 하면, 20개 요인 모두가 관련성이 없는 것이 진실이라고 하더라도 이 요인들 중 적어도 한 개는 '통계학적으로 유의한' 관련성을 보이게 된다. 몇몇 관찰 연구들과 대형 데이터셋이 폭발적으로 늘어나는 상황에서 보이듯이, 굉장히 많은 수의 요인들이 동시에 분석될 수 있다. 예를 들어, 사망신고자료나 센서스 자료를 활용하는 연구들에서 어쩌면 100개쯤 되는 범주의 사망원인들과 수 백 가지의 직업들이 비교될 수 있다. 유전체 및 단백체 연구에서는 큰 규모의 대상자를 분석하게 되며 수 많은 바이오마커를 분석하기 때문에 순전히 우연에 의한 관련성도 많이 생산하게 된다. 특별한 통계 분석 방법, 이들 중 어떤 것은 굉장히 복잡하기도 한 방법들이 이러한 상황을 극복하기 위해 개발되어져 왔다. 임상시험 연구에서는 반복 측정이 계획되어 있을 수도 있는데, 이에 관해서는 추후 논의할 예정이다.

만일 우리가 p = 0.05 절단기준(이를 α 수준이라 부른다)으로 통계 검정을 한 번 시행하면, 우리는 귀무가설이 사실일 경우 5% 정도 위-양성이 나올 것을 받아들이는 것이다. 만일 우리가 두 개의 독립적인 결과변수들에 대해 검정을 두 번 시행한다면, 위-양성률은 10%로 상승하게 된다. 따라서 한 가지 제안은 n번의 검정을 시행한다고 할 때, 절단기준을 α/n으로 변경하여 전체 검정에서의 위-양성률을 5%로 유지하는 것이다. 만일 4번의 검정을 시행한다면 각 검정의 유의수준을 p = 0.008(0.05/4)로 변경하면 된다; 이것이 **본페로니 교정(Bonferroni correction)**이다. 그러나 아주 많은 수의 검정을 시행해야 한다면 이 방법은 기준을 너무 높게 올리게 되어 위-음성(진정한 관련성이 있을 때 이를 감지해 내지 못하는 것)의 확률이 너무 높아지게 된다. 그리고 이 교정법은 모든 검정이 독립적이라는 가정을 하고 있다. 보다 근본적인 문제는 다른 모든 검정이 몇 번이나 더 있을지 다 알지 않으면 현재의 검정을 해석하지 못한다는 데 있다. 가끔 간단하게 p = 0.01처럼 높은 유의수준을 그냥 사용하는 경우도 있다. 가장 간결한 해결책은 검정 결과를 통상적인 방법으로 보고하되, 얼마나 많은 비교를 하였는지도 같이 보고하는 것이다(Carlo Bonferroni는 이탈리아 출신의 수학자이자 경제학자(1892–1960)였다. 그러나 이 검정법은 주로 미국의 저명한 통계학자인 Olive Jean Dunndp에 의해 주로 개발되었다[11]).

예제

비호지킨 임파종 환자 301명과 대조군 301명을 비교하는 연구에서 67개의 면역 및 염증 반응 마커가 5년 전 채취된 혈액에서 측정되었다[12]. 모든 67개 마커가 다 분석되었으며 본페로니 교정으로 α 수준이 0.00075 = (0.05/67)로 조정되었다. 이 기준을 적용했을 때 두 개의 마커가 유의하게 나와, 이 마커들이 비호지킨 임파종의 진단 이전에 측정할 수 있는 예측인자일 가능성을 시사하였다.

가설검정과 가설 생성

특정 가설을 검정하기 위해 설계된 연구들에서 수행된 가설검정 결과와, 수많은 관련성이 투망식으로 평가되고 데이터 분석에 의해 새로운 발견이 이루어진 연구들에서 나온 결과를 구별하는 것은 중요하다. 후자는 가설 생성을 위한 연구로 봐야 한다. 그들은 검증해야 할 새로운 질문을 올린 것이며, 이는 확정될 수도, 반박될 수도 있는 것이다. 바로 위에 언급한 연구에서[12], 저자들은 다른 근거들로 뒷받침할 수 있는 결과와 앞으로 추후 연구를 통해 검증이 필요한 새로운 결과를 구분하고 있다. 유의한 결과의 해석과 관계된 또 다른 이슈가 출판 바이어스인데, 이는 제9장에서 다룰 예정이다.

적절한 그리고 부적절한 하위 군 분석

좋은 임상시험 연구나 관찰 연구는 적절한 검정력으로 계획서에 기술된 주 가설을 검정할 수 있도록 설계되어 있다. 그러나 많은 다른 차이들이, 예를 들어 하위 군에서 탐색될 수 있다. 표 8.4는 스트렙토키나아제와 아스피린 둘 다 급성심근경색 의증이 있는 환자들의 사망률 감소에 효과가 있는지를 평가한 중요한 무작위배정 임상시험에서 나온 결과의 일부를 보여주고 있다[13]. 전체 시험에서 8,500명 이상의 환자들이 무작위로 나뉘어 증상이 시작되자마자 한 군은 아스피린을 투여받았고 다른 한 군은 위약을 투여받았다. 전체 결과에 의하면 효과가 있어서, 아스피린군이 사망률이 감소했고 오즈비가 0.77였고, 95% 신뢰한계가 0.70−0.85로 나왔다. 신뢰한계는 표 A2.2에 제시된 방법으로 계산되었고, 논문에서 발표된 수치와 동일하다. 사망률이 23% 감소한 것은 임상적으로 분명히 중요한 크기의 감소이며 통계학적으로 유의하였다. 이 자료는 상대위험도로 분석해도 된다.

연구계획서에 몇몇 하위 군 분석이 들어 있기는 했으나, 많은 다른 분석들도 수행되어, 성, 연령군, 혈압 및 심박수 범주, 심전도 이상 유무, 등등 요인에 의한 하위 군에서 비교가 수행되었다. 결과 중 하나가, 예전에 심근경색이 있었던 환자에게서는 아스피린의 효과가 나타나지 않았고(오즈비 1.02), 심근경색이 없었던 환자에게서는 효과가 상응하게 크게 나왔다(오즈비 0.71), 이질성 검정에서 이 효과의 차이가 매우 유의한 것으로 나왔다(p = 0.002). 이 결과가 중요한 이유는 아스피린이 과거에 심근경색을 앓은 적이 없었던 환자에게서만 유용하다고 시사하기 때문이다. 그러나 이 하위 군 분석은 계획되지 않았었고, 26개의 하위 군 중 유의한 결과를 보인 유일한 하위 군이었다. 따라서 통계학적 유의성이 있어도 우연에 의한 결과일 가능성이 크고, 저자들도 고찰에서 아스피린이 심장질환에 미치는 영향에 관한 다른 지식에 비추어 볼 때, 그럴 가능성은 작다고 고찰에 적고 있다. 계획에 없었던 하위 군 분석이 얼마나 위험한지 보이기 위해 연구자들은 출생일에 근거한 별자리로 나누어 하위 군 분석을 수행한 결과를 발표하였다. 표 8.4에서 보인 대로, 쌍둥이 자리와 천칭자리는 아스피린 효과를 보지 못했으나(오즈비 1.09), 기타 다른 별자리에서는 아스피린이 효과가 있었다(오즈비 0.72). 그 차이는 통계학적으로 유의했고 이질성에 대한 p-값도 다른 하위 군 분석과 유사하게 나왔다(p = 0.002).

따라서, 신뢰성 있는 결과를 내기 위해서는 하위 군 분석을 데이터 검증 이전에 미리 정의해야 하며, 후속 연구에서 검증되어야 할 특정 가설을 창출하는 역할로만 봐야 할 것이다. 출생 별자리에 따른 하위 군 분석은 할 수 있는 수많은 분석 중 하나일 뿐 아니라 생일 자리의 범주 구분도 여러 방법의 하나일 뿐이며, 그 선택은 데이터의 영향을 받는다. 이런 분석을 사후분석(post hoc), 사실 후, 데이터에 의한, 또는 투망식 혹은 낚시질 분석의 결과라고 부른다.

표 8.4 하위 군 분석의 위험성: 급성심근경색 의증 환자에서 아스피린의 효과에 관한 대규모 무작위 임상시험 자료, 전체 결과, 그리고 26개 하위 군 분석 중 하나인 예전 심근경색 과거력에 따른 하위 군 분석. 함께 제시된 결과는 별자리에 따른 하위 군 분석

		아스피린			위약			오즈비	95% 신뢰한계		MH 오즈비	이질성 검정	
		사망자 수	총 수	사망률 %	사망자 수	총 수	사망률 %					카이제곱	p-값
전체 환자		804	8587	9.36	1016	8600	11.81	0.77	0.70	0.85			
심근경색 과거력	있다	219	1454	15.08	219	1484	14.76	1.02	0.84	1.25			
	없다	576	7038	8.18	778	7005	11.11	0.71	0.64	0.80	0.78	9.30	0.0023
별자리	쌍둥이/천칭	150	1357	11.05	147	1442	10.19	1.09	0.86	1.39			
	기타	654	7228	9.05	868	7157	12.13	0.72	0.65	0.80	0.77	9.67	0.0019

출처: data from 'randomised trial of intravenous streptokinase, oral aspirin, both, or neither among 17,187 cases of suspected acute myocardial infarction: isis-2. isis-2 (second international study of infarct survival) Collaborative group,' The Lancet, Volume 332, issue 8607, pp. 349-360, © 1998 Published by Elsevier ltd [13].

임상시험에서 반복 측정 검정: 중단 원칙 및 데이터-모니터링 집단

임상시험에서는 일정 간격으로 혹은 지속적으로 결과를 모니터하여 확정적인 결과가 얻어지거나 유의한 차이가 없을 것이 분명해질 때 바로 중단할 수 있도록 하는 것이 좋다[14]. 이를 위해서는 다중 검정이 필요하다. 연구자들 스스로는 현재 진행 중인 시험의 결과를 알아서는 안 되지만, 대부분 주요 임상시험 연구들은 독립된 데이터 모니터링 위원회를 두고 중간 분석을 시행하여 시험을 지속할지 예상보다 빨리 중단할지 결정하게 하고 있다. 이는 데이터 모니터링 위원회의 역할 중 한 가지에 불과하다; 데이터의 질 평가, 환자 모집, 추적 손실, 순응도, 부작용의 근거, 기타 여러 사항들에 관한 모니터도 담당한다[15]. 때로는 관련 있는 다른 연구를 알아보고 다른 진행 중인 임상시험과 연결을 도모하기도 한다[16]. 통계 기법은 데이터가 수시로 점검받는다는 사실을 고려하고 있어 상당히 복잡한 계산이 될 수 있다; 한 주요 체계적 고찰에서 중간분석에 관련된 통계 방법들을 부록에 싣고 있다[17].

예제

몇 개의 예제를 이미 제시한 적이 있다. 제7장(그림 7.8)에서 나왔던 심장질환의 치료에 클로파이브레이트(clofibrate)가 효과가 있는지를 보기 위한 무작위 임상시험에서[18],

세 번의 모니터링 분석에서 유의수준 5%에서 검정할 때 치료군의 사망률이 위약군의 사망률보다 유의하게 낮았다. 그러나 그 차이가 반복 모니터링에 적절한 분석 방법으로 검정했을 때는 유의성이 사라졌기 때문에 임상시험이 계속되었다; 최종 연구결과에서 클로파이브레이트와 비교군 간에 유의한 효과 차이가 없었다. 제3장에서 언급되었던 신경관 손상의 예방을 위한 무작위배정 임상시험은[19], 원래 예정되었던 환자 수의 2/3만 모집된 단계에서 이미 중간 분석 결과가 순차적 검정(sequential test) (지속적 결과 모니터링에 사용하는 기법)이 요구하는 유의수준을 넘어섰고, 분명한 이득을 보였기 때문에 조기에 종료되었다. 베타카로틴과 레티놀(비타민 A)의 예방 효과를 검증하기 위해 대규모 무작위 시험이 미국에서 진행되어 18,000명의 흡연자, 과거 흡연자, 또는 석면 노출 근로자가 모집되었다. 중간 분석에서 중재군의 폐암 발생률이 28%, 전체 사망률이 17% 증가하였다[20]. 이 시험은 예정보다 21개월 먼저 종료되었고, 추후 미국의 여성 의료인을 대상으로 시행하려고 했던 시험의 일부에 베타카로틴 보충제를 사용하려고 했던 계획도 전면 중단되었다.

유의하지 않은 결과의 해석

통계적 유의성을 보이지 않는 결과를 해석할 때 고려해야 할 몇가지 이슈가 있다. 관찰 바이어스와 교란변수의 영향을 맨 먼저 고려해 보아야 하는데, 관찰된 결과가 진정한 관련성보다 작게 나오게 만들 요소가 없는지 따져 보아야 한다. 다중 검정이 여기서는 중요한 문제가 아니라고 하더라도, 사용된 통계 분석 방법이 적절하며 제대로 사용된 것인지 살펴보아야 한다. 주된 이슈는 위음성 결과이다; **제2형 오류 또는 베타 오류(type 2 or beta error)**는 진정한 차이가 있음에도 불구하고 유의한 차이가 없다는 결과를 내는 오류이다.

신뢰한계가 p-값보다 훨씬 유용한데, 이는 신뢰한계가 연구결과와 부합되는 관련성의 크기의 범위를 보여주기 때문이다. 신뢰한계가 제시되지 않았을 때는, 상대위험도나 오즈비에 p-값 정보가 있으면, p-값을 표준 정규편차 값 Z로 바꾼 후에(표 A2.15와 표 A2.6 참조), 아래 관계식으로 표준오차를 추정해 볼 수 있다.

$$\frac{\ln RR}{\text{SE } \ln RR} = \text{Z}, \text{ 따라서 SE } \ln RR = \frac{\ln RR}{Z}$$

예를 들어, 표 8.2의 연구 B의 데이터를 사용하면, $\ln RR = 0.693$; $p = 0.14$ 따라서 Z

= 1.48; 그리고 SE ln*RR* = (ln 2.0/1.48) = 0.468이다. 상대위험도는 2.0이므로, 근사적 95% 신뢰한계는 0.80–5.0이다. 좀 더 정확하게 계산하면 0.76–5.27, 즉 예전에 계산했던 값과 같아진다.

만일 유의하지 않은 결과가 작은 규모의 연구에서 비롯된 것이라면, 신뢰한계는 넓어질 것이고, 우리는 비교군 간에 차이가 없다는 결론을 내릴 수 없다는 것이 분명해진다.

통계적 검정력과 표본의 크기

표 8.2로 돌아가 연구 B를 다시 보자. 중재군에서 더 높은 성공률이 나왔으나 통계학적으로 유의한 차이는 없었고 신뢰한계도 넓어 우리는 중재가 더 유익한 것인지 아닌지 확신할 수가 없었다. 근본적인 문제는 연구 대상자 수가 너무 작다는 점이다. 이 연구는 분명한 답을 제공해 주지 못한다. 기술적 용어로, 이 연구는 **검정력**(power)이 부족하다. 연구 B와 같은 연구를 하지 않기 위해, 미리 검정력을 예측해보고 부족하면 적절한 검정력을 갖도록 연구설계를 바꾸어야 한다. 이와 관련한 몇가지 원칙적인 측면을 살펴보겠다. 이 부분을 읽고 싶지 않은 사람은 다음 문단인 통계학자와의 상담 부분으로 넘어가도 좋다.

연구 검정력에 영향을 주는 요인들

몇 가지의 요인이 연구 검정력에 영향을 준다(표 8.5 참조). 첫 번째로 **연관성의 강도**(strength of the association), 예를 들어 두 군간의 결과 율의 차이, 또는 상대위험도 또는 오즈비이다. 실제 차이가 크면 클수록 이 차이를 감지해 내기 쉽다.

두 번째로 **결과의 빈도**(frequencey of the outcome)이다. 코호트나 중재연구에서 효과의 크기는 연구에 참여한 사람들의 총 수가 아니라, 결과를 경험한 사람들의 수에 의존한다. 마찬가지로, 환자–대조군 연구의 효과의 크기는 검정 대상인 노출변수에 노출된 환자군과 대조군의 수에 주로 의존한다. 표 8.2의 연구 B에는 72명의 대상자가 있는데, 15명만 결과를 경험했다. 연구를 결과가 더 많이 발생하는 환자들을 대상으로 수행하여 결과의 수를 늘린다면, 또는 추적 관찰기간을 늘려 결과의 수를 늘린다면, 같은 수의 대상자를 가지고도 연구의 검정력은 더 높아질 것이다. 고정된 수의 대상자와 주어진 상대위험도로 가질 수 있는 최대한의 검정력은 대상자의 반 정도가 결과를 경험할 때이거나, 환자–대조군 연구라면 대상자의 반 정도가 노출되었을 때이다.

표 8.5 비교 연구에 필요한 대상자 수 결정에 영향을 주는 요인들

연관성의 강도	결과 또는 노출의 빈도 차이가 커질수록 대상자 수는 작아진다; 대상자 수는 대략 차이의 제곱에 반비례한다.
결과(코호트 또는 중재연구) 또는 노출(환자-대조군 연구)의 빈도	빈도가 50%에 근접하면 대상자 수는 최소값이 된다.
유의수준	유의수준이 낮아질수록, 즉 더 엄격한 검정이 시행될수록 대상자 수가 커진다; 양측검정 시행시에 단측검정 시행시 보다 더 많은 대상자 수가 필요하다.
검정력	검정력이 커질수록 대상자 수가 커진다.
교란변수	층화 혹은 다변량 분석으로 교란변수를 보정해야 할 때 대상자 수가 커진다; 개인별 짝짓기한 연구에서는 수가 작아진다.
오류	노출 혹은 결과 발생 여부에 비차별적 오분류가 발생하면 대상자 수가 커진다.

다음으로 고려해야 할 요인은 유의수준과 검정력이다. **유의수준(significance level)**은 관찰된 관련성이 통계학적으로 유의하다고 인정하는 절단기준이다. 제일 흔한 기준이 양측 $p = 0.05$ 수준이다. 유의수준, 또는 알파(α)는 위양성 결과의 빈도이며, 진실은 차이가 없을 때 '유의한' 검정결과가 나오는 상황을 말한다. 이런 유형의 오류를 **알파 또는 제1형 오류(alpha, α, type 1 error)**라고 한다. 유의수준을 설정하는 것은 위양성 결과의 위험도 수용하겠다고 하는 것이다. 어떤 경우에는 효과의 방향이 정해져 있다고 간주할 수 있어, 검정을 한쪽 방향으로만 수행해도 될 수 있다. 즉, **단측 검정(one-sided test)**을 수행한다. 5% 단측 검정은 5% 양측 검정에 비해 더 작은 수의 대상자가 필요하다.

연구 **검정력(power)**은 진정한 관련성이 있다고 할 때 그 관련성을 감지해 내는 능력이다. 진정한 차이가 있음에도 불구하고 유의한 차이를 발견해내지 못하는(위음성 결과) 빈도를 **베타 또는 제2형 오류(beta, β, type 2 error)**라고 한다. 진정한 관련성을 놓치지 않는 연구가 더 강력한 연구이다; 연구 검정력은 $1 - \beta$이다. 진정한 관련성이 있을 때, 우리가 그것을 감지해 낼 능력은 표본 수가 클수록, 관련성이 강할수록, 결과의 빈도가 높을수록 더 커진다. 가장 보편적으로 사용하는 검정력은 80%이다; 진정한 차이를 감지해 낼 확률이 80%가 되도록 연구를 설계하면, 진정한 차이가 있음에도 20%의 경우에는 이를 놓칠 수 있다는 점을 수용하는 것이다. 탐색적 연구에서 진정한 차이를 놓치는(즉, 위음성 결과를 얻는) 것이 중요하지 않은지, 작은 표본수 대신 낮은 검정력으로도 만족할 수 있는지 결정해야 할 것이다. 진정한 효과를 놓치지 않을 확신이 서야 한다면 검정력

을 90% 이상으로 두고 이에 따른 표본수 증가를 감수해야 할 것이다.

유의수준 (α) 와 검정력(β = 1 − power) 모두, 그리고 이에 상응하는 정규편차 Z_α와 Z_β를 대부분 $(Z_\alpha + Z_\beta)^2$(편의를 위해 이를 K로 명명함)의 형태로 공식에 넣는다. 흔히 사용하는 α와 β, 그리고 이에 상응하는 K값에 대한 정규편차들이 Box 8.8에 정리되어 있다.

기타 고려 사항

이 네 가지 요인은 대상자 수 결정에 일반적으로 사용되는 공식의 구성 요소이다. 다른 요인들도 필요한 대상자 수 크기에 영향을 준다. 층화 또는 다변량 분석에 의해 교란변수가 보정되는 경우 필요한 연구의 크기가 증가한다. 개별짝짓기한 연구는 분석에서 짝지은 세트를 사용하여 분석하며, 동일한 검정력에 대해서 더 적은 대상자 수가 필요할 수 있다. 제6장에서 설명한 것과 같이 비차별적 오분류가 있는 경우 더 큰 표본 크기가 필요하게 된다. 이 효과는 제6장에서와 같이 오분류를 허용한 상태에서 관찰될 오즈비 또는 위험 차이를 계산하여 필요한 연구대상자 수를 산출해 봄으로써 추정해 볼 수 있다. 이러한 다양한 요인을 고려한 연구대상자 수 산출 방법들이 있으므로, 여기에 제공된 공식은 지침으로만 사용해야 하며 모든 주요 연구에 대해 전문가의 조언을 구해야 한다. 아마도 가장 중요한 것은 공식에 의해 산출된 연구대상자 수는 각 비교군에서 연구에 끝까지 참여해서 분석을 위한 전체 데이터를 제공하는 대상자 수를 의미한다는 점이다. 연구를 설계할 때에는 무응답과 불완전한 데이터가 발생할 가능성을 염두에 두고 대상자 수에 더 여유를 두어야 한다.

연구설계 선택사항

연구의 검정력은 중재군 혹은 환자군, 또는 대조군, 또는 두 군 모두에서 연구대상자 수가 늘어날수록 높아진다. 만일 중재군이나 대조군에 대상자를 추가하는데 비슷한 노력과 비용이 든다면, 각 군에 동일한 수를 배정하는 것이 최적의 선택이다. 코호트 연구의 검정력은 결과가 발생한 사람의 수에 의존하고, 환자–대조군 연구에서는 노출된 사람의 수에 의존하기 때문에 각 비교군에서 결과 변수의 출현 수나 노출된 대상자의 수가 비슷해지도록 대상자의 비를 조정할 수 있다. 예를 들어, 새로운 치료법이 사망률을 줄일 것으로 기대된다면 양 군에서 비슷한 사망자 수가 나오도록 새로운 치료법에 반 이상의 대상자를 배정할 수 있다. 중재군이나 환자군을 더 모집하는 것 보다 대조군을 더 모집하는 것이 쉬울 수도 있는데, 그 이유는 대조군으로 들어올 잠재적 대상자가 더 많다거나,

대조군에 대한 데이터가 이미 수집되어오고 있다거나, 또는 노출군이나 환자군의 수는 고정되어 있다거나 하기 때문이다. 연구 검정력은 대조군의 수를 늘려서도 높아질 수 있으나 이는 양쪽 군을 모두 늘리는 것 보다는 덜 효과적이다.

Box 8.8 유의수준(Z_α) 그리고 검정력(Z_β)에 흔히 사용되는 확률에 대한 정규 편차 : 그리고 K에 대한 표. 단, $K = (Z_\alpha + Z_\beta)^2$. Z_β 값은 단측검증 기준(1−power)에 대한 정규편차

표본수 산출 공식에 사용되는 상수

(A) 검정력과 유의수준에 따른 정규편차 표

검정력 (1−β) (%)	Z−값 (정규편차)	유의수준 (α)	
		단측	양측
99.5	2.58	0.005	0.01
99	2.33	0.01	0.02
98	1.96	0.025	0.05
95	1.64	0.05	0.1
90	1.28	0.1	0.2
80	0.84	0.2	0.4
70	0.52	0.3	0.6
50	0.0	0.5	

(B) 흔히 사용되는 α 및 β에 대한 K 값, 단 $K = (Z_\alpha + Z_\beta)^2$

		검정력					
		50%	80%	90%	95%		
	유의수준					유의수준	
양측 값	0.1	2.7	6.2	8.6	10.8	0.05	단측 값
	0.05	3.8	7.9	10.5	13.0	0.025	
	0.02	5.4	10.0	13.0	15.8	0.01	
	0.01	6.6	11.7	14.9	17.8	0.005	

필요한 표본 수 산출

대조군에서 기대되는 결과 발생빈도, 결과 발생률의 두 군간 차이, 유의수준, 그리고 검정력이라는 네 개의 변수로부터 기준을 만족시키는 표본 수를 산출할 수 있다. Box 8.9에 표본 수 산출을 위한 몇몇 공식이 제시되어 있다. 공식들은 당연히 다른 방식으로도 사용될 수 있다. 연구계획이 가치가 있는지 또는 좀 더 적극적인 대상자 모집이 필요한지

보여주기 위해 이미 나와 있는 표본 수로부터 연구의 검정력을 산출해보는 것이 도움이 될 때가 있다. 아래 예시들에서 이런 공식들의 활용 사례를 볼 수 있다.

1. **임상시험 연구인 경우.** 기존 치료제로 1년간 치료했을 때 성공률이 20%라 하자. 새로운 치료제로 치료했을 때 성공률이 30%로 증가하면 새로운 치료제가 유용할 것 같다. 이를 입증하기 위해 몇 명의 표본 수가 필요한가? 유의수준을 0.05로 양측검정을 한다고 할 때, 검정력 80%를 가지려면, K = 7.9 따라서 n = 292가 된다. 즉, 각 군당 292명이 필요하다. 만일 우리가 더 큰 차이를 감지해 내는 것에 만족한다면, 예를 들어 새로운 치료제의 성공률이 40% 정도 될 때 유용하다고 판단할 것이면, 필요한 n = 79가 된다; $(p_1 - p_2)$의 상당한 변화에 대한 n의 큰 변화에 주목하라.
2. **코호트 연구인 경우.** 유방암 발생률이 특정 약물을 사용할 때 더 높아지는지 알아보고자 한다. 비노출군 여성에서 10년간 누적발생률이 0.01(1%) 정도일 것으로 추정된다. 양측 유의수준을 0.05로, 검정력을 90%로 할 때, 위험도가 0.02로 두 배 느는 것을 감지하고자 한다면; K = 10.5 따라서 n = 3098이다.
3. **실행가능성(feasibility).** 한 연구자는 새로운 치료제의 회복률이 기존 치료제의 40%에 비해 60%로 향상할 것으로 기대하고 있고, 기존 치료제보다는 효과가 더 나쁠 리는 없다고 확신한다. 그녀는 매년 100명의 환자를 모집할 수 있다. 이 연구는 수행할 가치가 있는가? 유의수준은 단측으로 0.05로 두고자 한다. 이 경우 Z_α = 1.64; (p_1 = 0.4, p_2 = 0.6, n = 50; 따라서 Z_β = 2.04 − 1.64 = 0.40이다. Box 8.9에 의하면, 검정력은 70% 미만이다. 더 정확한 검정력 계산을 위해 엑셀을 사용하여 정규분포상의 0.4 값의 단측 꼬리 확률을 구한다(표 A2.16). 엑셀 함수를 이용하면 이 확률 값이 0.35라고 계산해 줄 것이다. 따라서 검정력은 1 − 0.35 즉 65%가 된다. 그녀의 연구는 검정력이 너무 약해서 예상하는 정도의 차이를 세 번에 한 번 정도는 유의하지 않다고 놓치게 될 것이다. 적절한 검정력을 가지려면(예를 들어 80% 정도), 각 군당 74명의 환자는 있어야 한다; 90%의 검정력을 원하면, 군당 103명이 필요하다. 따라서 그녀는 환자 모집 기간을 2년으로 늘리던지, 다른 연구자와 공동 연구를 수행해서 환자 모집을 늘리던지 해야 적절한 표본 수를 확보할 수 있을 것이다.
4. **환자-대조군 연구에서.** 대조군이 추출되어질 일반 인구집단에서 10%가 갖고 있는 어떤 요인에 의해 질병의 위험도가 2배 높아지는지를 알아보고자 한다(즉 오즈비=2). 따라서 p_2 = 0.1이고 p_1은 Box 8.9에 의하면 0.182이다; 만일 검정력 = 80%, 그리고 양측 유의수준 = 0.05, K = 7.9이면 n = 280이다. 우리는 환자군 280명, 대조군 280명

Box 8.9 표본 수 산출을 위한 공식: Z_α , Z_β 그리고 *K*의 정의와 값은 Box 8.8 참조. 1:1로 짝지은 연구의 분석은 표 A2.8에 있다.

표본 수 산출 공식

코호트 및 임상시험 연구인 경우, 동 수의 비교군

$$n = \frac{(p_1 q_1 + p_2 q_2) \cdot K}{(p_1 - p_2)}$$

n = 각 군당 표본 수

여기서 p_1 = 그룹 1의 결과 빈도 $q_1 = 1 - p_1$

p_2 = 그룹 2의 결과 빈도 $q_2 = 1 - p_2$

$K = (Z_\alpha + Z_\beta)^2$ 여기서, Z_α 와 Z_β 는 유의수준 α와 검정력 (1−β)에 대응하는 정규 편차이다.

검정력 계산을 위해,

$$Z_\beta = \frac{(P_1 - P_2) \cdot \sqrt{n}}{\sqrt{(p_1 q_1 + p_2 q_2)}} - Z_\alpha$$

환자−대조군 연구인 경우

같은 공식을 사용한다. 단,

p_1 = 환자군의 노출 빈도

p_2 = 대조군의 노출 빈도

오즈비 사용

대조군의 노출률을 p_2, 그리고 예상하는 오즈비를, *OR*이라 할 때,

환자군의 노출률 p_1 은 아래와 같이 구한다:

$$p_1 = \frac{p_2 \cdot OR}{1 + p_2(OR - 1)}$$

비교군이 동 수가 아닐 때

노출군 (혹은 환자군) 1명당 c 명의 비교군을 뽑는다고 할 때,

$$n = \frac{(1 + 1/c) \cdot \bar{p}\,\bar{q} \cdot K}{(p_1 - p_2)} \quad \text{여기서 } \bar{p} = \left(\frac{p_1 + p_2}{2}\right) \text{ 그리고 } \bar{q} = 1 - \bar{p}$$

$$Z_\beta = \frac{(p_1 - p_2) \cdot \sqrt{n}}{\sqrt{((1 + 1/c)\bar{p}\,\bar{q})}} - Z_\alpha$$

여기서 *n* = 노출군의 수 또는 환자군의 수

이 필요하다. 만일 대조군을 쉽게 구할 수 있는 경우라면, 우리는 환자 한 명당 대조군 세 명을 뽑을 수 있다. 다른 변수 값들은 같다고 하여 계산하면, $p = 0.14$, $q = 0.86$이고, $n = 190$이 된다; 즉, 200명의 환자군과 600명의 대조군을 가진 연구설계나 300명의 환자군과 300명의 대조군을 가진 연구설계나 비슷한 검정력을 갖는다는 뜻이다.

표본 수 산출식의 사용

여기 제공한 공식들은 비교적 간단한 것들이다. 표본 수 산출은 광범위한 주제이고 더 복잡한 산출 공식들도 다른 통계 교과서에 소개되어 있다[21-23]. 실제로는, 어떤 값들은 연구계획 단계에서는 알 수 없는 것들도 있다; 예상되는 효과의 차이뿐만 아니라, 추적탈락이나 결측 자료(missing data)에 의해 소실되는 정보의 양, 층화나 다른 보정 기법을 어디까지 써야 하는가 (너무 많이 쓰면 검정력 손실을 가져온다) 등등 모르는 것들이 산적해 있다. 표본 수 산출 공식의 주된 역할은 필요한 표본 수의 최소값을 알려 준다는데 있다. 또는 반대로 말해 가능한 표본 수로 달성할 수 있는 대략적인 검정력을 보여준다는데 있다. 표본 수를 산출한 결과, 훨씬 더 많은 대상자가 필요할 수 있어, 계획된 연구는 수행할 가치가 없을 수도 있고, 다른 접근이 필요할 수도 있고, 다기관연구로 변경할 수도 있고, 연구 가설을 다른 대상자나 다른 방법으로 검증할 수도 있다. 표본 수 계산은 통계학적 표본 변동만을 고려하지, 불완전한 응답, 추적 손실, 결과 분류 오류 등을 고려하지 않는다. 또한 교란변수 보정이나 하위 군 분석이 필요한 경우도 고려하지 않는다.

다양한 표본 수의 연구들이 가지는 검정력을 비교하고 '검정력 곡선', 즉 다른 변수 값들이 고정된 상태에서 표본 수와 검정력 간의 관련성을 보여주는 그래프를 그려 보는 것이 도움이 된다. 이 방법은 가장 효율적인 설계가 어느 것인지 쉽게 고를 수 있게 한다. 그것은 바로 가장 많은 정보를 가장 적은 비용(인적, 시간적, 재정적 측면에서)으로 얻게 만드는 설계가 될 것이다.

표본 수 산출식의 주요 원리는 유용한 지침의 역할을 한다(Box 8.9). 필요한 표본 수는 결과 발생률 차이의 제곱 값에 반비례한다; 다시 말해, 감지해 내야 할 효과의 차이가 반으로 줄면, 필요한 표본 수는 네 배로 늘어나야 한다. 한 요인의 생물학적 효과의 크기는 결과 발생률을 배 수로 변동시킬 것이다; 따라서 비가 고정되어 있다면 율의 차이는 결과 빈도의 수가 클수록 커질 것이다(50% 까지는). 새로운 치료가 사망률을 1/3 정도 줄인다고 하자. 같은 1/3이라도 45%에서 30%로 줄이는 것을 검증하는 것이 15%에서 10%로 줄이는 것을 검증하는 것보다 쉬울 것이다; 흔히 결과 발생 확률이 더 높은 고위험군을 연구대상자로 선택함으로써 연구를 더 효율적으로 수행하려고 한다. 유의수준을 변동시킬 이유는 거의 없고, 단측 검정은 분명한 이유가 있기 전에는 사용하지 않는 것이 원칙이다. 검정력 80%의 연구는 검정력 50%의 연구보다 2배 더 많은 대상자가 필요하며, 95%의 검정력을 가진 매우 강력한 연구는 80% 검정력을 가진 연구보다 대상자가

60% 더 필요하다.

위에 언급한 대로, 환자군보다 대조군을 더 뽑는 연구를 할 수 있다. Box 8.9는 각 비교군에 n명의 대상자를 가진 연구는 시험군 1명당 c명의 대조군을 갖는, 총 $n[1+(1/c)]/2$명의 대상자를 갖는 연구와 같은 검정력을 가지는 것을 보여준다; 따라서 환자군 100명과 대조군 100명을 뽑는 연구 대신에, 가령, 환자군 75명과 대조군 150명을 뽑는 연구를 수행해도 되는 것이다. 대조군에서의 데이터 수집이 매우 쉬운 경우가 아니라면, 대조군 대 환자군의 비율을 5:1 보다 더 크면 검정력 이득이 거의 더 없다.

계획을 세운 연구가 통계학적으로 충분한 검정력이 있어 합당한 정밀도로 결과를 내도록 조치를 하는 것은 과학적 요구사항일 뿐만 아니라 윤리적 요구사항을 담보하기 위해서도 필요하다. 완료된 연구를 발표할 때 연구계획 단계에서의 표본 수와 그 근거를 기술해야 하며, 특히 최종 표본 수가 계획했던 수보다 더 적거나 많으면 이점을 반드시 알려야 한다.

연구설계와 관련하여 통계전문가에게 자문하기

대단위 연구를 설계할 때, 표본 수와 관련하여 통계적 자문이 꼭 필요하다. 통계학자가 물어 보는 질문은 대체적으로 연구결과에 대한 예측으로 귀결된다. 코호트나 임상시험 연구라면, 대조군에서 발생할 결과의 빈도와 대조군 및 노출군 간에 임상적으로 의미 있다고 생각되는 크기의 결과 빈도의 차이를 예측해야 한다. 연구실행과 관련된 용어로 생각해 보면 좋다. 새로운 치료가 유용하려면 어느 정도로 치료율이 향상되어야 하겠는가? 또는 환경 요인에 노출될 경우 어느 정도 위험도가 증가하면 의미 있는 증가가 되겠는가? 환자-대조군 연구라면, 각 비교군에서 있을 법한 노출 빈도를 알아봐야 하는데, 대개 발표된 논문이나 파일럿 연구로부터 정보를 가져온다. 또한 감지해 내고자 하는 관련성의 크기(오즈비가 가장 좋은 지표)도 알아봐야 한다. 나머지 질문은 원하는 유의수준 및 검정력이 무엇인지가 될 것이다. 유의수준은 5%에서 벗어날 이유는 딱히 없다. 단측이냐 양측이냐의 선택 문제도 이미 언급하였다. 탐색적 연구라면 검정력은 80%에서 가장 많이 시작한다; 이미 발표된 결과를 재검증하는 연구이거나 진정한 관련성을 꼭 발견해내야 하는 상황이라면 검정력을 더 높이는 것이 바람직하다.

제3부 사건–까지–시간 분석 : 결과 발생 시간을 고려한 분석

지금까지는 코호트나 중재연구의 결과를 대상자 수와 결과 발생자 수('빈도 데이터')로 표시하거나, 결과가 발생한 사람수를 총 사람–관찰기간으로 나누어준 지표로 분석해 왔다('인–기간 데이터'). 이 방법들은 결과의 위험도가 관찰 기간 동안 일정하다는 전제 또는 비교군 간에 추적관찰 기간이 동일하다는 전제가 있어야 추정에 오류가 없다. 그렇지 않다면 결과가 발생한 시간에 관한 데이터를 사용하는 분석 방법이 더 적절하다.

사건–까지–시간(time–to event): 생존곡선

이 분석 방법은 진단 또는 치료 후 생존율을 분석하기 위해 많이 써왔던 방법으로 **생존분석(survival analyses)**이라고도 불린다. 그러나 이 방법은 재발하지 않는 결과 사건에는 어디든지 응용될 수 있는데, 예를 들어 사망, 회복, 부작용의 발생, 직장 복귀, 또는 퇴원 등이다. 분석 결과는 각기 다른 시점에서의 사건을 겪지 않은 대상자의 분율로 나타낼 수 있는데, 생존곡선도 이 분율로 그려진 것이다. 또는 각 시점에서의 결과 발생자의 분율로 나타낼 수도 있으며, 이는 시점별 누적 발생률을 보여준다. 그림 8.1은 유방암 환자 집단의 생존곡선 그래프이며 진단 이후 여러 시점에서 관찰 시작 집단 중 생존한 환자들의 분율을 보여준다; 진단 후 3년째 되는 시점에는 68%가 생존하고 있다. 같은 데이터로 사망의 누적발생률을 그릴 수도 있다; 3년째 되는 시점까지 32%가 사망했다.

생존곡선을 그리기 위해 개별 대상자마다 **관찰 시작 시점**, **관찰 종료 시점**, 그리고 **결과(outcome)**를 알아야 한다. 임상 연구에서 관찰 시작 시점은 진단 일, 첫 치료 시작일, 또는 중재의 무작위 배정이 이루어진 일자가 되겠다. 코호트와 같은 역학연구에서는 시작일을 첫 노출일, 예를 들어 특정 직업에 일하기 시작한 날짜나 특정 약을 쓰기 시작한 날짜 등이 되겠다.

환자 집단에서 생존율을 구하는 간단한 사례를 들자면, 생존곡선은 각기 다른 시점에서의 생존 분율이다. 이 '곡선'은, 사실상, 계단형 형태를 보인다; 10명의 환자를 관찰하기 시작했다고 할 때 1명의 환자가 사망할 때까지 생존율은 100%일 것이고, 다음 환자가 사망할 때까지 생존율은 90%일 것이고, 등등 이렇게 이어질 것이다. 더 큰 연구에서는, 각 생존율 감소 계단이 작아 생존곡선이 매끄럽게 보인다. 대개 연구자들이 모든 사망자

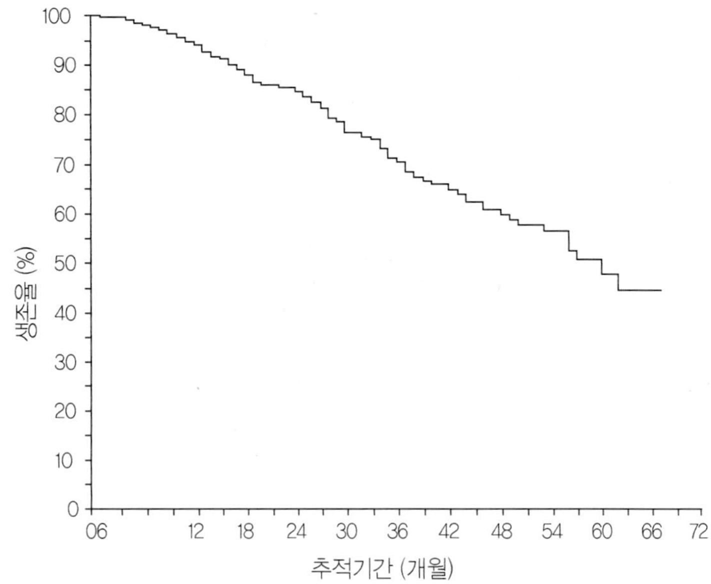

그림 8.1 승법극한법(product limit method)으로 추정한 596명의 확진된 유방암 환자들의 생존곡선. 이 그래프는 유방암 사망만을 사건 발생으로 간주해서 그린 것임; 다른 원인에 의한 사망은 사망 시점에서 중도 절단(censored)된 것으로 간주함

의 사망일을 정확히 모를 수가 있는데, 어떤 환자들은 분석 시점에 생존하고 있다는 것을 확인할 수 있지만 다른 환자들은 추적에서 탈락하여 현재의 생존 여부가 확인이 안 될 수 있기 때문이다. 이런 환자들의 관찰은 **중도 절단(censored)**된 것이다. 중도 절단은 연구에서 정해 놓은 관찰 종료 시점이 다른 사건의 발생으로 배제되었을 때도 일어난다; 예를 들어, 특정 원인으로 사망한 사람만 세고 싶은데, 다른 원인으로 사망하게 되면 중도 절단이 일어난 것이다. 우리는 두 가지 보편적으로 사용되는 생존곡선 구축 방법을 설명할 것이다; 승법극한법(product-limit method)(Kaplan-Meier 추정치 법이라고도 불린다)과 보험통계법(actuarial) 또는 생명표법(life-table method)의 두 가지이다.

승법극한법(The product-limit method)

표 8.6의 데이터는 20명의 대상자의 생존 기간을 보여준다(지금은 치료군 배정은 무시하자). 생존 기간은 개월 단위로 측정되어 있고, 진단일에서 사망일까지의 기간을 의미하며, 기간이 짧은 사람에서 긴 사람의 순서로 배열되어 있다. 8명이 현재 살아있거나 중도절단 되었다. 이들은 최종 추적 평가가 이루어진 날짜로 생존 기간을 산출하였고,

표 8.6 두 치료군에 각 10명씩 배정된 환자들의 생존 기간을 짧은 사람에서 긴 사람의 순서로 배열한 가상의 임상시험 자료. 각주: 이런 소규모의 임상시험은 추천하지 않음; 이 가상 자료는 설명을 위한 용도일 뿐임

환자 번호	생존 기간, (개월 수)*	치료 군
14	1	A
12	1	A
13	3 +	A
4	4	A
7	6	A
2	9 +	B
9	11 +	A
8	11 +	B
19	12	A
20	13	B
1	15	A
3	16	B
15	22	B
5	22 +	A
10	23	A
6	23	B
16	25 +	B
11	32 +	B
17	32 +	B
18	41	B

*+는 중도 절단 자료를 의미한다.

중도 절단된 생존 기간임을 표시하였다. 승법극한방법은 두 개의 간단한 개념에 기반한다. 첫째, 중도 절단된 대상자들은 중도 절단이 일어난 시점 이전까지만 사망위험집단에 포함시킨다. 둘째, 확률의 연산법칙을 적용하여, 2개월을 생존할 확률은 첫 1개월을 생존할 확률에 두 번째 달에 생존할 확률을 곱하여 구하며, 이후 기간의 생존 확률도 동일한 연산법칙으로 계산해 나가는 것이다.

계산 과정은 표 8.7에 있다. 생존곡선은 사망이 일어났을 때만 변한다; 따라서 사망이 일어났을 때만 생존 확률 계산이 이루어진다. 첫 달에 두 명의 사망자가 있었는데, 이 경우 이달의 생존 확률은 18/20 또는 0.9, 따라서 첫 달(즉 첫 달의 끝 시점)의 생존 확률은 0.9이다. 두 번째 달에는 사망이 일어나지 않았고, 세 번째 달에는 한 명이 중도 절단

이 되었지만 사망은 없어서 세 번째 달의 끝 시점의 누적 생존률은 0.9×1×1 = 0.9이다; 사망이 없었기 때문에 새로 생존 확률을 계산할 필요가 없다. 네 번째 달에는 한 명이 사망했다; 이 시점까지 17명이 추적 관찰되고 있었기 때문에 생존 확률은 16/17 또는 0.94이고, 4개월 말 시점의 누적 생존 확률은 0.94×0.9 = 0.85이다. 따라서 사망이 1건 또는 그 이상 일어날 때마다 해당 관찰 구간을 끝낸다. 결과적으로 생존곡선은 그림 8.2의 계단식 곡선 형태를 보이게 된다.

이 방법으로 생존율을 산출할 때는 중도 절단을 허용하며, 매 추적 구간마다 구간에서 관찰된 모든 대상자의 정보가 생존율 산출에 사용된다는 점에서 효율성이 높다고 하겠다. 승법극한 방법은 가장 가능성이 큰 생존곡선 추정치를 생산해주는데, 통계학에서는 이를 참 생존곡선에 대한 '최대우도(maximum likelihood)' 추정치라고 부른다.

표 8.7 표 8.6 데이터로 승법극한법으로 추정한 생존 확률. 표준오차 구하는 공식은 본문에 있다.

구간 i	사망 발생 사이의 구간 (개월)	구간 종료 시점에서의 사망자 수 *di*	구간 종료 직전의 생존자 수 *ni*	구간 생존 확률 $P_i = 1-d_i/n_i$[2]	구간 직후 생존곡선 값 $S_i = S_{i-1} \times P_i$	생존곡선의 표준오차
0	0	–	–	1.0000	1.0000	–
1	0–1	2	20	0.9000	0.9000	0.0671
2	1–4	1	17	0.9412	0.8471	0.0814
3	4–6	1	16	0.9375	0.7941	0.0919
4	6–12	1	12	0.9167	0.7279	0.1054
5	12–13	1	11	0.9091	0.6618	0.1147
6	13–15	1	10	0.9000	0.5956	0.1209
7	15–16	1	9	0.8889	0.5294	0.1242
8	16–22	1	8	0.8750	0.4632	0.1251
9	22–23	2	6	0.6667	0.3088	0.1221
10	23–41	1	1	0.0000	0.0000	

추적 손실에 의한 바이어스

중도 절단된 관찰치를 보정할 때는 중도 절단이 무작위로 일어난다고 가정하게 되는데, 이는 어떤 시점부터 중도 절단된 데이터를 제공하는 대상자들은 계속 데이터를 제공하는 대상자들과 나머지 추적 기간 동안의 질병 경과가 비슷할 것으로 가정한다는 뜻이다.

2 역자 주) 본문에는 di–ni로 되어 있으나, di/ni의 오타로 수정함

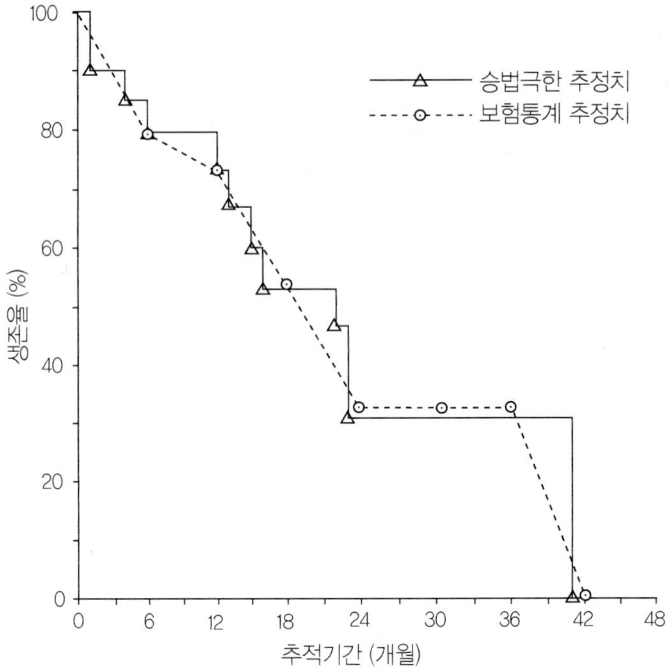

그림 8.2 표 8.6의 데이터로 그린 생존곡선. 계단 형태는 표 8.7에서 계산한 승법극한 생존곡선이다. 점선은 표 8.8에서 계산한 보험통계 곡선이다.

만일 이 가정이 성립하지 않는다면 바이어스가 발생하게 된다. 예를 들어, 병이 너무 위중해서 치료받으러 올 수 없다든지 하는 이유로 추적 손실한 사람들의 경과가 계속 남아 있는 사람들보다 더 나쁘다면, 산출된 생존곡선은 실제 생존율을 과대평가하게 될 것이다. 만일 추적 손실자들이 경과가 좋아서 병원에 오지 않은 상황이라면, 추적 손실자들이 계속 남아 있는 사람들보다 경과가 더 좋을 것이고, 반대 방향의 바이어스가 발생하게 될 것이다.

보험통계법 또는 생명표법(The actuarial or life-table method)

보험통계법 또는 생명표법은 인구집단의 발생률과 사망률의 연계 자료와 같은 큰 규모의 데이터셋에 주로 쓰인다. 이 방법은 데이터를 적당한 추적 기간, 예를 들어 1년 또는 3개월 등과 같은 임의의 기간으로 묶어서 구간을 만들어서 계산할 양을 줄여 승법극한 추정치를 근사적으로 추정할 수 있게 한다. 표 8.6의 데이터를 사용하여 6개월 구간으로 계산하는 과정이 표 8.8에 나와 있다. 각 시점 구간 별로 1에서 그 구간의 사망 확률을 차감하여 그 구간의 생존 확률을 구한다. 사망 확률은 그 구간의 사망자 수를 그 구간의 추적 관찰자 수로 나누어서 구한다. 분모로 쓰이는 그 구간의 추적 관찰자 수는 구간 시작 시점에 살아 있던 사람의 수 빼기 그 구간에서 중도 절단된 사람의 수의 절반이 된다. 여기서 우리는 중도 절단된 사람의 추적 기간은 대략 그 구간의 절반인 것으로 간주한다. 승법극한법과 같이, 그 시점까지의 모든 구간의 생존확률을 곱함으로써 누적 생존 확률이 계산된다. 이 결과는 그림 8.2에 생존곡선으로 그려져 있다.

표 8.8 표 8.6의 데이터로 보험통계법으로 6개월 구간을 단위로 추정한 생존곡선. 이 예는 계산 방법을 보여주기 위한 것임; 보험통계법은 이런 작은 수의 데이터에는 권장하지 않고 큰 규모의 데이터에 적합한 방법임

구간 (개월)	구간 시작 시점의 생존자 수 r_i	구간 내 중도 절단자 수 c_i	사망발생 위험 수 $n_i=r_i-\frac{1}{2}c_i$	구간 내 사망자 수 d_i	구간 생존 확률 $P_i=1-(d_i/n_i)$	생존곡선 추정치 $S_i = S_{i-1} \times P_i$
0–6	20	1	19.5	4	0.7949	0.7949
7–12	15	3	13.5	1	0.9259	0.7360
13–18	11	0	11.0	3	0.7273	0.5353
19–24	8	1	7.5	3	0.6000	0.3212
25–30	4	1	3.5	0	1.0	0.3212
30–36	3	2	2.0	0	1.0	0.3212
37–42	1	0	1.0	1	0.0	0.0

결과 발표

생존곡선은 가로축은 산술 단위로, 세로축은 산술 혹은 로그 단위로 그려진다. 추적 기간동안 각 구간의 사망 위험도가 같다면, 산술 단위로 세로축을 그리면 지수함수 모양으로 줄어드는 곡선이 그려질 것이고 로그 단위로 세로축을 그리면 직선으로 그려질 것이다. 승법극한 추정치는 각 사망 시점별로 생존율이 실제로 계산되기 때문에 계단 형태로 그려지게 되며, 보험통계법 추정치는 근사치이기 때문에 일련의 점들이 직선으로 연결되어 그려지게 된다. 보험통계법 추정을 위해 선택된 구간은 꼭 같은 구간일 필요는 없고 일 년 단위처럼 편리한 대로 임의로 정해서 쓴다; 그러나 중도 절단 빈도가 각 구간에서 비교적 작게 유지되도록 구간을 충분히 짧게 잡아야 한다.

신뢰한계

주어진 구간의 종료 시점에서의 생존율 S_i의 표준오차는 아래와 같이 구한다.

$$SE = S_i\sqrt{\left(\sum_i \frac{1-P_i}{n_iP_i}\right)}$$

단, 변수는 표 8.7과 동일하게 정의한다. 합산 Σ_i는 가장 최근 구간인 i를 포함한 이전의 모든 구간의 합산을 의미한다. 이 공식은 승법극한법과, 근사치 이기는 하지만 대부분의 경우 보험통계법에 모두 적용할 수 있다. 해 왔던 대로 95% 양측 신뢰한계는 $S_i \pm 1.96 \times$ 표준오차의 공식으로 산출한다.

상대생존비(relative survival ratio) 그리고 질병-특수 생존율

환자들의 생존율을 종종 **상대생존비(relative survival ratio)**로 보고할 경우가 있다. 이는 한 시점에서의 환자들의 관찰 생존율을 이들과 상응하는 일반 인구집단의 기대 생존율로 나누어 준 것이다. 기대 생존율은 모든 원인 사망률에 기초한 **생명표(life tables)**를 기반으로 산출한다. 모든 원인 사망률은 인구집단에서 생정통계로 매년 발표되고 있다. 생명표는 성, 연령, 그리고 연도별로만 구분해서 발표될 수도 있고, 더 세분해서 인종, 지리적 지역, 또는 사회경제적 수준 별로도 발표될 수도 있다; 적절한 생명표를 적용하는 것이 관건이다. 상대 생존비는 우리가 관심을 갖고 있는 질병 이외의 원인으로 사망하는 사람들의 분율을 고려하는 한 방법이다.

예를 들어, 2005년 영국에서 전립샘암으로 70세에 진단받은 환자들의 5년 생존율을 승법극한법으로 계산한 결과 72%, 95% 신뢰한계가 68%−76%이었다. 생명표에 의하면 2005년 영국 남성의 70세에서의 5년 생존율은 83%였는데, 이것이 '기대' 생존율이다. 이 환자집단의 전립샘암의 5년 상대 생존비는 0.72/0.83(즉 87%)이며, 신뢰한계는 관찰 생존율의 95% 신뢰한계의 하한값과 상한값을 똑 같이 0.83으로 나누어 준 값인 82−92%이다. 마찬가지로, 60세에 진단 받은 여성 유방암환자의 5년 생존율은 79%였는데, 동일 연령 여성들의 기대 생존율은 96%로, 상대생존비는 82%가 된다. 남성 전립샘암 환자들의 관찰 생존율이 여성 유방암 환자들 보다 낮았으나(남성 전립샘암 72%, 여성 유방암 79%), 상대생존비는 더 높았다(남성 전립샘암 87%, 여성 유방암은 82%). 그 이유는 해당 성-연령층의 전체 사망률에서 기대 사망률이 상대적으로 더 많이 차지했기 때문이다.

상대생존비는 질병-특수 생존율의 지표가 되는데, 즉, 다른 원인이 아닌 전립샘암 또는 유방암에 자체에 의한 생존율과 이에 상응하는 사망률을 보여준다는 의미이다.

다른 대안으로, **질병-특수 생존율**(disease-specific survival)은 이미 소개한 방법, 즉 전립샘암이나 유방암으로 사망한 사람들만 사건으로 세고 다른 원인에 의한 사망은 중도절단으로 처리하여 산출할 수도 있다. 이 방법의 위험 요소는 사망을 배정할 때 바이어스가 발생할 수 있다는 점이다; 중증 질환에 진단된 환자는 그 질병과 관계없는 원인으로 사망했어도 그 질병으로 사망한 것으로 기록될 가능성이 크다고 항상 의심된다.

중등도 규모의 임상시험과 코호트 연구에서는 질병-특수 분석이 더 적절할 것이다. 왜냐하면 결과 평가 시에 발생할지 모르는 바이어스에 주의를 기울일 수 있고, 사망원인의 속성이 노출이나 중재에 의해 편향되게 기록되지 않았는지 꼼꼼히 따져 볼 수 있기 때문이다. 따라서 독립적 위원회가 치료군 배정 내용에 관해 눈가림된 채로 임상 및 병리 정보를 잘 검토해서 사망원인을 분류하는 것이 좋다. 질병-특수 생존율이 1차 목표변수로 산출된 후에는 전체 생존율을 부가적으로 비교해 보는 것도 유용할 것이다.

군 간 차이

둘 혹은 그 이상의 군에서 대상자들의 생존율을 비교하기 위해 임의의 시점을 선택하여 사망자와 생존자로 단순 2×2 표를 만들어 생존율을 비교하거나, 또는, 더 나은 방법으로, 그 시점의 보험통계 생존율을 비교해 볼 수 있다. 결과는 어떤 시점을 고르느냐에 따라 달라질 것이다. 한 가지 대안은 생존곡선을 적절하게 기술하는 수학적 함수를 사용하여 관련 모수를 비교해 보는 것이다. 이런 방법들을 모수적 방법이라고 부르는데, 곡선의 모양을 사전에 가정하고 있기 때문이다; 예를 들어, 어떤 경우에는 로그 생존율과 시간 간에 단순한 선형적 관계가 있을 수 있다. 이런 방법들은 분명히 선택된 모수적 모형의 타당도에 의존한다.

위의 두 가지 문제를 피하고자, 비모수적 방법이 자주 사용된다. 이 검정은 각 군에서 발생하는 결과 사건을 특정 시점을 정해서 비교하는 것이 아니라 발생하는 순서를 비교한다. 따라서 이 검정은 전체 생존곡선을 비교하되, 곡선의 형태에 관한 어떤 가정도 하지 않는다.

로그-순위 검정

비모수적 방법에 여러 가지가 있지만, 그중 한 가지 방법이 간단하면서도 강력하고 광범위한 상황에 모두 적용할 수 있다[24, 25]. 그 방법은 로그-순위 검정인데, 이는 다시 말하지만, Mantel-Haenszel 검정의 응용이다. 추적 기간 중 매 사망이 일어난 시점마다, 표 8.9와 같이, 사망자와 추적 대상자 전체의 수로 2×2표를 만든다. 각 표마다, Box 8.2에서 보여준 방법으로, 한 군의 관찰 사망자 수, 기대 사망자 수, 그리고 기대 사망자 수의 분산을 계산한다. 이 값들을 모든 표에 대해 각각 합산한 뒤, 그 합산 값들을 이용하여 Mantel-Haenszel 통계량을 산출한다. 표 8.6의 데이터로 두 치료군을 비교하는 계산이 표 8.10에 제시되어 있다.

표 8.9 로그-순위 검정: 하나 또는 그 이상의 사망이 일어날 때마다 시간 구간이 종료된다. 각 시간 구간마다 통상적인 구성 방식으로 2×2 표를 계산한다(Box 8.2와 비교). 로그-순위 통계량은 층화 분석을 위한 Mantel-Haenszel 통계량과 같은 방식으로 모든 시간 구간에 대해 합산하여 구하며, 이 값는 χ2 통계량이며 자유도 1을 갖는다.

각 시간 구간에 대하여 :			
	구간 i의 종료 시점에서 사망자 수	구간 i의 종료 시점에서 생존자 수	구간 i의 종료 직전 시점의 생존자 수
'노출군'	a_i	b_i	N_{1i}
'비노출군'	c_i	d_i	N_{0i}
전체	M_{1i}	M_{0i}	T_i

$$\text{로그-순위 통계량} = \frac{\left[\sum_i a_i - \sum_i E_i\right]^2}{\sum_i V_i}$$

단, $E_i = N_{1i}M_{1i}/T_i$

그리고 $V_i = N_{1i}N_{0i}M_{1i}M_{0i}/T_i^2\,(T_i-1)$

로그-순위 검정은 각 군의 관찰치와 기대치의 비를 산출하는 것인데, 이는 추적 기간 동안 관찰된 사망자 수를 귀무가설이 사실일 때 기대되는 사망자 수와 비교하는 것이다. 이때의 귀무가설은 한 군의 생존곡선이 전체 집단의 생존곡선과 같다는 것이다. 하위 군 중 사망률이 전체 집단보다 더 큰 군에서 관찰 사망자 수 대 기대 사망자 수의 비가 1보다 크게 나올 것이다. 따라서 표 8.10에 사용된 데이터에서, A 군의 관찰 사망자 수(7)

가 기대 사망자 수(3.49) 보다 더 컸다. 표 8.7의 방법으로 각 군의 생존율을 계산하여 생존곡선을 그려 보면, A군에 조기 사망이 더 많이 있음을 알 수 있다.

표 8.10 표 8.6의 데이터에 대한 로그-순위 검정 계산: 각 시간 구간 i 마다 a_i, E_i, and V_i를 계산한다; 각 시간 구간은 사망자가 한 사람 혹은 둘 이상 동시에 발생하였을 때 종료된다. 공식은 표 8.9에 제시되어 있다.

구간 i	사망과 사망 사이의 구간 (개월)	구간 종료 시점에서 사망자 수		구간 종료 직전 시점에서 살아 있는 환자 수		기대 사망자 수 E_i	분산 V_i
		A 군 a_i	양쪽 군 M_{1i}	A 군 N_{1i}	양쪽 군 T_i		
1	0–1	2	2	10	20	1.0000	0.4737
2	1–4	1	1	7	17	0.4118	0.2422
3	4–6	1	1	6	16	0.3750	0.2344
4	6–12	1	1	4	12	0.3333	0.2222
5	12–13	0	1	3	11	0.2727	0.1983
6	13–15	1	1	3	10	0.3000	0.2100
7	15–16	0	1	2	9	0.2222	0.1728
8	16–22	0	1	2	8	0.2500	0.1875
9	22–23	1	2	1	6	0.3333	0.2222
10	23–41	0	1	0	1	0.0000	0.000
		$\sum a_i = 7$		$\sum E_i = 3.4983$		$\sum_i V_i = 2.16347$	

로그-순위 통계량 = $(7 - 3.4983)^2/2.1634 = 5.67$
자유도 1에서 카이제곱 통계량이므로 $P = 0.018$

노출군 범주가 여러 개인 경우

로그-순위 방법은 여러 개의 범주를 갖는 노출군에 확장해서 쓸 수 있다. 예를 들어 질병의 위중도 순위, 질병의 병기, 여러 개로 나눈 치료제의 용량, 등등이 여기에 해당한다. 생존곡선 간의 비교는 자유도 $(n - 1)$의 전체 카이제곱 통계량에 기반해서 풀 수 있는데, 여기서 n은 비교군의 수이고 전체 카이제곱 통계량은 각 군의 생존곡선이 모두 같다는 귀무가설로부터 데이터의 전체 분산을 추정하는 통계량이다. 또는 자유도 1의 경향성 검정으로 해결할 수도 있는데, 이는 순위를 가진 노출군에서 각각의 생존 경험의 차이에 선형적인 경향성이 있는지를 검정하는 것이다.

그림 8.3은 이전에 그림 8.1에서 전체 생존율을 보여주었던 유방암 환자들을 대상으로

생존율 분석을 더 진행한 그림이다. 환자들은 종양에서 측정된 에스트로젠 수용체(ER) 농도에 따라 네 개의 군으로 나뉘었다[26]. 그래프는 에스트로젠 수용체 농도가 높을수록 생존율이 높다는 것을 보여준다. 네 개 군에 관한 로그-순위 분석에서 전체 χ^2는 60.4, 자유도는 3이었다($p<0.0001$).

교란변수의 통제

로그-순위 분석법이 Mantel-Haenszel 통계법에서 유도된 것이기 때문에, 층화 분석을 통해 교란변수에 관해 보정도 할 수 있다. 군 간 비교를 교란변수의 범주 안에서 수행하면 되는데, 즉 교란변수의 각 범주 안에서 각 군의 생존곡선을 생성하는 것이다. 로그-순위 통계량은 교란변수의 범주 전체에 관해 데이터가 요약되도록 하여, 보정된 관찰치 대 기대치 비를 산출하게 하고, 보정된 카이제곱 통계량을 계산할 수 있게 하여 교란변수를 통제한 후에 군간 차이를 평가하도록 한다. 예를 들어, 그림 8.3에서 보인 데이터

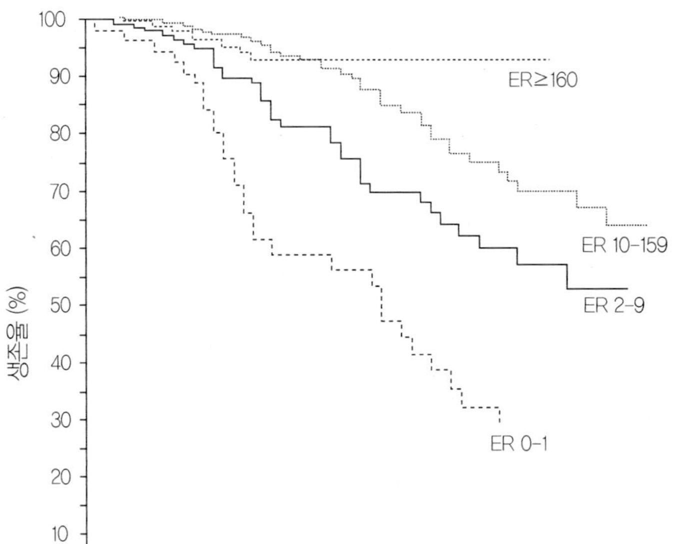

그림 8.3 583명의 유방암 환자군을 종양의 에스트로젠 수용체(ER) 농도에 따라 네 개 군으로 나누어 생존곡선을 그린 그림(불완전한 자료로 인해 그림 8.1에서 13명 제외). (ER 농도 단위는 펨토 몰(femtomole)/밀리그램(mg))

Reproduced with permission from Godolphin W, Elwood JM, and Spinelli JJ, 'Estrogen receptor quantitation and staging as complementary prognostic indicators in breast cancer: a study of 583 patients', International Journal of Cancer, Volume 28, Issue 6, pp. 667–683, ©1981 Wiley-Liss, Inc., A Wiley Company [26].

는 유방암 환자군의 생존율은 에스트로젠 수용체 농도와 관련이 있음을 보여준다. 이 효과가 다른 예후 요인, 예를 들어 암의 병기와 같은 요인의 영향과 무관하게 존재한다는 것을 확인하는 것이 중요하다. 이를 위해 층화 분석을 시행하였고, 임상 병기 범주별로 에스트로젠 수용체 상태에 따른 생존율의 차이를 비교하여 보정된 로그-순위 통계량을 구하였다. 그 결과 관찰치 대 기대치 비는 거의 변하지 않았다; 수용체 농도가 가장 높은 군에서의 비는 임상 병기 보정 이전에 0.44, 병기 보정 이후에는 0.45였고, 경향성 통계량은 병기 보정 이전에 48.6, 보정 이후에는 47.3이었다. 이 결과는 에스트로젠 수용체의 예후에 미치는 영향은 임상 병기와는 무관하다는 것을 보여준다.

다변량 분석: 비례위험모형

다변량 분석법은 생존율 자료에도 사용할 수 있다. 이 분석법은 이 장의 초반부에 기술한 로짓회귀모형과 원리적으로 같다. 광범위하게 응용될 수 있는 방법이 콕스(Cox)가 고안한 비례위험모형이다[27]. (David Cox 경은 영국의 저명한 통계학자이다.) 이 모형에 의하면 생존곡선은 어떤 형태도 가질 수 있다. 즉, 위험도 함수, 또는 순간 사망률은 추적 시작 이후 시간에 따라 변화하는 것을 허용한다. 그러나 어떤 요인의 위험도 함수에 대한 상대적 효과는 시간이 변해도 일정하다고 본다. 그러므로 준거군의 t 시점에서의 위험도 함수를 $\lambda_{0,t}$라고 하면, 요인

요인 x_1을 가진 사람에 대한 위험도 함수는

$$\lambda_{1,t} = \lambda_{0,t} \cdot \exp(b_1 x_1)$$

또는

$$\ln\lambda_{1,t} = \ln\lambda_{0,t} + b_1 x_1$$

이고, 여기서 b_1은 x_1과 관련된 계수이다. 만일 x_1이 0과 1의 값만 갖는다면, b_1을 지수화한 값은 $\lambda_{1,t}/\lambda_{0,t}$의 비이다; 즉, 위험도 함수의 비이며 곧 상대위험도이다.

다중 요인이 있을 때는, 모형이 아래와 같이 된다.

$$\lambda_{1,t} = \lambda_{0,t} \cdot \exp(b_1 x_1 + b_2 x_2 \ldots b_k x_k)$$

물론, 다변량분석과 중도 절단된 생존 자료의 복잡성을 다룰 수 있는 분석법은 복잡하며, 전문적인 통계 및 프로그래밍 조언이 필요하다.

이 장의 시작 부분에 말했듯이, 통계 분석은, 관찰바이어스와 교란효과에 관한 고려와

더불어, 인과성 판단을 위한 과정의 한 요소일 뿐이라는 점을 강조하고자 한다. 다음 장에서 우리는 이 주제를 더 강화하고 발전시켜 나가고자 한다.

연습문제

정답은 부록 1 참조

Q8.1 새로운 치료가 어떤 질병의 회복에 미치는 영향에 관해 연구한 2개의 연구가 있다. 첫 번째 연구는 상대위험도가 2.2, 카이제곱 통계량은 9.6에 자유도 1이다. 두 번째 연구는 상대위험도가 4.6, 카이제곱 통계량은 1.8이다. 이 결과들을 어떻게 해석하면 좋겠는가? (표 A2.15를 사용하거나 표 A2.16에서 보였듯이 엑셀의 함수를 이용하라).

Q8.2 서로 다른 직종에 근무하는 근로자들 간에 상해 발생 빈도가 다른지 알아보고자 하는 연구에서, 특수 공정에 종사하는 1000명의 고용인에서 1년간 16건의 상해 발생하였고, 그 외 직종에 근무하는 10,000명의 근로자들에게서는 40건의 상해가 발생하였다. 상대위험도는 얼마이고 관련된 카이제곱 통계량은 얼마인가(Box 8.3 참조)? 상대위험도의 95% 양측 신뢰한계는 무엇인가(표 A2.2, 4A 부분을 이용하라)?

Q8.3 어떤 환자-대조군 연구에서, 400명의 대조군 중 52명이 관심 대상인 요인에 노출되었고 100명의 환자군에서는 34명이 노출되었다. 오즈비, Mantel-Haenszel 카이제곱 통계량, 그리고 95% 양측 신뢰구간을 구하라. Box 8.2와 표 A2.1을 이용하라.

Q8.4 한 코호트 연구에서 상대위험도가 2.25, 95% 양측 신뢰구간이 0.88-5.75가 나왔다. 이를 어떻게 해석하겠는가?

Q8.5 일반적으로 1년간 금연을 할 확률이 10%라고 한다. 특수 금연 프로그램이 개발되어 1년 금연율을 20%로 올리게 되면 보건학적으로 의미가 있을 것으로 생각된다. 단, 이 금연 프로그램이 금연율을 줄일 수는 없는 것으로 간주한다. 당신이 이 정도의 효과를 상당히 신뢰도가 높게(90%) 감지할 수 있는 연구를 설계하고자 한다. 얼마나 많은 표본 수가 필요한가? Box 8.8과 Box 8.9를 이용하라.

Q8.6 상기 문제에 대한 답이 당신의 연구비를 넘어서는 수치라면, 당신은 더 작은 수의 표본 수가 필요한 연구설계를 어떻게 하면 좋겠는가?

Q8.7 대조군의 10%가 노출된 어떤 요인을 평가하는 환자-대조군 연구를 설계하고자 한

다. 상대위험도 2를 검정력 80%와 양측 유의수준 0.05로 감지해 내고자 한다. 환자군과 대조군 모집의 수월성은 양 군이 비슷하다. 필요한 최소한의 표본 수는 얼마인가?

Q8.8 상기 Q8.7의 환자-대조군 연구에서, 대조군이 환자군 보다 훨씬 모집하기가 쉽다고 하자. 4명의 대조군 당 한 명의 환자군의 비로 모집한다면 환자군이 몇 명 필요한가?

Q8.9 개별짝짓기를 시행한 환자-대조군 연구에서, 환자-노출군 대조-비노출군인 쌍이 200쌍 모집되었다. 그리고 대조-노출군 환자-비노출군이 50명 있었다. 오즈비, 카이제곱 통계량, 그리고 99% 양측 신뢰구간은 얼마인가? 표 8.4와 Box 8.5를 사용하라.

Q8.10 어떤 환자-대조군 연구에서, 남성의 경우 100명의 환자군 중 50명이, 100명 대조군 중 20명이 관심 대상인 요인에 노출되었다. 여성의 경우 100명의 환자군 중 60명이, 그리고 100명의 대조군 중 10명이 노출되었다. 연구결과는 무엇인가? 이 결과는 남성과 여성에서 다른가?

Q8.11 그림 8.2의 데이터로 A군과 B군의 생존곡선을 계산하라. 각 군의 18개월 시점의 생존율 및 95% 신뢰구간은 얼마인가? 이 결과는 표 8.10에서 계산된 로그-순위 통계량과 부합하는가?

참고문헌

1. Rothman KJ, Greenland S, Lash TL. Modern Epidemiology, 3rd edn. Philadelphia, PA: Walters Kluwer and Lippincott Williams and Wilkins; 2008.
2. Mantel N, Haenszel W. Statistical aspects of the analysis of data from retrospective studies of disease. J Natl Cancer Inst 1959; 22:719–748.
3. Lyon JL, Gardner JW, West DW, Stanish WM, Hebertson RM. Smoking and carcinoma in situ of the uterine cervix. Am J Public Health 1983; 73(5):558–562.
4. Truett J, Cornfield J, Kannel W. A multivariate analysis of the risk of coronary heart disease in Framingham. J Chronic Dis 1967; 20(7):511–524.
5. Pooling Project Research Group. Relationship of blood pressure, serum cholesterol, smoking habit, relative weight and E.C.G. abnormalities to incidence of major coronary events: final report of the Pooling Project. J Chronic Dis 1978; 31(4):201–306.
6. Saracci R. Asbestos and lung cancer: an analysis of the epidemiological evidence on the asbestos-smoking interaction. Int J Cancer 1977; 20:323–331.
7. Mantel N. Chi-square tests with one degree of freedom; extensions of the Mantel-Haenszel pro-

cedure. Am Stat Assoc J 1963; 58:690–700.
8. Elwood JM. Maternal and environmental factors affecting twin births in Canadian cities. Br J Obstet Gynaecol 1978; 85:351–358.
9. McNemar Q. Note on the sampling of the difference between corrected proportions or percentages. Psychometrika 1947; 12:153–157.
10. Elwood JM, Williamson C, Stapleton PJ. Malignant melanoma in relation to moles, pigmentation, and exposure to fluorescent and other lighting sources. Br J Cancer 1986; 53:65–74.
11. Dunn OJ. Multiple comparisons among means. J Am Statistical Assoc 1961; 56:52–64.
12. Purdue MP, Hofmann JN, Kemp TJ, Chaturvedi AK, Lan Q, Park JH, et al. A prospective study of 67 serum immune and inflammation markers and risk of non-Hodgkin lymphoma. Blood 2013; 122(6):951–957.
13. ISIS-2 (Second International Study of Infarct Survival) Collaborative Group). Randomised trial of intravenous streptokinase, oral aspirin, both, or neither among 17,187 cases of suspected acute myocardial infarction: ISIS-2. Lancet 1988; 332(8607):349–360.
14. Workshop on Early Stopping Rules in Cancer Clinical Trials. Cambridge, United Kingdom, 13–15 April 1993. Stat Med 1994; 13(13–14):1289–1499.
15. DAMOCLES Study Group. A proposed charter for clinical trial data monitoring committees: helping them to do their job well. Lancet 2005; 365(9460):711–722.
16. Chalmers I, Altman DG, McHaffie H, Owens N, Cooke RW. Data sharing among data monitoring committees and responsibilities to patients and science. Trials 2013; 14:102.
17. Fernandes RM, van der Lee JH, Offringa M. A systematic review of the reporting of Data Monitoring Committees roles, interim analysis and early termination in pediatric clinical trials. BMC Pediatr 2009; 9:77.
18. Coronary Drug Project Research Group. Influence of adherence to treatment and response of cholesterol on mortality in the Coronary Drug Project. N Engl J Med 1980; 303(18):1038–1041.
19. MRC (Medical Research Council) Vitamin Study Group. Prevention of neural tube defects: results of the Medical Research Council Vitamin Study. Lancet 1991; 338(8760):131–137.
20. Omenn GS, Goodman GE, Thornquist MD, Balmes J, Cullen MR, Glass A, et al. Effects of a combination of beta carotene and vitamin A on lung cancer and cardiovascular disease. N Engl J Med 1996; 334(18):1150–1155.
21. Pocock SJ. Clinical Trials: A Practical Approach. Chichester: Wiley; 1983.
22. Machin D, Day S, Green SB. Textbook of Clinical Trials, 2nd edn. Chichester: John Wiley; 2006.
23. Fleiss JL, Levin B, Paik MC. Statistical Methods for Rates and Proportions, 3rd edn. New York: John Wiley & Sons; 2003.
24. Mantel N. Evaluation of survival data and two new rank order statistics arising in its consideration. Cancer Chemother Rep 1966; 50:163–170.
25. Peto R, Pike MC, Armitage P, Breslow NE, Cox DR, Howard SV, et al. Design and analysis of randomized clinical trials requiring prolonged observation of each patient. II. analysis and examples. Br J Cancer 1977; 35(1):1–39.
26. Godolphin W, Elwood JM, Spinelli JJ. Estrogen receptor quantitation and staging as complemen-

tary prognostic indicators in breast cancer; a study of 583 patients. Int J Cancer 1981; 28:667–683.
27. Cox DR. Regression models and life-tables. J R Statist Soc Series B 1972; 34:187–220.

제**9**장

여러 연구결과를 결합하는 것: 체계적 문헌고찰과 메타분석

Combining results from several studies: systematic reviews and meta-analyses

남과 다르게 판단을 내리는 것은 선언하는 역할을 한다. 그 진실은 어딘가에 있다. 단지 어딘지 모를 뿐.

— William Cowper: *Hope*; 1782

서론

이 단원의 첫 부분에서는 체계적 문헌고찰에 대하여 설명하고 메타분석의 역할에 대하여 논의할 것이다. 두 번째 부분에서는 메타분석에 가장 널리 쓰이는 통계적 방법과 연구 간의 차이를 탐색하는 것과 같은 관련된 이슈를 제시할 것이다.

제1부 체계적 문헌고찰과 메타분석

이 책에서 지금까지는 하나의 연구에 쓰인 방법의 평가와 결과에 집중을 했다. 대부분의 주제들에서는 많은 연구들이 있어 이들에 대한 평가, 비교 및 요약이 필요하다.

서술적 고찰(Narrative reviews)

전통적으로는 많은 연구들을 검토하는 것은 현재 **서술적 고찰**(narrative review)이라고 언급되는 임시방편적인 방법에 의해 수행되었다. 논문이나 교과서 저자들은 가장 적절하다고 생각되는 연구를 선택하고 서술 방식으로 논평하고 결론을 지었다. 문헌을 선정하고 평가하는 것에 대하여 뚜렷한 기준이 없었다. 저자들은 관련된 문헌을 임의의 방법으로 찾고, 선택된 연구에 대해 기술하고, 결론을 짓곤 했다. 이런 결론은 저자가 정한 각 연구의 비중에 큰 영향을 받게 마련이지만, 연구를 평가한 기준은 기술되지 않았으며, 저자가 언급하지 않는 경우도 많았다. 사용된 연구 평가 기준에는 연구의 형태, 연구에 포함된 대상자 수, 저자나 연구가 실린 학회지 등의 명성이 포함되었다. 이런 기준은 어느 정도 타당성이 있을 수 있지만, 중요한 점은 기준이 자세히 정의되지 않았다는 것이다. 결과적으로 같은 자료를 검토하는 여러 전문가들이 서로 매우 다른 결론을 도출할 수 있고 결론을 도출한 이유는 숨겨지게 된다.

체계적 문헌고찰(Systematic reviews)

이에 반해, **체계적 문헌고찰**(systematic review)의 주요한 특징은 다른 연구방법이 설명된 것처럼 문헌 검토를 수행하는 방법이 명시적으로 문서화되어 다른 연구자에 의해서 재현될 수 있다는 것이다. 현재는 문헌 검색, 문헌의 선정, 제외기준, 서로 다른 연구들 간의 중요도 및 질평가 기준 그리고 결과를 통합하고 결론에 도달하는데 사용된 방법을 모두 자세히 설명하는 것이 권장되고 있다. 이러한 체계적 문헌고찰은 근거중심 의학과 근거중심 보건의료에 가장 근간을 이루고 있다.

메타분석(Meta-analysis)

이러한 체계적 문헌고찰의 전체적 과정 중에, **메타분석**(meta-analysis)이란 여러 연구의 자료를 사용하여 전반적인 연관성의 추정치를 산출하고 연구 간의 변이성을 탐색하는 통계적 방법을 일컫는다. 체계적 문헌고찰에 꼭 메타분석이 포함될 필요는 없는데, 메타분석은 합쳐질 수 있는 자료가 존재하는 여러 개의 연구가 있어야만 의미가 있기 때문이다. 결핵 치료에 대한 첫 무작위 연구(2단원, 그림 2.6)가 발표된 지 몇 년 지나지 않아서 다니엘스(Daniels)와 브래드포드-힐(Bradford-Hill)[1]은 그 주제에 대하여 당시에 나와있던 세 개의 연구에 대한 비교 리뷰(comparative review)를 보고하였다. 첫 번째 보고된 메타분석은 아마도 1906년에 Goldberg가 티푸스 환자의 요로 감염에 대한 연구 44개를 분석한 통합 데이터 분석(pooled data analysis)[2]일 것이다. 1980년대 이후 체계적 문헌고찰과 메타분석은 빠르게 성장했는데, 이런 성장에 기여한 요인은 연구결과를 통합하기에 적절한 통계적인 방법의 발전과, 출판 바이어스(publication bias)를 피하기 위해 사용 가능한 모든 정보를 검토하는 것의 가치를 알게 된 것, 문헌을 찾는 컴퓨터 프로그램의 능력과 접근성의 발전, 그리고 코크란연합(Cochrane Collaboration)의 개발 등이다. 이 단원에서 이런 모든 영향들에 대해서 설명할 것이다.

예시

유방암에 대한 다음의 두 예시에서는 메타분석의 검정력과 적절성을 보여준다. 1983-84년부터 시행된 조기 유방암 환자의 치료에 관련된 모든 무작위배정 임상시험에서 진단 이후 20년이 지난 결과들을 합성하려는 국제적인 노력이 있었고 이는 지금도 진행중이다. (http:// www.ctsu.ox.ac.uk/research/meta-trials/ebctcg)[3,4]. 무작위 배정 이후 최대 15년까지의 재발 및 사망에 대한 분석은 200건의 임상시험에서 150,000명의 여성에 대한 데이터를 기반으로 진행되었으며, 전 세계의 유방암 치료 관행에 영향을 미쳤다[5]. 이는 이제 누군가가 임의적으로 선택한 '최상의'시험이나 가장 '권위 있는' 교과서에서의 내용으로부터 치료기준이 정해지는 것이 아니라, 이러한 대규모 분석을 통해 실증적으로 나온다는 것을 뜻한다.

유방암 병인에 관한 유사한 노력이 1992년에 시작되었고, 지금까지 지속되고 있다. (https://www.ceu.ox.ac.uk/research/29/collaborative-group-on-hormonal-factors-in-breast-cancer). 54건의 환자-대조군 연구와 코호트 연구에 기반한 53,000명의 여성 유방암환자와 100,000명의 대조군에서 경구 피임약 사용의 효과 분석[6]은 이 연구질문에 관한 전세계 정보의 90퍼센트를 포함했으며, 개별 연구결과에서는 볼 수 없었던 새로운 발견을 도출 하였는데, 예를 들어 현재 경구 피임약을 사용하던 사람들에서 사용 중단 이후에 작지만 중요했던 유방암 위험 증가가 감소하는 것과 같은 사실이었다. 낙태의 영향에 대한 평가는 6장에서 언급되었다[7]. 초경 및 폐경연령의 영향 분석은 117개의 연구들에서 119,000명의 유방암 환자와 306,000명의 대조군이 포함되었다[8].

코크란(Cochrane)

1992년에 영국에서는 국립보건원(National Health Service)의 연구개발 사업의 지원으로 코크란센터(Cochrane Centre)가 설립되었다. 보건의료 중재법은 가능하면 무작위배정 임상시험으로 그 효과를 입증해야 한다고 강력히 주장한 역학 및 보건의료 연구분야에서 오랜 경력을 쌓은 스코틀랜드 의사인 Archie Cochrane(1909-1988) 교수의 이름을 따서 명명되었다[9]. 그는 생각을 많이 하게 하는 자서전을 집필하였다[10]. 이것은 1993년에 설립된 국제 코크란 연합(International Cochrane Collaboration)을 발족시켰으며, 지금은 코크란으로 알려져 있다. 이에 국제 네트워크에 참여하는 참여자들은 표준화된 방법과 메타분석을 이용하여 보건의료의 개입에 관련된 체계적 문헌고찰을 준비한다. 처음에는 무작위 대조임상시험만으로 한정되었으나, 이후에는 관찰연구의 메타분석까지 확대되었다. 코크란 웹사이트(http://www.cochrane.org)는 광범위한 데이터베이스에서의 정보와 체계적 문헌고찰과 메타분석에서의 방법론적 문제에 관련된 문헌들을 무료로 제공한다. **중재 연구 체계적 문헌고찰을 위한 코크란 핸드북(Cochrane Handbook for Systematic Reviews of Interventions)**[11]은 문헌 접근방법, 체계적 문헌고찰의 서식화, 메타분석의 수행 방법을 논의하는 중요한 참고문헌이다. 또한 이 웹사이트에서는 RevMan(Review manager)프로그램도 제공하는데 이 프로그램은 코크란형식의 리뷰를 지원하고, 메타분석 기능을 포함하고 있다[12].

개별 환자 자료 혹은 개별 연구결과를 바탕으로 한 메타분석

메타분석에는 두 가지 종류가 있다. 메타분석은 발표되거나 발표되지 않은 각 연구의 결과를 기반으로 하거나, 연구의 각 참가 대상에 대한 원본 자료를 사용하는 새로운 분석일 수 있다. 연구결과만 사용하는 것이 당연히 더 쉽지만,이 연구들이 가지고 있는 제한점이나 바이어스를 다룰 수 있는 능력이 거의 없다. 용어는 다양하다. 우리는 모든 결합된 분석을 언급할 때 **메타분석(meta-analysis)**이라는 용어를 사용하고 개별 환자 자료를 사용한 분석을 구체적으로 언급하기 위해 **통합분석(pooled analysis)** 혹은 **개별 환자 데이터 분석(individual patient(participant) data; IPD)**이라는 용어를 사용할 것이다[11]. 이 용어는 코크란 시스템과 PRISMA에서 사용하는 것과 같다[13].

개별적인 대상의 원래 자료를 사용한 메타분석은 주요 결과를 요약할 수 있을 뿐 아니라, 하위 집단 내 효과의 평가, 두 개 혹은 그 이상 요인의 상호작용, 교란효과에 대한 보다 적절한 통제 등 개별적인 연구에서는 시행할 수 없었던 새로운 분석이 가능하다. 방금 언급한 유방암의 병인과 치료에 대한 메타분석들은 개별적인 대상의 자료를 사용한다. 이러한 통합분석은, 개별 연구의 중요한 단점이 표본 크기 뿐만 아니라 부적절한 교란요인 통제와 제한된 하위 집단분석인 경우에 특히 유용하다. 이러한 메타분석에는 각 원 연구(original study) 연구진들의 적극적인 지원을 요하며, 또한 많은 양의 편집작업이 필요한데, 때로는 새로 코딩을 하기도 하고 원 자료를 분석을 위해 필요한 잘 정형화된 형식으로 만들기 위해 확인하는 작업이 필요하다.

큰 성과를 이룬 연구들을 보면 이러한 핵심적 기능의 수행을 위한 연구비 지원이 있었고, 과정 중 연구자들이 모일 수 있도록 회의를 위한 지원이 있었다. 이러한 통합분석 데이터셋의 분석의 원리는 하나의 대규모 연구를 분석하는 것과 같으며, 개별연구는 층(strata)으로 취급하여 분석한다.

반면에 대부분의 메타분석은 더 간단하고, 이전 연구의 결과를 바탕으로 하는데, 이런 연구도 가치가 크다. 코크란 데이터베이스에 있는 대부분의 체계적 문헌고찰은 오직 저널로 출판된 메타분석의 결과만을 포함한다. 많은 연구의 결과를 분석하여 총 효과의 요약 측정치와 측정치의 정밀도에 대한 측정치를 산출하고, 연구 간의 변이성을 분석하는 방법은 이 단원의 두 번째 부분에서 설명할 것이다.

체계적 문헌고찰과 메타분석의 절차

'체계적 문헌고찰'이라는 용어 자체는 이것이 여러 개의 중요한 단계로 이루어진 과정임을 뜻하며, 이 단계 중 하나가 메타분석이다(Box 9.1). 이 단계들은 연구목적과 연구질문을 정의; 문헌고찰에 포함될 연구의 선정기준 설정; 문헌고찰과 분석에 필요한 자료의 요약; 가능한 경우에 메타분석의 시행; 결과의 보고 및 해석; 마지막으로 발생하는 새로운 근거에 대한 검토를 계획하는 것이다.

질문의 정의: PICOS

어떠한 체계적 문헌고찰이나 메타분석의 목표는 다른 과학적 연구에서와 같이 명확하고 명시적이어야 한다. 지금까지 이 책에서는 단일 연구에서 내적 타당도와 외적 타당도를 평가하는 방법에 대하여 논의해왔다. 체계적 문헌고찰과 메타분석에서는 이러한 내적 타당도와 외적 타당도가 그 고찰 안에 포함되어 있는 모든 연구들의 근거들로 평가된다. 단일 연구에서와 마찬가지로, 여기에는 핵심 연관성과 이를 해석하는데 있어 내적 타당도와 외적 타당도 모두를 이용하여 인과관계를 평가한다.

질문을 정의하는 것은 매우 주의를 요한다. 여기에는 PICOS[14]를 사용할 것이 추천되는데, 환자 혹은 연구참여자나 타겟 질병인(P, patient/population), 중재나 노출요인인(I, intervention/ exposure), 노출이나 중재를 받지 않아 비교대상군인(C, comparator), 주 결과변수인(O, outcome), 연구 디자인을 뜻하는(S, study design)이 포함된다. 많은 효율적인 메타분석에서는 주로 넓은 질문을 갖고 연구를 진행하였다. 이전에 언급된 유방암 치료에 관련된 고찰에서는 주요한 비교군을 언급하였다. 예를 들어서 타목시펜 치료에 무작위 배정된 환자와 배정되지 않은 환자를 비교하였는데, 이는 연구마다 환자군의 선택에 차이가 컸다. 메타분석은 이러한 연구간의 차이를 드러낼 수 있으며, 다른 요인들의 중요성을 드러낼 수 있다는데 중요성이 있다.

Box 9.1 체계적 문헌고찰의 단계

체계적인 문헌고찰의 단계

1. 목적과 질문의 정의
2. 연구 선정기준의 정의
3. 적합한 모든 연구를 검색하기
4. 각 연구의 방법과 결과를 검토
5. 각 연구의 결과를 표준 형식으로 요약
6. 통계적 방법을 적용하여 요약 결과를 생성
7. 연구 간의 이질성 평가
8. 조사 결과의 검토 및 해석, 그리고 보고
9. 새로운 근거를 모니터링하고 문헌고찰 수정을 위한 계획 수립

메타분석의 장점

검정력의 증가

전반적인 체계적 문헌고찰의 목표 하에서, 메타분석은 각각의 세부 목표를 가질수 있으며 이것이 이 방법의 강점이라고 할 수 있다. 이는 검정력이 증가하므로 정밀도가 증가한다는 것이다. 메타분석은 원래 개별 무작위배정 임상시험의 약점인 적은 참여자 수로 인한 결과의 정밀성이 떨어지는 것을 보완하기 위하여 등장하였다. 여러 연구에서 데이터들을 합성하는 메타분석은 검정력을 증가시키며 연관성 추정치의 정밀도를 증가시킨다. 예를 들어 앞에서 언급한 통합분석에서는 방사선 요법을 사용한 진행성 유방암 환자의 15년 사망률이 60%에서 55%로 개선되었음을 보고하였다. 이는 임상적으로는 중요하나 절대적 수치로는 아주 작은 개선만이 있었음을 시사하며, 이는 단일연구에서는 알아내기 어려웠으나 이를 다른 연구결과들을 통합하여 보았을 때 찾아낼 수 있음을 알 수 있다[15]. 이러한 연구목표의 검정은 명백하게 비교가능한 연구들이 결합되었을 때 성립

가능하며, 분명히 이 목표는 결합된 연구가 비교가능하고 모든 연구에 기반한 전반적인 연관성이 유효한 것으로 받아들여질 경우에만 충족된다.

세부정보의 향상

특히 개별적 환자 데이터를 사용하는 통합분석은 개별 연구가 평가할 수 없는 결론으로 이어질 수 있는 데이터 내의 관계를 탐색할 수 있다. 따라서 유방암과 경구피임약 사용에 대한 많은 연구에서 얻은 데이터를 통합분석한 결과 현재 경구피임약 사용과 증가된 유방암 위험 사이의 관계를 보여준 것으로, 약물의 사용 중단 이후에는 위험이 감소하였다. 이는 각 개별 연구에서는 알 수 없었던 결과이다[6].

가설의 검정

메타분석은 각 개별 연구에서 발생한 가설들을 평가할 수 있다. 앞에서 언급한 유방암과 경구피임약 연구 예에서 어린 나이에 경구피임약을 사용하거나 첫 임신 이전에 사용하면 유방암 위험이 증가한다는 특정 가설을 도출하였으며, 이러한 역학적 연관성과 일치하는 생물학적 가설이 생성되었다. 메타분석, 특히 개별환자 데이터를 사용하는 통합분석은 더 큰 데이터셋에서 이러한 가설들을 검정할 수 있다(참고로 이 예에서는 위의 가설이 유의하게 검정되지는 않았다).

질문의 단순화

이후에 수행된 다양한 메타분석에서는 질문이 단순화되어 수행되었다. 많은 메타분석은 결과들끼리 서로 연관성이 있지만 동일하지 않은 중재 혹은 노출요인들이 보고되었다. 임상시험의 메타분석은 약물의 다양한 조합이나 다른 용량이 유사한 효과를 제공한다는 것을 보여줄 수 있다. 예를 들어 혈압약의 경우, 메타분석에서는 다른 종류의 약물이 효과는 다르나, 개별 약물 혹은 용량에 따라 중요한 차이가 없다고 밝혔다[16]. 이와 비슷하게 경구피임약과 유방암의 메타분석연구에서는 다른 나라와 다른 인종의 여성들 사이에서 유방암 위험이 증가하는 것은 일관적이나, 위험도의 증가는 다르다는 것을 밝혔다[6].

체계적 문헌고찰의 보고 양식 : PRISMA

PRISMA(Preferred Reporting Items for Systematic reviews and Meta-analyses)는 체계적 문헌고찰에서 다루어야 할 문제에 대한 가이드라인으로 국제집단(International

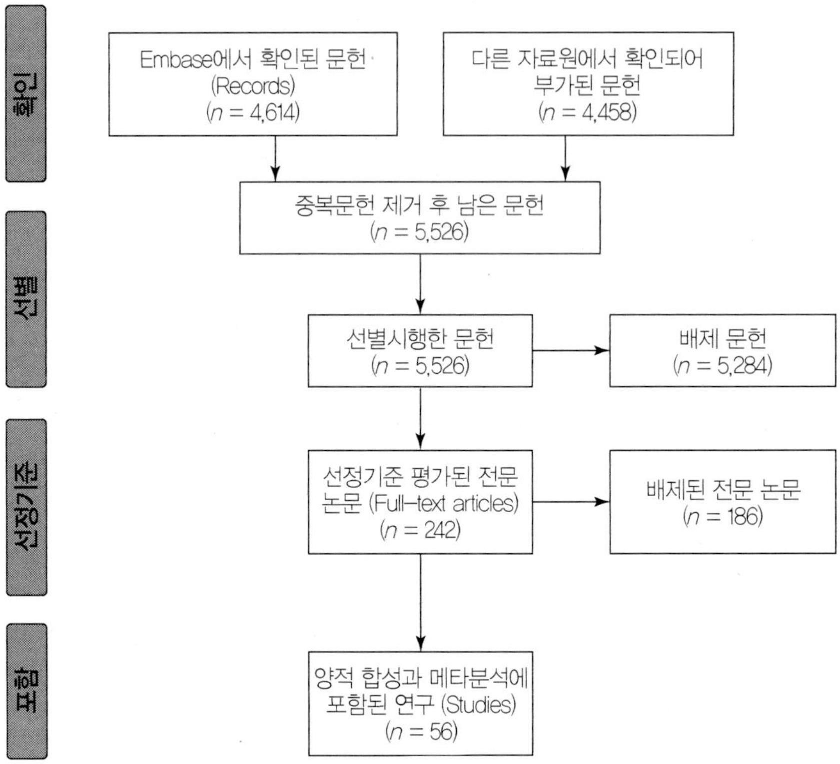

그림 9.1 신장이식 수혜자의 체질량지수와 이식결과 연구에 대한 체계적 문헌검토에서 PRISMA 시스템을 이용한 흐름도[37]

group)에서 제작한 흐름도와 27개 항목의 체크리스트로 이루어져 있다[13,14]. (http://www.primsa-statement.org/). 그림 9.1에 예시가 주어져 있다. 여기에는 체계적 문헌고찰을 수행할 때의 프로토콜도 함께 있다[13].

출판바이어스와 결과보고바이어스

연구를 수행하는데 있어 접근이 가능한 연구들만 평가할 수 있다. 지금까지 수행된 건강 관련 연구들의 약 절반은 출판이 되지 않는다고 추산할 수 있다[17]. 한 주제에 대하여 수행된 모든 연구들에 대해서, 우리는 출판된 일부분만을 알 수 있으며 출판되지 않은 나머지는 알 수가 없다. 이를 **출판바이어스**(publication bias)라고 한다. 만약 연구의 결과가 우리가 그것에 대해 알고 있는지 여부에 영향을 미친다면 바이어스가 생길 수 있다.[1] 이는 주로 치료에 대한 무작위배정 임상시험의 결과에 대한 체계적 문헌고찰과 메타분석의 맥락에서 여러 번 논의되었다. 이후의 학회 초록들을 추적하는 과정에서 예를 들자면, 양적 관계를 띄는 통계적으로 유의미한 결과들은 출판바이어스를 더 잘 일으킬 수 있음이 밝혀졌다. 이는 1979년에 로젠탈(Rosenthal)에 의해 '**서랍장**(file drawer)'문제로 설명되었는데[19], 그는 이 문제를 '학회지에는 내용이 1종오류 5%의 논문이 실리고, 서랍장에는 내용이 통계적으로 유의하지 않은 95%의 논문이 쌓인다'고 하였다.

출판바이어스의 결과

Peto 등[20]은 암의 새로운 치료법을 연구하는 임상시험을 하면서 발생 가능한 상황에 대해 고려하였다. 특정한 기간에 각각 수백명의 환자를 포함하는 120개의 대규모 임상시험이 있으며, 각각 50명의 환자를 포함하는 1200개의 소규모 임상시험이 있다고 가정해보자(표 9.1). 또한, 대규모 연구는 초기 평가를 통과한 치료법을 검증하고, 검증된 120개의 치료법 중 20개가 실제 이득이 있다고 가정하자. 만약 대규모 연구의 검정력이 90%라면, 20개 중 18개는 이득이 있다고 맞게 보고가 될 것이다. 유의 수준(1종 오류)을 5%로 설정했으므로, 대규모 연구로 평가했으나 이득이 없는 100개의 치료법 중 5개는 유의한 결과를 보일 것이다. 더 나아가서, 대규모 연구는 중요한 사업이기 때문에, 연구의 결과가 음성이어도 보고가 될 가능성이 크다. 따라서 보고된 문헌을 보면 대규모 연구들의 결과를 비교적 정확하게 알 수 있을 것이다. 이에 반해 초기 평가를 시행하지 않은 치료법을 연구한 1,200개의 작은 연구를 보고, 검증된 치료법 중 100개가 실제 이득이 있다고 가정하자. 이런 이득을 감지할 수 있는 소규모 연구의 검정력은 50% 밖에 되지 않을 수 있으므로, 50개의 치료법에 대해서는 정확하게 보고가 된다고 하여도, 나머지 50개는 위음성 결과를 보고할 수 있다. 소규모 연구에서 평가한 1,100개의 이득이 없는 새로운 치료법 중, 55개 정도는 효과가 있다고 잘못 보고되었을 수 있다; 따라서 소규모 연구들에서는 105개의 양적 관계인 결과가 있었고 이들은 모두 저널에 출판될 것이다. 유의한 차이가 보이지 않은 1,095개의 논문은 출판되지 않을 수 있다.그 결과 소규모의 시험에서 보고된 새로운 치료법에 대한 통계적으로 유의한 결과의 약 절반 정도

1 역자 주) 오직 유의한 결과만 갖는 연구들만 출판된다면 유의하지 않지만 실제로 존재했던 다른 연구들의 영향을 분석에서 배제할 수 있다는 뜻

는 부정확할 수 있다(표 9.1). 이렇게 소규모 시험에서부터 도출된 결과들은 정확하다고 할 수 없으며, 이후의 다른 연구들로부터의 근거가 필요하다. 연구에서 새로운 중재법의 효과가 유의하지 않았을 경우에도 과연 출판되었을 것인가를 생각해보는게 유용할 수 있다. 더 좋은 방법은 당연히 개별적이지 않아도 모든 시험의 결과를 체계적 문헌고찰 형태로 출판하는 것이다.

표 9.1 출판바이어스: 다른 요인으로 하나의 결과를 평가하는 문제가 있어 그런 점에서 통계적 유의성이 없는 작은 규모의 시험이 종종 출판되지 않음

임상시험 유형	실제 상황	진행중인 임상시험 개수	결과수		
			유의하지 않음	새로운 치료제가 더 좋음	
큰 시험 (수 백명 참여자)	차이 없음	100	95	5	유의수준 0.05
	새로운 치료제가 더 좋음	20	2	18	검정력 90% (낙관적인)
작은 시험 (수십명 참여자)	차이 없음	1,100	1,045	55	유의수준 0.05
	새로운 치료제가 더 좋음	100	50	50	검정력 50%
올바른 임상시험결과의 비율(출판바이어스의 보정 없음)		대규모 임상시험에서 차이가 없음		98%	
		대규모 임상시험에서 유의한 차이가있음		78%	
		소규모 임상시험에서 차이가 없음		95%	
		소규모 임상시험에서 유의한 차이가 있음		48%	

출처: data from Peto R et al., 'Design and analysis of randomized clinical trials requiring prolonged observation of each patient. ii. analysis and examples,' British Journal of Cancer, Volume 35, issue 1, pp. 1–39, © 1977 Cancer research UK [19].

이 문제는 새로운 약물 시험에만 국한되지 않는다. 이는 관찰연구나 유전연구 등 다른 역학 연구에도 적용된다.

선택적 출판의 이유

출판바이어스는 덜 '흥미로운' 결과를 갖거나, 상업적이나 다른 이득이 없거나, 접근권한이 없을 때 발생한다[23]. 모든 연구가 완성되는 것이 아니며, 모든 완성된 논문이 저널

에 투고되는 것은 아니고, 모든 투고된 논문의 게재가 승인이 되지 않는데 특히 승인율이 아주 낮을 수 있는 권위 있는 학회지는 더욱 그렇고, 발표되는 모든 논문이 컴퓨터 데이터베이스에 포함되는 것은 아니다. 연구자들을 대상으로 한 설문조사 결과, 연구한 논문을 투고하지 않는 것이 가장 큰 요인이라고 알려졌으며, 이는 체계적 문헌고찰에 포함된 출판되지 않은 연구들의 85%를 차지한다. 이에 대한 이유로는 연구자들의 시간 부족 혹은 다른 연구들에 비해 중요하지 않거나 유의미하지 않는 결과로 인한 우선순위가 떨어지는데 기인한다. 저널에서 게재 거절(reject)에 대한 두려움이 실제 게재 거절보다 컸다[24]. 최근의 여러 연구들에서 저널에 의한 선택적 게재 승인은(이 연구들이 높은 질의 저널에 게재하려는 의도가 있더라도) 주요 원인이 아니라고 지적되었다[25]. 출판바이어스는 피할 수 없으며, 어쩌면 필요한 것일 수도 있다. 연구자들, 특히 메타분석을 시행하는 연구자들은 각 주제에 관한 모든 정보를 얻고 싶어하지만, 연구 자료를 사용하는 대부분의 사람들은 저널이 정보를 걸러서 질이 좋고, 중요하며, 받아들이기 쉽고, 흥미로운 정보를 제공해주기를 원하기 때문이다. 과학 저널은 사업체이며, 그 주체가 회사이건 학회이건 간에, 읽는 사람이 있어야 운영이 가능하다. 유의하지 않은 결과를 얻은 논문은 훨씬 더 많은 노력을 들여야 출판상 게재 승인을 받을 수 있다.

출판바이어스의 유형

출판바이어스는 연구가 어떠한 형태로도 출판되지 않았거나 결과에 대한 접근성이 낮다는 것을 의미할 수 있다. **출판이 지연**(delayed publication)되거나 더 적게 인용되거나 색인되지 않는되는 **인용바이어스**(citation bias)가 있을 수 있다. 영어가 아닌 다른 언어로 출판되는 연구들은 덜 인용된다(**언어바이어스**, language bias). 대부분의 문헌 검색은 키워드로 구분되는 단어들로 이루어지거나, 제목, 혹은 초록에 있는 단어들로 이루어진다. 논문 본문 안에 있는 단어들은 접근하기 더 힘들다. 저널에 출판되지 않지만 책의 한 챕터 안이나 정부보고서, 비영리 기관 보고서, 회사 보고서에 나온 내용들은 찾기 힘들다. 이와 반대로 상업적인 이익과 관련된 내용으로 뉴스 등 대중매체에 등장하는 내용들은 여러 형태로 많이 출판될 수 있다.

결과보고바이어스(outcome reporting bias)

연구가 출판되었다고 하더라도, 어느 결과를 강조하는지에 대한 선택의 편차가 있을 수 있다. 이를 **결과보고바이어스**(outcome reporting bias)라고 한다. 이는 출판바이어스와 유사한 효과를 가지나, 이를 확인하는데는 약간 다를 수 있다. 이는 논문의 방법이나 프로토콜에서 기술된 결과가 실제 결과 부분에서 언급이 되지 않을 경우에 유의하여야 한다. 예를 들어 1994-95년에 승인된 102건의 무작위배정 임상시험에 대한 프로토콜과 출판물을 비교한 결과, 사전에 지정된 많은 결과들이 불완전하게 보고되었으며, 보고서의 62%가 프로토콜과 비교하여 적어도 하나 이상의 결과 변경, 추가 혹은 생략되었음이 보였다[18].

고의적인 결과보류

만약 상업적 이익에 의하여 연구결과를 발표하지 않거나 지연하여 발표하였다면 이는 중대한 문제이다[17]. 2011년까지 시행된 모든 시험 데이터의 60%에 해당한다고 여겨지는 오셀타미비르(oseltamivir, 상품명 Tamiflu)의 시험결과가 보고되지 않아 이의 효능에 대한 잘못된 인상을 주었으며 또한 수십억 달러의 매출을 뒷받침하는 결과를 낳았다[26]. 또한 심장 항부정맥제인 로카이니드(lorcainide)의 사망률 증가를 보여주었던 임상시험결과는 보고되지 않아서 수천 명의 예방가능한 사망을 초래하였다[27,28]. 진통제 및 항염증제인 로페콕시브(rofecoxib, 상품명 Vioxx)가 심장의 문제를 증가시켰느냐에 대한 결과가 보고되지 않거나 지연되고 선택적으로 보고되어 100,000건의 심근경색증을 유발하였다[29]. 비타민 A 보조제가 원래 예측된 것보다 훨씬 더 적은 이득이 있었다는 결과의 보고는 연구자들이 적대적인 리뷰를 예상하고 결과를 광범위하게 다시 확인하였기 때문에 지연되었을 수 있다[30]. 이러한 문제 중 일부는 결과를 규제 당국에 공개해야 했기 때문에 밝혀졌다. 투명성을 높이려는 중요한 노력들이 있어왔다[31]. 2015년부터 유럽 의료기관은 사용승인을 위하여 시험결과에 대한 출판을 요구하고 있다[31].

관련된 연구를 찾는 것

다른 연구보다 훨씬 찾기 쉬운 연구가 있다. 한 가지 주제에 대해 발표된 모든 정보를 수집하는 것은 상당히 어려운 작업이며, 끝을 보지 못할 수도 있고, 획득한 정보 중 의심스러운 정보가 많을 수도 있다. 출판되지 않은 정보를 포함시키려 한다면, 어려움은 훨씬 커진다. 이상적인 것은 완전하게 모든 정보를 검색하는 것이지만, 교과서 몇 편과 학회지를 대충 보는 것보다는 주요 데이터베이스를 사용하여 발표된 문헌을 검색하는 것이 훨씬 낫다.

주요 의학 학회지와 과학 분야 학회지에 발표된 연구는 Medline 등의 유명한 데이터베이스에 요약이 되어 있으며, 가장 찾기가 쉽다. 그러나 이런 연구의 경우에도, 주제에 관련된 연구를 몇 편 찾는지는 검색 기술에 따라서 다를 것이고, 얼마나 그 기술을 완전하게 적용시켰는지에 따라서 다를 것이다. 연구 중에는 교과서에 단원의 형태로 발표되거나, 정부 기관, 조사 기관, 혹은 회사의 보고서 형태로 발표되기 때문에 컴퓨터 데이터베이스에서 검색이 되지 않는 연구가 많다. 이런 정보는 접근성이 상당히 떨어지는데, 이런 정보를 회색문헌(grey literature)(백색문헌(white literature)은 접근성이 좋고, 제약회사나 정부기관의 내부 기록과 같은 흑색문헌(black literature)은 비밀이다)이라고 부른다. 영어로 발표되지 않은 연구나, 연구 환경이 취약한 국가에서 발표된 연구, 혹은 주요 색인체계에 의해 분류되지 않은 논문은 모두 놓치기 쉽다. 또한, 앞서 설명했듯이 시행한 연구 중에는 아예 발표되지 않는 연구도 있다.

과학 분야 문헌의 전자 데이터베이스

보건 분야의 두 주된 전자 데이터베이스는 Medline과 Embase인데, 이것은 각각(미국 국립의학도서관이 발간하는) Index Medica와 Elsevier가 발간하는 Excerpta Medica의 전자판이다. Medline 등의 주요 데이터베이스 하나만 검색하는 것은 간단한 작업이지만, 관련된 모든 연구를 찾아낼 확률은 적다. Medline은 PubMed(http://www.ncbi.nlm.nih.gov/entrez/query.fcgi)를 포함한 여러 사이트에서 무료로 접속이 가능하다는 강력한 장점이 있다. Embase에는 더 많은 유럽 학회지가 포함이 되어 있으나, 접속하려면 구독해야 한다(http://www.embase.com). 다른 시스템들도 있다. 코크란은 Cochrane library를 만들었으며 여러 개의 주요 데이터베이스를 포함하여 웹사이트에서 접속 가능하도록 하였다(http:// www.cochrane.org). 체계적 문헌고찰 코크란 데이터베이스(Cochrane Database of Systematic Reviews)는 주로는 중재법의 효과 등의 특정 임상 질문에 대한 자세한 고찰을 포함하였으며, 프로토콜과 사설들을 실었는데 이는 코크란 연합 안에서 이루어지고 출판된 것들이다. 이 데이터베이스는 보건의료정책에 관련된 문제(음용수 불소화를 통한 우식증 예방 등)와 임상 의료에 관련된 여러 이슈들을 다루었다. 2014년 12월에 약 8,000여 건의 문헌고찰이 생산되었다. CENTRAL(Cochrane Central Register of Controlled Trials)은 무작위 대조 시험에 대한 대규모 데이터베이스이다. 문헌검색의 주요 원천은 영국 국립 보건성에서 운영하고 요크 대학에 기반한 Centre for Reviews and Dissemination이며, 이는 DARE(Database of Abstracts of

Reviews of Effects)와 PROSPERO의 접근권한을 제공한다(http://www.york. ac.uk/crd/). PROSPERO는 체계적 문헌고찰의 국제등록체계이다. 코크란 웹사이트에서는 Health Technology Assessment Database와 NHSEED(NHS Economic Evaluation Database)가 접근 가능하다. 건강기술평가 데이터베이스는 진행중인 프로젝트에 대한 정보와 전 세계 건강기술평가기관의 완료 보고서가 포함되어 있으며 NHSEED에서는 의료적 중재의 경제적 평가를 설명하는 구조화된 논문들의 초록을 포함하고 있다.

최적의 검색 방법

코크란 핸드북[11]에는 검색 방법에 대한 좋은 조언을 제공하고 있다. 체계적 문헌고찰[32], 치료 연구[33], 그리고 다른 주제들와 같은 다양한 유형의 연구를 검색하기 위해 Medline과 기타 데이터베이스와 함께 사용하기 위한 최적의 검색전략을 확인한 연구들이 있다. 이러한 연구들은 특정 검색 방법의 정확성을 평가하기 위하여 (6단원에서 설명한) 스크리닝 논리(Screening logic)를 적용해야 한다. 비교의 황금기준(최적의 방법)을 추출하기 위하여, 상당한 규모의 연구팀이 2000년도에 출판된 161개의 임상 학회지의 모든 단행본을 직접 찾았다(hand-searched). 각각의 검색 방법의 민감도, 특이도, 전체적인 유효성을 이 황금기준과 비교하였다. 특이도가 높은 검색 방법을 사용하면 비교적 작은 숫자의 논문을 찾게 될 것이고, 찾은 대부분의 논문은 주제와 관련성이 있을 것이고, 이런 방법은 구체적인 질문에 대한 빠른 해결책을 원할 때 적절하다. 민감도가 높은 검색 방법을 사용하면 관련성이 있는 문헌이 거의 모두 포함되겠지만, 연관성이 떨어지는 논문의 양도 상당할 것이다. 그러나 이런 방법은 임상 진료 지침의 개발 등의 목적으로 체계적 문헌고찰을 시행하는 사람들에게는 적절한 방법이다.

집중적인 연구가 많이 시행된 의학의 핵심 분야에 관련된 연구는 보통 찾기가 더 쉽다. 예를 들어, 고혈압 치료법으로서 베타차단제(beta-blocker)의 효과에 관한 메타분석을 하기 위해서는 여러 개의 데이터베이스를 포함하는 Cochrane library와 PubMed를 검색하는 것으로 충분했다[34]. 그러나 불면증이 있는 고령 환자의 치료법으로서 수면제가 가지는 효과에 대한 메타분석을 하기 위해서, 저자들은 Medline/PubMed, Embase, 코크란 임상시험 데이터베이스, Psychlit, 이미 출판된 리뷰논문의 참고문헌 목록을 사용했고 최신 약제를 출시한 제약회사에 연락을 했는데, 이를 통해 24개의 적절한 연구를 찾아냈다[35]. 동종요법에 대한 위약 대조군 시험에 대한 메타분석을 위하여, 저자들은 19개의 전자 데이터베이스와 관련 논문의 참고문헌 목록을 이용하고 전문가와

상의하였다[36]. 이 분석에서는 소규모 연구와 질이 낮다고 평가받은 연구에서 더 큰 이득 혹은 동종요법의 보효효과가 보였다.

포함 기준

체계적 문헌고찰을 수행할 경우 어떠한 연구를 포함시킬 것인지에 대한 정의를 내려야 한다. 이것은 복잡한 과정일 수 있다. 체계적 문헌고찰 전체 과정이나 메타분석과 같은 구성 요소에 적용하는 개별 연구의 포함 혹은 제외의 기준은 명시적이어야 하고, 잘 문서화 되어야 하며, 재현 가능해야 한다. 하나의 연구에서 여러 편의 논문이 있을 수 있고 하나의 보고서에서 여러 개의 연구가 포함될 수 있으므로 연구와 논문 수를 모두 세어야 한다. 연구의 적격기준(eligibility criteria)에는 PICOS 항목이 포함된다. 출판물에 대한 기준은 출판물의 유형(동료 리뷰를 거친 저널인지 아닌지), 언어, 검색 시작날짜와 종료날짜 등이 포함될 수 있다.

명시된 포함 기준을 만족하는 모든 연구를 찾아서 평가해야 한다. 전형적으로, 제목과 초록을 검색하는 등의 방법으로 많은 숫자의 연구를 찾아내서 빠른 시간 내에 평가하고, 훨씬 작은 수의 연구를 자세하게 평가하게 된다. 연구에는 중요한 제한점이나 약점이 있을 수 있는데, 예를 들면 가장 중요한 결과에 대한 정보를 제공하지 않거나, 추가적인 평가를 하기에 충분한 결과를 내지 않거나, 참가 대상의 일부에 대한 결과만을 제시하는 것 등이다. 연구를 제외시키는 이유는 기록이 되어야 하며, 이 과정은 흐름도를 이용하여 표현할 수 있다. 예를 들어, 그림 9.1에는 체질량지수가 신장이식에 미치는 영향에 대한 체계적 문헌고찰에 대한 PRIMSA 흐름도가 제시되어 있다[37]. 여기에서는 먼저 5,526개의 출판된 논문들이 검색되었으며 이중 242개가 세부적으로 평가되어서 56개의 연구들이 체계적 문헌고찰에 포함되었고 209,000명의 이식 수여자들에 대한 정보가 포함되었다. 37개의 다른 결과에 대한 측정 중 26개가 메타분석에 포함되었다.

각각의 연구에서 나온 자료는 한 번만 세어야 하므로, 같은 연구가 여러 번 발표된 경우에는 문제가 생긴다. 하나의 메타분석에는 각 연구의 결과가 한 번씩만 사용되어야 한다. 만약 몇 개의 다른 결과나 노출을 평가한다면(예를 들어 약제가 사망률에 갖는 효과와 합병증의 발생에 갖는 효과), 각각을 별개로 분석해야 한다. 관찰 연구에는 노출의 측정치가 여러 개인 경우가 있는데, 예를 들어 운동이나 햇볕에의 노출과 같은 복잡한 노출을 평가하는 여러 방법이 있다.

이 과정에서는 부적절한 제외기준을 사용하면 안 된다. 이러한 부적절한 제외기준을 사용한 논문들은 주로 덜 과학적인 과정에서 발생한다. 예를 들어, 간접 흡연과 폐암의 연관성은 과학적으로, 그리고 법적으로 큰 중요성을 가지는 것으로 인정되어 왔다. 미국 국립 연구 협의체(US National Research Council)에서 시행한 메타분석의 결과 전체적인 상대위험도가 1.34였으며, 그 후에 미국에서 시행된 연구만을 분석한 메타분석에서는 더 낮은 1.12의 상대위험도를 보고하였다. 결정되는 정책의 영향을 받는 인구를 바탕으로 한 연구만을 사용하는 것이 적절하다는 논리에서 미국에서 시행된 연구만이 분석된 것이다[38]. 비록 미국 밖에서 대부분의 무작위배정 임상시험이 이루어졌지만, 비슷한 제한을 유방암 스크리닝에 대한 미국 상원의원 보고서에서도 제안하였다[39,40].

하지만, 이러한 방법론적인 기준을 사용하여 특정 연구를 제외하거나 특정 연구에 두는 비중을 줄이는 것 역시 바이어스를 발생시킬 수 있으며, 이에 대하여 이 단원 후반에서 더 설명하겠다.

데이터의 추출

포함할 연구를 찾아냈다면, 관련이 있는 결과를 추출해야 한다. 이렇게 하려면 평가되는 비교의 내용과 결과를 정의해야 하고, 이것은 상당히 복잡한 과정이다. 또한 이 과정은 주관적인 영향을 받을 수 있으므로, 각 연구에서 핵심 자료를 추출하는 작업은 독립적으로 일하는 두 명 혹은 그 이상의 연구자가 담당해야 하고, 의견이 일치하지 않거나 다른 의견을 합의하는 내용은 잘 기록해야 한다. 표준화된 보고 양식과 오류 확인 과정이 있는 컴퓨터 자료 입력 절차가 있는 것이 좋다. 핵심 자료의 추출을 할 때, 논문의 제목, 논문이 발표된 학회지, 저자, 그리고 다른 자료들을 제거함으로써 눈가림을 할 수는 있으나, 이런 추가작업의 가치는 일반적으로 받아들여지지 않고 있다.

각각의 비교에 대한 노출이나 중재, 혹은 결과를 정의할 때는 주의를 기울여야 한다. 동일한 주제에 대해 서로 다른 연구는 서로 다른 결과 측정을 사용하거나 여러 결과를 보고할 수 있으나, 메타분석에 포함되는 결과는 적절하고 일관성이 있어야 한다.

출판바이어스의 확인: 깔때기 그림(funnel plots)

어떠한 연관성에 대한 몇 개의 좋은(바이어스가 없는) 연구가 있다면, 각 연구는 연관성에 대한 추정치를 산출할 것인데, 여기에는 우연변동에 의한 가능성이 생긴다. 연구들의 결과는 효과의 실제값 근처에 산재하게 되는데, 규모가 작은 연구는 정밀도가 떨어지므로 변동성이 더 크게 된다. 따라서 각 연구의 추정치와 정확성의 관계를 도식해보면, 예상되는 모양은 연관성의 실제값 근처에 산재할 것이고, 정확성이 낮은 연구는 변이성이 클 것이며, 정확성이 큰 연구에 비해 그래프에 더 넓게 퍼져있을 것이다. 깔때기 그림은 연구마다 하나의 점을 찍는 그래프인데, 횡축은(로그환산값의 비로 표현되는) 각 연구가 보이는 연관성의 추정치이고, 종축은 추정치의 변이성(곧 표준 오차) 이다. 모든 연구에 바이어스가 없으며 연구의 정보 전체를 가지고 있다면, 실제값을 중심으로 하는, 전체적인 깔때기 모양의 대칭 무늬(삼각형이나 역삼각형)가 보일 것이다. 보통 출판바이어스는, 소규모의 정밀도 낮은 연구 중 유의한 연관성을 보이는 연구는 발표가 되고, 유의한 연관성이 안 보이는 연구는 무시되는 경향을 의미한다. 이런 바이어스가 있다면, 그림은 비대칭의 형태를 띠게 된다.

예시

그림 9.2에서는 초저주파수(전력) 전자기장에의 직업성 노출과 신경 퇴행성 질환인 근위축성 측색 경화증(amyotrophic lateral sclerosis)과의 연관성에 관련한 17개의 연구(8개의 코호트 연구와 9개의 환자대조군 연구)에 대한 깔때기 그림을 보여주고 있다[41]. 상대위험도나 오즈비의 로그치환 값이 횡축에, 표준오차가 종축에 표시되어 크기가 크고 정밀도가 높은 연구는 그래프 상단에 표시된다. 세로선은 '평균' 위험비의 로그값을 뜻하며 0.255가 되어 1.29 위험비를 뜻한다(이 계산에 대하여는 이 장 뒷부분에 언급함). 만약 출판바이어스가 없다면 각 연구들은 대칭적으로 평균값 주위에 분포할 것이다. 여기에서는 오른쪽에 더 데이터들이 많이 분포하며, 작은 연구들은 더 높은 위험을 보여주고 있다. 이에 반해 매우 적은 데이터들이 왼쪽에 분포하여 작은 연구들에서는 위험을 보여주고 있지 않다. 이는 작은 연구들은 어떠한 연관성이나 위험을 보여주지만(상대위험도가 1보다 작다) 그들은 출판되거나 고찰에 포함되지 않았음을 의미한다.

반면에, 깔때기 그림이 비대칭인 이유는 부적절한 설계나 분석으로 인한 바이어스가 있는 연구들 때문일 수도 있고, 각 연구의 연관성이 연구의 크기별로 실제로 차이 나는 것일 수도 있다[42]. 만약 데이터 점들이 10개 미만이라면 통계적인 검정이 유용할 수 있다. 이는 변동성에 대한 측정에 대비되는 효과 추정치에 대한 가중치를 적용한 회귀분석이라고 할 수 있다[43,44]. 이는 Egger's test[45]의 원리인데 이는 그림 9.2의 깔때기 그림에서도 사용되어 $P = 0.034$로 비대칭성이 유의함을 증명하였다.

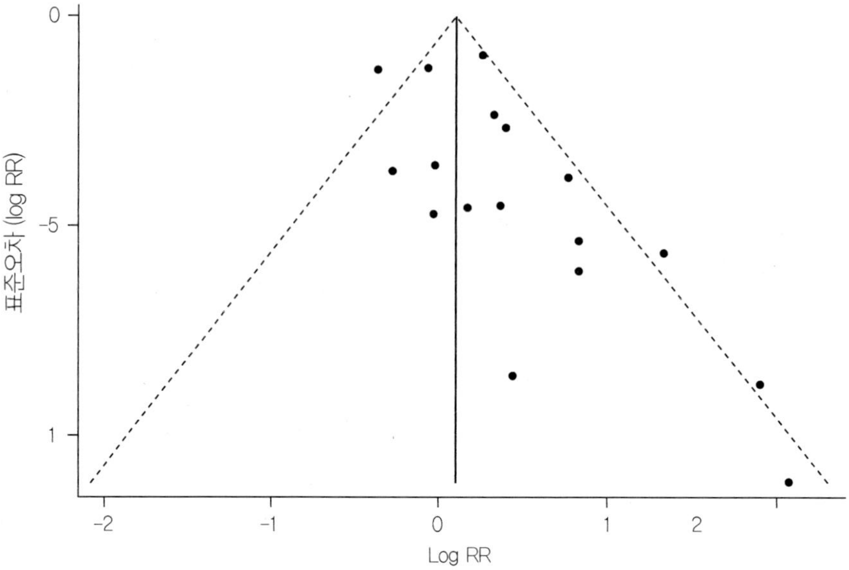

그림 9.2 전력 주파수 전자기장에의 직업성 노출과 근위축성 측색 경화증의 위험(발생률 또는 사망률) 사이의 연관성에 대한 17개 코호트 및 환자-대조군 연구의 메타분석에서 나온 깔대기 그림[41].

'질'평가와 바이어스의 위험

요약된 연구는 다양한 질 평가 기준을 통해 평가할 수 있다. PRISMA[14]는 '바이어스의 위험(risk of bias)'이라는 말을 '질'이라는 말보다 더 추천하며, 이는 여러 개의 구성요소로 평가될 수 있다. 코크란 바이어스 위험 도구[11] 세트는 무작위 임상시험을 위한 구성요소이며, 무작위화(순서 생성 및 할당 은폐), 눈가림, 불완전한 결과 데이터, 선택적 결과 보고, 기타 모든 문제는 '기타 바이어스의 원인'으로 간주한다. 무작위 임상시험 이외의 다른 연구에 적용하는 것은 부적절하다. 이 책에 함께 제시된 평가 과정세트와 10장에서의 '바이어스의 위험' 도구는 모든 유형의 연구에 적용될 수 있다. 내적 타당도가 문제이며, 실제 상황에 대한 타당한 측정을 반영한 연관성인가를 생각해야 한다.

많은 반-정량적(semi-quantitative) 시스템이 제안되어 연구에 점수를 매기고 간단한 척도로 비교할 수 있지만, 이는 점수의 각 항목의 정의와 가중치에 따라 다르며 각 구성요소로 평가하는 것보다 유용하지 않다. 이러한 측면은 주제에 따라 다르게 결정되어야 한다. 예를 들어 심부 정맥 혈전증 예방을 위한 헤파린 유형을 다룬 17개의 시험에 대한 메타분석에서 전체적인 상대위험도는 결과에 대해 눈가림이 안된 임상시험에서 더 컸지만, 다른 구성요소에서는 차이를 보이지 않았다[46].

질평가의 결과는 다르게 적용될 수 있다. 먼저 사전에 정의된 질평가 기준을 통과하지 못한 연구들은 완전히 분석에서 제외할 수 있다. 이는 일부 기준(예: 무작위 임상시험만 포함)에서는 간단하지만 질평가 기준의 타당도 자체가 의심이 되는 경우에는 일반적으로 연구를 완전히 제외하는 것은 현명하지 않다. 이는 특정영역(예를 들어 정보의 타당도를 확인하는 것)이 충족되지 않은 것인지 혹은 관련 정보가 단순히 논문에 보고가 되지 않은 경우인지를 분간하기 힘든 경우가 그렇다. 그러나 질평가는 공식적인 메타분석의 결과에 대해 부적절하거나 해석에 주의를 요함을 드러낼 수 있다. 예를 들어, 알츠하이머성 치매에서 콜린에스테라제 저해제(Cholinesterase inhibitor)를 적용한 뒤 인지기능 결과를 측정한 체계적 문헌고찰에서 대부분의 시험은 작지만 유의한 이익을 발견하였다. 그러나 저자들은 적절한 통계적 보정이 없는 다중 검정 문제와 무작위배정 이후에 환자들을 배제한 것을 이유로 메타분석에 포함되지 못한 것 등 포함된 연구들의 방법론적 한계를 지적하였다. 저자들은 이러한 콜린에스테라제 저해제가 인지기능결과에 이익이 되는 충분한 정보를 얻지 못하였음을 언급하였다[47].

두번째로, 특정 요인에 대한 질평가 결과가 다른 연구들을 비교하는 것으로 분석이 이루어질 수 있다. Schulz 등[48]은 250개의 대조군이 있는 임상시험을 포함하는 33개의 메타분석을 검토하여, 연구방법론의 질에 대한 평가와 추정되는 치료 효과의 관계를 분석하였다. 여러 결과 중에서 이중눈가림 연구에 비해 이중눈가림이 아니었던 임상시험과 무작위배정 할당이 부적절하게 은폐된 임상시험을 비교하여 더 취약한 연구들에서 더 큰 오즈비를 보고하였다. Moher와 동료들은[49] 127개 임상시험을 포함하는 11개의 메타분석을 평가하였는데, 역시 부적절하게 무작위배정으로 할당된 연구의 효과가 더 컸음을 확인하였다. 이중눈가림 여부에 따른 차이는 없었다. 그림 9.2에서 보여주는 직업성 노출에 관련한 메타분석에서는 환자-대조군 연구에서 유의하게 증가한 질병의 위험이 보였다. 이는 환자-대조군에서는 노출을 단순히 직업으로만 추정하였고 오히려 더 자세하게 조사한 직업성 노출 정보가 있는 코호트 연구들에서는 질병발생의 위험도가 적고 유의하지 않았다.

질평가 점수가 낮은 연구들이 누적되어 분석에 포함됨에 따라서 효과의 측정치가 어떻게 변하는지 분석한 연구들이 있다.[2] 결과가 빠르게 바뀐다면, 이는 질평가 점수 체계가 의미 있다는 것을 시사하며, 점수 체계를 더 강조하는 것이 좋을 수 있다. 50세 미만 여성의 유방촬영술 검진을 평가한 무작위 임상연구 7개를 분석한 메타분석에서, Glasziou 등[44]은 질평가 점수의 순서대로 결과를 누적 포함시킴으로써 결과를 보고하였다. 이렇게 한 결과 연구설계가 가장 잘됐다고 평가한 연구에서는 검진의 이득을 보이는 결과가(통계적으로 유의하진 않았지만) 보였으나, 추가적인 연구를 포함시킨 후에는 위험비가 유의하지 않은 것으로 변하였다.

만약 질평가와 관련된 요인이 출판연도나 질평가 점수와 같은 순위를 가진 범주형 변수이거나 양적인 변수라면 질과 관련된 요인과 메타분석 결과의 연관성은 메타회귀분석(meta-regression)을 이용해 분석할 수 있다. 그와 관련된 내용은 이 장의 후반부에 기술되어 있다.

메타분석의 제한점

모든 연구가 유사한 제한점을 가지고 있다면, 메타분석으로는 그 제한점을 극복할 수 없다. 예를 들어, 관찰 연구의 메타분석에서 유방 자가 검진을 한 여성은 그렇지 않은 여성보다 암이 더 작은 경향이 있으며 자가 검진이 유익하다는 결론을 내렸다[51]. 그러나 포함된 모든 관찰 연구는 동일한 문제가 있었다. 자가 검진을 한 여성들은 나이와 같은 측정 가능한 요인뿐만 아니라 건강관리 습관과 의료이용에 관련된 요인의 복잡한 요인도 달랐다. 이러한 교란 요인을 개별 연구에 다룬 연구가 없었기 때문에 이에 대한 메타분석은 도움이 되지 않는다.

연구의 차이점을 찾는 것: 이질성, 효과변경, 메타회귀분석

메타분석의 중요한 장점 중 한 가지는 연구결과 간의 차이를 보여줄 수 있으며, 그 차이를 설명할 수 있다는 점이다. 이런 결과를 해석하는 것은 하나의 연구 내 하위집단 간에 차이가 있는 경우와 유사하다. 만약에 어떤 논리적인 이유나 다른 결과로 인하여 이러한 차이점이 있을 것이 예상되었다면, 차이가 나는 이유는 여러 가지일 수 있다. 예상치 못

2 역자 주) 누적메타분석(cummulative meta-analysis): 질평가 점수가 높은 연구부터 낮은 연구로 정렬하여 효과추정치의 추이가 어떻게 달라지는지를 추적하는 분석방법

한 경우, 해석을 할 때 주의를 기울여야 하며, 해석 자체를 새로운 가설의 생성으로 간주해야 한다.

이러한 분석은 효과변경(effect modification), 즉 연구되고 있는 주요 연관성에 영향을 끼치는 요인의 효과를 평가한다. 분석은, 층화를 하여 여러 층 간에 주요 효과의 차이가 있는지 평가하는 방법으로 이루어질 수 있다. 호르몬 치료와 뇌졸중 발생에 관한 메타분석에서, 1986년 이전에 발표된 연구들에서는 경계선 유의성(borderline significance)을 갖는 위험이 관찰되었으나, 1986년 이후에 발표된 연구들에서는 뇌졸중 발생의 유의한 감소를 보였다[52]. 유방촬영술 검진이 유방암 발생을 감소시키는지 연구한 9개의 무작위 연구와 4개의 환자대조군 연구를 분석한 메타분석에서는 전체적으로 26%의 사망률 감소를 보고하였으며, 이는 검진에 시행하는 촬영의 횟수, 검진의 간격, 추적관찰 기간에 따른 차이는 없었으나 여성의 나이에 따라서는 달라지며, 연구에 참여한 50세 이하 여성에게는 이득이 없다고 보고하였다[53]. 이질성을 평가하는 통계적인 방법은 이 단원 두 번째 부분에 설명되어 있다.

효과변경인자로 생각되는 요인이 순차적인 범주를 가지는지 혹은 양적인 요인인지를 떠나서, 이 요인과 주요 효과의 관계에 대한 회귀분석을 함으로써 층화효과를 증대시킬 수 있다. 메타분석의 맥락에서, 효과변경인자에 대한 접근법을 메타회귀분석이라고 한다. 예를 들어, 파열된 복부 대동맥류의 수술적 치료에 따른 사망률에 대한 메타분석에서, 시간에 따라서 관찰한 결과, 사망률이 40년간 점차 감소하는 것을 보고하였다[54]. 10개의 코호트 연구로 수행한 메타분석에서, 동일한 혈청 콜레스테롤 감소에 대한 심장질환 위험 감소 비율은 35-44세 54%에서 75세 이상 19%로 피험자의 연령이 증가함에 따라 줄어들었다[55].

치료 관련 연구에서 층화분석이나 메타회귀분석 방법으로 흔하게 평가되는 요인으로는 나이, 성별, 이전 치료, 그리고 투여량, 투여 경로, 치료 시간 등의 현재 치료에 관한 요인들이 있다. 질환의 진행 정도나 동반된 합병증, 혹은 임상적 기능 상태 등의 일반적인 요인으로 평가하는 환자의 기저위험은 특히 중요하다. 이 때는 사용되는 결과 측정치가 중요하다. 만약 치료법이 여러 범주의 환자에 대하여 동일한 상대위험도를 가진다면(질환의 위험성이 같은 비율로 감소한다면), 위험도 차이(risk difference)로 표현되는 이득의 절대치는 기저위험이 높은 대상일수록 더 클 것이고, 하나의 질병을 예방하기 위해 치료해야 하는 숫자는 더 작을 것이다. 또한, 기저위험이 낮은 대상의 경우, 사망률과 합병증 발생을 일으킬 수 있는 다른 질환에 대한 고려가 더 중요할 것이므로, 치료법이 총 사망률이나 일반적인 삶의 질에 갖는 효과는 감소될 수 있다.

이러한 주제에 대해서는 메타분석 내에서 개별 연구의 결과를 사용하여 분석이 가능하지만, 당연히 포함된 연구의 요인 변이성의 정도에 따라 제한이 될 것이다. 여러 연구의 개별 대상의 자료를 사용한 통합분석을 하면 훨씬 강력하고 많은 정보를 제공하는 분석이 가능하다.

관찰 연구의 메타분석

메타분석은 무작위배정 임상시험에 적용하기 위해 처음 개발되었으며, 극복해야 할 주요 문제로는 대부분의 임상시험 규모가 너무 작다는 것과 무작위배정 임상시험의 설계법이 근본적으로 일관되므로 이러한 연구들의 결과를 합칠 수 있을 것이라는 논리였다.

메타분석은 관찰 연구, 코호트 연구, 환자-대조군 연구, 그리고 검진이나 진단 기술, 경제성평가 등의 다른 분야의 연구에도 적절하며, 최근에 점점 더 적용되고 있다. 그 원리와 방법은 같지만, 목적은 다를 수 있다.

관찰 연구의 주된 약점은 작은 규모가 아니라, 교란을 설명할 수 있는 능력이 제한되고 관찰바이어스에 취약한 것이다. 메타분석은 교란 및 관찰바이어스를 다루는데 매우 유용할 수 있지만, 상당한 주의가 필요하다. 예를 들어 메타분석에 포함된 모든 연구들에서 모두 같은 평가방법을 사용하였거나 교란요인을 통제하는데 모두 부적합한 경우와 같이 동일한 한계가 있는 경우 메타분석이 반드시 도움이 되는 것은 아니다. 무작위배정 임상시험과 마찬가지로, 개별 대상자 자료를 사용한 메타분석은 관찰바이어스와 교란요인을 통제하는 능력이 강하다.

유방암의 병인에 대한 분석과 같이, 이미 관찰 연구를 분석한 메타분석 중 중요한 몇 개를 언급했다. 이러한 메타분석이 개별적인 연구와 비교했을 때 가지는 중요한 장점은 산출되는 연관성의 측정치가 어느 정도 정확하다는 것과, 교란효과와 효과변경을 평가하는 능력이 크게 증가된다는 것이다. 예를 들어, 인공유산의 기왕력과 유방암의 관계를 분석한 메타분석은 유산이 유방암 발병 이전에 기록된 연구들에서는 위험성이 발견되지 않았고, 6단원에서 설명했듯이 회상바이어스가 발생할 수 있는 후향적 환자-대조군 연구에서는 연관성이 있었다고 보고하였다[7].

관찰 연구를 분석하는 메타분석을 하면서 개별적인 대상의 자료를 사용하는 것은 복잡한 과정이다. 연구들이 공통된 설계를 가지지 않는 이상, 식이 습관 등과 같은 노출을 평가하는 방법은 상당히 복잡하고, 여러 연구에 사용된 측정치의 등가성을 평가하는 것은 어렵거나 불가능하다. 예를 들어, 전세계적으로 햇볕에 노출되는 것과 피부암의 관계를 평가한 연구는 많지만, 여러 연구에 사용된 설문지가 서로 호환이 되어야 할 뿐 아니라, 시드니에서 한 시간 동안 햇볕에 노출되는 것과 런던에서 한 시간 동안 노출되는 것이 다르다는 문제가 있다. 여러 연구의 자료가 일관되려면, 측정 단위를 상당히 간단하게 만들어야 하는 경우가 많다. 측정되는 자기장과 소아백혈병의 관계에 대한 환자-대조군 연구들을 분석한 메타분석은 포함된 모든 연구에서 사용이 가능하도록 간단한 평가방법을 사용해야 했고, 상대적으로 규모가 큰 연구들이 사용한 자세한 (어쩌면 더 유효할 수 있는) 평가 방법을 무시해야 했다[56]. 하지만 메타분석의 장점은 대상의 숫자가 많기 때문에, 증가된 위험성과 서로 다른 여러 수준의 노출의 연관성을 매우 정확하게 평가할 수 있다는 것이다.

이상적인 과정은, 연구를 설계하는 단계부터 국제적인 협조를 구하여, 여러 장소에서 시행되는 관찰연구가 개별 대상 자료를 사용하는 통합분석에 포함될 수 있도록 설계되고 같은 설문지와 같은 방법을 사용하도록 하는 것이다. 핸드폰과 뇌의 악성종양의 관계를 연구하는 'Interphone' study에서 이런 방법이 사용되고 있는데, 국제적인 협조를 구한 결과 여러 국가에서 공통의 프로토콜과 자료 수집 절차를 사용하여 환자대조군 연구를 시행하고 있다[57]. 이 연구의 목적은 통계적으로 검정력이 강할 수 있도록 모든 데이터의 통합분석을 수행하는 것이었다. 이것보다도 더 적극적인 경우는 European Prospective Investigation into Cancer and Nutrition (EPIC) 등과 같은 국제적 전향적 연구인데, 이 연구도 현재 진행중이다(http://epic.iarc.fr/).

제2부 메타분석의 통계적인 방법

전체적인 효과의 측정치를 구하는 것: 각 연구에서의 데이터를 이용한 고정효과 모형

메타분석에 가장 널리 쓰이는 통계적인 방법은 '고정효과' 모델을 바탕으로 하는데, 이는 분석에 포함된 연구의 자료만을 이용하여 효과의 요약 추정치를 추출한다는 뜻이다.

역분산으로 가중화된 평균

이런 방법의 원리는 복잡하지 않다. 메타분석에 포함된 각 연구는 결과 측정치를 갖는데, 상대위험도, 오즈비, 위험도 비 차이 혹은 다른 측정치일 것이다. 분산은 각 측정치의 정밀도를 시사하는데, 측정치가 정확할수록 분산은 작다. 모든 연구를 바탕으로 하는 전체적 측정치로 적당한 것은, 각 연구의 결과 측정치의 가중화 평균이다. 가중치는 연구의 분산의 역수이다. 이런 방법을 사용하면, 가장 큰 비중을 가지고 효과의 전체 측정치에 가장 크게 기여하는 연구는 분산이 가장 낮고 정밀도가 가장 큰 연구이다. 보통 이런 연구는 규모가 가장 큰 연구이다.

수학적으로 보면, 가중평균을 구하기 위해서 각 연구의 효과 측정치를 가중치에 곱하고, 모든 연구에 대하여 이렇게 구한 수치를 더한 후, 모든 가중치의 합으로 나눈다. 상대위험도 혹은 오즈비와 같이 효과추정치는 비의 형태인데 이는 로그치환이 필요하다.

ln *ORi*는 각 연구 *i*의 로그치환한 오즈비이고, *wi*는 그 연구의 가중치(ln *ORi*의 분산의 역수)이며 요약 효과치인 ln *ORs*는 다음과 같이 풀어쓸 수 있다.

$$\ln OR_s = \left(\frac{\sum_i (\mathrm{w}_i \times \ln OR_i)}{\sum_i \mathrm{w}_i} \right)$$

메타분석에서 가장 널리 쓰이는 방법이 이러한 공식을 사용하는데, 세부 사항은 효과의 측정치와 분산을 구하는 공식에 따라 달라진다.

표 9.2.에 급성 결막염(눈의 감염성 질환)의 치료와 관련하여 클로람페니콜(chloramphenicol)과 위약을 비교한 3개의 무작위배정 임상시험[59]의 결과가 나와 있다. 평가되는 결과는 미생물학적 완화였고, 미생물 배양을 위한 눈 스왑(swab)으로 평가하였다. 연구들은 모두 비교적 작은 규모였으며 각 시험의 결과는 클로람페니콜에 할당된 군과 그렇지 않은 군의 관해의 횟수와 실패횟수로 한 줄로 표기되었다. 연구들의 오즈비 범위는 2.52에서 11.25였다. 이 자료에 적용된 두 개의 가장 흔하게 사용된 방법은 모두 노출된 집단에서 관찰된 성공 대상의 수와 예측했던 성공 대상의 수, 그리고 분산을 구하는 같은 공식을 사용했으며 같은 통계적 방법을 사용했으나, 오즈비와 요약 오즈비의 측정치는 달랐다.

Mantel-Haenszel 방법

여기서 사용되는 Mantel-Haenszel 과정[60,61]은 층화된 자료의 분석에 사용되는 과정과 같은데, 여기서는 층화변수 자체가 개별적인 연구를 가리킨다. 따라서 각 연구의 ad/T와 bc/T 양이 계산되고, 계산한 수치를 합한 후, 설명한대로 요약 오즈비를 계산한다. 요약 χ (또는 χ^2)는 박스 8.2와 appendix 2에 있는 표 A2.1에 나와 있는 공식이다. Mantel–Haenszel 계산을 하면 오즈비가 4.77이 계산되며, χ 통계치는 6.62인데, p–value는 0.0001보다도 훨씬 작은 값이다. 모든 오즈비에 대한 신뢰구간은 표 A2.1, 5D의 공식을 통해 계산할 수 있으며, 여기서는 95% 신뢰구간이 2.94–7.82였다.

Peto 방법

Peto 방법[62]에서는, 각 연구의 중재 집단에서 관찰된 사건의 수 (O_i)가 알려져 있고, 예상되는 사건의 수 (E_i)를 설명한 대로 구한 후, O_i-E_i 값을 계산하게 된다. 예상되는 수의 분산 (V_i)는 Mantel–Haenszel 방법에서 쓴 것과 같은 방법으로 계산한다(Box 8.2). 각 연구의 효과를 측정하기 위해, 연구마다 관찰된 숫자와 예상되는 숫자의 차이를 구하여 합한다. 이 값을 분산의 합으로 나누면 요약 오즈비의 자연 로그를 구할 수 있다[62].

$$\mathrm{OR_s} = \mathrm{exponential}\left\{\frac{\sum_i (O_i \times E_i)}{\sum_i V_i}\right\}$$

유의성을 평가하려면, i개의 연구의 요약 정규편차통계량(summary normal deviate statistic)은 다음과 같이 계산된다.

$$\chi = \frac{\sum_i (O_i - E_i)}{\sqrt{\sum_i V_i}}$$

이것은 앞서 설명한 Mantel–Haenszel 요약 통계량과 같다(Box 8.2).

이 예에서, Peto 방법을 사용하면 전체적인 오즈비는 5.19이며, 정규편차는 6.62($p < 0.0001$)이고, 매우 유의한 효과가 있음을 알 수 있다. 이 두 분석법에 있어서, 통계적 검정 방법은 같다. 두 분석법의 오즈비 계산법은 서로 다른데, 이 예에서 오즈비의 차이는 상당히 크다. Peto 요약 오즈비의 분산은 1/(각 연구의 분산 합계) 이고 95% 신뢰구간은 3.19–8.46이었다.

Mantel-Haenszel 방법과 Peto방법의 비교

이 두 방법 모두 통계적인 면에서 정당성을 가진다. Peto 방법은 무작위 연구를 분석한 대규모 메타분석에 매우 널리 적용되었다. Peto 방법에서는 오직 오즈비만 사용한다. Mantel–Haenszel 방법은(약간의 변형이 있을 수 있지만) 오즈비와 위험비, 위험도 비 차이를 이용한다. Peto 방법은 무작위배정 임상시험의 메타분석에 매우 광범위하게 적용되었으며 일부 연구에서는 적은 수 또는 0의 값을 가진 셀에서도 잘 작동한다. 효과측정값(관측값에서 기대값을 뺀 값)은 이해하기 쉽고 보고하기에 용이하다. 노출군에 비하여 비노출군의 비는 개별 연구 간에 상당히 차이가 있을 수 있으며, 효과가 크고 상당히 흔한 결과변수를 갖는다면, Mantel–Haenszel 방법은 통계학적으로 더 우월하다. 이는 Peto 방법이 효과측정에 대하여 바이어스를 유발할 수 있기 때문이다[63]. 이는 표 9.2의 데이터에 적용되는데, 두가지 방법은 상당히 다른 결과를 갖는 것을 볼 수 있다. 이런 이유로 Mantel–Haenszel 방법은 코호트나 환자대조군 연구에 더 선호된다. 코호트나 환자대조군 연구는 임상시험에 비해 이러한 변이가 더 많이 생기기 때문이다. 따라서 생존율에 대한 자료를 사용한 유방암 치료에 관한 무작위 연구를 분석한 대규모 메타분석에는 Peto 방법이 쓰였고[64], 경구피임약 복용과 유방암 발생률의 관계에 관한 관찰연구를 분석한 메타분석[6]에는 Mantel–Haenszel 방법이 쓰였다. 두 방법 모두 코크란 RevMan 소프트웨어에서 분석할 수 있으며, Mantel–Haenszel이 기본 방법으로 설정되어 있다.

하지만 두 방법 모두 중요한 단점을 가지고 있다. 개별적인 연구의 결과는 모두 2x2표의 형태로 표현할 수 있어야 한다. 이러한 자료만 사용하기 때문에, 다른 변수의 교란효과는 보통 고려할 수 없다(간단한 교란요인의 경우, 연구에서 얻을 수만 있다면 층화분석된 자료를 사용함으로써 해결할 수 있는데, 예를 들어 성별로 층화분석한 자료 등을 사용할 수 있다). 따라서, 교란효과나 짝지음의 존재로 인해 연구의 결과인 효과의 측정치를 간단한 2×2표로 나타내는 것이 부적절한 경우에는, 이러한 방법의 가치가 떨어진다. 7단원에서 설명한 당뇨에 관한 연구가 이러한 예인데, 다른 변수를 포함한 추가적인 분석을 한 결과가 더 정확했다. 무작위배정 임상시험에는 이러한 경우가 많지 않으므로, 위에서 설명한 방법을 적용할 수 있는 경우가 더 많다. 하지만 관찰 연구에서는, 다른 교란요인에 대하여 통제하는 것이 필수적인 경우가 많으므로, 간단한 2×2표로 전체적인 결과를 적절히 요약할 수 있을 확률이 떨어진다. 이러한 이유로, 결과를 발표할 때는 2×2표의 사용이 불가능한 형식으로 발표될 수도 있다. 이러한 제한점을 극복하는 방법은 신뢰구간을 바탕으로 보고하는 방법을 사용하는 것이다.

결과 측정치의 선택

치료효과에 대한 대부분의 메타분석은 치료가 원치 않은 사건(사망, 재발, 합병증)의 빈도를 줄이는 쪽으로 설계되었으며, 유익한 효과는 오즈비 혹은 위험도 비가 1보다 적고 위험 차이가 0보다 적다고 여겨진다. 하지만 다른 임상적인 결과는 기능 달성, 퇴원 등의 긍정적인 결과일 수 있다. 생존 여부와 같은 이분형 결과변수는 생존 환자의 비율, 혹은 사망 환자의 비율로 보고될 수 있다. 만약 분석을 생존과 별개로 사망으로 표현하면 두 상황의 오즈비는 서로의 역수이며, 위험 차이의 측정치는 부등호가 반대이기는 하지만 같은 값일 것이다. 그러나 발생률의 비율인 위험도 비는 그 비율 자체가 다르고 통계적 유의성과 연구간 이질성도 다를 수 있다.

이것의 예는 표 9.2에 나와 있다. 오즈비를 이용하여 Mantel-Haenszel 방법과 Peto 방법을 적용하는 것을 보여주기 위하여, 오즈비를 제시했다. 이런 방법은 위험도 비를 사용하여 적용할 수도 있다. 표 9.2에 나와 있는 상대위험비는, 제시된 순서대로, 3.76, 1.59, 1.46이며 Mantel-Haenszel 보정 상대위험도는 1.71이며 95% 한계는 1.41-2.08이다. 오즈비와는 상당히 다른데, 이유는 결과가 흔하고, 대조군의 성공률이 연구1은 19%임에 비하여 연구2는 60%, 연구3은 48%로 연구 간의 변이성이 크기 때문이다. 표 A2.2에 나온 방법으로 계산한 전체 Mantel-Haenszel 위험도차이는 33%이며 95% 한계는 23-43 %이다. 이는 모두 코크란 RevMan 소프트웨어로 계산될 수 있다.

각 연구의 신뢰구간을 바탕으로 하는 방법

이러한 방법은 각 연구에서 획득한 가장 정확한 추정치와 95% 신뢰한계를 사용한다. 대체로 논문이나 보고서에서 교란효과를 보정한 가장 마지막 결과가 쓰인다. 효과의 전체적인 측정치와 그 신뢰구간은 다변량분석이나 짝지어진 분석 혹은 교란효과를 보정하고 난 후의 층화분석 결과에서 주어진다. 각 위험 추정치의 분산은 신뢰한계로부터 계산하며 전체 효과는 각 연구의 분산의 역수를 사용치로 사용하여 각 연구에서의 결과값의 가중평균으로 주어진다[65,66]. 이 방법을 사용할 때는, 신뢰한계가 올바른지 확인하기 위해 정보를 요약하는 데 주의를 기울여야 한다. 일부 연구에서는 신뢰한계가 제시되지 않은 연구도 있지만 원 데이터에서 계산할 수도 있을 것이다; 만약 *P*-value 만 주어졌다면, 분산을 추정될 수 있다(8단원).

표 9.2 클로람페니콜(항생제)이 위약에 비교하여 급성 결막염에 미치는 영향에 대한 3가지 무작위배정 임상시험에 대한 Mantel–Haenszel 방법과 Peto 방법의 메타분석에서의 적용

각 연구들의 결과

연구	치료군		대조군		전체	오즈비
	성공	실패	성공	실패		
	a	*b*	*c*	*d*	*T*	
1	24	10	6	26	66	10.40
2	132	8	22	15	177	11.25
3	53	23	32	35	143	2.52

Mantel–Haenszel 방법

	a=obs	*E*	*V*	*ad*/T	*bc*/T	오즈비	카이제곱
1	24	15.45	4.15	9.45	0.91	10.40	4.19
2	132	121.81	3.33	11.19	0.99	11.25	5.59
3	53	45.17	8.65	12.97	5.15	2.52	2.66
Sum	209	182.44	16.12	33.61	7.05		
	OR = (*ad*/*T*)의 합/(*bc*/*T*)의 합 =					4.77	
	*OR*에 대한 95% 신뢰구간					2.91,7.82	
	Chi = (*a*의 합−*E*의 합)/*V*^.5의 합 =					6.62	<0.0001
	이질성 카이제곱 (자유도 2)					8.09	0.017

Peto 방법

	a=obs	*E*	*V*	*O–E*	오즈비	Z 검정통계량
1	24	15.45	4.15	8.55	7.84	4.19
2	132	121.81	3.33	10.19	21.89	5.59
3	53	45.17	8.65	7.83	2.47	2.66
Sum	209	182.44	16.12	26.25		
요약 결과: ln OR = (*O*−*E*)의 합/*V*의 합 =					1.65	
OR = exp (ln *OR*) =					5.19	
OR에 95% 신뢰구간					3.19,8.46	
정상 변이 = (*O*−*E*의 합)/*V*^.5의 합 =					6.62	<0.0001
이질성 카이제곱					12.13	0.002

출처: data Sheikh A et al. 'Antibiotics for acute bacterial conjunctivitis,' Cochrane Database Systematic Reviews, Volume 2, CD001211, © 2000 The Cochrane Collaboration. Published by John Wiley & Sons, Ltd [59].

예시

표 9.3에는 아동기 일광화상과 추후 악성 흑색종의 발생의 연관성을 평가한 7개 환자-대조군 연구를 분석한 메타분석[67]에 신뢰구간 방법을 적용한 예가 나와 있다. 이 경우, 각 연구의 결과가 인종, 피부의 형태 등의 여러 교란요인을 보정하였다. 출판된 각 연구에서, 교란요인을 보정하고 최적의 오즈비추정치인 OR_i와, 95% 신뢰한계의 상한 및 하한인 OR_U와 OR_L을 추출하였다. 분산은 다음과 같이 계산된다.

$$\text{Variance } OR_i = \left(\frac{\ln(OR_U / OR_i)}{1.96}\right)^2$$

혹은

$$\text{or, Variance } OR_i = \left(\frac{\ln(OR_i / OR_L)}{1.96}\right)^2$$

이러한 두 방법은 반올림 오차를 제외하고는 같은 결과를 도출해야 한다; 신뢰한계 상한과 하한 각각을 사용하여 분산을 계산하고 평균을 사용하는 것이 유용하다. 각 연구의 가중치 w_i는 분산의 역수이고, 따라서 요약 오즈비의 자연로그($\ln OR_s$)는 다음과 같이 계산한다.

$$\ln OR_s = \frac{\sum_i (W_i \times \ln OR_i)}{\sum_i W_i}$$

7개 연구를 분석하면 전체적인 오즈비가 1.88이다. 신뢰구간은 다음과 같다.

$$95\% \text{ limits of } OR_s = exp\left[ln\, OR_s \pm 1.96\sqrt{V_s}\right]$$

여기서

$$\text{where } V_s = \text{variance of } ln\ OR_s = \frac{1}{\sum_i W_i}$$

여기서 요약 오즈비 1.88의 95% 신뢰구간은 1.56~2.28 이다.

표 9.3 신뢰구간 방법을 사용한 메타분석: 어린시절 일광화상 병력과 흑색종 발병률 연관성에 대한 7건의 환자-대조군 연구 결과

(A) 7개의 환자-대조군 연구에 대한 메타분석

연구 i	오즈비 OR_i	95% CL 하한값	95% CL 하한값	분산	가중치 w_i	w_i ln OR_i	이질성 Q_i
1	1.30	0.90	1.80	0.03	31.86	8.36	4.39
2	1.20	0.60	2.30	0.12	8.50	1.55	1.73
3	3.70	2.30	6.10	0.06	16.14	21.12	7.35
4	2.40	0.80	7.30	0.32	3.14	2.75	0.18
5	6.50	3.40	12.30	0.11	9.29	17.40	14.25
6	1.49	0.97	2.32	0.05	20.20	8.06	1.11
7	1.60	1.00	2.60	0.06	16.83	7.91	0.45
				합	105.97	67.14	29.47

요약 $\ln OR_S = \dfrac{\sum_i (W_i \times \ln OR_i)}{\sum_i W_i} =$ 0.63

요약 $OR_S = \exp(\ln OR) =$ 1.88

요약 OR_S에 대한 95% CI 하한 1.56

$= \exp\left[\ln OR_S \pm 1.96 l \sum_i W\right]$ 상한 2.28

(B) 연구 3, 5를 제외한 분석

연구 i	오즈비 OR_i	95% CL 하한값	95% CL 하한값	분산	가중치 w_i	w_i ln OR_i	이질성 Q_i
1	1.30	0.90	1.80	0.03	31.86	8.36	0.28
2	1.20	0.60	2.30	0.12	8.50	1.55	0.25
4	2.40	0.80	7.30	0.32	3.14	2.75	0.85
6	1.49	0.97	2.32	0.05	20.20	8.06	0.04
7	1.60	1.00	2.60	0.06	16.83	7.91	0.22
				합	80.54	28.63	1.64

요약 $\ln OR_S =$ 0.36

요약 $OR_S = \exp(\ln OR) =$ 1.43

요약 OR에 대한 95% 신뢰구간 = 하한 1.15

상한 1.78

출처: data from Elwood JM and Jopson J, 'Melanoma and sun exposure: an overview of published studies,' International Journal of Cancer, Volume 73, issue 2, pp. 198–203, © 1997 Wiley-liss, inc [67].

결과제시: 숲 그림(forest plot)

메타분석 결과는 종종 **숲 그림**(forest plot)으로 표시된다. 숲 그림이란 말은 아마도 그림이 숲이나 나뭇가지와 비슷한 모양을 가져서 유래되었을 것으로 추정되나 그 기원이 명확하지는 않다[68]. 이 방법은 코크란에서 채택되어 RevMan 소프트웨어에서도 사용할 수 있다. 메타분석의 결과는 그림 9.3에 숲 그림으로 표현되고 설명된다. 그래프에서 각 네모모양의 크기는 각 연구에 할당된 가중치의 크기를 의미하며, 가로선은 오즈비의 95% 신뢰구간을 로그치환하여 표기한 것이다. 함께 표기된 숫자는 오즈비와 95% 신뢰구간이며 가중치는 모든 연구의 가중치의 퍼센트이다. 메타분석으로 통합 효과추정치는 마름모로 표시되고, 마름모의 폭은 95% 신뢰구간을 나타낸다. 제시된 다른 자료는 전체적인 효과의 유의성에 대한 통계적인 검증과 추후에 설명될 이질성에 대한 통계적 검정력이다. 이러한 결과는 오즈비, 상대위험도, 혹은 위험도 차이(이것은 산술적인 단위로 표시된다)를 표시할 수 있으며, Peto 방법(오직 오즈비로 표기), Mantel-Haenszel 혹은 신뢰구간 계산법, 혹은 다음에 설명할 무작위효과모델(random effect model)을 사용하여 표시할 수 있다.

이질성 검정(Tests of Heterogeneity)

모든 메타분석에서 중요한 부분은, 전체적인 요약 추정치가 자료 전체를 적절히 대표하는지 검증하는 것이다. 이를 위해 각 연구의 결과를 요약 추정치와 비교하는 **이질성**(heterogeneity) 검정을 사용한다. 이질성을 입증하는 것은 매우 중요한데, 연구간에 차이가 존재하는 이유에 집중할 수 있기 때문이다. 만약 한 두개의 연구가 나머지 연구와 큰 차이를 보인다면, 중재나 노출, 연구 설계법, 혹은 연구한 인구의 차이와 같은 이유가 있을 수도 있다.

만약 연구간에 상당한 이질성이 있다면, 전체적인 효과 측정치를 간단하게 해석할 수는 없다. 연구를 평가하여 이질성을 설명할 수 있는 논리적인 이유가 있는지 확인해야 하며, 이런 이유가 있다면, 연구들을 의미 있는 하위집단으로 구분하는 것이 도움이 될 수 있다. 전체 통계치와 마찬가지로 이질성에 대한 통계치는 어느 특정 연구의 결과에 대한 요약 결과에 기반하여 비교함으로써 각 연구의 값을 생성한다. 따라서 이질성이 있는 경우에는, 가장 높은 개별 값을 가진 연구들을 제외한 후 분석을 다시 하고, 효과의

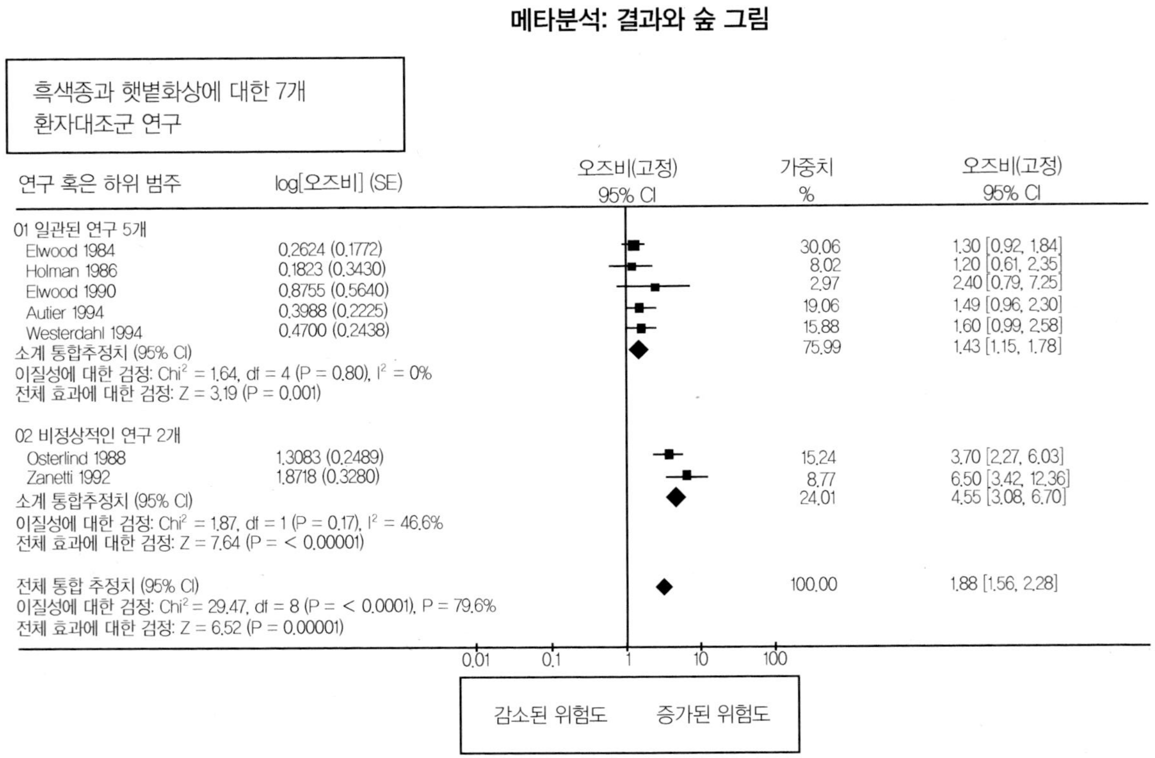

그림 9.3 자료에 대한 메타분석 표현: 표 9.3에 표시된 자료에 대해 코크란 RevMan으로 생성함; 그래프 표현은 숲 그림임.

출처: data from Elwood JM and Jopson J, 'Melanoma and sun exposure: an overview of published studies,' International Journal of Cancer, Volume 73, Issue 2, pp. 198–203, © 1997 Wiley–Liss, Inc [67].

요약 측정치를 새로 계산하여, 이 새로운 요약 측정치와 비교한 이질성 통계치를 산출하는 것이 논리적이다. 보통 결과를 보고할 때 특정한 숫자의 연구를 바탕으로 한 요약 통계치를 제시하고, 이 통계치의 계산에 포함되지 않은 한 개 혹은 그 이상의 연구를 제시해야 한다.

Q 검정

많이 쓰이는 이질성 검정에는 코크란 Q 검정(William Cochran의 이름을 따서 명명됨)이 있다. 이는 8단원에 제시된 층화분석을 이용한 검정과 유사하다. 각 연구에 대하여 Q_i가 계산되는데 이는 전체 메타분석에서 쓰이는 w_i 가중치를 이용하여 계산된다.

$$\text{where } Q_i = \mathrm{w}_i \cdot (\ln OR_i - \ln OR_s)^2$$

따라서 Q_i는 가중치 w_i와, 각 연구의 오즈비 OR_i의 제곱근 차이 그리고 전체 요약 오즈비 OR_s에 따라 달라지게 된다. 그런 다음 합 $\sum_i Q_i$은 자유도가 $(n-1)$인 카이 제곱 통계치이고, 여기서 n은 연구의 개수이다. 표 9.3과 그림 9.3에 있는 일광화상과 흑색종에 관한 7개 연구분석의 경우, 전체적인 이질성 통계치는 29.5, 자유도는 6이고, 이것은 매우 유의하다($p<0.001$). 각 연구의 이질성 통계치를 보면 가장 크게 기여하는 것은 가장 높은 오즈비를 갖고 있는 연구5와 3임을 알 수 있다. 이 두 연구를 제외하고 남은 5개의 연구를 바탕으로 요약 오즈비를 다시 계산하면 1.43이 나오는데, 이 수치로 비교하여 계산한 이질성 통계치는 더 이상 유의하지 않는다. 분석의 다음 단계는 다른 5개의 연구에 비해 이 2개의 연구의 오즈비가 상당히 높은 이유를 생각해보는 것이다. 연구된 인구의 실제 차이가 이유일 수도 있고, 사용된 방법(예를 들어 일광화상정도를 확인한 방법)의 차이가 이유일 수도 있다. 이런 차이가 있다고 해서 더 적은 수의 연구가 포함된 집단이 부정확하다고 가정하는 것은 좋지 않은데, 이 집단의 유효성은 나머지 연구의 유효성과 같거나 오히려 더 클 수도 있기 때문이다. Mantel–Haenszel 방법과 Peto 방법의 이질성 통계치는 표 A2.12에 나와 있으며 신뢰구간에 대한 방법은 표 A2.13과 Appendix 2에 나와 있다.

I^2 통계치

Q 검정은 만약 연구의 개수가 적을 경우 이질성을 검출할 검정력이 낮으며, 많은 연구에서 과도하게 민감한 경향도 보인다[69]. I^2 통계치는 연구간 이질성이 전체 변이의 분율

중 차지하는 정도를 가리키며, 나머지는 표본추출오차(sampling error)이다. I^2는 $I^2 = 100 \times [Q - (k-1)]/Q$으로 계산되는데, 여기서 Q는 앞에서 제시한 모든 Q_i의 합이고, k는 분석에 포함된 연구의 수이다. 신뢰구간도 계산할 수 있다. 이는 기술적이며 일정한 임계치가 없으나 30% 이하는 통상적으로 상당한 이질성이 없다고 해석한다. 그림 9.3에서는 7개 연구에 대하여 I^2가 80%로 계산되었으나, 5개 연구로 한정하면 I^2가 0%였다 .

무작위효과모델(Random effects models)

앞에서 설명한 방법은 모두 **고정효과모델**(fixed effects model)인데, 즉 이런 방법은 분석에 포함된 연구에서 산출할 수 있는 전체 효과의 측정치를 추정한다. 또 다른 접근법은, 포함된 연구들이 더 많은 연구들을 포함하는 가상의 집단을 대표하는 표본이라고 가정하고, 다른 방법을 사용하여 추정을 하는데, 이것이 **무작위효과모델**(random effects model)이다. 연구 간에 이질성이 없는 경우에는 두 방법의 결과가 같다. 이질성이 있으면, 무작위효과모델에서 산출되는 결과는 상당히 다를 수 있다[70]. 이 방법은 규모가 작은 연구에 더 큰 중요성(가중치)을 두는데, 소규모 연구는 방법론적인 제한점이나 출판바이어스의 여지가 있어 (출판바이어스가 있다면, 소규모 연구들이 편향된 표본의 역할을 하게 된다) 방법론적 한계를 겪을 수 있다.

가장 흔하게 쓰이는 무작위효과모델인 DerSimonian–Laird 방법[71]의 계산법은 표 A2.14에 나와 있다. 고정효과모델(Mantel–Haenszel 방법과 Peto 방법)과 무작위효과모델(DerSimonian–Laird 방법)은 둘 다 개별 연구결과의 가중평균을 산출한다. 고정효과모델은 각 연구의 연구 내 분산의 역수인 $1/v_i$를 가중치로 사용한다. DerSimonian–Laird 방법은 연구 내 분산과 연구 간 분산을 조합한 $1/(v_i + D)$;의 역수를 사용하여 연구에 가중치를 준다. 분산이 커질수록 요약된 효과 측정치의 신뢰구간은 더 넓어질 것이다. D는 연구 간의 이질성에 따라 달라지고(앞에서 언급한 Q_i를 포함한다), 이것이 작다면 0이 되는데, 이런 경우에 산출되는 결과는 고정효과모델의 결과와 같다(D는 음수일 수 없다). 연구 간의 분산이 상당한 경우, 곧 이질성이 있는 경우, DerSimonian–Laird 방법은 소규모 연구에 중요성을 상대적으로 많이 할당한다. 이런 차이가 있는 무작위효과모델은, 가산자료(count data)나 신뢰구간 자료에 적용될 수 있다.

7개의 연구를 모두 사용한 표 9.3과 그림 9.3에 나와 있는 자료에 있어서, 무작위효과

모델이 산출한 요약 오즈비는 2.1이고 95% 신뢰구간은 1.36~3.23 이다. 계산법은 표 A2.14와 Appendix 2에 나와 있다. 오즈비는 고정효과추정치보다 더 높은데, 이유는 소규모 연구 중에 높은 오즈비가 있는 연구들이 있고, 무작위효과모델에서 소규모 연구에 비중을 더 많이 두었으며, 연구간 변이를 고려했으므로 신뢰구간이 더 넓기 때문이다.

이질성과 출판바이어스의 예

그림 9.4에 제시된 깔때기 그림(funnel plot)은 1964년부터 1975년 사이 출판된 마그네슘 치료가 심근경색으로 인한 사망을 줄이는지 보고자 했던 15개의 무작위배정 임상시험의 메타분석 결과이다[72]. 이 임상시험 연구의 숲 그림(forest diagram)은 가중치 순으로 그림 9.5에 보여주고 있다(숲 그림은 규모가 큰 연구들이 하단에 배치되고, 깔때기 그림에서는 상단에 배치된다). 대부분은 소규모 연구들이었고, 이 중 9개의 연구는 대상 환자가 100명 미만이었고 치료군의 사망 건수가 10건 미만이었다. 1992년에 발표된 한 연구는 나머지보다 훨씬 규모가 컸는데, 각 집단에 1,000명 이상의 환자가 있었고 약 100건의 사망이 있었으며, 숲 그림의 맨 위에 기록되어 있다.

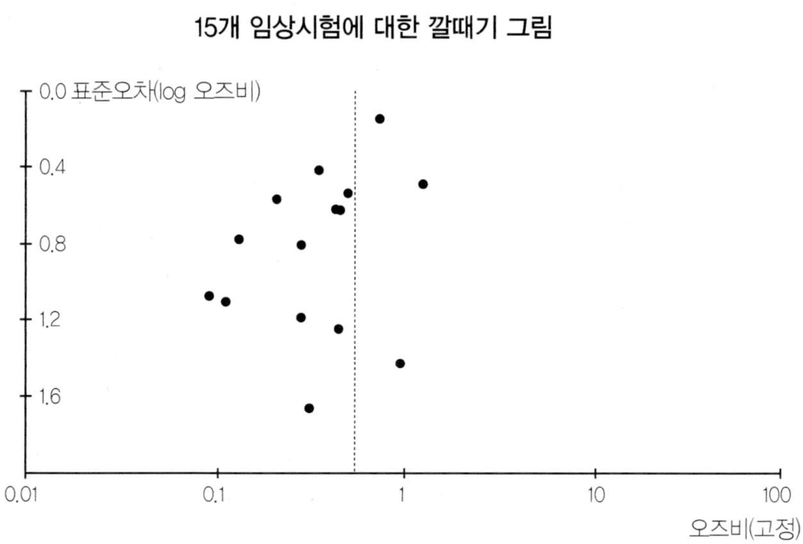

그림 9.4 깔때기 그림: 심근경색 후 마그네슘이 사망률을 감소시키는지에 대한 15개 임상시험의 깔때기 그림. 가로축은 오즈비의 로그를 나타내고, 세로축은 표준오차를 나타냄. 가장 정밀성이 떨어지는 연구는 맨아래에 있음. 그림의 비대칭성은 출판바이어스를 암시한다.

출처: data from Sterne JAC and Egger M, 'Funnel plots for detecting bias in meta-analysis: guidelines on choice of axis,' Journal of Clinical Epidemiology, Volume 54, Issue 10, pp. 2001; 54(10):1046–1055, [72].

메타분석: 결과와 숲 그림(2)

15개 임상시험: 심장질환에서 마그네슘 치료

연구 혹은 하위 범주	마그네슘 n/N	대조군 n/N	가중치 %	오즈비(고정) 95% CI
4	1/48	1/46	0.45	0.96 [0.06, 15.77]
8	0/22	1/21	0.67	0.30 [0.01, 7.88]
1	1/40	2/36	0.92	0.44 [0.04, 5.02]
7	1/25	3/23	1.34	0.28 [0.03, 2.88]
10	1/27	7/27	3.02	0.11 [0.01, 0.97]
3	2/200	7/200	3.10	0.28 [0.06, 1.36]
5	10/150	8/148	3.36	1.25 [0.48, 3.26]
13	4/130	8/122	3.58	0.45 [0.13, 1.54]
12	5/23	13/33	3.74	0.43 [0.13, 1.44]
6	1/59	9/56	4.06	0.09 [0.01, 0.74]
9	6/76	11/75	4.56	0.50 [0.17, 1.43]
11	2/89	12/80	5.53	0.13 [0.03, 0.60]
15	4/107	17/108	7.29	0.21 [0.07, 0.64]
2	9/135	23/135	9.61	0.35 [0.15, 0.78]
14	90/1159	118/1157	48.76	0.74 [0.56, 0.99]
전체 통합추정치 (95% CI)	2290	2267	100.00	0.54 [0.44, 0.68]

전체 사건: 137 (마그네슘), 240 (대조군)
이질성 검정: $Chi^2 = 21.15$, $df = 14$ ($P=0.10$), $I^2 = 33.8\%$
전체 효과 검정: $Z = 5.45$ ($P < 0.00001$)

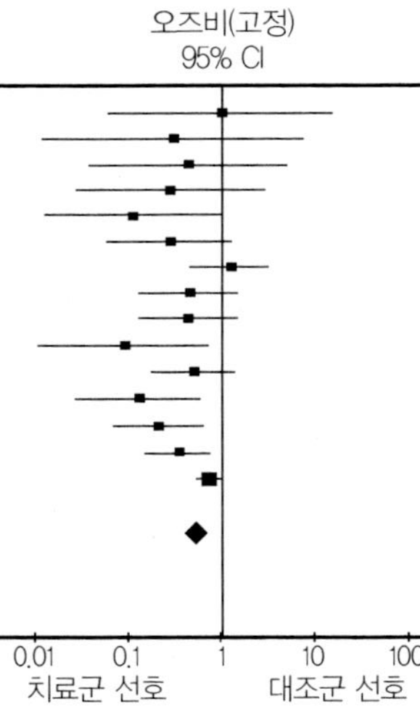

그림 9.5 자료의 메타분석 표현: 심장질환에서 마그네슘 치료에 대한 15개 임상시험의 숲 그림. 코크란 RevMan 소프트웨어로 생성함. 그림 9.4에도 같은 자료가 깔때기 그림으로 표현됨. 하나의 매우 큰 임상시험 결과를 추가하면 요약 오즈비가 0.54에서 1.01로 변경됨(본문 참조)

출처: data from Sterne JAC and Egger M, 'Funnel plots for detecting bias in meta-analysis: guidelines on choice of axis,' Journal of Clinical Epidemiology, Volume 54, Issue 10, pp. 2001; 54(10):1046–1055, [72].

15개의 연구의 메타분석은 마그네슘 치료가 통계적으로 유의한 이득이 있으며, 사망률을 약 50% 줄일 수 있다고 보고하였고, 앞에서 설명한 Mantel-Haenszel 방법을 사용하여 구한 오즈비는 0.54, 95% 신뢰구간은 0.44~0.68이었다. 하지만, 상당한 이질성이 있었다(I^2 값이 33.8% 라는 것을 보면 알 수 있다). 상대적으로 규모가 큰 연구들의 결과는 유의한 결과가 없었으나, 소규모 연구들의 결과는 좌측으로 치우쳐서 마그네슘 치료의 이득을 시사하였다. 우측에는 결과가 없다는 점이 눈에 띄는데, 이는 출판바이어스를 시사한다.

추후에(1995년에 발표된) 매우 큰 규모의 무작위 연구[73]가 시행되었는데, 이 연구에서는 거의 30,000명의 환자가 마그네슘 치료를 받았고 대조군이 30,000명 포함되었으며, 각 집단에서 2,000건이 넘는 사망 건수가 기록되었다. 이 연구의 통계적인 비중은 다른 모든 연구를 합한 것보다 훨씬 컸다. 이 대규모 연구에서는 마그네슘 치료의 이득이 없었으며, 오히려 마그네슘 치료를 받은 집단의 사망률이 약간 더 높았다(Mantel-Haenszel 오즈비 1.06, 95% 신뢰구간 1.00~1.13). 이 대규모 연구를 이전의 메타분석에 추가하여 분석을 했더니 오즈비가 1.01(95% 신뢰구간 0.95~1.07)로 변하였고, 마그네슘은 효과가 없음이 입증되었다. 이 대규모 연구의 놀라운 결과는 이전의 15개의 연구를 바탕으로 한 메타분석이 출판바이어스로 인해 부정확한 결과를 보고했다는 것을 보여준다.

메타회귀분석

메타회귀분석은 회귀 모델을 적용하여 메타분석에 포함된 연구의 특정 요인이 전체 결과에 미치는 영향을 탐색하는 방법이다. 여기서의 요인이란 연구를 특정 범주로 그룹화를 하거나(예: 코호트와 환자-대조군 연구의 비교) 출판연도와 같은 양적 특성일 수 있다. 예를 들어 대상의 나이와 콜레스테롤 수치 감소에 따른 허혈성 심질환의 발생 위험도에 메타회귀분석 방법을 적용한 결과 위험도 감소의 정도가 연령이 증가함에 따라 감소함을 보여주었다. 이는 연령에 대한 상대위험도를 구하는 회귀분석과 층화분석에서 모두 나타났다[55]. 메타회귀분석의 통계적 방법은 기본적으로 회귀분석과 동일하며, 오즈비, 상대위험비(로그 단위척도에서) 혹은 위험도 비 차이와 같은 효과측정치(measure of effect)를 종속변수로, 연령과 같은 다른 요인을 독립변수로 하여 분석은 효과측정치와 다른 요인간의 관계를 평가한다. 단일요인 분석은 단변수로 회귀분석을 수행하는 것과 같으며 다변량 회귀분석과 유사한 방법이 쓰이기도 한다. 그러나 적절한 분산 추정,

적절한 가중치 및 다른 통계적인 문제는 복잡할 수 있다.

연습문제

정답은 부록 1 참조

Q9.1 출판바이어스란 무엇이며 출판된 데이터의 검토에 어떤 영향을 끼칠 수 있는가?

Q9.2 메타분석에 가능한 모든 연구를 포함하는 것에 대해 찬성측과 반대측의 주요 주장은 무엇인가?

Q9.3 알코올 관련 문제에 대한 개별치료 대 그룹 상담을 검토한 결과 두개의 무작위배정 임상시험을 검색하였다. 개별치료를 받은 70명의 내담자 중 40명의 성공한 케이스가 있었고, 그룹상담을 받은 60명의 내담자 중 20명의 성공한 케이스가 있었다. 다른 시험에서 성공률은 개별치료의 경우 60/75인 반면 그룹 상담의 경우 20/35였다. Peto 방법과 Mantel-Haenszel 방법을 사용하여 전체 오즈비와 관련된 통계적 검정을 하시오.

Q9.4 간접흡연과 천식에 대한 연구를 검토하여 코호트 연구와 환자대조군 연구 4건을 찾았다. 이때 오즈비와 95% 신뢰구간은 다음과 같다.
3.0(2.2, 4.1); 6.0(2.6, 13.8); 3.22(2.78, 3.73); 1.40 (0.34, 5.76). 요약 오즈비와 신뢰구간은 어떠한가? 이질성이 유의한가?

참고문헌

1. Daniels M, Hill AB. Chemotherapy of pulmonary tuberculosis in young adults. An analysis of the combined results of three Medical Research Council trials. BMJ 1952; 1(4769):1162–1168.
2. Winkelstein W. The first use of meta-analysis? Am J Epidemiol 1998; 147(8):717.
3. Darby S, Davies C, McGale P. The Early Breast Cancer Trialists' Collaborative Group: a brief history of results to date. In: Davison AC, Dodge Y, Wermuth N (Eds). Celebrating Statistics. Oxford: Oxford University Press; 2005:185–198.
4. McGale P, Taylor C, Correa C, Cutter D, Duane F, Ewertz M, et al. Effect of radiotherapy after mastectomy and axillary surgery on 10-year recurrence and 20-year breast cancer mortality: meta-analysis of individual patient data for 8135 women in 22 randomised trials. Lancet 2014; 383(9935):2127–2135.
5. Early Breast Cancer Trialists' Collaborative Group. Effects of chemotherapy and hormonal therapy for early breast cancer on recurrence and 15-year survival: an overview of the randomised

trials. Lancet 2005; 365(9472):1687–1717.

6. Collaborative Group on Hormonal Factors in Breast Cancer. Breast cancer and hormonal contraceptives: collaborative reanalysis of individual data on 53 297 women with breast cancer and 100 239 women without breast cancer from 54 epidemiological studies. Lancet 1996; 347(9017):1713–1727.
7. Collaborative Group on Hormonal Factors in Breast Cancer. Breast cancer and abortion: collaborative reanalysis of data from 53 epidemiological studies, including 83 000 women with breast cancer from 16 countries. Lancet 2004; 363:1007–1016.
8. Collaborative Group on Hormonal Factors in Breast Cancer. Menarche, menopause, and breast cancer risk: individual participant meta-analysis, including 118 964 women with breast cancer from 117 epidemiological studies. Lancet Oncol 2012; 13(11): 1141–1151.
9. Cochrane AL. Effectiveness and Efficiency: Random Reflections on Health Services. Oxford: Nuffield Provincial Hospitals Trust; 1972.
10. Cochran AL, Blythe M. One Man's Medicine: An Autobiography of Professor Archie Cochrane. Cardiff: Cardiff University; 2009.
11. Higgins JPT, Green S (Eds). Cochrane Handbook for Systematic Reviews of Interventions, Version 5.1.0 [updated March 2011]. 2011. Available from: http://handbook.cochrane.org/
12. The Cochrane Collaboration. RevMan 5.3 [updated June 2014]. 2014. Available from: http://tech.cochrane.org/revman
13. Moher D, Liberati A, Tetzlaff J, Altman DG. Preferred reporting items for systematic reviews and meta-analyses: the PRISMA statement. BMJ 2009; 339:b2535.
14. Liberati A, Altman DG, Tetzlaff J, Mulrow C, Gotzsche PC, Ioannidis JP, et al. The PRISMA statement for reporting systematic reviews and meta-analyses of studies that evaluate healthcare interventions: explanation and elaboration. BMJ 2009; 339:b2700.
15. Clarke M, Collins R, Darby S, Davies C, Elphinstone P, Evans E, et al. Effects of radiotherapy and of differences in the extent of surgery for early breast cancer on local recurrence and 15-year survival: an overview of the randomised trials. Lancet 2005; 366(9503):2087–2106.
16. Turnbull F, Blood Pressure Lowering Treatment Trialists' Collaboration. Effects of different blood-pressure-lowering regimens on major cardiovascular events: results of prospectively-designed overviews of randomised trials. Lancet 2003; 362(9395):1527–1535.
17. Chan AW, Song F, Vickers A, Jefferson T, Dickersin K, Gotzsche PC, et al. Increasing value and reducing waste: addressing inaccessible research. Lancet 2014; 383(9913):257–266.
18. Chan AW, Hrobjartsson A, Haahr MT, Gotzsche PC, Altman DG. Empirical evidence for selective reporting of outcomes in randomized trials: comparison of protocols to published articles. JAMA 2004; 291(20):2457–2465.
19. Rosenthal R. The file drawer problem and tolerance for null results. Psychol Bull 1979; 86(3):638–641.
20. Peto R, Pike MC, Armitage P, Breslow NE, Cox DR, Howard SV, et al. Design and analysis of randomized clinical trials requiring prolonged observation of each patient. II. analysis and examples. Br J Cancer 1977; 35(1):1–39.
21. Ioannidis JP. Why most published research findings are false. PLoS Med 2005; 2(8):e124.

22. Boffetta P, McLaughlin JK, La VC, Tarone RE, Lipworth L, Blot WJ. False-positive results in cancer epidemiology: a plea for epistemological modesty. J Natl Cancer Inst 2008; 100(14):988–995.
23. Dwan K, Altman DG, Arnaiz JA, Bloom J, Chan AW, Cronin E, et al. Systematic review of the empirical evidence of study publication bias and outcome reporting bias. PLoS One 2008; 3(8):e3081.
24. Song F, Loke Y, Hooper L. Why are medical and health-related studies not being published? A systematic review of reasons given by investigators. PLoS One 2014; 9(10):e110418.
25. van Lent M, Overbeke J, Out HJ. Role of editorial and peer review processes in publication bias: analysis of drug trials submitted to eight medical journals. PLoS One 2014; 9(8):e104846.
26. Doshi P. Neuraminidase inhibitors—the story behind the Cochrane review. BMJ 2009; 339:b5164.
27. Cowley AJ, Skene A, Stainer K, Hampton JR. The effect of lorcainide on arrhythmias and survival in patients with acute myocardial infarction: an example of publication bias. Int J Cardiol 1993; 40(2):161–166.
28. Chalmers I. The true lorcainide story. BMJ 2015; 350:h287.
29. Psaty BM, Kronmal RA. Reporting mortality findings in trials of rofecoxib for Alzheimer disease or cognitive impairment: a case study based on documents from rofecoxib litigation. JAMA 2008; 299(15):1813–1817.
30. Garner P, Taylor-Robinson D, Sachdev HS. DEVTA: results from the biggest clinical trial ever. Lancet 2013; 381(9876):1439–1441.
31. Adams B. The pioneers of transparency. BMJ 2015; 350:g7717.
32. Montori VM, Wilczynski NL, Morgan D, Haynes RB. Optimal search strategies for retrieving systematic reviews from Medline: analytical survey. BMJ 2005; 330(7482):68.
33. Haynes RB, McKibbon KA, Wilczynski NL, Walter SD, Werre SR. Optimal search strategies for retrieving scientifically strong studies of treatment from Medline: analytical survey. BMJ 2005; 330(7501):1179.
34. Lindholm LH, Carlberg B, Samuelsson O. Should beta blockers remain first choice in the treatment of primary hypertension? A meta-analysis. Lancet 2005; 366(9496):1545–1553.
35. Glass J, Lanctot KL, Herrmann N, Sproule BA, Busto UE. Sedative hypnotics in older people with insomnia: meta-analysis of risks and benefits. BMJ 2005; 331(7526):1169.
36. Shang A, Huwiler-Muntener K, Nartey L, Juni P, Dorig S, Sterne JA, et al. Are the clinical effects of homoeopathy placebo effects? Comparative study of placebo-controlled trials of homoeopathy and allopathy. Lancet 2005; 366(9487):726–732.
37. Lafranca JA, IJzermans JN, Betjes MG, Dor FJ. Body mass index and outcome in renal transplant recipients: a systematic review and meta-analysis. BMC Med 2015; 13:111.
38. Fleiss JL, Gross AJ. Meta-analysis in epidemiology, with special reference to studies of the association between exposure to environmental tobacco smoke and lung cancer: a critique. J Clin Epidemiol 1991; 44:127–139.
39. Committee on Government Operations. Misused Science: The National Cancer Institute's Elimination of Mammography Guidelines for Women in their Forties. Washington, DC: U.S. Government Printing Office; 1994.
40. Elwood JM. Breast cancer screening in younger women; the need for evidence based medicine. N Z Med J 1995; 108(1002):239–241.

41. Zhou H, Chen G, Chen C, Yu Y, Xu Z. Association between extremely low-frequency electromagnetic fields occupations and amyotrophic lateral sclerosis: a meta-analysis. PLoS ONE 2012; 7(11):e48354.
42. Sterne JA, Sutton AJ, Ioannidis JP, Terrin N, Jones DR, Lau J, et al. Recommendations for examining and interpreting funnel plot asymmetry in meta-analyses of randomised controlled trials. BMJ 2011; 343:d4002.
43. Harbord RM, Egger M, Sterne JA. A modified test for small-study effects in meta-analyses of controlled trials with binary endpoints. Stat Med 2006; 25(20):3443–3457.
44. Peters JL, Sutton AJ, Jones DR, Abrams KR, Rushton L. Comparison of two methods to detect publication bias in meta-analysis. JAMA 2006; 295(6):676–680.
45. Egger M, Davey Smith G, Schneider M, Minder C. Bias in meta-analysis detected by a simple, graphical test. BMJ 1997; 315(7109):629–634.
46. Juni P, Altman DG, Egger M. Assessing the quality of randomised controlled trials. In: Egger M, Davey Smith G, Altman DG (Eds). Systematic Reviews in Health Care. Meta- Analysis in Context, 2nd ed. London: BMJ Publishing Group; 2001:87–108.
47. Kaduszkiewicz H, Zimmermann T, Beck-Bornholdt HP, van den BH. Cholinesterase inhibitors for patients with Alzheimer's disease: systematic review of randomised clinical trials. BMJ 2005; 331(7512):321–327.
48. Schulz KF, Chalmers I, Hayes RJ, Altman DG. Empirical evidence of bias. Dimensions of methodological quality associated with estimates of treatment effects in controlled trials. JAMA 1995; 273(5):408–412.
49. Moher D, Pham B, Jones A, Cook DJ, Jadad AR, Moher M, et al. Does quality of reports of randomised trials affect estimates of intervention efficacy reported in meta-analyses? Lancet 1998; 352:609–613.
50. Glasziou PP, Woodward AJ, Mahon CM. Mammographic screening trials for women aged under 50. A quality assessment and meta-analysis. Med J Aust 1995; 162:625–629.
51. Hill D, White V, Jolley D, Mapperson K. Self examination of the breast: is it beneficial? Meta-analysis of studies investigating breast self-examination and extent of disease in patients with breast cancer. BMJ 1988; 297:271–275.
52. Grady D, Rubin S, Petitti DB, Fox C, Black D, Ettinger B, et al. Hormone therapy to prevent disease and prolong life in postmenopausal women. Ann Intern Med 1992; 117(12):1016–1037.
53. Kerlikowske K, Grady D, Rubin SM, Sandrock C, Ernster VL. Efficacy of screening mammography. A meta-analysis. JAMA 1995; 273(2):149–154.
54. Bown MJ, Sutton AJ, Bell PR, Sayers RD. A meta-analysis of 50 years of ruptured abdominal aortic aneurysm repair. Br J Surg 2002; 89(6):714–730.
55. Law MR, Wald NJ, Thompson SG. By how much and how quickly does reduction in serum cholesterol concentration lower risk of ischaemic heart disease? BMJ 1994; 308(6925):367–372.
56. Elwood JM. Childhood leukemia and residential magnetic fields—are pooled analyses more valid than the original studies? Bioelectromagnetics 2006; 27(2):112–118.
57. INTERPHONE Study Group. Brain tumour risk in relation to mobile telephone use: results of the INTERPHONE international case-control study. Int J Epidemiol 2010; 39(3):675–694.

58. Riboli E, Kaaks R. The EPIC Project: rationale and study design. European Prospective Investigation into Cancer and Nutrition. Int J Epidemiol 1997; 26(Suppl 1):S6–14.
59. Sheikh A, Hurwitz B, Cave J. Antibiotics for acute bacterial conjunctivitis. Cochrane Database Syst Rev 2000; 2:CD001211.
60. Mantel N, Haenszel W. Statistical aspects of the analysis of data from retrospective studies of disease. J Natl Cancer Inst 1959; 22:719–748.
61. Greenland S, Robins JM. Estimation of a common effect parameter from sparse follow-up data. Biometrics 1985; 41(1):55–68.
62. Yusuf S, Peto R, Lewis J, Collins R, Sleight P. Beta blockade during and after myocardial infarction: an overview of the randomized trials. Prog Cardiovasc Dis 1985; 27:335–371.
63. Greenland S, Salvan A. Bias in the one-step method for pooling study results. Stat Med 1990; 9:247–252.
64. Early Breast Cancer Trialists' Collaborative Group. Systemic treatment of early breast cancer by hormonal, cytotoxic, or immune therapy. Part 1. Lancet 1992; 339(8784):1–15.
65. Prentice RL, Thomas DB. On the epidemiology of oral contraceptives and disease. Adv Cancer Res 1987; 49:285–401.
66. Greenland S. Quantitative methods in the review of epidemiologic literature. Epidemiol Rev 1987; 9:1–30.
67. Elwood JM, Jopson J. Melanoma and sun exposure: an overview of published studies. Int J Cancer 1997; 73:198–203.
68. Lewis S, Clarke M. Forest plots: trying to see the wood and the trees. BMJ 2001; 322(7300):1479–1480.
69. Higgins JP, Thompson SG, Deeks JJ, Altman DG. Measuring inconsistency in metaanalyses. BMJ 2003; 327(7414):557–560.
70. Deeks JJ, Higgins JPT, Altman DG, on behalf of the Cochrane Statistical Methods Group. Analysing data and undertaking meta-analyses. In: Higgins JPT, Green S (Eds). Cochrane Handbook for Systematic Reviews of Interventions version 5.1.0 [updated March 2011]. Oxford: The Cochrane Collaboration; 2011.
71. DerSimonian R, Laird N. Meta-analysis in clinical trials. Control Clin Trials 1986; 7:177–188.
72. Sterne JAC, Egger M. Funnel plots for detecting bias in meta-analysis: guidelines on choice of axis. J Clin Epidemiol 2001; 54(10):1046–1055.
73. ISIS-4 (Fourth International Study of Infarct Survival Collaborative Group). ISIS-4: a randomised factorial trial assessing early oral captopril, oral mononitrate, and intravenous magnesium sulphate in 58 050 patients with suspected acute myocardial infarction. Lancet 1995; 345(8951):669–685.

제**10**장

인과관계에 대한 진단

The diagnosis of causation

불확실한 것을 확실한 것으로, 거짓을 진실로 착각하는 것보다 더 어리석은 것은 무엇입니까?

— Cicero (106-43 BC): *De Senectute*, 19

서론

지금까지 배운 내용을 통해, 우리는 특정 연구나 일련의 연구들에서 확인된 연관성이 인과관계가 있다고 결론을 내릴 수 있을지 평가할 수 있게 되었다. 이는 절대적 근거가 있는지 여부와는 무관하다. 과거의 경험으로부터 얻은 어떠한 자료도 우리가 연구하지 못한 (예를 들어, 미래의 환자와 같은) 개인의 미래의 결과를 확실하게 예측할 수 있게 해주진 못한다. 보건의료 분야에서는 고려할 수 있는 다른 요인, 수행할 수 있는 다른 연구, 혹은 가설의 변형이 없는 상황은 거의 없다.

이러한 균형을 맞추기 위해서, 우리는 개별 환자의 진단과 치료에 대한 결정을 선택하는 것에 관해서든 많은 사람들에게 영향을 미칠 수 있는 정책 결정을 선택할 것에 관해서든 판단을 내릴 수 있어야 한다. 이러한 결정은 판단과정에 의해 이루어져야 하며, 판단은 근거에 대한 객관적인 사정에 기반하여야 한다.

이 장에서 우리는 인간의 건강에 대한 인과관계를 평가하기 위한 틀을 제시할 계획이다. 인과관계의 진단은 관찰된 연관성에 대하여 인과적/비인과적인 설명을 모두 고려함에 따라 달라진다. 관련성이 다른 메커니즘이 아니라 인과관계에 의해 생성될 가능성이 가장 높은지에 대하여 합리적인 판단이 내려져야 한다. 특정 연관성이 인과관계를 반영하는지 여부에 대한 결론은 단순한 "예 또는 아니오"가 아니라 합리적이고 확률적인 판단이 필요하다.

제1부 특정 연구 또는 연구사례에서의 인과관계에 대한 평가

인과관계를 평가하기 위한 전반적인 틀은 Box 10.1에 모두 제시되어 있고, Box 10.2에는 축약된 형태로 나와 있다. 이 질문들은 순서대로 다룰 예정이다.

Box 10.1 인과관계와 관련된 근거 평가와 관련된 20가지 질문

인과관계 평가 체계

A. 근거에 관한 기술

1. 노출변수나 중재가 무엇이었는가?
2. 결과변수가 무엇이었는가?
3. 연구설계가 무엇이었는가?
4. 연구대상자가 누구였는가?
5. 주요 연구결과가 무엇이었는가?

B. 내적 타당도: 비인과적 설명에 대한 고려

6. 연구결과가 관찰바이어스의 영향을 받았을 가능성이 있는가?
7. 연구결과가 교란요인의 영향을 받았을 가능성이 있는가?
8. 연구결과가 우연변동의 영향을 받았을 가능성이 있는가?

C. 내적 타당도: 인과성을 지지하는 측면에 대한 검토

9. 시간적 선후관계가 있는가?
10. 연관성이 강력한가?
11. 양-반응관계가 있는가?
12. 연구 내에서 결과가 일관성이 있는가?
13. 연구 내에서 어떠한 특이성이 있는가?

D. 외적 타당도: 연구결과의 일반화

14. 연구결과를 적격집단(eligible population)에 적용할 수 있는가?
15. 연구결과를 연구모집단(source population)에 적용할 수 있는가?
16. 연구결과를 다른 관련된 인구집단에도 적용할 수 있는가?

E. 다른 근거와 연구결과의 비교

17. 연구 결과는 다른 근거, 특히 유사하거나 더 강력한 연구설계를 가진 연구에서 도출된 근거와 일관성이 있는가?
18. 전체적인 근거가 어떤 특이성을 보이는가?
19. 연구 결과가 생물학적 기전으로 설명 가능한가?
20. 주효과가 관찰되었다면, 노출변수와 결과변수의 분포가 일치하는가?

Box 10.2 메모 형식의 인과관계 평가 체계

인과관계 평가
A. 근거의 기술
1. 노출변수 또는 중재
2. 결과변수
3. 연구설계
4. 연구집단
5. 주요 연구결과
B. 비인과적 설명
6. 관찰바이어스
7. 교란
8. 우연
C. 인과성을 지지하는 측면
9. 시간적 선후관계
10. 연관성 강도
11. 양-반응관계
12. 일관성
13. 특이성
D. 일반화 가능성
14. 적격집단
15. 모집단
16. 기타 인구집단
E. 다른 근거와 비교
17. 일관성
18. 특이성
19. 설명가능성
20. 일치성

우리가 가진 근거는 무엇인가?

출판된 연구결과나 우리가 수행한 연구나 다른 사람의 연구결과에서 얻어진 원데이터와 같은 초기의 하나의 근거와 함께 실제 상황을 고려해야 한다. 우리는 연구에 사용된 방법과 주어진 결과를 비판적으로 평가하고, 결과가 인과관계로 설명이 가능한지에 대하여 결정해야 한다. 우리가 질문할 내용은 다음과 같다:

연구에 대한 기술(질문 1–5)

질문 1. 노출변수나 중재가 무엇이었는가?
질문 2. 결과변수가 무엇이었는가?
질문 3. 연구설계가 무엇이었는가?
질문 4. 연구대상자가 누구였는가?
질문 5. 주요 연구결과가 무엇이었는가?

자주 간과되는 첫 번째 단계는 특정연구에서 어떠한 관련성이 평가되고 있는지 또는 어떠한 가설을 검정하고 있는지에 대하여 이해하는 것이다. 거의 모든 연구는 **노출변수** 혹은 중재와 **결과변수** 간의 관련성으로 요약할 수 있다. 이를 위해 연구에 사용된 **연구설계**에 대하여 명확히 이해해야 한다. 개인에 대한 비교연구는 중재연구, 무작위배정 혹은 비무작위배정 연구, 코호트 연구나 환자-대조군 연구 혹은 단면조사연구에 대한 관찰연구가 있다. 4장에서 살펴본 바와 같이, 연구설계를 이해하면 어떠한 분석방법이 적절하고, 어떠한 방법론적 문제가 가장 중요할지에 대하여 알 수 있다. 그 후에, 다음 5장에서 논의된 것처럼, 표적집단, 적격기준, 서로 다른 집단에서의 참여율과 같은 측면에서 **연구대상자**들에 대하여 고려해봐야 한다. 때때로 인과관계 평가 측면에서 출판된 연구에 대하여 설명하기 위하여 단순히 제목을 훑어보기보다는 연구방법에 대하여 정밀한 평가가 필요하다. 실제로 연구결과에서 도출된 질문은 연구자들이 알고자 하는 질문과 다소 다를 수 있다.

이러한 체계적인 접근에는 두 가지 장점이 있다. 첫 번째는 매우 복잡한 연구의 특정 세부 사항을 살펴보기 전에 이러한 질문에 대하여 검토하면 연구의 전반적인 목적과 관련성에 대하여 명확한 아이디어를 얻을 수 있다. 둘째로, 이 연구가 더 자세히 검토할 만큼 관련성이 있고 중요한지 여부를 결정하는 데 도움이 될 것이다. 연구설계와 연구모집단을 고려하면, 특정 연구가 우리가 평가해야 하는 질문과 관련이 없다는 사실을 알 수 있다. 예를 들어, 우리는 새롭게 진단된 암의 일차치료에 관심이 있을 수 있다. 그러나 우리는 관심을 가진 연구가 환자의 완화치료에 약물을 사용한다는 것을 발견할 수 있다. 셋째, 해당 주제에 대하여 보고된 선행문헌이 많다면, 이는 우리가 가장 주목해야 할 연구가 무엇인지 결정하는 데 도움이 될 수 있다. 이 장의 뒷부분에서 관련성이 높은 순서대로 다양한 유형의 연구를 분류하는 체계에 대하여 살펴볼 예정이다. 예를 들어, 여러 무작위배정 임상시험에서 다뤄진 주제라면, 기술역학연구에 대하여 자세히 검토하는 것은 별 의미가 없다.

연구주제를 정의한 후, **주요결과**를 요약하는 것은 매우 유용하다: 노출과 결과변수 간의 연관성 측면에서 결과는 무엇인가? 우리는 이 단계에서 주요 결과에 대하여 살펴본 후에, 고려해야 하는 보조적인 이슈와 주요 결과를 구분해야 한다. 주요 결과를 간단한 표로 표현하고 논문으로부터 얻거나 적절한 연관성 척도(오즈비 또는 비율의 차이)에 대하여 스스로 계산할 수 있어야 한다.

많은 최신 문헌에서는 주요 결과는 다변량 분석과 같은 복잡한 분석방법으로부터 도출된다. 그럼에도 불구하고 원데이터는 일반적으로 사용할 수 있으며 일차적인 조 결과(crude results)의 간단한 2×2 표를 생성할 수 있다. 물론 이 단순한 결과가 발표된 더 복잡한 분석보다 우선적으로 사용되어서는 안 되지만 분석이 적절하다고 가정하면 연구를 이해하고 본질적인 내용에 대한 느낌을 주는 데 큰 도움이 되는 경우가 많다. 또한, 단순하게 도출된 대략적인 결과가 보다 복잡한 분석을 기반으로 논문에 발표된 결과와 큰 차이를 보일 경우에는 논문에 나타난 보다 복잡한 분석결과에 대하여 매우 주의깊게 살펴보는 것이 좋다.

내적 타당도: 비인과적 설명에 대한 고려(질문 6–8)

연구에 대하여 기술한 후에, 우리는 **내적 타당도** – 연구대상자에서 근거가 노출과 결과 간의 인과관계를 지지하는가? – 에 대하여 평가한다. 이 평가는 두 단계로 이루어진다. 먼저, 우리는 연구결과에서 나타난 결과를 야기할 수 있는 세 가지 비인과적인 메커니즘을 고려해봐야 한다. 이에 대한 질문은 다음과 같다:

질문 6. 연구결과가 관찰바이어스의 영향을 받았을 가능성이 있는가?
질문 7. 연구결과가 교란요인의 영향을 받았을 가능성이 있는가?
질문 8. 연구결과가 우연변동의 영향을 받았을 가능성이 있는가?

이에 대해서는 6, 7, 8장에서 자세히 다루었다. 각각에 대해 우리는 연구의 주요 결과가 어떻게 영향을 받을 수 있는지에 대해 고려할 필요가 있다. 각각의 영향에 대하여 별도로 고려하여, 인과적 효과와 비교하여 비인과적 메커니즘에 의해 연구결과가 도출될 가능성에 대하여 평가한다. 따라서, 노출과 결과 간의 연관성을 보여주는 연구의 경우, 질문을 다음과 같이 요약할 수 있다.

- 비교 그룹 간의 실제로 차이가 없다면, 관찰된 결과가 관찰바이어스로 인해 발생할 수 있는가?
- 결과가 실제 차이를 보여주고 있지만, 추정된 인과적 효과라기보다는 오히려 교란바이어스에 의한 영향으로 인해 나타난 결과인가?
- 결과가 실제 차이를 보여주고 있지만, 노출과 결과 사이의 일반적인 연관성이 없는 우연변동에 의해 발생한 결과인가?

앞서 언급했듯이 최종적인 평가에서는 이러한 모든 요소를 고려하며, 특정 연구에서는 세 가지 문제를 모두 포함할 수 있다. 연구에 나타난 결과에서 위의 세 가지의 극단적인 경우를 고려해보는 것은 종종 우리의 판단을 명료하게 해줄 것이다. 비인과적 연관성을 설명하는 순서는 다음과 같다: 관찰바이어스가 심각한 경우, 데이터를 아무리 보정해도 문제가 해결되지 않는다. 교란요인이 있는 경우, 적절한 데이터 분석방법을 통해 이를 입증하고 통제할 수 있다; 우리는 연구에서 교란변수의 통제를 위한 적절한 분석이 수행되었는지에 대하여 평가해야 한다. 우연변동에 대한 평가는 바이어스와 교란요인에 대하여 고려한 이후, 연구의 주요 결과에 대하여 수행되어야 한다.

내적 타당도: 인과성을 지지하는 측면에 대한 고려(질문 9-13)

지금까지 우리는 비인과적인 설명을 배제하는 것 만으로 인과관계를 인정하는 것을 살펴보았다. 이 장에서는 인과관계가 존재한다는 것을 지지하는 지표로 간주될 수 있는 특성에 대하여 살펴볼 예정이다. 이 시점에서 우리는 특정 연구 내에서 이러한 특성에 대한 평가에 대하여 논의하고, 추후 평가하고자 하는 가설과 관련된 모든 가용한 정보에 대하여 논의할 예정이다.

이와 관련된 질문은 다음과 같다:

질문 9. 시간적 선후관계가 있는가?
질문 10. 연관성이 강력한가?
질문 11. 양-반응관계가 있는가?
질문 12. 연구 내에서 결과가 일관성이 있는가?
질문 13. 연구 내에서 어떠한 특이성이 있는가?

질문 9. 시간적 선후관계

관련성이 인과관계가 되기 위해서, 결과가 발생하기 전에 추정되는 노출이 존재해야 한다. 노출된 대상자와 노출되지 않은 대상자를 비교하는 전향적 연구설계에서, 연구가 시작되는 시점에서 대상자에게 결과사건이 발생하지 않았음을 확인함으로써 평가된다. 시간적 선후관계는 후향적 연구설계에서 더 명확하지 않을 수 있으며, 결과가 발생한 후에 발생된 노출을 가능한 인과적 원인으로 고려하지 않도록 주의해야 한다. 이러한 이유로 질병에 대한 후향적 연구에서는 사건이 발생한 대상자들(관심사건이 최근에 발생했던 것으로 밝혀진 사람들)을 등록하고, 대상자들을 빠르게 인터뷰하고, 결과 이전의 노출과 관련된 정보만 기록하는 것이 가장 좋다.

모든 연구설계에서 – 특히 후향적 연구에서 – 어려운 점은 관심사건과 관련된 생물학적 변화가 발생한 시점부터 그 사건이 인지되고 진단되기까지 긴 시간이 걸릴 수 있다는 점이다. 종종 이 시간에 대하여 임의의 가정이 적용된다. 예를 들어, 15장에 기술된 후향적 연구에서 환자군 및 대조군에 대한 약물에 대한 과거력은 의무기록으로부터 얻어졌지만, 환자군의 임상적 진단 시점으로부터 1년 이전의 약물과거력 및 대조군에서의 1년 동안의 약물 과거력에 대한 정보는 제외되었다. 13장에서 기술된 코호트연구에서, 연구 간의 차이는 위험요인에 대한 노출 이후 시간에 따라 변화하는 관련성 때문인 것으로 제시되었다.

위험요인에 대한 노출의 정의에서도 유사한 문제가 발생할 수 있다. 예를 들어, 직업적 노출과 질병 사이의 연관성을 평가할 때, 노출을 특정 직업에서 최소 5년간의 경력자로 정의하는 것이 합리적일 수 있다. 이 경우 5년의 기간이 종료되는 즉시 추적관찰기간이 시작된다. 어떤 연구에서는 시간 단위가 적절하지 않기 때문에 연관성이 없는 것으로 나타날 수 있다. 치료 효과를 비교하는 연구에서는 짧은 추적관찰 기간에 기반한 경우, 관련성이 없다고 결론 내릴 수 있으며, 단기간의 연구에서는 방사선이나 경구피임약 사용과 같은 노출요인의 장기적인 영향에 대하여 간과할 수 있다.

질문 10. 연관성의 강도

더 강한 연관성, 더 큰 상대위험도는 인과관계를 반영할 가능성이 더 크다. 한 가지 이유는 측정된 요인이 인과경로의 생물학적 사건에 더 근접할수록 상대위험도가 더 커질 것이기 때문이다. 결정론적으로 접근하였을 때, 이상적인 경우는 요인이 필요충분원인이며, 노출되지 않은 경우 위험이 0이고, 노출된 경우 위험이 100%이며, 상대위험도는 무한대인 경우이다. 그러나, 이러한 경우는 보건문제에서 매우 드문 상황이다. 예를 들어, 희귀질병이 전부 플라스틱 파이프 제조에서 사용되는 특정 화학물질에 노출되어 발생했다고 가정하자. 후속연구에서 우리는 플라스틱 공장에서의 근무와 약한 연관성, 파이프 제조 공정에서 일하는 것과 더 강한 연관성, 특정 화학물질에 대한 과도한 노출과의 매우 강한 연관성을 발견할 수 있을 것이다.

그러나 실제 인과적 요인은 질병을 유발하는 여러 요인 중 하나일 수 있으므로, 위험의 작은 증가와 관련될 수 있다. 만성기관지염의 원인 중 하나로서 대기오염의 역할에 대하여 생각해보자. 질병을 유발하는 다른 요인이 거의 없을 때, 예를 들어 직업상의 위험에 노출되지 않은 비흡연자의 경우 대기오염의 역할이 중요할 수 있으며, 상대적으로 증명하기 쉬운 높은 상대위험도를 나타낼 수 있다. 그러나, 담배를 많이 피우는 경우, 흡연이 압도적으로 중요하기 때문에 대기오염으로 인한 추가적인 위험은 상대적으로 작다; 대기오염의 기여위험도가 비흡연자의 위험과 유사하다면, 흡연으로 인한 기저위험이 매우 높기때문에 상대위험도는 작을 것이다. 이것은 관련성의 인과적 본질을 바꾸지는 않지만, 관련성의 강도를 약화시키고 인과적 관계를 입증하기 더 어렵게 만든다.

관련성이 강하다는 사실로 비인과적인 관련성일 가능성을 완전히 배제할 수는 없다. 심각한 관찰바이어스는 매우 강력한 관련성의 강도를 나타낼 수 있다(일부 예시는 6장에서 살펴볼 수 있다). 최근에 기형아를 출산한 산모에게서 임신 초기에 약물 노출 여부를 묻고, 대조군으로 건강한 아기를 둔 산모의 약물 노출 여부에 대한 응답과 비교한다고 가정해보자. 우리는 선택적 회상에 의한 바이어스가 매우 클 수 있다는 사실을 예상해야 한다. 이러한 선택적 회상에 의한 바이어스의 영향은 매우 클 수 있다. 이와 유사하게, 관련성의 강도가 강한 경우에도 밀접하게 관련이 있는 요인으로 인한 교란의 효과를 배제할 수 없다. 예를 들어, 질병의 발생위험이 이전에 복용한 약물의 노출 또는 약물을 복용한 이유와 관련된 경우가 이에 해당된다. 약물적응증과 약물복용 사이에는 밀접한 관련성이 있을 수 있으며, 그 중 하나가 진짜 인과적 요인이라고 한다면, 다른 요인과 질병과의 관련성은 단지 교란효과에 기인한다고 할지라도 강력한 관련성의 강도를 나타낼 수 있다.

그러나 강한 관련성이 바이어스로 인한 것이라면, 바이어스가 커야 하므로 상대적으로 바이어스를 발견하기 쉬울 것이다. 강한 관련성이 교란효과로 인한 것이라면, 노출변수와 교란요인과의 연관성이 매우 밀접하거나 결과변수와 교란요인과의 관련성이 매우 강력해야 한다. 예를 들어, 비흡연자와 비교하여 담배를 많이 피우는 사람에서 폐암의 상대위험도는 30배라고 하고, 이러한 관련성은 흡연으로 이어지는 유전적으로 결정된 성격과 관련된 폐암에 대한 유전적 요인에 의해 교란되기 때문이라고 가정하였을 때, 이러한 유전적 요인은 폐암에 대하여 약 30배의 상대위험도를 가져야 한다. 개인의 성격에 대한 표현형을 평가하기 어렵다는 점을 감안하더라도, 이러한 관련성의 존재를 입증하는 것은 가능해야 한다.

질문 11. 양-반응관계

양-반응관계에 대하여 고려해야 할 점은 연관성의 강도에서 고려해야 할 점과 유사하다. 양-반응 관련성에 대하여 고려해야 할 주요한 문제는, 약물적응증과 약물복용에서의 상황과 같이, 노출변수와 밀접한 관계를 가진 교란요인으로 인한 양-반응관계의 왜곡이다. 어떤 경우에는 양-반응관계 입증이 바이어스로 인한 관련성의 왜곡의 가능성을 낮춰주는 강력한 논거가 될 수 있다. 예를 들어, 장기간 약물을 사용하는 사람들은 단순히 약물을 사용하지 않는 사람들보다 의사를 더 자주 방문하기 때문에 증상이 발견될 가능성이 더 높다고 주장할 수 있다. 그러나, 약물의 용량과 방문빈도 사이에 일정한 경향이 있을 가능성은 적다. 따라서, 연구에서 약물의 용량과 결과변수 간의 일정한 양-반응관계를 보인다면, 이러한 바이어스는 배제될 가능성이 커진다.

우리는 일반적으로 한 방향의 양-반응관계를 기대한다. 그러나, 역치를 가졌거나, 전혀 반응하지 않거나 100% 모두 반응하거나(all-or-none), 다른 복잡한 관련성과 같은 다른 유형의 관련성을 가질 수 있다. 그러나, 인과관계가 성립한다면, 그 관련성이 선형이 아닐지라도 결과의 빈도는 노출이 증가함에 따라 증가하는 단방향 증가를 보여야 한다는 일반적인 가정은 일반적으로 합리적이며, 단방향의 관련성이 아닐 가능성에 대해서는 신중하게 고려되어야 한다. 예를 들어, 호지킨병의 연령분포는 다른 많은 암에서 볼 수 있는 것과 같이 연령에 따른 발생률의 일반적인 단방향의 증가를 보여주지 않지만, 대신에 젊은 연령에서 한 번의 피크가 나타난 후 감소하고 다시 고령에서 피크를 보이는 쌍봉형의 복잡한 패턴을 나타낸다. 복잡한 관련성을 가질 가능성이 낮다는 일반적인 가정 하에서, 이 패턴은 두 가지 별개의 질병이 있음을 시사하며, 그 중 하나는 다른 많은 암에서의 연령분포와 같이 연령이 증가함에 따라 발생률이 꾸준히 증가하는 패턴을 보이고, 다른 하나는 젊은 연령에서 최대 발생률을 나타낸다. 1950년대에 기술역학연구[1]로부터 제안된 이러한 가설은 이전에 분리되어 있지 않던 질병의 유형[2] 사이에 임상적 · 병리학적인 특징의 차이를 입증함으로써 나중에 확인되었다. 양-반응 관련성의 입증은 15장에 제시된 연구의 주요한 구성요소이며, 16장에 설명된 연구의 주요 목표 중 하나이다.

질문 12. 연관성의 일관성

다양한 대상들에게 연관성의 일관성에 대한 인과관계가 적용될 것으로 예상된다. 새로운 진통제가 효과가 있다면, 다양한 통증 원인을 가지고 있는 성별과 연령이 다른 환자들에게 효과적인 가능성이 높을 것이다. 다른 상황에서는 일관성보다는 연관성의 특이성(질문 13 참조)이 예상될 수 있다. 예를 들어, 유방암에 대한 호르몬 치료는 호르몬 수용체가 양성인 암에 가장 잘 적용할 것으로 예상할 수 있다. 한 연구 내의 관련성이 여러 다른 대상자 그룹 내에서도 일관성이 있는 것으로 확인된다면, 이러한 관련성은 일반적으로 인과관계를 지지할 것이다. 특히, 바이어스와 교란효과의 출처가 해당 하위집단에서 서로 다른 경우에는 연구 내 일관성이 인과관계를 더욱 지지하는 쪽으로 기울 것이다. 마찬가지로, 인공감미료(주로 사카린)의 섭취와 방광암 간의 양의 관련성을 보여주는 새로운 연구가 발표되었을 때, 이러한 양의 관련성은 남성에게서만 나타났으며, 일관성 부족에 대한 생물학적 설명이 없었으므로 그 결과는 인과관계에 대한 입증을 약화시켰다[3]. 12장에 기술된 국제임상시험에서는 서로 다른 지리적 위치와 주요 결과에 대한 하위집단에 따른 주효과의 일관성을 보여주고 있다.

일관성을 평가할 때 어려운 점은 대상자의 서로 다른 하위집단과의 관련성의 일관성을 비교하기 위해서는 큰 데이터셋이 필요하다는 점이다. 유효 표본크기는 각 하위집단의 연구대상자 수에 해당한다. 적절한 연구대상자 숫자가 있더라도, 비교해야 할 하위집단은 단순히 분석에서 필요에 의해 나누는 것이 아니라, 선험적인 근거에 따라 정의되어야 한다. 많은 하위집단이 정의된 대규모 분석에서, 8장에서 논의된 바와 같이, 일부 결과는 우연히 다른 결과를 보일 것으로 예상된다. 이것은 임상시험에서 중요한 문제이다. 새로운 치료법의 전체적인 효과가 나타나지 않는 경우에도, 대상자의 하나의 하위집단에서는 효과가 나타날 수 있다. 이러한 사후분석은 오해의 소지가 있으므로 피하는 것이 가장 좋다. 하위분석에서의 새로운 발견은 추가적인 검정이 필요한 새로운 가설로 간주되어야 한다.

질문 13. 연관성의 특이성

하나의 인과적 요인과 하나의 결과 사이의 특정한 연관성은 인과관계에 대한 좋은 근거라고 간주되어 왔다. 그러나 이것은 오해의 소지가 있다. 일부 사람들은 흡연이 여러 암 및 기타 심각한 질병과 관련이 있는 것으로 나타났기 때문에 흡연과의 연관성이 한 가지 결과에만 국한되지 않는다는 사실이 폐암과의 인과적 연관성에 대한 가능성이 낮다는 견해를 주장했었다. 그러나, 연관성의 특이성은 종종 조작적 정의에 의존한다. 우리가 결핵을 결핵균에 의한 감염에 의해 발생하는 다양한 징후와 증상을 포함하는 임상질환으로 정의한다면, 그렇게 정의된 질병과 감염원은 특정한 연관성을 갖게 된다. 이러한 조작적 정의가 없으면, 결핵균 감염과 만성 뇌수막염, 관절 부종, 폐질환 간의 연관성은 특이적인 것으로 보이지 않는다.

그러나, 많은 상황에서 바이어스나 교란이 결과를 설명하지 못할 가능성이 있음을 나타낼 수 있으므로 특이성의 입증이 가치가 있을 수 있다. 예를 들어, 최근에 출산한 산모에 대하여 인터뷰를 시행한 후향적 연구를 생각해보자. 이 연구에서 건강한 아기를 출산한 엄마보다 심장기형이 있는 아기의 엄마가 훨씬 더 자주 특정 약물의 사용을 보고한다는 것을 보여준다. 연구자들은 회상바이어스가 이러한 연관성에 개입했는지에 대하여 의문을 가져야 한다. 그러나 만약 다른 기형이 있는 아기의 산모에게도 특정 약물의 사용에 대하여 인터뷰하였을 때, 다른 기형이 있는 아기의 산모의 약물복용 과거력이 건강한 아기의 산모의 경우와 유사하다면, 이러한 결과는 심장기형을 가진 아기의 엄마에게서 회상바이어스가 개입되었다는 주장에 대한 강력한 반박이 될 것이다. 비타민 A 섭취와 관련된 선천적 기형에 대한 연구에서 임신 전과 임신 초기에만 비타민 A를 과다섭취할 때 초과위험이 발견되었지만, 임신 6주 이후의 과다섭취는 선천적 기형과 관련이 없었다. 이러한 연관성의 특이성은 이러한 연관성이 인과관계를 지지하며, 교란 및 관찰바이어스에 의한 영향을 배제할 수 있게 해준다[4]. 12장에서 설명된 임상시험은 두 가지 다른 노출의 영향을 구별하기 위하여 설정되었으며, 노출 중 하나에 대한 특정한 관련성을 보여주었다. 이전의 관찰 연구에서는 두 가지 관련 노출의 영향을 분리할 수 없었다. 16장에 설명된 연구는 유방암과 알코올 섭취 사이의 연관성이 특정 유형의 알코올 섭취에서만 발견되었기 때문에 연관성의 특이성을 보여주었지만, 이 결과에 대한 후속연구에서는 다른 결과를 보여주었다.

병원기반연구에 따르면, 자궁내막암이 발생한 여성은 자궁경부암 환자보다 과거에 에스트로겐 약물을 사용한 빈도가 더 높았다[5]. 자궁내막암은 높은 사회경제적 지위를 가진 집단에서 더 흔하지만, 자궁경부암은 높은 사회경제적 지위를 가진 집단에서 드물게 발생된다. 에스트로겐 약물의 사용은 높은 사회경제적 지위를 가진 집단에서 더 많이 사용할 가능성이 높기 때문에, 자궁내막암과 에스트로겐 약물과의 관련성은 교란효과로 인한 것일 수 있다. 그러나, 자궁내막암과 사회경제적 지위가 유사한 난소암 환자에서 평가하였을 때, 난소암 환자에서의 에스트로겐 약물의 사용은 자궁내막암 환자보다 훨씬 적었다. 이러한 사실은 사회경제적 지위에 의한 교란효과가 자궁내막암과 에스트로겐 약물복용과의 연관성을 왜곡시킬 가능성을 낮게 만든다.

따라서 하나의 요인이 실제로 다양한 결과를 유발할 수 있고, 하나의 결과가 다양한 원인에서 발생할 수 있으므로, 특이성을 절대적 기준으로 삼지 않는 것이 좋을 수 있다. 이러한 개념은 종종 연구설계에도 유용하게 사용된다. 응답바이어스를 확인하기 위하여 연구자들은 비교 집단에서 동일할 것으로 예상되는 요인에 대한 정보를 의도적으로 수집할 수 있으며, 이러한 요인에 대한 유사한 분포는 관찰바이어스가 없음을 보여준다. 앞서 언급한 바와 같이 비슷한 효과를 관찰하기 위해서 여러개의 대조군을 선택할 수 있다.

내적 타당도에 대한 요약

이쯤에서, 우리는 연구의 내적 타당도가 적절한지에 대하여 판단할 수 있어야 한다. 긍정적인 결정은 결과를 연구대상에서 실제 연관성의 타당한 척도로서 받아들이고, 노출과 결과 사이에 연관성이 있는 경우 인과관계로 간주한다는 것을 의미한다. 부정적인 결정은 관찰된 연관성이 바이어스, 교란, 또는 우연으로 인한 비인과적인 설명에 의한 것이라고 결정하는 것을 의미하며, 이 때 우리는 가능한 바이어스나 교란요인을 특정할 수 있어야 한다. 종종 우리는 선택지의 전부는 아니지만, 일부를 제거할 수 있고, 이러한 결과가 인과관계나 교란효과 때문에 발생한 것이라고 결정할 수 있다. 이러한 결론은 어떠한 추가 정보가 필요한지를 명확하게 해주기 때문에 매우 가치가 있다.

관찰바이어스는 추후에 모든 단원에서 논의될 예정이지만, 특히 12장, 13장 및 15장에서 중요하게 다뤄질 예정이다. 이 장들에서 논의는 관찰바이어스를 최소화하기 위한 노력을 보여준다. 13장과 15장에서는 연구결과에 대한 해석에서 연관성이 인과관계인지 아니면 교란때문인지에 대한 내용을 다룰 예정이다. 11장과 14장에서 논의될 주요 주제는 연구결과가 인과관계인지 아니면 우연변동에 의한 것인지에 대하여 다룰 예정이다.

외적 타당도: 결과의 일반화 가능성(질문 14-16)

연구의 내적 타당도가 매우 낮다면, 외적 타당도에 대한 평가는 더 진행할 필요가 없다. 연구대상자에 대해서도 연구결과가 타당하지 않으면 다른 대상자 그룹에게 적용하는 것이 무의미하기 때문이다. 그러나, 연구결과가 합리적으로 타당한 결과이고, 인과관계가 합리적으로 가능한 설명이라고 결론을 내리게 된다면, 결과의 외적 타당도에 대하여 고려할 필요가 있다. 이와 관련된 질문은 다음과 같다:

질문 14. 연구결과를 적격집단(eligible population)에 적용할 수 있는가?

질문 15. 연구결과를 연구모집단(source population)에 적용할 수 있는가?

질문 16. 연구결과를 다른 관련된 인구집단에도 적용할 수 있는가?

최종 연구참가자와 적격집단 간의 관계를 잘 문서화해야 한다. 연구불참으로 인한 추적관찰소실은 무작위가 아닐 가능성이 높기 때문에 신중하게 고려되어야 하며, 추적관찰소실에 대한 원인은 노출 또는 결과와 연관이 있을 수 있다. 이러한 문제는 5장에서 자세히 논의하였다. 이외에도 연구참가자가 연구모집단의 "대표표본"이 될 가능성은 매우 낮으며, 연구모집단을 대표할 수 있다고 하더라도, 지역사회나 향후에 발생할 환자 등등으로 결과를 더 외삽하고 싶어한다. 중요한 점은 연구대상자가 "전형적"인지 "대표적"인지가 아니라, 연구참여자가 제공한 결과와 노출간의 연관성이 다른 그룹에도 적용될 수 있는지다. 결과의 외부 적용가능성을 평가할 때, 연관성에 영향을 미칠 수 있는 요인에 대하여 구체적으로 살펴볼 필요가 있다. 대부분의 임상시험은 수련병원에 입원하거나 방문한 환자에 대하여 수행된다. 이러한 임상시험에서 유방암에 대한 새로운 치료법이 효과가 있는 것으로 판명된다면, 우리는 임상시험 환자가 일반적으로 혹은 통계학적으로 국내 지방병원 환자를 "대표"한다고 할 수 없지만 유사한 병기 및 유사한 유형의 종양 및 유사한 연령대에 있는 지방병원의 환자들에게 쉽게 적용할 것이다. 마찬가지로 미국과 일본의 여성들은 유방암 발생률도 매우 다르며, 식단도 매우 다르다; 그러나 포화지방섭취와 유방암 발생 사이에 인과관계가 있는 경우, 다른 요인의 상대적 중요성에 의해 그 연관성의 강도가 수정될지라도 우리는 두 집단 모두에서 포화지방섭취와 유방암 발생 사이의 관련성을 관찰할 수 있을 것으로 예상해야 한다. 그러나 다른 고려 사항이 적용될 수 있다. 우리가 잘 알려진 수련병원에서 중증 우울증에 사용된 새로운 약물요법의 임상시험결과를 살펴보았을 때, 우리는 일차의료기관에 내원하는 환자에게 비판없이 그 결과를 적용해서는 안 된다. 일반진료환자는 동일한 진단명으로 진단되었다고 할지라도 수련병원의 환자와 다를 수 있으며(예: 질병의 중증도 및 기간), 치료효과도 입원환자와 지역사회환자 간에 큰 차이가 있을 수 있다. 일반적으로 한 피험자 집단의 결과를 다른 피험자 집단에 적용하는데 있어 어려움은 기본 생리학 및 유전학 문제일 경우 최소화되고 문화적 및 심리사회적 측면의 문제인 경우 가장 적용이 어렵다. 결과의 일반화 가능성은 다음 장에서 논의되는 모든 연구에서 중요하지만 12장에서 논의될 예정인 고위험집단에서 일반집단으로의 일반화가 주요 문제인 경우 특히 중요한 이슈이다. 11장에서 설명할 시험결과와 13장에서 설명할 코호트 연구결과의 적용 및 일반화가능성은 해석에 있어서 중요한 문제이다.

다른 근거와 비교(질문 17-20)

우리는 지금까지 하나의 연구에서 제시한 근거에 대하여 비판적인 평가를 하는 법을 학습하였다. 우리는 내적 타당도에 대하여 평가하고, 연구결과가 인과관계와 일치하는지에 대하여 합리적인 판단을 할 수 있는 지점에 도달하였다. 우리는 연구의 외적 타당도에 대하여 학습하였고, 연구에 참여한 피험자들 외에 그 결과를 어디까지 일반화할 수 있는지에 대하여 결정할 수 있게 되었다. 이제 이 특정 연구의 결과를 다른 연구와 다른 경험에서 얻은 근거와 비교하는 문제에 대하여 살펴볼 예정이다. 연구 내에서 얻어진 근거를 가지고 우리가 평가했던 것과 같이, 특정 질문을 염두에 두고 우리는 이러한 비교를 수행할 것이다. 특정 연구의 결과를 다른 연구의 결과와 비교할 때, 이와 관련된 질문은 다음과 같다:

질문 17. 연구결과가 다른 근거, 특히 유사하거나 더 강력한 연구설계를 가진 연구에서 도출된 근거와 일관성이 있는가?

질문 18. 전체적인 근거가 어떤 특이성을 보이는가?

질문 19. 연구결과가 생물학적 기전으로 설명가능한가?

질문 20. 주효과가 관찰되었다면, 노출변수와 결과변수의 분포가 일치하는가?

질문 17. 다른 연구들과의 일관성

다른 연구들과의 일관성은 노출과 질병과의 연관성이 인과관계인지 여부에 대하여 판단할 때 사용되는 가장 중요한 특성이다. 결과가 일관성이 있다고 말하기 위해서는 여러 연구에서 연관성이 관찰되어야 하며, 각각의 연구는 개별적으로 연관성이 인과관계가 있는 것으로 해석될 수 있어야 하며, 연구방법론 및 연구모집단이 충분히 다양하여 모든 연구에서 동일한 바이어스나 교란요인이 작용하지 않아야 한다. 예를 들어, 영국의 환자-대조군 연구에서 호르몬대체요법과 정맥 혈전색전증 간에 새로운 관련성이 제기되었을 때[6], 이 연구결과에 대한 해석에 대하여 미국의 공동연구진들에 의하여 일관된 결과를 보고한 환자-대조군 연구와 코호트 연구[7, 8]를 동시에 출판함으로써 도움을 받을 수 있었다.

개별적으로 불만족스러운 연구들은 결과가 서로 일관성이 있다고 하더라도, 모두 같은 연구설계 상의 약점을 가진 연구들의 결과가 일관성이 있는 것과 같이, 가치가 없다. 예를 들어, 관찰연구에서 유방암을 조기발견할 수 있도록 도와주는 유방암 자가검진의 효과를 평가하는 것은 어렵다. 왜냐하면, 유방암 자가검진을 실행하는 여성은 종양을 조기발견할 수 있도록 유도하는 다른 많은 특성들을 가질 가능성이 높기 때문이다. 유방암의 자가검진의 효과에 대한 메타분석이 수행된 바 있지만[9], 조기진단과 관련된 다른 요인으로 인한 교란효과에 대해서는 여전히 배제할 수 없다. 다른 연구결과들과의 일관성 부족은 인과관계일 가능성을 낮추기도 하지만, 평가에도 주의를 기울여야 한다. 연구방법론과 연구대상자 수가 제한이 있어서 연관성을 발견할 검정력이 매우 작은 경우는, 실제 연관성이 있다고 할지라도, 가치가 없다. 새롭고 논쟁의 여지가 있는 결과가 발표되었을 때, 관련성이 없음을 보여주는 검정력이 낮고, 잘못 설계된 소규모 연구들이 종종 새로운 결과를 반박하기 위해 제시된다; 이러한 연구들은 원 논문에 적용한 것과 같은 비판적인 접근방식으로 검토되어야 한다.

메타분석 내에서 일관성은 각 연구의 결과가 전체 연구결과를 통합하여 제시된 요약통계량과 일치하는지에 대하여 9장에 설명된 것과 같은 방법으로 이질성 평가에 의해 평가된다. 상당한 이질성이 있을 때 해석의 어려움이 발생한다. 종종 결과가 이상하게 나온 연구는 단순히 기록한 후 전체 메타분석에서 제외하고, 나머지 연구들을 통합하여 요약통계량을 제시하게 된다. 9장에서 논의된 것과 같이 이러한 경우, 불일치의 원인에 대하여 탐색할 수 있다면 더욱 만족스러운 해석을 얻을 수 있다. 메타회귀분석방법을 사용하기 적절한 경우에는 연구의 질적 수준 및 개별적인 특성들을 고려하는 것이 가치가 있을 수 있다.

질문 18. 특이성

특이성은 일관성과 밀접한 관련이 있다. 두 연구 간의 결과 차이가 불일치로 해석되는지 또는 특이성으로 해석되는지는 두 연구결과를 비교하기 전에 설정된 가설에서 차이가 예상되는지에 따라 해석이 달라지게 된다. 가설에서 차이를 미리 예측하지 못했지만, 생물학적으로 설명가능한 메카니즘이 발견되거나 두 연구 간의 차이가 일관되게 보고되는 경우에는 연구에서 나타난 특이성을 고려하여 가설을 수정할 수 있다. 이러한 경우에는 향후 독립적인 연구에 의해 평가되어야 하는 새로운 가설을 제시하게 된다.

예를 들어, 척추이분증(spina bifida)과 무뇌증(anencephalus)의 두 가지 선천적인 기형은 유사한 발생학적 및 역학적 특징을 가지며, 12장에서 논의된 바와 같이 두 가지 질병 모두 엽산에 의해 예방된다. 그러나 항간질약물인 valproic acid는 척추이분증과는 강력하고 명백하게 특이적인 연관성을 나타내지만, 무뇌증의 위험을 증가시키는 않는 것으로 보고되었다. 만약 이러한 결과가 관찰바이어스 때문이 아니라면, 효과의 특이성을 의미하며, 두 개의 질병 중 하나가 병리학적으로 차이가 있음을 보여준다[10]. 매우 특이적인 연관성은 더 쉽게 찾아볼 수 있다. 한 유명한 논문[11]에서 Bradford Hill이 예로 들은 것은 사우스 웨일즈의 니켈광부들에서 발생한 16명의 폐암 사망자와 11명의 비강암 사망자의 예시였다. 각각의 기대되는 사망자 수는 폐암 1명과 비강암은 1명 미만이었다. 다른 모든 원인으로 사망한 사람의 수는 67명으로, 기대사망자 수 72명과 유사하였으므로, 니켈광산 근무가 이 두 가지 암 유형에 특별한 위험이 있음을 시사하였다.

질문 19. 설명가능성

설명가능성은 관찰된 연관성이 가능한 메커니즘과 같이 현재의 지식을 기반으로 생물학적으로 이해가능하다는 것을 의미한다. 설명가능성에 대해 깊게 생각해보는 것은 바이어스나 교란요인이 무엇인지 확인할 수 있기 때문에 유용하다. 아이스크림 판매와 여름 휴양지에서의 익사 간의 양의 상관관계에 대한 해석은 설명가능성을 고려할 때, 교란요인이 작용하였음을 시사하는 하나의 예시이다.

그러나, 극적으로 새로운 모든 발견은 현재의 생물학적 사고보다 앞서 있는 것일 수 있으며, 생물학적으로 설명되지 않는 관찰결과는 잘못된 관찰결과라기보다는 현재의 생물학적 지식이 부족하다는 것을 의미할 수도 있다. John Snow는 콜레라균(cholera bacillus)이 발견되고, 이 질병이 식수를 매개로 전파될 수 있다는 생각을 받아들이기 25년 전에 이미 런던의 한 지역에서 콜레라를 효과적으로 예방하였다. Percival Pott는 그을음 노출과 고환암(scrotal cancer) 사이의 인과관계를 보였는데, 이는 관련 발암물질이 발견되고 메커니즘을 알기 약 150년 전이었다. 설명가능성의 가장 큰 가치는 발견된 관련성이 기존에 알려진 생물학적인 기전과 일치하지 않는 경우, 이를 명확하기 위하여 추가 연구의 필요성을 강조한다는 점이다. 그러나, 인과관계에 대한 근거가 충분히 강력하다면,

추가적인 연구를 위하여 적절한 조치를 반드시 지연시킬 필요는 없다.

발전소에서의 전자기장 노출과 소아 백혈병 간의 연관성이 있는지에 대하여 많은 논쟁이 있었다. 여러 역학 연구에 대한 메타분석결과는 연관성을 보여주었지만 [12, 13], 생물학적인 설명가능성이 부족했다. 많은 연구 후에도, 전자기장 노출의 발암효과에 대한 메카니즘을 설명해주는 세포연구나 동물연구의 근거는 거의 없었다. 이러한 역학조사 결과가 생물학적 메커니즘에 대한 설명과 함께 중요한 효과를 보여주는 첫 번째 징후인지, 또는 이러한 관찰이 교란요인이나 선택바이어스와 같은 비인과적 관련성에 의해 설명될 수 있는지 여부는 아직까지 명확하지 않다.

12장의 연구에서는 가임기 여성이 비타민을 저용량으로 복용했을 때 주요 선천성 기형의 빈도가 크게 줄어들었다는 결과가 보고되었다. 일반적으로 생물학적으로 설명가능하지만, 생물학적 메커니즘에 대한 구체적인 지식이 있기 전에 이미 효과가 경험적으로 입증되었기 때문에, 이에 대한 핵심적인 생화학적인 기전 및 유전학적 측면을 밝히기 위한 심도있는 연구로 이어졌다[14]. 인과관계를 판단하기 위한 특징의 목록에는 흔히 유사성(analogy)의 개념이 포함되는데, 이는 어떠한 연관성이 이미 증명된 다른 연관성과 유사하다면, 더 인정받기 쉽다는 의미이며, 이러한 개념은 생물학적 설명가능성의 개념 내에 포함된다.

질문 20. 일치성

어떠한 연관성이 일치성이 있는 것으로 간주되기 위해서는 노출과 결과의 분포 모두 일반적인 특징에 맞는 경우, 일치성이 있는 것으로 간주된다. 따라서 폐암이 흡연으로 인한 것이라면 여러 다른 시기의 여러 인구의 폐암 빈도는 좀 더 이른 시기의 해당 인구의 흡연 빈도와 관련이 있어야 한다. 일치성의 개념에는 몇 가지 제한점이 있다. 이 개념은 여러 다른 인구집단에서 노출과 결과가 같다고 가정하며, 결과 중 많은 비율이 노출로 인해 발생하며, 노출된 사람 중 결과의 빈도가 상당히 높은 경우에만 적용된다. 만약, 노출요인이 전체 질병 중 작은 비율만 일으킨다면, 다른 요인들의 강력한 효과로 인하여 전체적인 일치성이 떨어질 수 있다. 서로 다른 국가에서 흡연과 같은 노출을 비교하거나, 폐암과 같은 일반적인 질병 범주를 비교할 때는 흡연의 여러 유형이나 폐암의 여러 유형의 차이를 충분히 고려하지 못할 수 있다.

일치성에 기반한 주장의 한 예시로, 수 년 전에 신경관결손이 손상된 감자에 포함된 기형유발물질(teratogen)에 의해 발생된다는 주장이 제기되었다. 이를 뒷받침하는 근거로, 아일랜드의 높은 신경관결손 빈도와 낮은 사회계급 간의 연관성이 제시되었는데, 낮은 사회계층의 인구는 감자 소비량이 많았다는 주장이었다. 그러나 신경관결손은 대만에서도 매우 흔한 질환이며, 상위 사회계층에서 감자소비량이 더 높지만, 대만의 빈곤층에서 신경관결손이 더 호발한다고 지적되었다[15]. 15장에 설명된 환자-대조군 연구는 약물과 질병발생 사이의 연관성을 보여주는데, 이 경우 일치성은 인과관계를 교란효과와 구분하는 데 있어서 매우 중요하다. 그러나, 다음 장에서 나오는 다른 연구에서는 일치성이 크게 도움이 되지 않는데, 이는 제시된 연관성이 충분히 강력하지 않거나 관련된 노출 및 결과의 분포가 부적절하기 때문이다.

인과관계에 대한 평가 및 결정

지금까지 연구자가 서면 근거(written evidence), 자신과 동료의 경험을 평가하는 데 도움이 되는 일반적인 방법에 대하여 학습하였다. 물론 이러한 체계는 하나의 틀일 뿐이며, 세부사항에 따라 평가 과정의 여러 측면이 갖는 비중은 달라질 수 있다; 하나의 주제의 사소한 사항은 다른 주제에서는 주요한 문제가 될 수 있다. 전체 평가 과정은 그림 10.1에 요약되어 있다. 추정되는 인과관계에 대한 연구의 새로운 결과를 접한 후, 우리가 해야 하는 질문은 다음과 같다: "이 연구에서 제공된 근거가 인과관계를 뒷받침하는가?". 이러한 평가는, 이 장에서 배운 바와 같이, 연구의 내부타당도 및 외부타당도와 다른 근거와의 관계에 대한 평가를 포함한다.

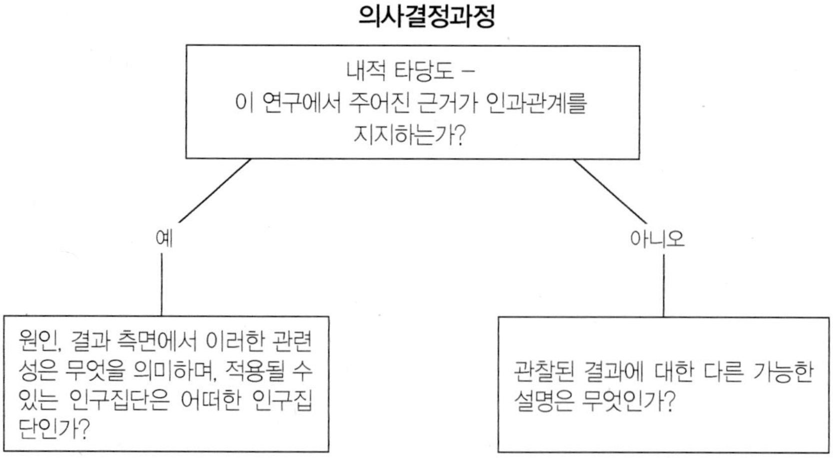

그림 10.1 인과관계에 대한 평가: 의사결정과정

만약, 근거가 인과관계를 지지한다고 판단된다면, "원인, 결과 측면에서 이러한 관련성은 무엇을 의미하며, 적용될 수 있는 인구집단은 어떠한 인구집단인가"라는 질문에 답할 수 있어야 한다. 만약 질문에 대한 답변이 인과관계를 지지하지 않는다면, "관찰된 결과에 대하여 다른 가능한 설명은 무엇인가?"에 대한 질문에 답할 수 있어야 한다. 우리가 제시한 결과는 사라지지 않는다. 그것들은 우리가 논쟁하고 있는 사실들이다. 만약 우리가 인과관계를 부정한다면, 우리는 대립가설을 제안할 수 있어야 한다. 대립가설 또는 가설을 구체화하는 것은 우리가 가지고 있는 근거의 약점을 파악하고 더 나은 정보를 찾는데 길잡이 역할을 해줄 것이다.

인과관계 평가에 대한 몇 가지 추가적인 적용

이 책에서 우리는 인과관계의 평가에 집중하였으며, 거의 대부분 개별 그룹 연구에서 제공한 근거에 주목하였다. 그러나, 반드시 인과관계가 아닌 다른 형태의 중요한 관련성이 많이 있으며, 고려해야 할 다른 자료원의 유형도 있다. 이러한 주제에 대하여 여기서 전부 살펴볼 필요는 없지만, 다른 형태의 관계나 자료와 관련된 개념에 대해 살펴보는 것은 도움이 될 수 있다.

인과관계가 아니더라도 유용한 연관성

인과관계가 아니더라도, 어떤 연관성이 존재한다는 것을 입증할 수 있다면, 이 정보는 매우 가치가 있을 수 있다. 예를 들어, 질병의 진단은 질병의 상태(증상/증후)와 관련된 특징을 기반으로 하며, 질병과 증상/증후가 인과관계인지 여부는 중요하지 않다. 진단의 증상, 증후 및 실험실에서 측정된 이상반응은 질병의 진행에 의해 나타난 특징일 수 있다. 그럼에도 불구하고 이 책에서 설명하는 많은 원칙은 진단 연구, 특히 관찰바이어스와 외부 타당도 문제에 적용할 수 있다. 이와 유사하게, 많은 연구들은 인과관계를 고려하지 않고 요인 간의 연관성을 평가해왔는데, 예를 들어, 다른 사회집단에서 의료서비스에 대한 태도가 서로 다르게 나타나는지에 대한 연구가 있다. 그러나 종종 인과관계에 대한 가정과 판단이 기저에 깔려 있는 경우가 많은데, 이 책에서 설명하는 원칙들은 이러한 질문들을 평가하는 데 도움이 될 것이다.

인구집단연구 혹은 생리학 또는 생화학적 매개변수에 대한 연구

이 책은 일차적으로, 각 연구가 하나의 노출과 하나의 결과를 갖는, 개인을 대상으로 하는 연구에 관한 내용을 다루고 있다. 서로 다른 인구집단을 비교하는 연구는 노출의 비율과 결과의 비율을 비교한다. 이러한 연구는 개인에 대한 연구와 비교하여 내인적으로 근거의 수준이 낮지만, 동일한 방식으로 분석이 가능하다. 대부분은 단면연구나 코호트 연구로 간주될 수 있다. 예를 들어, 더 집중적인 자궁경부진세포진검사(노출)을 받은 (캐나다 지방) 인구에서 자궁암(결과)으로 인한 사망률이 더 크게 감소하는 것으로 보고되었다[16]. 4장 표 4.10에서 살펴봤던 시애틀(Seattle)과 밴쿠버(Vancouver)의 총기관련 사건을 비교한 결과[17]도 이와 유사하다. 이러한 연관성에 대한 해석은 개념적으로 개인에 대한 연구에 대한 해석과 동일하다: 연관성이 바이어스, 교란효과 또는 우연에 의한 것일 가능성이 있는가? 연관성은 인과관계에 대한 긍정적인 특성을 보이는가? 개인에 대한 연구와 동일한 논리적인 접근 방식을 적용할 수 있다.

이와 유사하게, 많은 연구는 개인 내의 생리학적 또는 생화학적 측정을 기반으로 수행된다. 따라서 외부 온도와 말초 혈류 간의 인과관계를 규명하기 위해 다양한 온도에서 여러 피험자를 대상으로 측정할 수 있지만, 같은 개인들을 대상으로 다양한 온도에서 말초 혈류를 연속적으로 측정하는 것이 훨씬 더 효율적이다. 여기에서도 인과추론의 논리는 똑같이 적용가능하다: 바이어스, 교란효과 및 우연에 의한 영향을 고려해야 하고 인과관계에 대한 긍정적 지표를 발견해야 한다. 이러한 연구는 같은 조건 하에서 피험자의 각 그룹이 하나의 연구코호트에 속하는 짝지은 코호트 연구(matched cohort study)로 간주할 수 있다.

이러한 연구에서는 종종 결과변수나 노출 요인 혹은 결과변수와 노출 요인 모두가 온도, 말초혈류 및 이환율과 같이 이산변수가 아니라 연속변수일 수 있다. 이 때, 적용 가능한 통계적 방법은 스튜던트 t-검정, 상관분석 및 회귀분석, 분산분석, 다중선형회귀 및 순위상관분석과 같은 비모수적 방법을 포함한 연속 변수에 대한 통계적 방법이 적용 가능하다. 이러한 통계적 분석방법들은 대부분의 통계학 서적에 잘 설명되어 있다.

연구설계 적용

이러한 원리는 연구설계에도 적용할 수 있다. 연구를 설계할 때 유용한 일반적인 접근법은 연구가 완료되고 결과가 모두 수집된 시점까지 연구자가 미리 예상(forward projection)

해야 한다는 것이다. 연구자는 가능한 모든 결과, 즉 양의 연관성 또는 기대한 방향의 연관성, 연관성이 없거나 부정적인 연관성, 기대한 방향과 반대방향의 연관성을 모두 고려해보아야 한다. 그 후에는 연구자는 이러한 결과가 발생하였을 경우, "내적 타당도 및 외적 타당도 측면에서 이 연구를 어떻게 평가할 것인가?" 또는 더 간단하게, "내가 수행한 연구결과를 믿을 수 있는가?"라는 질문을 할 수 있다. 연구가 잘 설계되었는지 확인하는 방법은 연구자가 기대했던 결과와 다른 결과가 나와도, 연구자가 결과를 기꺼이 받아들이고, 그 결과에 따라 행동하는 것이다. 이러한 방식은 또한 연구에 참여하기를 원하는 동료연구자에게 물어볼 수 있는 유용한 질문이다. 연구의 가능한 결과를 평가하는 시점을 미리 연상해봄으로써, 연구자로서 당신은 바이어스, 교란효과, 우연변동의 주요한 문제들을 고려해보고, 이러한 문제를 인식하고 처리할 수 있는 방법을 고려할 수 있다. 또한, 강한 연관성, 양-반응관계, 특이성 등을 입증하는 것이 바람직한지 고려해볼 수 있다. 이렇게 함으로써, 이와 같은 특성들을 입증할 수 있는 방향으로 연구를 설계할 수 있는 기회가 주어지게 된다. 이와 유사한 비판적 접근방식을 받아들일 준비가 되어 있으며, 관련된 문제에 대한 전문지식을 갖춘 동료와 연구설계에 대하여 미리 토론해봄으로써 부적절하게 설계된 연구에 착수하는 것을 예방할 수 있다.

제2부 임상진료 및 보건정책에 대한 인과적 추론의 적용

근거의 위계

특정 주제와 관련된 비평을 할 때, 각 근거에는 세 가지의 관련된 차원을 고려해야 한다: 어떤 종류의 연구설계의 연구인가? 질적인 수준이 높은 연구인가? 연구질문과 관련이 있는가? 지금까지 이 책에서 우리는 주요 연구설계 내에서 연구의 질을 평가하고, 연구가 특정 질문과 관련이 있는지 여부를 결정하는 외적 타당도를 평가하는 데 집중하였다. 대부분의 임상진료 및 정책과 관련된 주제에서 다양한 유형의 연구에서 많은 근거를 사용할 수 있기 때문에, 근거의 위계를 고려하는 것이 유용한 방법일 수 있다. 연구설계의 한계점 내에서 연구가 적절하게 수행되었다고 가정할 때, 그로부터 얻은 정보의 신뢰성에 대하여 표 10.1과 같은 방식으로 순위를 매길 수 있다. 이와 같은 분류방식은 가장 일반적으로 사용되는 방법이다.

표 10.1 보건연구와 관련된 근거수준에 대한 위계. 근거의 수준뿐만 아니라 다른 연구결과와의 일관성, 연구의 질 및 세부사항, 관심주제에 대한 연구의 관련성이 평가되어야 한다.

수준 1:	무작위배정 임상시험	1m: 무작위배정 임상시험에 대한 메타분석 1s: 한 개 이상의 개별 임상시험결과
수준 2:	코호트 연구 및 환자-대조군 연구	2m: 관찰연구에 대한 메타분석 2s: 한 개 이상의 개별 관찰연구결과
수준 3:	다른 비교연구결과	
수준 4:	환자군 연구, 기술역학연구, 임상적 경험 등	

표의 가장 위에는 적절한 수의 연구대상자 및 사람을 대상으로 적절하게 수행된 무작위배정 임상시험이 있다. 바이어스와 교란효과를 배제할 수 있는 무작위배정 임상시험의 특유의 장점 덕분에 연구의 근거를 평가할 때, 가장 큰 비중을 두어야 한다. 두 번째는 적절하게 선택된 대상자를 대상으로 수행된 관찰연구--코호트 연구와 환자-대조군 연구--이다. 코호트 연구가 환자-대조군 연구보다 근거의 수준을 높게 평가하는 것은 논리적이다. 왜냐하면, 잘 수행된 코호트연구는 관찰바이어스가 적고, 연관성의 시간적 선후관계에 대하여 더 명확한 근거를 제공하며, 결과를 더욱 쉽게 해석할 수 있게 해주는 대조군이 있기 때문이다. 그러나 이러한 관찰연구설계는 모두 심각한 문제를 가질 수 있으며, 잘 수행된 환자-대조군 연구가 잘 수행되지 않은 코호트 연구보다 더 가치가 있을 수 있다.

9장에서 살펴보았듯이, 많은 무작위배정 임상시험의 결과는 메타분석으로 요약될 수 있으며, 메타분석은 코호트 연구와 환자-대조군 연구에 대해서도 수행될 수 있지만, 관찰연구들은 연구 간 방법론적인 차이가 더 크기 때문에 메타분석을 수행하는데 어려움이 더 크다. 따라서, 표 10.1의 수준1과 수준2에서 주제와 관련된 여러 연구들의 결과를 결합하여 적절하게 수행된 메타분석에 더 높은 순위를 부여할 수 있다. 중재와 관련하여, 가능한 최선의 근거는 이용가능한 모든 무작위배정 임상시험에 대하여 잘 수행된 메타분석의 결과에서 도출될 수 있다.

세 번째 수준의 근거는 연구목적을 위해 특별히 선택되지 않았지만, 서로 다른 모집단이나 서로 다른 대상자 그룹을 대표할 수 있는 집단을 비교하는 연구에서 도출될 수 있다. 이는 각 개인에 대한 자료를 개별적으로 평가하지 않은 인구집단에 대한 상관관계 연구 및 다른 병원의 환자, 다른 기간에 치료받은 환자 간의 비공식적인 비교 등을 포함한다.

네 번째 수준의 근거는 대부분 일회적이며, 개인 또는 그룹의 비체계적인 기억에 대한 경험("임상적 판단" 또는 "임상경험"이라고도 부른다), 전통적인 임상진료(관행)에 기초한 결론, 다른 종의 생물에서 얻어진 정보, 실험실연구(in vitro testing), 생리학적 원리 및 기타 간접적 평가에서 얻어진 정보를 바탕으로 한다. 메타분석은 세 번째 및 네 번째 근거의 수준에도 적용될 수 있다. 가능한 최선의 근거에 집중하는 것이 현명한 판단이다. 특정 주제에 적용가능한 무작위배정 임상시험이 있는 경우 먼저 평가해야 하며, 인과관계를 뒷받침하거나 반증하는 강력한 근거를 제공하는 경우, 다른 유형의 연구결과는 거의 기여하는 바가 없을 것이다. 많은 주제에 대하여 무작위배정 임상시험의 근거를 적용할 수 없기 때문에, 특히 잘 수행된 코호트 연구 및 환자-대조군 연구의 결과에 대하여 잘 살펴보아야 한다.

이러한 일반적인 근거의 위계로부터 다양한 형태의 근거의 위계가 도출되었는데, 어떤 것들은 매우 복잡하다. "수준1 근거"는 무작위배정 임상시험을 의미하며, "수준2 근거"는 비교 관찰연구를 의미한다. 그러나 이러한 용어의 사용은 다양하게 사용되고 있어서, 혼동될 수 있다. 예를 들어, 유해인자에 대한 노출의 영향에 대한 연구에 있어서, 가장 좋은 근거의 출처는 코호트 연구 및 환자-대조군 연구에 기반하기 때문에, 이러한 경우, 비교 관찰연구를 위와 같은 맥락에서 수준1 근거로 간주한다. 코크란임상문헌고찰(Cochrane clinical review)을 포함한 많은 체계적인 문헌고찰은 무작위배정 임상시험에만 집중하고, 다른 근거는 무시하는 훨씬 더 단순한 순위시스템을 사용한다.

문헌의 비판적 평가 과정의 예시

우리는 근거가 정의된 원인과 결과 사이의 인과관계를 지지하는지 여부에 집중하면서 하나의 연구나 일련의 연구들을 평가하는 방법에 대하여 학습하였다. 이것은 특정한 목적을 가지고 해당 정보를 활용하는 모든 과정에서 필수적인 첫 번째 단계이다; 우리는 이와 관련된 3가지 적용에 대하여 논의할 것이다.

임상적·정책적 권고: 미국예방서비스태스크포스(US Preventive Service Task Force)

미국예방서비스태스크포스(US Preventive Services Task Force, USPSTF)는 1984년도에 설립되었으며 미국 정부에 의해 지원받고 있지만, 독립적인 집단으로 질적 수준이 높은 근거기반 권고안을 제공하는 것으로 전 세계적으로 인정받고 있다. 선별검사, 상담 및 예방중재를 포함한 보건서비스를 다루며, 미국의 일차 진료에 대한 권고안을 제시하고 있다. USPSTF는 미국의회에 의해 설립되었으며, 미국의 보건의료연구소(Agency for

Healthcare Research and Quality, AHRQ)와 관련이 있다. 또한, USPSTF는 투명성, 책임성, 일관성 및 독립성과 같이 진실성을 담보하기 위한 핵심기준을 스스로 설정한다[19]. 특정 중재에 대하여 검토할 때, 6가지 핵심 질문을 고려하여 중재의 이익과 위해에 대하여 체계적인 문헌고찰을 수행한다[20]. 이러한 과정은 이 책의 Box 10.1에 제시되어 있는 인과관계 평가를 위한 평가항목과 매우 유사하며, 미국 인구에 적용되는 연구설계, 내적 타당도 및 외적 타당도를 고려하고 있으며, 얼마나 많은 연구가 수행되었으며, 대상자 수는 몇 명이며, 결과가 일관되었는지, 그 외에 Bradford Hill의 가이드라인과 같은 다양한 요소들에 대하여 고려한다.

표10.2 미국예방서비스태스크포스(USPSTF)의 근거검토에 의한 근거의 "확실성 정도" 평가 – 이것은 "예방의료서비스에 대한 순편익(net benefit)에 대한 미국예방서비스태스크포스(USPSTF)의 평가가 정확할 가능성"으로 일컬어지며, 순편익(net benefit)은 일차진료를 받은 일반인구에서 시행되는 예방의료서비스의 이익과 위해의 차이로 정의됨

확실성의 정도	설명
높음	대표성 있는 일차진료인구를 대상으로 잘 설계되고 잘 수행된 연구에 대한 일관성있는 연구결과를 포함한 활용가능한 근거. 이 연구들은 건강결과에 미치는 예방서비스의 효과를 평가한다. 따라서 이 범주의 결론은 향후 연구결과에 의해 크게 영향을 받지 않을 가능성이 높다.
중등도	예방서비스가 건강결과에 미치는 영향을 평가하는 데 활용가능한 근거가 충분하지만, 추정치에 대한 신뢰도는 아래와 같은 요인들에 의해 제한된다. • 개별 연구들의 숫자, 연구대상자 수, 질 • 개별 연구결과들의 비일관성 • 결과를 일차진료에 적용하는 데 있어서 제한된 일반화 • 근거의 연결 사이의 공백 (Gaps in the chain of evidence) 추가적인 정보로 인하여 관찰된 효과의 방향과 규모가 변경될 수 있으며, 이러한 변화는 결론을 변경시킬 충분한 가능성이 있다.
낮음	건강결과에 대한 영향을 평가하기에 충분한 활용가능한 근거가 없는 경우. 아래와 같은 사항들이 근거의 불충분에 대한 이유이다: • 개별 연구들의 제한된 숫자, 연구대상자 수 • 연구설계나 방법에 있어서 중대한 오류 • 개별연구결과들의 비일관성 • 근거의 일치성(coherence) 부재 • 결과를 일차진료에 적용하는 데 있어서 일반화할 수 없음 • 주요한 건강결과에 대한 정보의 부족 추가적인 정보를 통해 건강결과에 대한 효과에 대하여 추정할 수 있음

Reproduced with permission from us Preventive services task Force (USPSTF), Grade Definitions, revised July 2012, available from http://www.uspreventiveservicestaskforce.org/Page/name/grade-definitions[1] [21].

1 역자 주) 2023년 1월 11일 기준 웹사이트 주소는 다음과 같이 변경되었다: https://www.uspreventiveservicestaskforce.org/uspstf/about-uspstf/methods-and-processes/grade-definitions

등급	정의	실무제안
A	USPSTF는 이 서비스를 권고함. 순이익이 상당하다는 확신이 높다.	이 서비스를 제안하거나 제공
B	USPSTF는 이 서비스를 권고함. 순이익이 중간 정도로 높은 확실성이 있거나 순이익이 중간에서 상당한 수준으로 확실성이 중간 정도임	이 서비스를 제안하거나 제공
C	USPSTF는 전문적인 판단과 환자선호도에 따라 개별환자에게 이 서비스를 선택적으로 제안하거나 제공할 것을 권고함. 순이익이 작으며 최소한 중간 정도의 확실성이 있음	개별상황에 따라 선별된 환자에게 본 서비스를 제안하거나 제공
D	USPSTF는 이 서비스에 반대를 권고함. 서비스에 순이익이 없거나 위해가 이익보다 크다는 확실성이 중간이거나 높다.	이 서비스 사용을 권장하지 않음
I 상황	USPSTF는 현재 근거가 서비스의 이익과 위해의 균형을 평가하기에 불충분하다고 결론지음. 근거가 부족하거나, 품질이 낮거나, 상충되며, 이익과 위해의 균형을 결정할 수 없다.	USPSTF 권장사항의 임상고려사항 섹션 참조. 서비스가 제공되는 경우, 환자는 이득과 위해의 균형에 대한 불확실성을 이해해야 한다.

그림 10.2 USPSTF 권고 등급: 근거의 강도와 순이익의 규모(이익에서 위해를 뺀값)를 기준으로 한다.
Reproduced with permission from US Preventive Services Task Force (USPSTF), Grade Definitions, revised July 2012, available from http://www.uspreventiveservicestaskforce.org/Page/Name/grade-definitions1) [21].

이익과 위해의 균형을 평가하고 고려하여 근거의 "확실성의 정도(level of certainty)"를 3가지로 분류한다(표 10.2). 그 후에 근거의 확실성 및 추정된 순편익의 크기를 근거하여 확실성의 수준을 5가지 등급으로 권고사항이 결정된다(그림 10.2): 이것은 "예방의료서비스에 대한 순편익(net benefit)에 대한 USPSTF의 평가가 정확할 가능성"으로 일컫는다[21]. 순편익은 일차진료를 받은 인구에서 시행되는 예방의료서비스의 이익과 위해의 차이로 정의된다. 따라서, 최종 권고사항과 근거에 대한 요약에 대하여 단순하고 명료한 계획은 광범한 문헌검색으로부터 시작된다. 다른 많은 그룹들이 여러 국가에서 다양한 주제와 다양한 치료방법과 관련된 권고사항을 제시하고 있지만, USPSTF의 방법론은 모범사례로 간주되고 있다.

임상진료지침: GRADE 방법론

과거의 임상진료지침은 하나의 국가 혹은 하나의 병원에서 제대로 평가되지 않은 다양한 방법론을 활용하여 소규모 전문가 그룹에 의해 작성되었다. GRADE 방법론 – Grading of Recommendations Assessment, Development and Evaluation – 은 여러 국가의 실무자와 학계의 자발적인 노력에 의해 개발되었으며, 2006년부터 영국의학저널(BMJ)에 의해 권고되는 등, 좋은 평가를 받았다[22]. GRADE 방법론은 모든 근거를 높음, 보통, 낮음, 매우 낮음의 4가지 범주로 근거가 변경될 가능성이 있는지 여부에 따라 정의하고 분류하였다. 질이 높은 근거는 향후 연구에서도 결과가 바뀔 가능성이 낮은 반면에 질이 낮은 근거는 결과가 바뀔 가능성이 매우 높다[22]. 이러한 방법론은 환자의 선택 및 합의된 의사결정에 주의하여, 권고사항의 강도에 미치는 요소를 제시하고 있다(표 10.3). 여기에는 환자의 태도를 의미하는 "가치와 선호도"가 포함된다; 많은 치료방법에 대한 선택이 서로 다른 이익과 위해 사이의 균형을 포함하고 있다. 예를 들어, 어떠한 치료법이 즉각적으로 발생가능한 부작용의 위험이 있는 반면, 장기적인 작은 이점이 있는 경우, 진료지침은 이러한 경우 사람들이 선택에 대한 고려사항이 다를 수 있다는 점을 인정한다. 이러한 요인에는 어느 정도의 경제적인 고려사항도 포함된다.

표 10.3 GRADE 방법론에서 권고등급의 결정에 영향을 미치는 요인

요인	강한 권고의 예시	약한 권고의 예시
근거의 질	다수의 높은 질의 무작위배정 임상시험에서 천식환자에 대한 흡입 스테로이드사용의 이득이 나타났다.	기흉환자에서 흉막유착술(pleurodesis)의 유용성에 대하여 사례군 연구만 보고되었다.
바람직한(긍정적인) 효과와 바람직하지 않은(부정적인) 효과 간의 균형의 불확실성	심근경색증 환자에서 아스피린은 최소한의 부작용 및 비용으로 사망률을 감소시킨다.	심방세동이 있는 저위험환자에서 와파린의 사용은 뇌졸중 위험을 조금 감소시키지만, 출혈의 부작용을 증가시키고 복용에 상당한 불편함이 있다.
환자의 가치 및 선호도의 불확실성 또는 변동성	젊은 림프종 환자는 항상 치료에 대한 부작용보다는 화학요법의 수명연장효과에 대해 더 높은 가치를 부여한다.	고령의 림프종 환자는 치료에 대한 부작용보다 화학요법의 수명연장효과에 대하여 더 높은 가치를 부여하지 않을 수 있다.
중재법이 자원을 효율적으로 사용하는지 여부에 대한 불확실성	일과성 허혈 발작(transient ischemic attack)환자의 뇌졸중 예방을 위해 사용되는 아스피린의 낮은 비용	일과성 허혈 발작(transient ischemic attack)환자의 뇌졸중 예방을 위해 사용되는 클로피도그렐(clopidogrel) 및 디피리다몰(dipyridamole)과 아스피린 복합처방의 높은 비용

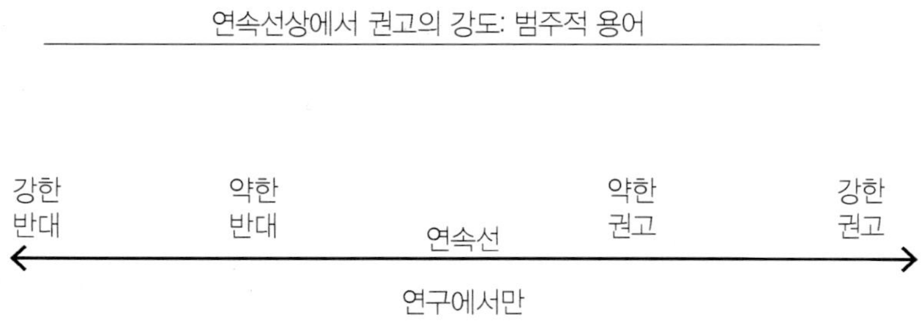

그림 10.3 권고에 대하여 GRADE 그룹이 제안한 형식, 연속선상에서 4개의 범주로 나눔
Reprinted from the Journal of Clinical Epidemiology, Volume 66, Issue 7, Andrews J et al., 'GRADE guidelines: 14. Going from evidence to recommendations: the significance and presentation of recommendations,' pp. 719–25, © 2013 Published by Elsevier Inc., with permission from Elsevier, http://www.sciencedirect.com/science/journal/08954356 [23].[2]

GRADE 방법론은 권고사항이 연속선 상에 있는 4가지 범주에 배치하도록 권장하고 있지만(그림 10.3), 연구에만 사용해야 하는 중재에 대해서는 추가적인 범주를 포함하고 있다. GRADE 방법론에서는 "강한" 권고에 대하여 "주어진 정보에 따라 모든 사람 또는 거의 대다수의 사람들이 중재를 찬성하거나 반대할 것이라고 믿는 경우"에 적용하는 것으로 정의하며, 약한 권고는 "주어진 정보에 따라 다수의 사람들이 권고되는 행동을 선택할 것으로 생각되지만, 상당수는 그렇지 않을 수도 있다고 믿는 경우"로 정의된다[23].

GRADE 방법론은 개별 의료서비스를 받는 상황에서 의사와 환자를 도울 수 있도록 설계되었다. 사회적 비용을 포함하여 전 국민에 대한 의료서비스에 영향을 줄 수 있는 중요한 정책결정을 위해서는 건강문제의 유병률, 형평성 문제, 전체 의료비용, 실행가능성, 소비자들의 수용가능성을 포함한 요소들이 더 중요할 수 있다. 영국의 NICE(National Institute for Health and Care Excellence)와 같은 그룹은 이러한 요소들을 고려하고 있다[24]. 또한 많은 국가에서 신의료기술평가(Health Technology Assessment, HTA) 절차가 있으며 신의료기술평가를 통해 중재의 이득과 위해에 대한 근거가 평가된 후에 중재가 적용되기 때문에, 비용과 실행가능성이 가장 중요한 요소이다. 그래서 이러한 과정에서는 자주 경제성 평가가 포함되며, 신의료기술평가(HTA)를 위한 국제적인 네트워크가 존재한다(http://www.inahta.org/).[3]

2 역자 주) 2023년 1월 11일 기준 웹사이트 주소는 다음과 같이 변경되었다: https://www.jclinepi.com/article/S0895-4356(12)00138-2/fulltext

3 역자 주) 2023년 1월 11일 기준 웹사이트 주소는 다음과 같이 변경되었다: https://www.inahta.org/

환경위해요소에 대한 평가: 국제암연구소(the International Agency for Research on Cancer, IARC)

국제암연구소는 24개 회원국의 지원을 받는 세계보건기구(WHO) 산하의 독립적인 과학 그룹이다(http://www.iarc.fr/) [4]. 발암성 위험을 평가하는 그룹에서는 1972년에 첫 번째 발암위험평가보고서를 작성하였다. 연구결과를 기술하고 지지하는 최근의 논문은 16개국의 123명의 독립적인 과학자가 참여하여 저술된 바 있다[25]. 개방형 시스템을 통해 발암위험평가를 위한 잠재적 위험물질을 선택하고 있으며, 어떤 사람이나 어떤 기관에서도 제안이 가능하다. 위험물질별로 이해충돌이 없는 적절한 전문지식을 갖춘 과학자로 구성된 실무진이 구성되며, 실무진들의 이름과 이해상충에 대하여 웹사이트에 공개적으로 게시된다. 모든 관련된 문헌은 근거검토를 위해 활용되며, 국제암연구소 직원은 개별 과학자들이 평가해야 할 학술문헌을 검색하고 식별해내는데 전문성을 갖고 있다. 이러한 과정은 1년 이상 걸릴 수 있으며, 최종보고서는 대부분 프랑스 리옹에 있는 국제암연구소에서 1–2주 간의 회의에서 많은 논의 후 합의에 의해서 결정된다. 실무진에게 시간당 수당은 지급되지 않는다.

국제암연구소는 최종 결정을 위해 4가지 범주만 사용하며, 근거에 대한 광범한 평가는 간단한 요약으로 제시된다(표 10.4). 기준에 대한 자세한 내용은 각 평가보고서의 전문과 웹사이트(http://monographs.iarc.fr/ENG/Preamble/index.php)[5]에 제시되어 있다. 최종 근거등급은 인간에 대한 역학적 근거, 실험동물에 대한 연구, 그리고 발암성에 대한 실험실 연구결과를 포함하여 생식 및 발달 및 유전과 관련된 영향을 포함하는 다양한 연구결과를 고려하여 평가한다. 각 영역은 개별적으로 평가되며, 노출과 인간 및 동물에서의 암발생 간의 "인과적 연관성이 입증"된 경우 "충분한" 근거로 분류되며, 약한 근거가 있는 경우에는 "제한된 근거", "불확실한 근거" 또는 "발암성이 없다는 근거"로 분류된다. 이 책에서 사용된 용어에 따라 역학연구에 대한 충분한 근거는 "합리적인 확신을 가지고 우연, 바이어스, 교란요인을 배제할 수 있는 연구에서의 암과 노출 사이의 긍정적인 연관성"으로 설명할 수 있다. 동물실험에서 노출과 암발생위험 사이의 인과관계를 보여주는 것과 동등한 근거는 "(a) 2종 이상의 동물실험 또는 (b) 한 종에 대하여 서로 다른 시간에 수행되거나 서로 다른 실험실에서 수행되거나 또는 서로 다른 실험계

4 역자 주) 2023년 1월 11일 기준 웹사이트 주소는 다음과 같이 변경되었다: https://www.iarc.fr/

5 역자 주) 2023년 1월 11일 기준 웹사이트 주소는 다음과 같이 변경되었다: https://monographs.iarc.who.int/cards_page/preamble-monographs/

획을 가지고 수행된 2개 이상의 독립적인 연구"로 정의된다. 전반적인 발암성평가를 위하여 인간에 대한 근거와 동물에 대한 근거를 모두 사용한다.

표 10.4 국제암연구소의 노출물질별 발암성 평가분류체계. 2015년 4월 기준으로 평가된 노출물질 수를 보여준다. (총 970개)[6]

분류	노출물질 수 (2015년 기준)	예시
1군 발암물질(Group 1): 인체발암물질	114	석면, 알코올, 이온화 방사선, 흡연
2A군 발암물질(Group 2A): 인체발암추정물질	69	목재연소에 의한 실내공기오염, 생체리듬장애를 유발하는 교대근무작업, 미용사
2B군 발암물질(Group 2B): 인체발암가능물질	283	가솔린, 용접흄, 저주파 자기장, 고주파 전자기장
3군 발암물질(Group 3): 인체발암성 미분류 물질	504	염소 처리된 음용수, 폴리스티렌, 셀레늄
4군 발암물질(Group 4): 인체 비발암성 추정물질	1	Caprolactam(나일론-6 제조에 사용되는 유기화합물)[7]

2015년까지 국제암연구소는 970개의 물질에 대하여 평가하였다[25]. 1군 발암물질(Group 1)에서는 114개의 물질이 "인체발암물질"로 분류되며, 역학적 연구와 동물연구 모두에서 발암성이 증명되었다. 2A군 발암물질(Group 2A)은 69개의 물질을 포함하는 상당히 작은 그룹이다. 2B군 발암물질(Group 2B)은 훨씬 더 큰 그룹으로 283개의 물질이 "발암 가능성이 있는" 그룹이다. 이는 발암효과가 있다는 것을 제시하는 일부 과학적 근거가 있지만 이와 반대되는 다른 근거가 있거나 이용 가능한 연구의 질이나 양에 상당한 제한점이 있음을 의미한다. 3군 발암물질(Group 3)은 '인체발암성 미분류물질'로 정의되는 가장 큰 그룹(504개 물질포함)으로, 이는 역학적 근거나 실험적 근거가 합리적인 결론에 도달할 만큼 충분히 크지도 않고, 명확하지 않으며, 일관성이 없음을 의미한다. 4군 발암물질(Group 4)은 평가에서 고려되었지만 '발암 가능성 없음'으로 분류된 그룹이다. 4군 발암물질(Group 4)에는 1개의 물질만 존재하는데, 이러한 국제암연구소의 평가

6 역자 주) 2023년 1월 11일 기준 1군 발암물질(Group 1)은 122개, 2A군 발암물질(Group 2A)는 93개, 2B군 발암물질(Group 2B)는 319개, 3군 발암물질(Group 3)은 501개로 변경되었음 https://monographs.iarc.who.int/agents-classified-by-the-iarc/

7 역자 주) Caprolactam은 2019년도에 4군 발암물질(Group 4)에서 3군 발암물질(Group 3)로 변경되었음

절차는 자원 집약적이기 때문에, 발암위험물질로 의심될만한 충분한 자료가 없으면, 평가를 수행하지 않는다. 국제암연구소에서는 발암물질에 대한 대처방안을 권고하지 않으며, 이를 각 국가별 환경부 및 주무 부처에 맡기고 있다. 국제암연구소에서 발행한 발암평가보고서는 발암물질에 대한 노출과 발암성에 대한 연구에 대하여 가장 좋은 정보를 제공해주는 단일 출처이다. 암발생위험과 더불어, 발암물질이 다른 질병에도 영향을 줄 수 있다면, 다른 질병에도 동일한 방식으로 평가가 가능하다. 다른 위험물질을 평가하기 위한 평가과정에도 국제암연구소의 발암위험평가 방식이 적용되었다.

참고문헌

1. MacMahon B. Epidemiological evidence on the nature of Hodgkin's disease. Cancer 1957;10(5): 1045–1054.
2. Glaser SL, Jarrett RF. The epidemiology of Hodgkin's disease. Baillieres Clin Haematol 1996; 9(3): 401–416.
3. Howe GR, Burch JD, Miller AB, Morrison B, Gordon P, Weldon L, et al. Artificial sweeteners and human bladder cancer. Lancet 1977; 2:578–581.
4. Rothman KJ, Moore LL, Singer MR, Nguyen US, Mannino S, Milunsky A. Teratogenicity of high vitamin A intake. N Engl J Med 1995; 333(21):1369–1373.
5. Smith DC, Prentice R, Thompson DJ, Herrmann WL. Association of exogenous estrogen and endometrial carcinoma. N Engl J Med 1975; 293(23):1164–1167.
6. Daly E, Vessey MP, Hawkins MM, Carson JL, Gough P, Marsh S. Risk of venous thromboembolism in users of hormone replacement therapy. Lancet 1996; 348:977–980.
7. Jick H, Derby LE, Myers MW, Vasilakis C, Newton KM. Risk of hospital admission for idiopathic venous thromboembolism among users of postmenopausal oestrogens. Lancet 1996; 348:981–983.
8. Grodstein F, Stampfer MJ, Goldhaber SZ, Manson JE, Colditz GA, Speizer FE, et al. Prospective study of exogenous hormones and risk of pulmonary embolism in women. Lancet 1996; 348: 983–987.
9. Hill D, White V, Jolley D, Mapperson K. Self examination of the breast: is it beneficial? Meta-analysis of studies investigating breast self-examination and extent of disease in patients with breast cancer. BMJ 1988; 297:271–275.
10. Elwood JM, Little J, Elwood JH. Epidemiology and Control of Neural Tube Defects. Oxford: Oxford University Press; 1992.
11. Hill AB. The environment and disease: association or causation? Proc R Soc Med 1965; 58:295–300. 9780199682898_Print.indb 292 30/01/17 3:31 PM References 293
12. Greenland S, Sheppard AR, Kaune WT, Poole C, Kelsh MA. A pooled analysis of magnetic fields, wire codes, and childhood leukemia. Epidemiology 2000; 11:624–634.

13. Zhao L, Liu X, Wang C, Yan K, Lin X, Li S, et al. Magnetic fields exposure and childhood leukemia risk: a meta-analysis based on 11,699 cases and 13,194 controls. Leuk Res 2014; 38(3):269–274.
14. Mitchell LE, Adzick NS, Melchionne J, Pasquariello PS, Sutton LN, Whitehead AS. Spina bifida. Lancet 2004; 364(9448):1885–1895.
15. Emanuel I, Sever LE. Questions concerning the possible association of potatoes and neuraltube defects, and an alternative hypothesis relating to maternal growth and development. Teratology 1973; 8:325–332.
16. Miller AB, Lindsay J, Hill GB. Mortality from cancer of the uterus in Canada and its relationship to screening for cancer of the cervix. Int J Cancer 1976; 17(5):602–612.
17. Sloan JH, Kellermann AL, Reay DT, Ferris JA, Koepsell T, Rivara FP, et al. Handgun regulations, crime, assaults, and homocide. N Engl J Med 1988; 319(19):1256–1262.
18. Elwood M. Forward projection—using critical appraisal in the design of studies. Int J Epidemiol 2002; 31:1071–1073.
19. Guirguis-Blake J, Calonge N, Miller T, Siu A, Teutsch S, Whitlock E. Current processes of the U.S. Preventive Services Task Force: refining evidence-based recommendation development. Ann Intern Med 2007; 147(2):117–122.
20. Sawaya GF, Guirguis-Blake J, Lefevre M, Harris R, Petitti D. Update on the methods of the U.S. Preventive Services Task Force: estimating certainty and magnitude of net benefit. Ann Intern Med 2007; 147(12):871–875.
21. U.S. Preventive Services Task Force. Grade Definitions. 2014. Available from: http://www.uspreventiveservicestaskforce.org/Page/Name/grade-definitions
22. Guyatt GH, Oxman AD, Vist GE, Kunz R, Falck-Ytter Y, onso-Coello P, et al. GRADE: an emerging consensus on rating quality of evidence and strength of recommendations. BMJ 2008; 336(7650):924–926.
23. Andrews J, Guyatt G, Oxman AD, Alderson P, Dahm P, Falck-Ytter Y, et al. GRADE guidelines: 14. Going from evidence to recommendations: the significance and presentation of recommendations. J Clin Epidemiol 2013; 66(7):719–725.
24. National Institute for Health and Care Excellence (NICE). Developing NICE Guidelines: The Manual. 2015. Available from: http://www.nice.org.uk/article/pmg20/resources/non-guidance-developing-nice-guidelines-the-manual-pdf
25. Pearce NE, Blair A, Vineis P, Ahrens W, Andersen A, Anto JM, et al. IARC monographs: 40 years of evaluating carcinogenic hazards to humans. Environ Health Perspect 2015; 123(6):507–514.

제11장

비판적 평가의 실제 적용

Critical appraisal in action

12-17장 소개

다음 6개 장에서는 무작위배정 임상시험, 관찰 코호트 연구, 환자-대조군 연구 등 다른 6개 유형 연구에 대해 비판적 평가 체계를 적용한 예제를 제시하고자 한다. 이 연구들은 저명한 의학 저널(*The Lancet, New England Journal of Medicine, The Journal of the National Cancer Institute*)에 게재되었고, 요약 및 전문은 인터넷을 통해 얻을 수 있기 때문에 선정되었다. 각각의 연구로부터 발췌된 내용은 각 저널과 제1 저자의 승인을 받아 재구성되었다.[1] 연구의 주요 구성요소와 주요 연구결과는 이러한 평가과정에 기술되어있으므로 여기에 제시된 자료로 이해할 수 있을 것이다.

그러나 이러한 평가에서 최대한의 가치를 얻으려면 원문을 찾아서 이 책에서 제시하고 10장의 Box 10.1에 요약되어 있는 비판적 평가를 적용하여 제시된 평가 방식으로 조목조목 적용해 보아야 한다. Box 10.1의 각 질문에 대한 간략한 답변과 함께 자신의 평가 요약을 준비해 보아야 한다. 여기에는 연구의 주요 연구결과를 가능한 한 간단한 표로 요약해보는 것이 필요하다. 원문에서 더 정교한 분석이 제공되더라도 주요 효과 측정값과 적절한 통계 검정을 직접 계산해 보는 것이 좋다. 연구의 내적 타당도와 외적 타당도 측면에서 주요 결론을 요약할 수 있어야 한다. 연구결과는 무엇인가? 그것이 사실인가? 적절한가? 그런 다음 여기에 제시된 평가와 자신의 평가를 비교할 수 있다. 그러면 아마도 여기에서 다루지 않은 몇 가지 사항을 발견할수도 있을 것이다.

모든 연구의 평가는 특정주제 지식과 방법론적 틀을 이해하고 있어야 한다. 이러한 다양한 연구의 주제에 대한 문제는 여기서 구체적으로 다루지 않았지만 그들이 중요한 의

1 역자 주) 저작권 문제로 초록만이 게재되고 비평의 내용은 발췌하여 재구성됨

미를 가지고 있다는 몇가지 의견을 언급하고 있다. 각 장의 끝에는 각 연구들이 발표된 이후 현재 이 책의 집필 시점(2015년)까지의 상황을 간략하게 요약하였다. 비판적 평가의 전반적 체계는 각 연구의 주요 강점과 약점을 식별하는 데 도움이 되는 틀이며, 따라서 결정적으로 중요한 특정 문제에 집중할 수 있다.

6개의 연구들은 쉽게 접근할 수 있고 중요한 문제를 다루고 있으며 연구 방법론적으로 좋은 예이어서 선택되었다. 예제를 설명한 장에서 몇몇 장의 최종 결론은 겉으로 보이는 연관성이 인과관계 또는 교란으로 인한 것이라는 것이다. 그리고 또 다른 장들에서는 이에 대한 대안적 설명으로 주로 관찰바이어스 또는 우연변동(chance variation)을 설명할 것이다. 모든 예에서 일반화 가능성에 대한 질문을 하고 있다.

다음 6개 장에서는 각각의 핵심사항을 설명하기 위해 Box 10.1에 나와 있는 20개의 질문을 자세히 살펴볼 것이다. 20개 질문이 모두가 아니고 각 쟁점에 따라 독자가 질문을 더 추가할 수 있다.

제**12**장

무작위배정 임상시험에 대한 비판적 평가

Critical appraisal of a randomized clinical trial

서론

이 장에서 소개하는 무작위배정 임상시험은 *The Lancet*, 2005, 366호, 37–43[1]에 게재되었다. 논문요약을 여기에 그대로 기술하였고, 전체 논문은 다음 위치에서 볼 수 있다. http://www.thelancet.com 또는 http://www.sciencedirect.com/science/article/pii/S0140673605667098.

일차 진료 현장에서 급성 감염성 결막염 소아에 대한 클로람페니콜 치료: 무작위배정 이중눈가림 위약대조 임상시험

Peter W Rose, Anthony Harnden, Angela B Brueggemann, Rafael Perera, Aziz Sheikh, Derrick Crook, David Mant

요약

배경. 학생 8명 중 1명은 매년 급성 감염성 결막염을 경험한다. 표준 임상 관행은 국소 항생제를 처방하는 것이지만 이러한 관행을 뒷받침하는 증거는 부족하다. 우리는 일차 진료 현장에서 감염성 결막염 소아를 대상으로 클로람페니콜 점안액과 위약의 효과를 비교하기 위해 무작위배정 이중눈가림 임상시험을 시행했다.

방법. 연구대상자는 영국의 12개 일반 의료기관에서 모집되었고, 결막염 임상 진단을 받은 6개월에서 12세 사이의 소아 326명이 등록되었다. 163명의 소아에게 클로람페니콜 점안액 투여, 163명 소아에게 위약 점안액을 투여하도록 배정했다. 박테리아 및 바이러스 분석을 위해 눈 면봉채취(swab)를 시행했다. 일차 평가결과(primary end point)는 7일째의 임상적 치유였으며, 이는 부모가 작성한 일기로 평가되었다. 모든 소아는 재발 여부를 확인하기 위해 6주 동안 추적 관찰되었다. 비교를 위해 생존 통계를 시도하였으며, 원래배정대로 분석(intention to treat(ITT) analysis)을 수행하였다.

결과. 9명의 소아가 추적 관찰에 실패했다(클로람페니콜군에서 1명, 위약군에서 8명). 7일째 임상적 치유는 위약군 155명 중 128명(83%)에서 발생했으며 클로람페니콜군 162명 중 140명(86%)에서 발생했다(위험도 차이 3.8%, 95% CI −4.1%에서 11.8%). 클로람페니콜을 투여받은 7명(4%)과 위약을 투여 받은 5명(3%)에서 6주 이내에 결막염이 추가로 발생하였다(1.2%, −2.9%~5.3%). 유해사건은 드물었고 두 군에 고르게 분포하였다.

결론. 일차 진료에서 급성 감염성 결막염으로 내원한 대부분의 소아는 저절로 좋아지며 항생제 치료가 필요하지 않다.

A. 근거에 관한 기술

1. 노출변수나 중재가 무엇이었는가?
2. 결과변수가 무엇이었는가?
3. 연구설계가 무엇이었는가?
4. 연구대상자가 누구였는가?
5. 주요 연구결과가 무엇이었는가?

요약에서 언급된 바와 같이, 이 시험은 결막염이 있는 소아에서 항생제 안약(클로람페니콜)을 사용하는 것이 위약보다 더 효과적인지 여부를 평가하기 위해 수행되었다. 논문의 배경에서, 소아 결막염은 일반의가 흔하게 접할 수 있는 호소증상(complaint)으로, 항생제 안약이 유익하다는 강력한 근거가 없음에도 불구하고, 일반적으로 항생제 안약으로 치료한다고 설명하고 있다. 이로 인해 상당한 비용을 들여 광범위하게 항생제를 처방하게 되며, 일부 학교에서는 아이들이 학교로 돌아오기 전에 치료를 받도록 요구하고 있다. 성인과 소아의 결막염 치료에 대한 코크란 체계적인 고찰에서 위약보다 항생제 치료의 우월성을 보였지만, 그 고찰에 포함된 모든 시험들은 병원 모집단을 기반으로 하였기 때문에 감염이 더 심할 가능성이 높은 환자라는 점에 주목해야 한다. 그 고찰에서 모든 연령대에 대한 고찰인지, 소아에 대한 특정 결과가 있는지 여부는 명시되어 있지 않았다.

검정 대상이 된 중재는 0.5% 클로람페니콜 안약을 정기적으로 사용하는 것으로, 진정효과가 있을 수 있는 물, 붕산 및 붕사가 함유된 위약 안약과 비교하였다.

결과변수 정의가 중요하다. 사전에 결정된 1차 결과 측정은 7일째 임상적 치유(cure)율이었으며, 부모가 일기를 쓰도록 요청하였다. 치유시간은 통증, 발적 또는 분비물의 세 가지 증상 중 어떤 증상도 없다고 일기에 처음 기록된 시간으로 정의되었다. 연구 시작 및 7일 시점에 연구 간호사 평가도 시행되었다. 간호사는 해당 시점에 더 심한 눈에서 2개의 결막 면봉채취를 하였고 그 결과를 기반으로 미생물학적 치유 또는 개선을 정의하였다. 따라서 임상적 치유가 1차 평가결과이었다.

연구설계는 활성약과 위약을 비교하는 무작위배정 위약대조 임상시험이었고, 이중눈가림으로 진행되었으므로 치료 의사, 아동 또는 부모 모두가 활성 약물 또는 위약이 사용되었는지 여부를 몰랐다. 주치의가 적격한 환자를 선별하였고, 그 후 연구간호사에 의해 의사의 진료소나 집에서 진료를 받았다. 연구는 소아를 위해 설계된 표준 정보 시트를 사용하여 충분히 이해할 수 있다고 여겨지는 소아에게 설명하였고, 부모에게 설명하여 서면 동의를 얻었다. 전체 서류에는 절차를 설명하는 상당히 긴 섹션이 있었다. 연구간호사가 결막염의 임상적 중증도를 평가하고 검증된 사진과 비교하여 발적 정도를 평가한 후 활성 약물 또는 위약을 제공하였다. 활성 약물 또는 위약은 A 또는 B라고 표시된 동일한 병에 준비되어 있었고, 코드를 알고 있는 사람은 시험에 참여하지 않았다.

부모는 약물 투여에 대한 지침을 받았고, 또한 약물을 투여할 때마다 작성할 증상 시트가 주어졌다. 연구 간호사는 7일 시점 추적 관찰에서 아이들을 다시 보았고 실험실 검사를 위해 추가 면봉채취를 했다. 마지막으로, 추가 문제나 재발을 확인하기 위해 시험이 시작된 지 6주 후에 부모에게 전화를 걸었다. 실험적 기법들에 대한 자세한 내용이 제공되었으나, 여기에서는 다루지 않을 예정이다.

임상시험에서 흔히 볼 수 있는 것처럼 연구집단은 세부적으로 명시되어 있었으며 몇 가지 제한 사항이 있었다. 목표집단(target population)은 결막염이 있어서 1차 진료의사에게 진료를 받는 영국 또는 비슷한 국가의 소아로 구성된다. 연구모집단(source population)은 영국 옥스퍼드셔(Oxfordshire)의 12개 일반 의료기관 이었다. 적격대상자(eligible subjects)는 업무 시간에 내원하여 급성 감염성 결막염 진단 받은 6개월에서 12세 사이의 소아였다. 중재의 변경이 이루어지는 것을 피하기 위해서 클로람페니콜에 알레르기가 있는 소아, 적극적인 치료가 필요한 중증 감염의 증거가 있는 소아, 면역이 저하된 소아, 현재 또는 이전 48시간 이내에 항생제를 복용하고 있는 소아 등 몇 가지 임상적 이유가 있는 경우는 제외되었다. 업무시간 내에 내원한 소아로 제한한 이유는 물류 배송 상의 이유였다. 연구는 2001년부터 2004년까지 연속 3년 동안 10월부터 4월까지 겨울 기간 동안 수행되었다. 대상은 적격기준이 확인된 소아이면서 부모로부터 연구 참여 서면 동의를 받은 소아였다.

연구의 주요 결과는 부모의 일기로 평가한 7일째 임상적 치유 소아, 즉 무증상 소아의 분율이다. 9명의 소아는 결과를 알 수 없었고, 요약에 표시된 결과에서 제외되었다. 이는 나중에 논의가 될 것이다. 주요 결과는 Box 12.1에 나와 있다. 무작위배정을 통해 클로람페니콜 치료를 받은 162명의 소아 중 140명(86.4%)이 임상적으로 치유된 반면 위약에 무작위배정된 소아 155명 중 128명(82.6%)이 치유되었다. 따라서 활성약 치료군에서 치유율이 약간 더 높지만 통계적으로 유의하지는 않았다. 논문에 제시된 결과(요약 및 표 3)에서 위험도 차이(risk difference)는 3.8%이었고, 95% 신뢰한계는 −4.1%에서 11.8%까지였다. 3.8%의 위험도 차이의 역수는 치료에 필요한 수(number needed to treat, NNT)로 26이었다. 따라서 이러한 결과는 7일 시점에 임상적으로 치유되는 소아 1명을 추가하기 위해서는 26명의 소아가 치료를 받아야 함을 의미한다. 또한 Box 12.1에는 4장과 8장에서 설명한 방법을 사용하여 2 × 2 분할표에 대한 전체 계산이 나와 있다.

상대위험도(relative risk)는 1.05이고 오즈비는 1.34이었다. 결과의 빈도가 높기 때문에[1] 상대위험도와 오즈비의 값은 서로 다르다. 여기에서 상대위험도가 해석하기 더 쉽다.

이 결과는 소아가 한 시점, 즉 7일 동안 임상적으로 치유되었는지 여부를 조사하였다. 부모의 일기를 통해 소아가 처음으로 무증상이 되었던 시점을 평가할 수 있었으며, 논문의 그림 3은 모집 이후 매일 임상적으로 치유된 소아의 누적 비율을 보여주고 있다. 이것은 8장의 Kaplan−Meier 계산을 사용하여 임상적 치유에 대한 누적발생률 곡선으로 제시하였다. 이는 치료 시간, 즉 결막염의 지속 기간이 클로람페니콜을 투여 받은 군에

1 역자 주) 결과 유병률이 높기 때문에

서 더 짧은 경향이 있음을 보여준다. 예를 들어, 소아의 50%가 치유된 시간의 중앙값은 클로람페니콜 군의 경우 약 3.5일, 위약군의 경우 약 4일이었다.

Box 12.1 소아에서 결막염에 대한 항생제 치료와 위약을 비교한 임상시험의 주요 결과

무작위배정 임상시험의 결과

1차 평가 결과로 7일째 임상적 치유에 대해 요약에서 보여준 결과

(9명 참가자는 추적 관찰에 실패하여 제외됨)

	임상적 치유	치유 안됨	평가된 총 수	치유율	치유된 백분율
클로람페니콜	140	22	162	0.864	86.4
위약	128	27	155	0.826	82.6
총수	268	49	317	0.845	84.5

위험도계산

상대위험도	= 0.864/0.826	1.05
오즈비	= (140 × 27)/(128 × 22)	1.34
위험도 차이	= (0.864−0.826) × 100	3.84 %
치료에 필요한 수 = 1/(위험도 차이)		26.0

통계검정 (Mantel–Haenszel)

$a = 140$ $E = 136.9589905$ $V = 10.38417$

$\chi^2 = 0.89$ $\chi = 0.94$ $P = 0.345$

신뢰 한계는 표 A2.2에 따라 ln RR, ln OR 또는 RD의 표준편차를 기반으로 계산됨

	값	ln 값	표준편차	95% 신뢰한계	
상대위험도	1.05	0.0454	0.0483	0.95	1.15
오즈비	1.34	0.2944	0.3122	0.73	2.48
위험도 차이 (%)	3.839		4.065	−4.1	11.8%
치료에 필요한 수 = 1/(위험도 차이)				8.5	무한대

출처: data from Peter W Rose et al., 'Chloramphenicol treatment for acute infective conjunctivitis in children in primary care: a randomised double-blind placebo-controlled trial', The Lancet, Volume 366, Number 9479, pp. 37–43, © 2005 Elsevier Ltd [1].

세균성 병원체가 확인되었고, 추적조사가 완전하게 이루어진 하위군 소아에 대한 추가 분석결과 값이 제공되었으며, 이 군에서 얻어진 위험도 차이는 원래배정대로(ITT) 분석에서 얻어진 위험도 차이보다 실제로 더 작았다(표 12.1). 이는 세균이 확인된 사례에서 더 큰 효과가 없었음을 보여준다. '미생물학적 치유', 즉 7일째 눈 면봉채취에 병원체가 없는 결과도 제시되었다. 클로람페니콜 군에서 더 높은 치유율을 보였다. 위험도 차이는 16.8%로 통계적으로 유의하였다. 추가 연구결과는 원본 논문에 제시되어 있다.

표 12.1 무작위배정 임상시험에서 평가된 여러 결과

결과	비교 근거	클로람페니콜			위약			위험도 차이 %	95% 신뢰 한계	
		사건 발생수	평가된 소아 수	비율 (Rate) %	사건 발생수	평가된 소아 수	비율 (Rate) %			
7일째의 임상적 치유	원래 배정대로 (ITT)	140	163	85.9	128	163	78.5	7.4	−0.9	15.6
	추적관찰에 실패한 경우 제외	140	162	86.4	128	155	82.6	3.8	−4.1	11.8
	세균이 분리된 소아 그리고 모든 정보가 있는 경우	101	119	84.9	94	117	80.3	4.5	−5.1	14.2
7일째에 미생물학적 치유	정보가 있는 대상자만	50	125	40.0	29	125	23.2	16.8	5.5	28.1
유해 임상 사건, 1일에서 7일 사이	추적관찰에 실패한 경우 제외	3	162	1.9	3	155	1.9	−0.1	−2.9	2.9
6주 이내에 결막염의 추가 에피소드	6주 추적관찰 정보가 있는 대상자에 한함	7	157	4.5	5	150	3.3	1.1	−2.9	5.3

출처: data from Peter W rose et al., 'Chloramphenicol treatment for acute infective conjunctivitis in children in primary care: a randomised double-blind placebo-controlled trial', The Lancet, Volume 366, number 9479, pp. 37–43, © 2005 Elsevier Ltd [1].

B. 내적 타당도: 비인과적 설명에 대한 고려

6. 연구결과가 관찰바이어스의 영향을 받았을 가능성이 있는가?

1차 결과변수가 각 자녀의 부모가 관찰한 내용을 기반으로 한 '치유'로 정의되었기 때문에 관찰자 변동에 열려 있어서 관찰바이어스는 중요한 문제이다. 임상적 치유는 부모의 일기에 기록된 통증, 발적 또는 분비물의 주요 증상이 없는 것으로 미리 정의되었다. 증상이 언제 해결되었는지를 묻기보다는 정기적으로 증상을 기록하도록 부모한테 요청하였다. 보다 '과학적인' 결과로는 예를 들어 7일째에 눈 면봉채취로 검출한 세균 또는 바이러스 제거율 또는 7일째에 간호사에 의한 임상 관찰 등을 이용할 수 있다고 생각할 수 있다. 이러한 값들도 평가되었다. 그러나 연구에 사용된 임상적인 치유의 정의에는 지혜가 담겨있다. 부모를 이용함으로써 지속적인 관찰이 가능하였다. 부모는 연구결과 평가를 기록하는 데 무급 연구원 역할을 수행하였다. 더 중요한 것은, 임상적 치유에 대한 이러한 정의는 1차 진료현장에서 일반적인 관행으로 사용되는 것이며 학교 복귀와 같은 활동에 영향을 미치는 것이다. 논문에서도 이에 대한 논의가 있었는데 정상 눈에서도 세균과 바이러스를 분리할 수 있고, 임상적으로 결막염이 있는 눈에서도 세균과 바이러스를 일부만 분리할 수 있기 때문에 임상적인 상태와 세균학적 소견 사이의 관계가 혼재되어 있음을 지적하고 있다. 따라서 임상적 치유는 미생물학적 제거 없이도 이루어질 수 있다. 따라서 선택한 결과변수는 임상적으로 타당하고, 지속적으로 관찰가능했다. 그러나 방법론적으로는 여전히 취약하였다. 일반인에 의해 결과가 평가되는 것이었고, 연구에서 각 소아에 대한 결과를 서로 다른 사람이 관찰하는 것이었다. 상당한 관찰자 변동이 있을 수 있으며 이는 무작위적일 수 있지만 부모 또는 아동의 특성에 따라 달라질 수 있다(예: 일부 부모는 의료 전문가일 수 있고, 어린 소아의 경우에는 관찰이 더 어려울 수 있다).

이에 대한 주요 방어책은 연구가 무작위배정으로 이루어지고 위약이 사용된다는 사실이며, 필수적인 요소는 시험이 이중눈가림이라는 사실이다. 일부 부모는 자녀가 받고 있는 치료가 활성 또는 위약이라고 의심하거나 가정했을 수도 있지만, 눈가림이 유지되는 한 두 군 간의 체계적인 관찰바이어스로부터 보호된다. 임상 결과를 기록하는 이와 같은 방법은 이중눈가림 및 위약대조가 아닌 연구에서는 매우 바람직하지 않다.

연구결과는 미생물학적 치유에 대한 결과를 제시하였고, 흥미롭게도 클로람페니콜에 유리하게 통계적으로 유의한 차이를 보여주었다. 미생물학적 개선 또는 치유와 개선의 조합에 대한 결과는 통계적으로 유의하지 않았지만 임상적 치유에 기반한 결과보다 더 큰 효과를 나타내었다. 이러한 결과는 약물이 임상적 치유보다 생물학적 치유에 더 효과적이거나 혹은 임상적으로 얻어진 데이터에는 무작위 관찰 오류의 정도가 더 크기 때문일 수 있다. 소아들은 또한 연구 시작과 7일 시점에 연구 간호사에 의해 임상적으로 평가되었으며, 그 결과는 이러한 측면에서 흥미로울 것이지만 제공되지 않았다. 이후 서신에서 저자는 간호사가 평가한 임상 치유율이 클로람페니콜 군에서 79%, 위약군에서 78%였다고 언급하였다[2]. 요약하면, 우리는 임상적 치유 정보에 임의의 무작위 오류가 있을 수 있다는 점을 받아들여야 하며, 이는 관찰된 차이를 줄이는 방향으로 영향을 미칠 수 있다. 그러나, 임상 관찰에서의 바이어스는 중요하지 않을 것 같다.

7. 연구결과가 교란요인의 영향을 받았을 가능성이 있는가?

교란요인의 영향을 통제하기 위한 주요 전략은 합리적으로 많은 수의 연구참여자에 대하여 무작위배정 설계를 적용하고, 올바른 원래배정대로 분석(intention to treat analysis, ITT)을 수행하는 것이다. 물론 무작위배정이 두 군의 모든 관련 요인에 대해 비교 가능하다는 것을 보장하는 것은 아니다. 기저시점의 인구 통계학적 요인, 임상 특징 및 미생물 평가 결과에 대한 정보가 논문의 표 1 및 2에 제시되어 있다. 이는 무작위배정의 가치를 보여주는 매우 유사한 분포를 보여주고 있다. 클로람페니콜을 투여 받는 군에는 편측성 질환이 있는 소아가 약간 더 많고 사회 계층 분포가 약간 더 높지만 다른 요인 및 박테리아 및 바이러스 결과에 대한 분포는 매우 유사하였다. 관련 요인은 소아 급성 결막염의 결과와 관련된 것으로, 다른 중요한 관련 요인이 있는지 평가하기 위해서는 문헌 고찰이나 전문지식이 필요하다. 무작위배정에도 불구하고 기록된 잠재적 교란요인에 상당한 차이가 있는 경우 7장과 8장에 설명된 대로 층화 분석 또는 다변량 분석(multivariate analysis)을 사용할 수 있다.

무작위배정 과정이 설명되어 있다. 가정의는 적격기준에 맞는 소아와 부모를 식별하고 정보 시트를 주었다. 그런 다음 연구 간호사가 연구에 대해 설명하고 참여하기로 한 사람들의 동의를 받았다. 활성 및 위약 제제의 동일한 번호의 병이 준비되었다. 간호사는 무작위배정 센터에 연락하여 할당된 번호에 따라 선택된 병을 가족에게 주었다. 무작위화는 10개의 블록으로 이루어졌다. 따라서 10명의 아이들마다 5명은 활성 약물을, 5명은 위약을 받았다. 연구의 주요 분석은 무작위배정 코드가 깨지기 전에 수행되었으므로 연구는 삼중눈가림이라고 할 수 있다.

교란요인의 영향에 대한 방어책으로 원래배정대로(ITT) 분석이 요구된다. 즉, 7장에서 논의된 바와 같이 활성 치료에 무작위배정된 군(치료를 받은 소아만 국하는 것이 아님)을 위약에 무작위배정된 군과 비교하였다. 실제 치료 요법에는 상당한 차이가 있을 수 있다. 어떤 부모는 매우 엄격할 수 있고 다른 부모는 덜 엄격할 수 있다. 다시 말하면, 이는 일반적인 관행을 반영하며 이중눈가림 시험 설계는 이러한 변형이 두 군에서 유사하도록 해야 한다. 일부 소아는 치료를 거의 받지 않았을 수 있다. 다른 사람들은 연구 치료 외에 다른 치료를 받았을 수 있다. 무작위배정 후 한 소아가 적격 기준을 충족하지 못하는 것으로 밝혀져(너무 나이가 많아) 연구에서 제외되었다. 이 정도는 받아들일 수 있지만, 만약 많은 수의 소아가 무작위배정 후 부적격으로 판명되면 그것은 연구 과정의 질에 대한 의문이 제기될 것입니다.

모든 임상시험에서 예상할 수 있듯이 일부 참가자는 연구에 참여했지만 시험을 완료하지 않아 '추적 손실(lost to follow up)'이 된다. 추적 손실된 아이들은 결과와 관련될 수 있는 요인이 상당히 다를 수 있다. 원래배정대로(ITT) 분석에는 이러한 소아가 포함될 수 있지만 결과에 대한 가정이 있어야 한다. 이 연구에서 326명의 소아 중 9명만이 결과 데이터가 누락되었다. 이렇게 적은 숫자는 실제적인 측면에서 이 연구가 주의를 기울였음을 증명하는 것이다. 그러나, 아마 단순한 우연에 의한 것이겠지만, 한 명은 활성 치료군에 무작위배정된 소아였고 8명은 위약군에 배정된 소아였다. 요약과 Box 12.1에 표시된 결과에서 이 9명의 소아는 제외되었다. 미리 결정된 연구계획서에는 추적 관찰에 실패한 소아는 치료 실패로 가정하도록 하였다. 따라서 원래배정대로(ITT) 분석에서 위약군의 임상적 치유 비율은 128/163(78.5%)로 떨어졌고 치료군(140/163(85.9%))에서는 거의 변화가 없었다. 따라서 군 간의 차이는 더 커졌지만 여전히 유의하지는 않았다. 위험도 차이는 7.4%이었고 95% 한계는 −0.90~15.6%이었다. 추적 관찰에 실패한 모든 소아가 치유되었다고 반대의 가정을 한다면, 치유율은 위약군에서 83.4%, 치료군에서 86.5%가 될 것이며, 3.1%의 더 작은 위험도 차이로 유의하지 않을 것이다. 전체 치유율이 83%로 높다는 점을 감안할 때 추적 관찰에 실패한 환자가 치유되었다는 가정은 치료 실패라는 가정보다 더 정확할 것 같다. 따라서 추적 관찰에 실패한 소아의 수는 매우 적지만 그 수는 불균등하게 분포되어 있기 때문에 결과에 영향을 미치며 추적 관찰에 실패한 소아의 수가 많을수록 결과 해석하기가 매우 어려울 수 있다. 사실, 다른 가정에 기반한 결과를 고려하는 이러한 유형의 분석[2]은 도움이 된다. 이 모든 분석[3]에서 비교된 군

2 역자 주) 이러한 분석을 민감도 분석이라 함

3 역자 주) 여러 가지 가정에 기반하여 시도한 분석

간의 결과 차이는 통계적으로 유의하지 않았다.

위약군에서 더 많은 소아가 추적 관찰 손실되었다는 사실은 또한 눈가림이 손상되었을지도 모른다는 의문이 제기된다. 위약을 투여 받은 가족들은 위약임을 추측할 수 있었고, 활성 치료를 받은 가족보다 연구에 대한 관심을 더 쉽게 잃었을까? 점안액과 병이 겉으로 보기에 같고 추가 항생제를 처방받은 숫자가 동일하였다고 저자는 확신을 가지고 있으며(다음 단락 참조), 전반적인 시험 결과에서 질병의 임상 경과가 유사하다는 것을 시사하므로 추적 관찰 소실 분포가 달랐던 것은 아마도 단지 우연한 변동으로 일어난 것이다.

일부 소아는 임상시험 기간 동안 항생제 안약을 처방받았다. 아마도 그들의 부모나 의사들이 걱정하거나 조급해 했을 것이다. 이 아이들을 제외하게 되면 무작위배정이 손상되기 때문에 주요 분석에서 이 아이들을 포함하여 분석하였다. 이러한 추가 항생제 치료는 결과와 관련될 수 있으며 두 군 사이에 불균일하게 분포될 경우 교란 요인이 될 수 있다. 그러나 이 경우는 각 군에 6명씩 12명의 소아에게만 적용되었다. 많은 수에서 연구계획서와 달리 추가 치료를 받았다면, 그리고 각 군에서 숫자가 같지 않았다면 해석의 문제가 제기될 것이다. 이러한 추가 치료의 균등한 분포 효과는 임상시험에서 클로람페니콜과 위약 그룹 간의 실제 효과 차이를 줄이는 경향이 있지만 추가 치료가 효과적인 경우에만 그렇게 나타나고, 추가 치료가 효과가 없다면 연구에 영향을 미치지 않을 것이다.

따라서 연구의 규모가 상당히 크고 비교하는 군이 무작위배정되었으며 추적 손실이 적었기 때문에 교란효과가 결과에 실질적인 영향을 미치지 않을 것으로 보인다.

8. 연구결과가 우연변동의 영향을 받았을 가능성이 있는가?

연구결과들이 전통적으로 적용하는 5% 유의수준 근처에 집중되는 문제를 보여주었다. Box 12.1에 표시된 결과는 통계적으로 유의하지 않았다. 치유 시간을 고려한 분석에서는 p값이 0.025인 로그 순위 통계량(8장 참조)이 산출되었으며, 이는 통계적으로 유의하였다. 전반적으로, 보여지는 차이는 단지 우연에 의한 것일 가능성이 높고, 실제로는 활성 또는 위약 치료의 임상치료율은 동일하다는 것이다. 그러나 클로람페니콜의 치료율이 높은 결과를 보여주기도 하는데, 이것이 참일 수도 있다.

논문 〈그림 3〉의 그래프에서도 7일째 치료율의 작은 차이가 지속되는지에 대한 의문이 제기된다. 6주째에 부모와 전화로 추적 조사한 결과, 활성 치료를 받은 소아의 4%와 위약을 받은 소아의 3%가 결막염을 추가 경험한 것으로 나타났다. 결막염이 다른 모든 소아에서 해결되었는지 또는 언제 해결되었는지는 확실하지 않다.

우연변동을 평가할 때 적절한 검정 방법이 사용되었는지 여부와 적절한 시간에 수행되었는지 여부를 모두 평가해야 한다. 임상시험에서 다중검정의 문제, 그리고 일련의 검정 중 하나에 기반한 연구결과의 발표 또는 연구의 종료와 관련이 있다. 본 연구와 관련하여 7일 추적 관찰을 명시한 연구계획서가 있었으며, 중간 분석 또는 빈번한 분석의 문제는 없었다.

따라서 우리는 이 연구에서 우연변동을 배제할 수 없으며 우연변동이 결과를 설명한다고 확신할 수도 없다. 7일째 결과 차이, 그리고 치료 시간에 대한 보다 민감한 분석은 전통적인 0.05 유의수준에 가까운 결과를 얻었다.

이것은 그 시험이 통계적 검증력을 충분히 가지고 있었는지 의문이 제기된다. 통계적 설계는 잘 기술되어 있었다. 이전 연구에서 항생제 치료로 결과가 19% 개선되는 것을 보여 주었고 이정도의 차이가 임상적으로 중요한 것으로 간주되었다. 따라서 이 연구는 5% 유의수준에서 양측 검정을 사용하여 72%의 위약군 치료율, 19% 차이를 탐지하는 80% 검정력을 기반으로 500명의 참가자를 갖도록 설계되었다. 즉, 어린이의 60%가 세균성 병인을 가지고 있고, 이들 사이에서만 차이가 있을 것이라고 가정되었다. 표본 크기를 계산한 방법은 제공되지 않았다. 주어진 수치를 사용하여 8장에서 설명한 비교적 간단한 방법은 각 그룹에서 124명의 표본 크기가 산출된다. 이를 100/60으로 늘리면 각 그룹에 207명씩 총 414명이 된다. 추적 손실 및 기타 문제를 고려하여 이 값을 늘리는 것이 가장 좋으므로 표본 크기 500명이 합리적으로 보인다. 시험이 시작되었을 때 거의 80%에서 세균 감염이 있었고 전체 치료율은 80% 이상이었다. 더 높은 박테리아 구성비는 연구의 검정력을 증가시켰다. 즉, 재계산 결과 326명의 어린이가 무작위배정되면 12~14%의 차이를 감지하는데 80%의 검정력을 보였다. 따라서 임상시험 모집은 조기에 중단되었다. 이 시험은 모집을 완료하는 데 3년이 걸렸고, 수행 과정이 매우 어려웠기 때문에 합리적일 수 있지만 사실 통계적으로 보면 결과값이 어느 정도 경계선에 있어서 더 큰 표본 크기가 유리했을 것이다.

C. 내적 타당도: 인과성을 지지하는 측면에 대한 검토

9. 시간적 선후관계가 있는가?

중재 연구에서 이것은 문제가 되지 않는다. 즉, 무작위배정 이후에 결과가 발생하기 때문이다. 원래배정대로(ITT) 분석에는 무작위배정 되고 중재 이전에 발생한 경우라도 무작위배정 시점부터의 사건이 분석에 포함되어야 한다. 이번 시험에서는 모든 과정이 빨랐었다. 아이들은 주치의에 의해 확인되었으며 보통 4시간 이내에 연구 간호사에 의해 진찰되었다. 사전 동의 후 치료에 할당되어 시작되었다. 7일 동안의 적극적인 추적과 6주 시점에 전화 추적이 있었다. 연구 참가자의 94%인 307명의 소아가 시험을 완료하였다. 모든 임상시험에는 시간적 제한이 있다. 즉, 분명히 이 임상시험에서는 6주 이후의 사건에 대해서 어떠한 언급도 할 수 없다.

10. 연관성이 강력한가?

관찰 연구에서 강한 연관성의 가치는 크며 대체로 강한 연관성에 대해 바이어스와 교란요인에 의한 영향이 더 쉽게 감지되기 때문이다. 무작위배정 이중눈가림 임상시험에서 이러한 문제[4]는 확고하게 처리될 수 있으므로 연관성의 강도는 여전히 도움이 되기는 하지만 내적 타당도를 판단하는데 덜 중요하다. 여기서 관찰된 연관성의 강도는 약하며, 임상적 치료율에는 작은 차이가 있었고 치료 시간과 미생물학적 치료율에는 다소 큰 차이가 있었다. 이러한 모든 차이는 활성 치료군에서 더 나은 결과를 보여 주었지만 차이의 크기가 작다는 것은 차이가 단순히 우연에 의한 것일 수 있음을 의미한다. 약한 연관성은 또한 무작위배정에도 불구하고 교란요인의 작은 차이가 영향을 미칠 수 있음을 의미한다. 관찰바이어스는 이중눈가림 설계에서 배제할 수 있지만 임상 결과 평가에서 상당한 양의 비차별적 오분류(non-differential misclassification)가 발생했을 수 있으며, 비차별적 오분류는 두 군 간의 결과에 실제 차이가 있는 경우 관찰된 차이를 감소시킬 수 있다. 미생물학적 치료율의 차이가 더 크다는 사실은 비차등 오차가 적기 때문일 수 있다. 이 연구에서 더 중요한 측면은 차이 크기의 임상적 의미이며, 논의가 될 것이다.

11. 양-반응관계가 있는가?

클로람페니콜 점안액은 단지 하나의 고정 용량이 사용되었다. 다른 시험에서 하나 이상의 용량 또는 시간 경과에 따른 치료가 사용될 수 있으며 용량-반응에 대한 고려가 관련될 수 있다. 점안액을 소량으로 또는 아예 투여받지 않은 어린이보다 연구계획서에 따라 점안액을 투여받은 어린이가 더 나은 결과를 얻었는지 여부를 물을 수 있으며, 약물이 활성인 경우에는 그래야 하는 것이 논리적이다. 그러나 전체 용량의 치료를 받은 소아는

4 역자 주) 바이어스와 교란요인에 의한 영향

그렇지 않은 소아와 매우 다를 수 있다(7장 참조). 설계를 통해 준수에 대해 평가할 수 있는데도, 이 논문에서는 시험 준수에 대한 정보를 제공하지 않았다. 그 의미는 순응도가 좋았고 아마도 치료를 제공하고 치료를 받을 때마다 일기에 증상을 기록하도록 부모에게 요구한 것이 순응을 확실히 하였다.

12. 연구 내에서 결과가 일관성이 있는가? 그리고
13. 연구 내에서 어떠한 특이성이 있는가?

일관성과 특이성은 종종 관련이 있으므로 함께 논의할 수 있다. 일부 환자군에서 중재가 다른 효과를 나타내는지 알고 싶기 때문에 일관성은 종종 임상시험에서 관련되어 평가되는 문제이다. 그러나 이를 위해서는 임상시험이 환자의 하위군에 대한 질문에 답하도록 특별히 설계되어야 한다.[5] 시험이 완료된 후에 정의되어진 환자의 하위군을 조사하는 사후 분석의 사용은 다중 비교의 문제와 비-무작위배정된 군 간의 비교 문제 모두에 노출되게 된다. 그와 같은 분석은 이 논문에서 적절하게 피하였다.

사전에 계획된 하위군 분석 중 하나는 미생물학적 원인이란 관점에서 계획되었다. 박테리아 병원체를 가지지 않은 소아가 거의 없었기 때문에 이 하위군 분석은 제한적이었다. 수행한 결과(표 12.1)는 전체 결과와 유사하였다. 즉, 여기에는 추가 면봉 채취를 하지 않았기 때문에 추적 관찰에 실패한 어린이는 제외되었다. 박테리아가 분리되지 않은 사람의 결과를 빼고 계산한다면 결과는 유사하며 숫자가 작을수록 넓은 신뢰한계를 보였다. 이는 전반적인 효과가 없는 것과 일치한다. 클로람페니콜이 효과적이라면 세균성 병원체가 분리된 어린이에게만 이 효과가 제한되거나 이 효과가 증가할 것으로 예상할 수 있다. 그러한 특이성을 입증하면 실제 효과에 대한 증거를 강화할 것이다. 그것은 또한 아동의 상태에 대한 병인을 보여주는 병원체 분리의 타당성에 달려 있다. 즉, 박테리아가 분리되지 않은 어린이가 실제로 박테리아가 없다고 가정할 수는 없다. 비교한 연구 결과는 미생물학적 치유에 대한 효과가 더 크고 치유 시간 패턴은 완만한 경향을 보이지만, 미생물학적 치유와 임상적 치유 사이에 합리적인 일관성이 있다는 점에서 시험 내에서 일치한다.

일관성 관련되어 다른 평가는 소아의 연령, 성별 및 사회적 군, 또는 다른 박테리아 또는 바이러스 결과에 의해 또는 다른 임상적 특징에 의해 이루어질 수 있다. 그러나 이러한 평가는 상대적으로 소규모 연구에서 하위군 분석이라는 큰 문제가 있으며 차이가 발

5 역자 주) 하위 군에 대한 질문에 답을 하려면 하위군별로 적절한 연구대상자수를 산정하여 계획해야 함

견되면 우연에 의한 것일 수 있다.

내적 타당도에 관한 결론

이 논문은 잘 설계되고 신중하게 수행된 무작위배정 임상시험이므로 내적 타당도에 대해 합리적으로 확신할 수 있다. 관찰된 차이에 대한 설명으로 관찰바이어스와 교란요인에 의한 영향을 상당히 확실하게 무시할 수 있다. 무작위배정 임상시험에서 흔히 그러하듯이, 통계적 변동이 문제이며 활성 치료군과 위약군 간의 결과의 작은 차이가 단순히 우연의 변동 때문인지 아니면 실제 차이를 반영하는지 확실하게 결론을 내릴 수 없다.

D. 외적 타당도: 연구결과의 일반화

다음 몇 개 질문은 5장에 설명된 접근법에 따라 연구 참가자에서 얻어진 결과가 연구참여자가 도출된 모집단에 일반화할 수 있는지에 관한 것이다. CONSORT 지침[3]에 따라 시험의 프로필은 논문과 그림 12.1에 제시되어 있다. 첫 번째 질문에서 먼저 연구 참가자 즉, 연구를 완료하고 분석을 위한 데이터를 제공한 사람과 연구에 등록되었던 사람 사이에 차이점이 있는지 평가해야 한다. 그런 다음 연구에 등록되었던 사람과 적격집단을 비교하는 문제를 평가한다.

14. 연구결과를 적격집단에 적용할 수 있는가?

연구에 등록된 거의 모든 소아가 연구를 완료하였다. 327명의 연구 등록자, 즉 소아들이 무작위배정 되었고, 이 중 한명은 무작위배정 후 적격기준에 비해 너무 나이가 많은 것으로 확인되었다. 무작위배정 후 부적격 대상이 발견되는 것은 드문 일이 아니다. 원칙적으로 무작위배정 후에 배제하는 것은 무작위배정의 유효성을 손상시키지만 임상시험 분석에서 부적격 대상을 유지하는 것 또한 연구계획서를 위반하는 것이다. 부적격 대상이 한 명 뿐이므로 그 연구대상자를 탈락시키는 선택은 합리적이다. 나머지 326명의 아동은 무작위배정 과정에 의해 균등하게 분할되었으며 모두 주요 분석에 포함되었다. 그러나 9명은 추적 관찰에 실패하여 이 소아들에 대한 결과는 알려지지 않았다. 나머지 317명은 본 시험을 완료했으며 연구결과는 7일 시점에 평가되었다. 6주 후에 전화 추적조사가 있었고, 307명의 소아에 대해 완료되었으며 10명은 평가되지 않았다. 이 연구를

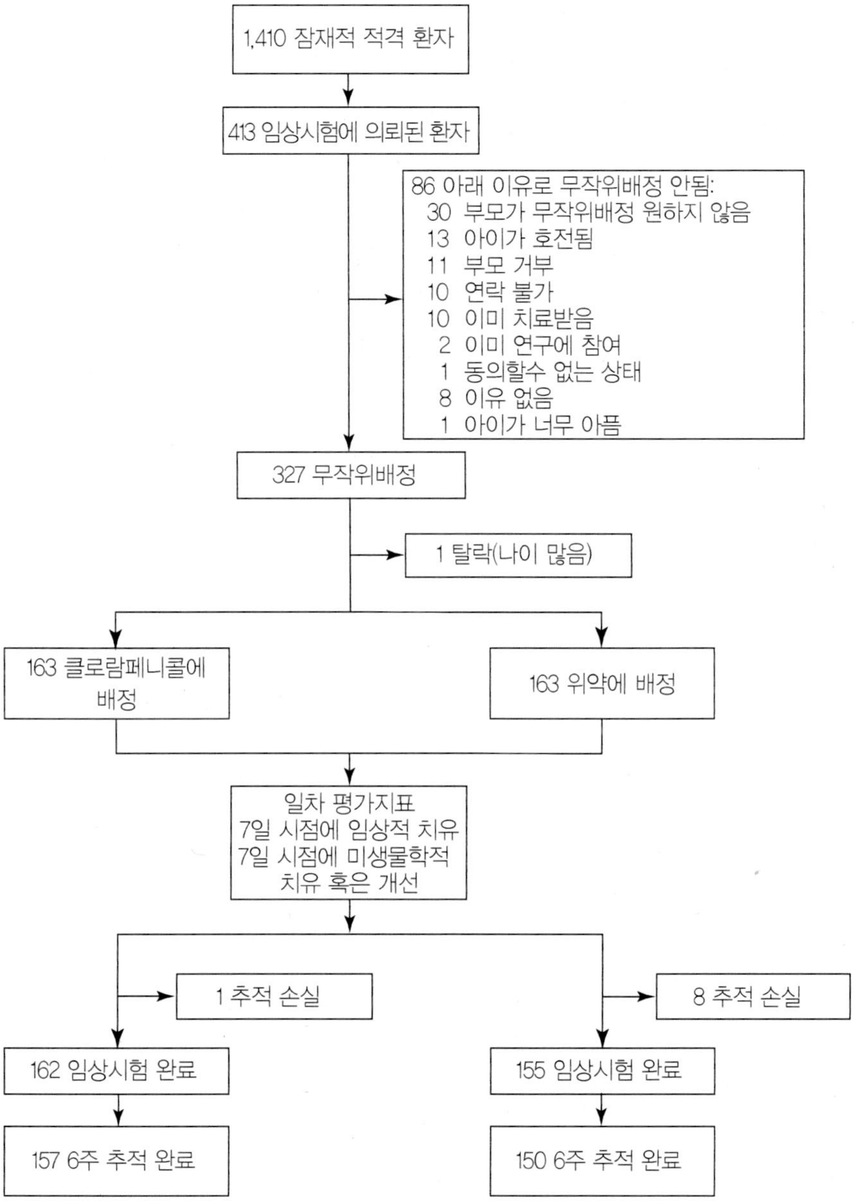

그림 12.1 소아결막염에 대한 항생제 치료와 위약을 비교하는 임상시험 흐름도

Reprinted with permission from The Lancet, Volume 366, Number 9479, Peter W Rose et al., 'Chloramphenicol treatment for acute infective conjunctivitis in children in primary care: a randomised double-blind placebo-controlled trial', pp. 37–43, © 2005 Elsevier Ltd, with permission from Elsevier, http://www.sciencedirect.com/science/journal/01406736 [1].

완료하지 않은 연구 등록자가 극소수라는 점이 큰 장점이다. 연구 손실이 각 군에서 비슷하다면 그것도 도움이 된다. 이 시험에는 각 군에 6주 추적 조사 정보가 없는 5명의 소아가 있었다. 그러나 앞서 추적 관찰에 실패한 9명의 소아 중 1명은 클로람페니콜에, 8명은 위약에 할당되었으므로 이 자료를 처리하면 결과에 영향을 미칠 수 있다.

이 연구의 강점은 연구설계에서 일반화 가능성을 명시적으로 다루었다는 것이다. 적극적인 모집이 이루어진 임상시험 기간에 매월 1주 동안에는 연구에 참여한 의사의 기록을 검토하여 근무 이외 시간을 포함하여 급성 감염성 결막염에 걸린 적격 연령 군의 모든 소아를 찾았다. 따라서 모집 기간 동안 모든 적격 아동 중에 29%가 연구에 참여했다는 것이 확인되었다. 참여하지 않은 이유를 아는 것도 도움이 될 것이다. 몇 명이 근무 이외 시간에 내원하였나? 나머지 중 얼마나 많은 사람들에게 접근하지 않았나? 초대를 하였지만 거절한 사람은 몇 명이었나? 저자들은 근무 이외 시간에 내원하는 아이들이 더 심각한 증상을 보였을 수 있고, 또한 가정의가 더 심각한 증상을 보이는 아이들에게는 항생제가 필요하다고 생각하여 배제하는 경향이 있을 수 있다고 지적하였다. 따라서 참가자는 대표적인 표본보다 덜 심각한 결막염을 가졌을 수 있다. 그러나 모집된 어린이의 78%가 눈 면봉채취에서 박테리아가 배양되었다는 사실은 참가자가 유의한 병리를 가지고 있음을 보여준다. 결과를 적격집단에 적용할 수 있다고 가정하는 것이 합리적이다.

15. 연구결과를 연구모집단에 적용할 수 있는가?

연구모집단은 옥스퍼드셔의 12개 일반 의원에 내원한 소아로서 임상적으로 정당화되는 금기 사항 목록은 상당히 제한적이었다. 결막염은 겨울철에 원인이 알레르기성이기 보다는 감염성일 가능성이 더 높기 때문에 겨울철에 연구를 수행하였다고 방법에 명시되어 있다. 따라서 다른 시간에는 결과가 다를 수 있다. 그러나 이 단서에 따라 연구결과는 연구모집단에 적용할 수 있다.

16. 연구결과를 다른 관련된 인구집단에도 적용할 수 있는가?

본 연구에 사용된 진단 기준은 일반적인 임상 현장에서 사용되는 진단 기준과 일치한다.

연구결과는 박테리아 배양이 양성인 소아의 경우와 유사하므로 이 연구는 실험실적 검사 후에만 국소 클로람페니콜을 사용하는 임상 현장에도 적용된다. 이 연구의 결과가 중재와의 인과관계를 반영한다면, 그러한 관계는 현재 영국의 다른 지역에서 볼 수 있는 유사한 환자에게 유지될 것으로 보이며, 현재와 미래에 세계 다른 곳의 유사한 환자에서도 마찬가지로 유지될 것으로 보인다. 저자들은 연구 지역이 일반적인 영국보다 더 특권적인 사회 계층 분포를 가졌다고 지적하였지만 이것은 원인적 인과관계나 예후를 바꾸기 보다는 질병의 전염에 영향을 미칠 가능성이 높다고 언급하였다. 환자의 민족적 배경이 결과에 영향을 미치는지 여부는 언급되지 않았다. 그들은 선진국의 대부분의 1차 진료 환경에서 이 결과가 일반화될 수 있다고 결론지었다.

결막염의 병인과 자연사가 크게 다를 수 있는 모든 군(예: 고령 환자, 동반 임상 조건이 있는 환자, 다른 환경의 환자)에 결과를 적용하는 데 주의해야 한다. 존재하는 박테리아 또는 바이러스 인자가 중요하다. 이 논문의 표 2는 배양된 박테리아 및 바이러스에 대한 세부 정보를 제공하였고, 동일한 집단의 무증상 대조군과 비교하여 결막염이 있는 어린이의 면봉채취에서 특정 박테리아의 존재에 대하여 유병률 비(prevalence ratio)로 제시된 다른 두 연구와 비교하였다. 일관성(예: 헤모필루스 인플루엔자)을 일부 보여주지만 상당한 차이(예: 다양한 유형의 포도상구균 빈도)도 일부 보여주었다. 저자는 실험실마다 특정 종의 분리율이 다를 것이라고 제안하였다. 예를 들어 아프리카의 어린이와 같이 상당히 다른 인구에 결과를 적용하려면 해당 국가의 급성 결막염의 세균 및 바이러스 특성 평가가 유용할 것이다.

이 임상시험은 1개의 약제와 1개의 용량 즉, 0.5% 클로람페니콜 점안액으로 제한되었다. 이 약제는 여러 세균성 병원체에 대해 광범위한 활성을 가지고 있다. 저자들은 영국에서 일반적으로 사용되는 다른 약제가 푸시딘산이며 임상시험에서 클로람페니콜과 유사한 효과를 보인다는 점에 주목한다. 그 결과는 실질적으로 다른 약제이거나 효과가 다른 새로운 약제에는 분명히 적용되지 않을 수 있다.

E. 다른 근거와 연구결과의 비교

17. 연구결과는 다른 근거, 특히 유사하거나 더 강력한 연구설계를 가진 연구에서 도출된 근거와 일관성이 있는가?

다른 연구의 정보와의 일관성은 본 논문에서 논의되지 않았으며, 이는 다른 관련 임상시험이 없음을 의미한다. 1999년에 결막염의 항생제 치료에 대한 코크란의 체계적 고찰이 기록되어 있지만 소아에 대한 많은 연구를 통합하였는지 여부는 명시되어 있지 않다. 다른 관련 무작위배정 임상시험이 있는 경우 이러한 결과를 가능한 경우 메타분석을 통해 비교하는 것이 유용할 것이다. 이것이 잘 설계된 무작위배정 임상시험이라는 점을 감안할 때, 유사한 주제에 대한 비-무작위배정 비교 또는 사례 보고는 신뢰성이 훨씬 낮을 것이다.

18. 전체적인 근거가 어떤 특이성을 보이는가?

이 점에 대해서는 결론을 내릴 수 없다. 여러 연구에 대한 메타분석은 특이성을 평가하는 데 필요한 많은 수의 관찰을 제공할 수 있다.

19. 연구결과가 생물학적 기전으로 설명 가능한가?

임상시험에서 생물학적 기전의 문제는 일반적으로 시험이 시작되기 전에 답이 얻어지고, 그것은 확실히 이 임상시험에 적용된다. 연구결과는 생물학적 기전 측면에서 그럴듯하며, 주요 결과는 적극적인 항생제 개입 없이 7일 이내에 약 80%의 임상적 치유가 가능한 대부분의 감염이 자가 제한적이라는 점이다. 연구결과는 활성 항생제로 이 치유율이 약간 증가했음을 보여주는데 이것은 그럴듯한 결과이다. 결막염의 주요 병원체에 대해서는 여전히 논쟁이 있다.

20. 주효과가 관찰되었다면 노출변수와 결과변수의 분포가 일치하는가?

무작위배정 임상시험의 맥락에서 이 질문은 연구결과가 결과에 상당한 영향을 미칠 것인지에 대한 질문으로 더 잘 쓰인다. 결과가 실제 효과를 나타내면 그 효과가 임상적으로 중요할 만큼 충분히 실질적인가?

이 연구의 핵심 문제는 관찰된 치료율의 작은 차이가 실제 차이인지 우연한 발견인지, 그리고 실제라면 이것이 임상적으로 중요하고 중재를 정당화하는지 여부이다. 7일째 치료율의 차이는 3.8%로, 치료에 필요한 수(NNT)는 26명이다. 이는 치료를 받는 환자의 경우 치료법이 치유와 관련될 확률이 작다는 것을 의미한다. 그리고 인구 기준으로 볼 때, 그것은 7일까지 추가 치유를 위해서는 상당한 수의 소아가 치료를 받아야 한다는 것을 의미한다. 7일까지 추가 치유의 중요성에 따라 이것의 가치 여부가 달려 있다.

7일째 이후의 추가 정보가 매우 가치 있는 부분이다. 예를 들어, 논문의 그림 3에 표시된 그래프에는 곡선이 7일째 이후에 평행하다는 것을 시사한다. 즉, 7일째까지 치료되지 않은 어린이는 결막염이 오래 지속될 수 있음을 의미한다. 그렇다면, 7일째에 치유된 추가 환자가 매우 중요할 수 있다. 반면에 7일째에 치유되지 않은 경우 8일 또는 9일째에 치유될 가능성이 있으므로 7일째에 치유할 경우의 추가적인 이점은 작을 것이다. 6주 추적 관찰에서 6주 이내에 결막염이 추가로 발생하는 소아의 비율이 작고 두 군에서 유사하다는 소견은 이러한 점에서 안심할 수 있다. 미생물학적 치유 측면에서 본 연구에서 나타난 차이는 더 크고(16.8%), 치료에 필요한 수(NNT)는 약 6으로 그에 상응하여 더 적다.

저자가 강조한 연구결과는 1차 진료에서 급성 감염성 결막염에 걸린 대부분의 소아가 스스로 회복되며 항생제 치료가 필요하지 않다는 것이다. 저자의 해석은 치료를 일상적으로 사용해서는 안된다는 것이다. 부모나 나이가 더 많은 아이들이 같은 데이터를 가지고 그 결론에 도달할지는 불확실하다. 일관성 문제는 저자들의 제안대로 항생제를 사용한 일상적인 치료가 크게 감소되었다면 어린이 결막염의 합병증 및 결막염의 발생(교차감염을 나타낼 수 있음)이 크게 증가하지 않음을 언급하는 것으로 상상할 수 있다. 마지막 요점은 더 어려운 문제일 수 있는데, 항생제 투여의 주요 효과는 질병에 대한 부모 또는 자녀 자신의 걱정을 줄이고 치료가 빨리 될 것이라는 확신을 심어주는 것일 수 있기 때문이다. 실제로 이것은 항생제 처방을 줄이는 데 주요 장벽이 될 수 있다. 이와는 대조적으로, 일부 부모는 불필요한 항생제 사용의 위험성(예: 내성 발생)을 알고 있고, 그것을 사용하지 않는 것을 기뻐할 수 있다.

외적 타당도 요약

이 연구는 영국의 1차 진료 환경에서 수행되었으며 결과는 해당 국가의 1차 진료 시설에 내원하는 소아에게 적용되어야 한다. 결과는 훨씬 더 광범위하게 적용될 가능성이 높으며, 주요 쟁점은 소아의 급성 결막염의 원인 요인과 임상 진행이 장소와 시간에 따라 크게 다른지 여부이다. 안와 주위 봉와직염과 같은 심각한 감염이 있는 소아는 연구계획서에서 제외되었지만 언급된 대로 더 심각한 적격 사례들은 과소 대표되었을 수 있다.

결론

요약하면, 이 연구는 무작위배정 임상시험의 강점과 약점을 모두 보여주고 있다. 평가의 요약은 표 12.2에 나와 있다. 장점은 합리적인 확신을 가지고 본 결과에 대한 설명으로 교란요인에 의한 영향 및 관찰바이어스를 배제할 수 있다는 것이다. 적격성 기준이 명확하게 설정되었고 임상 현장과 관련이 있으며, 적어도 영국의 1차 진료에서 볼 수 있는 이

표 12.2 무작위배정 임상시험에서 인과관계 평가: 소아의 급성 감염성 결막염 치료에서 위약과 비교한 클로람페니콜 점안액 시험, Rose 등 [1].

소아 결막염에 대한 클로람페니콜 점안액: Rose 등 [1]	
A. 근거의 기술	
1. 중재	클로람페니콜 0.5% 점안제, 위약 점안액과 비교
2. 결과변수	7일째 임상적 치유
3. 연구설계	이중눈가림 무작위배정 임상시험
4. 연구집단	영국, 12개 일반의원에 내원한 6개월부터 12세까지 소아, 급성 감염성 결막염 진단
5. 주요 연구결과	항생제에 무작위배정된 사람들에서 임상적 치유 86%, 위약군에서는 79%임; 상대위험도 1.09, 95% 신뢰한계 0.99 ~ 1.21
B. 비인과적 설명	
6. 관찰바이어스	부모의 일기를 기반으로 한 결과 — 관련된 결과변수임, 아마도 일부 오류가 있지만 이중눈가림 설계는 바이어스를 방지함. 오류는 결과를 보수적으로 만듬. 미생물학적 치유에 따른 차이가 더 큼; 오류 가능성은 적지만 관련성이 떨어지는 결과변수임
7. 교란요인의 영향	무작위배정 설계로 교란요인의 영향을 방지함
8. 우연	주요 결과가 0.05 확률 수준에 가깝게 나옴; 우연으로 인한 것일 수 있다.
C. 인과성을 지지하는 측면	
9. 시간적 선후관계	작은 차이의 결과가 2일째에 나타나며 거의 변화 없이 지속됨 6주까지의 추가 추적 관찰은 차이가 없음을 보여줌
10. 연관성의 강도	주요 결과 약함; 우연이 아니더라도 임상적으로 중요할 만큼 크지 않음
11. 양-반응관계	한 용량만 사용했기 때문에 평가되지 않음
12. 일관성	연구계획서에 정의된 하나의 하위군, 세균성 병원체가 분리된 군에서 전체 군과 유사한 결과 보임
13. 특이성	하나의 중재-결과 조합만 평가되었으므로 평가되지 않음
내적 타당도 요약: 높음, 결과는 작은 효과를 나타내며 우연 또는 인과 관계에 기인할 수 있음. 결과 관찰의 오류로 인해 효과가 약화되었을 수도 있음. 교란인자 가능성 없음	
D. 외적 타당도	
14. 적격집단 적용	무작위배정 연구대상자에 의한 매우 높은 완료율. 적격 대상자의 약 29%가 연구에 등록됨. 더 심각한 경우는 아마도 제외되었음. 그러나 주요 결과는 적격 인구에 적용될 것이다.
15. 연구모집단 적용	적격기준에 대한 약간의 금기사항; 결과는 모집단(source population)에 적용될 것이다.
16. 기타 인구집단 적용	모집단(Source population)은 겨울철에 1차의료기관에서 진료를 받는 소아임. 다른 장소의 유사한 상황에 적용될 수 있음. 다른 연령대로 결과 확장은 잘 모름

표 12.2 (Continued)

소아 결막염에 대한 클로람페니콜 점안액: Rose 등 [1]	
E. 다른 근거	
17. 일관성	다른 연구는 거의 없음. 그러나 결과는 대부분의 덜 엄격한 다른 근거와 일치함
18. 특이성	결과는 다른 항생제 치료에 일반화될 수 있음. 또는 평가된 치료에 특이적일 수 있음 – 다른 항생제가 다른 결과를 제공한다는 근거는 거의 없음
19. 설명가능성	임상적 완치에 항생제로 박테리아 제거가 필요하지 않음을 보여줌. 그럴듯하고 박테리아 약물의 역할이 미미함을 시사함
20. 일치성	일치성에 대한 정보가 거의 없음. 효과의 크기는 항생제 치료 수준에 따라 임상적 치유가 달라질 수 있음을 시사함
외적 타당도 요약: 관련 환경(일차 진료 및 가정 치료)에서 연구가 수행되었으며 결과는 널리 일반화될 수 있음. 국소 항생제 치료는 효과가 작거나 전혀 없으며 이 시험에 포함된 사례와 유사한 경우에는 불필요함	

출처: data from Peter W Rose et al., 'Chloramphenicol treatment for acute infective conjunctivitis in children in primary care: a randomised double-blind placebo-controlled trial', The Lancet, Volume 366, Number 9479, pp. 37–43, © 2005 Elsevier Ltd [1].

연령의 소아에게 시험 결과가 일반화되어야 한다. 주요 약점은 막대한 노력에도 불구하고 연구 규모가 여전히 제한적이며 주요 결과가 통계적 유의성에 대한 기존의 5% 컷오프에 가깝다는 것이다. 그러나 이 연구의 해석은 간단하지 않다. 1차 결과인 7일째 임상적 치유의 경우 중재는 작고 중요하지 않은 이점을 제공하였다. 연구결과는 아마도 절대적인 용어의 연구결과로 가장 잘 표현될 수 있는데; 임상 치유율은 위약군에서 83%, 활성 치료군에서 86%로 3.8% 증가했으며 95% 한계는 −4.1~11.8%이었다. 미생물학적 관해와 누적 분석에 의해 평가된 임상적 치유에 대해 치유율의 증가가 약간 더 크고 통계적으로 유의했다. 따라서 위약의 치유율은 높고 항생제 치료의 추가 치유율은 상대적으로 적었다. 따라서 문제는 이러한 추가 치유율이 항생제 처방의 비용과 잠재적인 합병증을 정당화하는지 여부이다. 그리고 이것은 지역사회 정책과 임상적으로 단일 환자 관점에서 모두 고려되어야 한다. 따라서 이 논문은 당시 널리 통용되었던 규범적 관행에 도전한 것이었다.

결과 해석 연습

모든 연구는 다른 방식으로 해석될 수 있으며, 그 중 일부 해석은 다른 해석보다 더 합리적이다. 아래와 같은 다른 기술들을 고려해 보자: 기술이 정확한가? 그리고 (더 중요하게) 기술이 공정하고 균형 잡힌 해석인가?

- 급성 결막염 소아에서 항생제 치료는 7일 이내에 실험실적 검사를 통해 확인된 치유율을 74% 증가시킨다(표 12.1, 미생물학적 치유).
- 만약 아이에게 통증이 있는 붉은 눈 현상이 있는 경우라면, 간단하고 안전한 항생제 안약치료로 치료 실패 위험을 3분의 1 줄일 수 있다(모든 대상자 포함하여 분석하면, 항생제 치료군의 비치유는 14%, 위약군의 비치유는 21% – 논문의 표 3).
- 결막염이 있는 소아에서 항생제 점안액으로 치료하면 치유율이 12% 증가할 수 있다(요약, 신뢰 상한선 이용하여).
- 항생제 안약 사용은 7일차 임상적 치유율을 83%에서 86%로 높인다(요약).
- 소아 결막염의 경우 항생제 점안액 치료는 치유율에 영향을 미치지 않는다(요약, '유의하지 않음' 이용하여).
- 1차 진료에 급성 감염성 결막염으로 내원한 대부분의 소아는 저절로 좋아지며 항생제 치료가 필요하지 않다(요약).

위에 모든 기술은 사실상 정확하다. 마지막 기술은 논문 요약에 표현된 저자의 결론이며, 동료 검토 과정에서 승인되었다. 임상 저널에 발표된 논문은 사실적 결과와 시사점을 모두 실제적인 용어로 보고할 필요가 있다. 여기에 나열된 모든 기술이 연구의 합리적인 요약은 아니다. 이러한 기술의 다양한 영향과 이러한 기술이 다양한 관점을 지원하는 데 어떻게 사용될 수 있는지에 대해 생각해 볼 수 있다.

논문의 영향

이 논문은 2005년 7월에 출판되었다. 2005년 6월에 클로람페니콜 안약은 영국에서 의사 처방 없이 사용할 수 있는 최초의 항생제로 일반의약품 판매가 승인되었다. 규제 당국은 이 결정을 내리기 전에 이 시험의 결과에 대해 알고 있었다(P. Rose, 개인적인 의사소통). 이는 정책이 일반 개업의의 업무량과 비용에 의해 영향을 받아 결정되었고, 항생제 내성의 위험에 대해서는 영향을 받지 않았음을 의미한다; 이 두 가지 문제가 모두 논문에 언급되었다. 이후 결막염에 대한 클로람페니콜 안약의 사용을 홍보하는 제약회사의 공격적인 텔레비전 마케팅 캠페인이 이어졌다[4].

본 논문이 출판된 후 *The Lancet*의 서신에서, 본 장에서 논의된 몇 가지 요점이 제기되었고, 질문 6[6] 관련되어 간호사에 의해 평가된 자료 같은 몇 가지 추가 정보가 제공되었다. 이 논문과 다른 관련된 연구들은 9장과 10장에 기술된 다양한 방법들을 이용한 메타분석, 코크란 체계적 고찰 및 GRADE 고찰이 이어졌다.

2011년, 개별 환자 데이터 메타분석(9장에서 설명한 바와 같이)에는 성인 또는 어린이를 대상으로 1차 진료에서 항생제를 위약 또는 무치료와 비교하는 무작위배정 임상시험이 포함되었다[5]. 이러한 연구는 이 논문과 두 개의 다른 연구로 3건 뿐이었다[6,7]. 2005년 이후 일반의의 급성 결막염 처방률은 감소했지만 국소 클로람페니콜의 사용은 48% 증가하였다.

메타분석은 하위 그룹을 평가할 수 있는 충분한 통계적 파워를 가지고 있었고, 결론은 1차 치료에서 보이는 급성 결막염은 일반적으로 항생제가 필요하지 않지만 주로 화농성 분비물 또는 약간의 적목 현상이 있는 하위 군에서 항생제의 작은 이점이 나타났다. 급성 세균성 결막염에 대한 항생제 대 위약에 대한 코크란 문헌고찰에서는 대부분 병원에서 수행된 11개 연구가 확인되었고, 비슷한 결론을 내렸다: 급성 결막염 상태는 대개 저절로 호전되지만 항생제 점안액은 임상 및 미생물학적 완화율을 약간 개선한다[8]. 흥미롭게도, 이 코크란 문헌고찰에서는 논문의 품질 척도인 '바이어스 위험'을 각 연구에서 문서화 했으며, 이 연구와 다른 1차 치료 연구[6]가 품질이 높은 것으로 평가되었다. 세균성 결막염으로 의심되는 치료를 위한 GRADE 고찰[9]에서는 서로 다른 항생제를 비교하는 여러 연구들이 포함되어 있었기 때문에 더 많은 연구가 포함되었다. 다양한 환경에서 이루어진 연구들을 포함하여 국소 항생제가 위약 또는 무치료보다 더 효과적일 수 있다는 결론을 내렸지만 전반적인 근거 수준은 낮은 품질로 평가되었다; 전반적인 권장 사항은 국소 항생제가 '유익할 가능성이 높지만' 그 이득은 '미미하다'는 것이다.

참고문헌

1. Rose PW, Harnden A, Brueggemann AB, Perera R, Sheikh A, Crook D, et al. Chloramphenicol treatment for acute infective conjunctivitis in children in primary care: a randomised double-blind placebo-controlled trial. Lancet 2005; 366:37–43.
2. Rose PW, Harnden A, Brueggemann AB, Perea R, Mant D. Antibiotics for acute infective conjunctivitis in children. Lancet 2005; 366:1431.
3. Moher D, Hopewell S, Schulz KF, Montori V, Gotzsche PC, Devereaux PJ, et al. CONSORT 2010 explanation and elaboration: updated guidelines for reporting parallel group randomised trials.

6 역자 주) 관찰바이어스

BMJ. 2010; 340:c869.
4. Saha N. Antibiotics for acute infective conjunctivitis in children. Lancet 2005; 366:1432.
5. Jefferis J, Perera R, Everitt H, van WH, Rietveld R, Glasziou P, et al. Acute infective conjunctivitis in primary care: who needs antibiotics? An individual patient data meta-analysis. Br J Gen Pract 2011; 61:e542–e548.
6. Rietveld RP, ter Riet G, Bindels PJ, Bink D, Sloos JH, van Weert HC. The treatment of acute infectious conjunctivitis with fusidic acid: a randomised controlled trial. Br J Gen Pract 2005; 55:924–930.
7. Everitt HA, Little PS, Smith PW. A randomised controlled trial of management strategies for acute infective conjunctivitis in general practice. BMJ 2006; 333:321.
8. Sheikh A, Hurwitz B, van Schayck CP, McLean S, Nurmatov U. Antibiotics versus placebo for acute bacterial conjunctivitis. Cochrane Database Syst Rev 2012; 9:CD001211.
9. Epling J. Bacterial conjunctivitis. BMJ Clin Evid 2012; 2012:0704.

제13장

예방 제제의 무작위배정 임상시험에 대한 비판적 평가

Critical appraisal of a randomized trial of a preventive agent

서론

이 장에서는 1991년 7월 20일 *The Lancet,* 338권, 131-137[1]에 발표된 중요한 무작위배정 임상시험을 살펴볼 것이다. 12장에서 살펴본 임상시험과 달리, 이 임상시험은 예방 전략에 관한 것이다. 아래 요약 부분은 원문을 가져온 것이며, 전체 논문은 http://www.thelancet.com 또는 http://dx.doi.org/10.1016/0140-6736(91)90133-A에서 볼 수 있다.

신경관결손의 예방: Medical Research Council(MRC) 비타민 연구결과

MRC Vitamin Study Research Group

요약

임신 시점 전후 엽산(비타민 B군 중 하나)[1] 또는 7종의 다른 비타민 복합제(A, D, B_1, B_2[2], B_6, C, 니코틴아마이드)의 복용이 신경관결손(무뇌증, 이분척추, 뇌탈출증)을 예방할 수 있는지 확인하기 위해, 7개국 33개 센터에서 요인설계를 적용한 무작위배정 이중눈가림 예방시험이 진행되었다. 신경관결손 임신 과거력이 있어 신경관결손 임신의 위험이 큰 여성 1,817명이 4개 군—엽산만, 다른 비타민만, 둘 다, 아무것도—에 무작위배

1 역자 주) 엽산은 비타민 B9 임

2 역자 주) 원문에는 B_Z로 표기되어 있어 오타 수정함

정 되었다. 태아 또는 신생아의 신경관결손 여부가 확인된 임신 완료는 1,195건이었다; 이 중 27건에서 신경관결손이 있었는데 6건은 엽산을 복용한 두 군에 21건은 엽산을 복용하지 않은 두 군에 속해 있어 72%의 보호 효과(상대위험도 0.28, 95% 신뢰구간 0.12–0.71)를 보였다. 다른 비타민은 유의한 보호 효과가 없었다(상대위험도 0.80, 95% 신뢰구간 0.32–1.72). 드물거나 사소한 유해효과를 감지하기 어려운 연구의 제한점에도 불구하고, 엽산 보충으로 인한 의미 있는 유해(harm)는 발견되지 않았다. 이제 신경관결손 임신 과거력이 있는 모든 여성에게 임신 전에 엽산 보충을 시작하도록 강력히 권고할 수 있으며, 가임기 여성의 식이에 적절한 양의 엽산이 포함될 수 있도록 하는 공중보건 조치가 필요하다.

A. 근거에 관한 기술

1. 노출변수나 중재가 무엇이었는가?
2. 결과변수가 무엇이었는가?
3. 연구설계가 무엇이었는가?
4. 연구대상자가 누구였는가?
5. 주된 연구결과가 무엇이었는가?

이 연구의 목적은 다양한 종류의 비타민으로 구성된 식이보충제가 이전에 신경관결손 임신 과거력이 있는 여성의 임신에서 재발을 낮출 수 있는지 검정하는 것이었다. 도입 부분에 기술된 연구 배경을 보면, 이러한 고위험 여성을 대상으로 두 개의 개입연구가 수행되었으나 결론을 내리지 못했다고 언급하고 있다. 그 중 하나의 연구[2]는 대규모였으며, 엽산과 7종 비타민을 함께 복용한 여성에서 재발 위험이 통계적으로 유의하게 크게 감소하였다. 그러나 해당 연구는 무작위배정이 되지 않아 위험의 차이는 선택 요인 또는 교란 요인에 의한 것일 수 있었다. 두 번째 연구는 무작위배정을 하였으며 엽산만 이용한 연구였다[3]. 소규모였고 치료 순응으로 분석하여 발표한 결과는 유의한 효과를 보였지만, 원래배정된대로(intention-to-treat) 방법으로 분석하였을 때는 유의한 편익을 보여주지 못하였다. 따라서 이들 임상시험에서는 식이보충제가 예방 효과가 있는지 불분명하였고, 엽산이 엽산 단독 제제로서 혹은 다른 비타민과의 복합제제 중 어느 것이 더 효과적인지도 명확하지 않았다. 이에 따라 고위험 여성을 대상으로 하는 대규모 무작위배정 임상시험이 계획되었다.

중재는 식이보충제였다. 엽산 단독으로 하루 4mg, 엽산을 포함하지 않는 다른 비타민 7종 등 두 종류의 보충제가 이용되었다. 두 종류의 중재를 효과적으로 검정하기 위해 2×2 **요인설계(factorial design)**가 적용되었는데, 여성들은 엽산만, 다른 비타민만, 엽산과 다른 비타민 모두 혹은 어느 것도 복용하지 않는 네 개 군에 무작위배정 되었다. 네 종류의 동일한 세트의 캡슐이 준비되었다; 세 종류의 세트는 세 가지 조합의 보충제를 포함하고 있었고, 네 번째 세트에는 황산제일철(ferrous sulphate)과 인산칼슘(calcium phosphate)만 포함하고 있었다. 이것은 위약으로 간주되었고 다른 세 종류의 세트에도 포함되었다.

결과변수는 추가적인 신경관결손의 발생이었다. 이러한 신경계의 선천결손은 종류가 다양한데, 생존출생과 사산에서는 대체로 쉽게 인지될 수 있으며, 유도유산 혹은 자연유산된 태아에서도 적절한 진찰이 이루어진다면 쉽게 인지될 수 있다. 과거력이 있는 여성의 임신에서 결과변수의 기대 빈도는 약 2–5퍼센트였다.

연구설계는 전향적, 이중눈가림, 무작위배정 임상시험이었다. 표본크기 계산 결과 약 2,000 건의 임신이 필요하였으므로 7개국의 33개 센터가 참여하는 다국가 연구로 진행되었다. **적격집단**은 이전 임신에서 신경관결손이 '단독으로' 있었던 여성으로 구성되었다. 이것은 멕켈증후군(Meckel's syndrome)과 관련된 신경관결손을 배제하고자 한 것이다. 멕켈증후군은 신경관결손을 보이지만 보통염색체열성(autosomal recessive)으로 유전되므로 신경관결손 하나만 가진 일반적 상황에 비해 매우 높은 재발 위험이 있기 때문이다. 엽산은 뇌전증 조절 약제와 상호작용이 있으므로 뇌전증을 가진 여성도 이 연구에서 배제되었다.

주요한 결과(표 13.1)는 두 개의 비교로 구성되어 있는데: 엽산 복용군에 무작위배정된 여성과 엽산을 복용하지 않는 군에 무작위배정된 여성 간의 비교, 다른 비타민 복용군에 무작위배정된 여성과 다른 비타민을 복용하지 않는 군에 무작위배정된 여성 간의 비교이다. 결과변수는 출생 시 신경관결손의 유병률로, 신경관결손 출생아 수를 전체 출생

수로 나눈 값이다. 결과는 2×2 표로 제시되었으며, 상대위험도는 유병률의 비(ratio)로 계산하였다. Mantel–Haenszel분석이 적절하다.

표 13.1 Medical Research Council 임상시험 결과: 주요 치료의 비교

	신경관결손	총 임신	율 (%)	상대위험도	95% 신뢰구간
요인설계로 배정된 보충제별 네 군의 결과					
엽산과 다른 비타민 둘 다	4	295	1.36		
엽산 단독	2	298	0.67		
다른 비타민 단독	8	302	2.65		
아무것도	13	300	4.33		
엽산 복용 여부에 따른 비교					
엽산 복용군	6	593	1.01	0.29	0.12–0.71
엽산 미복용군	21	602	3.49		
연구 중단 기준에 따른 엽산의 상대위험도					
다른 비타민 복용군	12	597	2.01	0.33	0.06–0.80
다른 비타민 미복용군	15	598	2.51	0.80	0.37–1.72

출처: data from MRC Vitamin study research group, 'Prevention of neural tube defects: results of the Medical Research Council Vitamin Study', The Lancet, Volume 338, Number 876, pp. 131–137, © 1991 Published by Elsevier Ltd [1].

주요한 결과는 다음과 같다. 엽산을 복용한 산모에서는 593건의 출생 중 6건(1.0%)에서, 엽산을 복용하지 않은 산모에서는 602건의 출생 중 21건(3.5%)에서 신경관결손을 보여 상대위험도는 0.29이고 95% 신뢰구간은 0.12–0.71이다(계산법은 표 A2.2 참조). 다른 비타민을 복용한 산모에서는 2.0%, 다른 비타민을 복용하지 않은 산모에서는 2.5%에서 신경관결손 유병률을 보여 상대위험도는 0.80으로 약간의 위험 감소를 보이지만 95% 신뢰구간은 0.37–1.72로 통계적으로 유의하지 않았다.

B. 내적 타당도: 비인과적 설명에 대한 고려

6. 연구결과가 관찰바이어스의 영향을 받았을 가능성이 있는가?

임신의 결과가 정확하게 기록되었는지 또는 관찰바이어스에 의해 영향을 받았을 가능성이 없는지 반드시 먼저 평가되어야 한다. 두 가지 주요한 쟁점이 제기될 수 있다. 첫째,

임신 결과는 관찰 가능한가? 출생 시 결손에 관한 어떠한 연구에서든 주요한 문제는 우리가 관찰하게 되는 것은 다음 두 가지 과정의 최종 결과라는 것이다: 임신 초기의 태아 결손의 발생 그리고 결손이 있는 태아의 자궁내(in utero) 생존. 만약 결손이 발생한 태아가 생존하지 못하고 임신 초기에 자연 유산물로 배출된다면, 일반적인 연구에서는 임신 결과가 측정될 수 없다. 더 늦은 자연유산 또는 사산 또는 생존출생 때까지 생존하는 경우 관찰이 가능하다. 이러한 이유로, 발생한 모든 임신과 그 중 결과에 관한 '정보를 얻은', 즉 신경관결손이 있는지 확인하기 위한 검사를 할 수 있었던 임신에 대한 정보가 중요한데, 논문의 표 Ⅲ에 제시되어 있다. 무작위배정된 전체 여성 중 75%가 연구에 인지된 임신을 하였으며, 이 중 88%에서 결과에 관한 정보를 얻었고; 정보를 얻을 수 없었던 임신 중 가장 흔한 이유는 유산(11%)이었다. 중요한 것은 엽산을 복용하는 군에 배정된 산모와 그렇지 않은 산모 두 그룹이 매우 유사했다는 것이다[3]. 정보를 얻은 임신 중 엽산을 복용하지 않은 산모에서 임신 중절이 상당수 있었다. 이것은 이 연구에 참여한 모든 여성에게 제공된 산전 검사로 신경관결손을 인지한 이후 이루어진 것이다. 정보를 얻을 수 없었던 임신에서도 마찬가지로 엽산을 복용하지 않은 군에서 복용 군에 비해 임신 중절이 상당수 관찰되었는데(3명과 0명), 여기에는 신경관결손이 포함되었을 것이다.

전체적으로 볼 때, 임신 결과를 확인하는 데 있어서 어떤 차이가 연구결과에 영향을 주었다고 보기는 어려울 것 같다.

두 번째는 정보를 얻은 임신에서 신경관결손을 확인하는 데 있어 완결도와 정확도 문제이다. 일반적으로 신경관결손은 중증 이상이므로 주의 깊은 진찰로 정확하게 인지하여 분류할 수 있으나, 임신 중절을 한 경우 생존출생보다 확인이 어렵다. 또한 경미하거나 증상이 거의 없는 형태의 신경관결손의 경우 발생이 인지되지 못할 수 있다. 임상시험 연구계획서에는 개별 신경관결손 보고 건에 대해 독립적인 확인을 거치도록 하였다. 부검 결과서나 병변에 대한 기술은 독립적 검토를 위해 임상시험 센터로 보내졌는데, 이 과정에서 어느 군에 배정된 사례인지에 대한 정보는 제외되었다. 총 27건의 신경관결손이 보고되었는데, 이 중 23건은 출산 전에 진단되어 임신 중절을 하였고 나머지 4명은 생존출생하였으며 그 중 2명이 지속적으로 생존하였다고 논문의 토론 부분에서 언급하고 있다. 25건의 사망 사례 중 18명은 부검 결과서가 있었고 나머지 7명은 확증적 설명이 있었다. 저자들은 진단의 신뢰도에 대해 확신한다고 기술하였다. 신경관결손의 보고는 타당할 것으로 보인다. 주요한 제한점은 모든 신경관결손이 다 포함되었다고 확신하기 어렵다는

3 역자 주) 두 군에 무작위배정이 적절하게 이루어 졌음을 의미함

것인데; 정보를 얻을 수 없었던 임신에서 발생한 경우도 있을 수 있고, 전혀 인지되지 못한 경우도 있을 수 있으며, 가능성은 낮지만 정보를 얻은 임신에서도 놓친 사례가 있을 수 있다.

주요한 잠재적인 문제는 엽산 복용군에 배정된 산모에서 더 불완전하게 확인되어 바이어스의 방향이 관찰된 결과에 기여했을 수도 있다. 만약 신경관결손이 아닌 다른 종류의 선천적 이상도 엽산 복용군에 배정된 산모에서 더 낮게 보고되었다면, 엽산 복용군을 전반적으로 불완전하게 확인한 것이거나 또는 엽산이 다른 선천적 이상도 예방한다는 추측이 가능하다. 실제로는 다른 종류의 결손은 엽산 복용군에서 조금 많았고, 이것은 불완전한 확인이 있지는 않았다는 것을 의미한다.

7. 연구결과가 교란요인의 영향을 받았을 가능성이 있는가?

무작위배정 임상시험의 가장 큰 장점은 교란요인의 영향을 피할 수 있다는 것이다. 이 연구 이전의 비타민 보충제에 대한 대규모 비무작위 임상시험에서, 통계적으로 유의한 편익을 보이기는 했으나[2], 전문기관에 방문한 경우 보충제 복용군에 배정되는 자가선택으로 인해 보충제 복용군이 신경관결손 재발 위험이 낮은 다른 특성을 가진 사람들일 수 있다는 문제가 있었다. 이러한 선천적 결손에 대한 일반적인 역학에 의하면 높은 사회적 계층, 위험이 낮은 지역에 거주, 적은 임신과 출산 횟수, 낮은 연령 등은 위험을 감소시키는 요인이다. 이 연구에서는 상당히 많은 수의 여성을 무작위배정하였다. 논문의 표 Ⅱ를 보면 무작위배정된 네 군의 연령, 임신과거력, 이전의 신경관결손 임신 횟수가 비교되어 있고, 영국 내 여성의 경우 사회적 계층에 대한 정보도 제공되어 있는데; 네 군에서 이러한 요인이 거의 동일한 분포를 보인다. 무작위배정은 각 센터 내에서 이루어졌으므로 엽산을 복용한 여성과 복용하지 않은 여성의 분포도 개별 센터별로 비슷하다. 이러한 설계는 각 군에 속한 여성의 기본적인 특성이 동일하게끔 해준다.

앞서 언급한 비무작위배정 임상시험의 또 다른 주요 문제점은 보충제를 복용한 군에 배정된 여성이 그 사실을 알고 있었다는 것이다. 아마도 그 여성들은 비교군에 비해 신경관결손과 임신에 대한 더 많은 정보를 얻었을 것이다. 따라서 보충제를 복용한 여성은 자신의 식단을 개선하는 등의 다른 변화를 주었을 수 있고, 이것은 보충제의 효과를 교란시켰을 수 있다. 무작위배정 임상시험은 이중눈가림 설계를 적용하므로, 모든 여성에게 동일한 정보와 캡슐을 제공한다. 식단에 대한 특별한 권고는 없었다. 임상시험에 참여한 많은 여성이 식단의 변화, 알코올 섭취 조절, 운동이나 직업과 같은 생활방식의 변화 등과 같은 다른 변화를 주었을 수도 있다. 이중눈가림 설계의 강점은 모든 여성이 같은 정보를 받기 때문에, 어떤 군에 배정되었는지와 무관하게 그러한 변화의 정도가 같다는 것이다. 이중눈가림 설계도 피할 수 없는 문제가 한 가지 있는데, 임상시험에 참가한 모든 여성이 식단을 극적으로 변화시켜, 그로 인한 비타민 섭취 총량의 증가가 보충제의 한계 효과(marginal effect)를 상쇄시킬 수 있다는 점이다. 이러한 가능성을 피하고, 또 배정된 제제를 실제로 복용했는지 여부를 평가하기 위해 여러 번 혈액을 채취하여 혈중 엽산 농도를 측정하였다. 그 결과를 보면(논문의 표 Ⅶ) 엽산 복용 군에 배정된 여성이 다른 군에 비해 혈중 엽산 농도가 상당히 높다. 이것은 복약 순응도를 보여주는 결과이면서, 보충제의 효과를 상쇄할 만큼 모든 군에서 엽산 농도가 증가하지는 않았다는 것을 보여주는 결과이기도 하다.

8. 연구결과가 우연변동의 영향을 받았을 가능성이 있는가?

앞서 본 간단한 분석 결과를 보면, 엽산 보충이 위험의 감소와 관련이 있다는 것이 우연일 가능성은 매우 낮은 반면, 다른 비타민에서 보인 위험의 작은 감소는 우연변동의 범위 내에 있음을 보여준다. 이 연구의 결과는 논문에 기술된 순차적 분석(sequential analysis) 방법을 사용하여, 독립적인 검토 그룹이 모니터하였다. 이 임상시험은 엽산 복용군과 미복용군 간의 신경관결손 누적 차이가 사전에 설정한 범위에 도달했을 때 종료되었다(그림 13.1). 해당 시점에서의 결과에 따라 임상시험이 종료되었기 때문에, 표준 방법에 따라 산출된 상대위험도 추정값은 다소 과장되어 있다. 상대위험도는 이러한 조기 종료를 가능하게 한 다른 방법으로 계산할 필요가 있는데; 이 방법으로 계산하면 상대위험도는 0.33이고 95% 신뢰구간은 0.06−0.80이다. 이것은 단순하게 계산한 상대위험도인 0.29와 비교해 극단적이지는 않다. 단순 추정값도 매우 유사하므로, 이 연구의 결과를 더 탐색하는데 사용될 수 있다.

표 13.1에 제시된 상대위험도와 신뢰구간은 표 A2.2의 공식과 4A 부분의 분산 공식을 이용하여 계산할 수 있다.

C. 내적 타당도: 인과성을 지지하는 측면에 대한 검토

9. 시간적 선후관계가 있는가?

이러한 전향적 임상시험에서는 시간적 선후관계가 명확하다. 정보를 얻은 임신 중 7%의

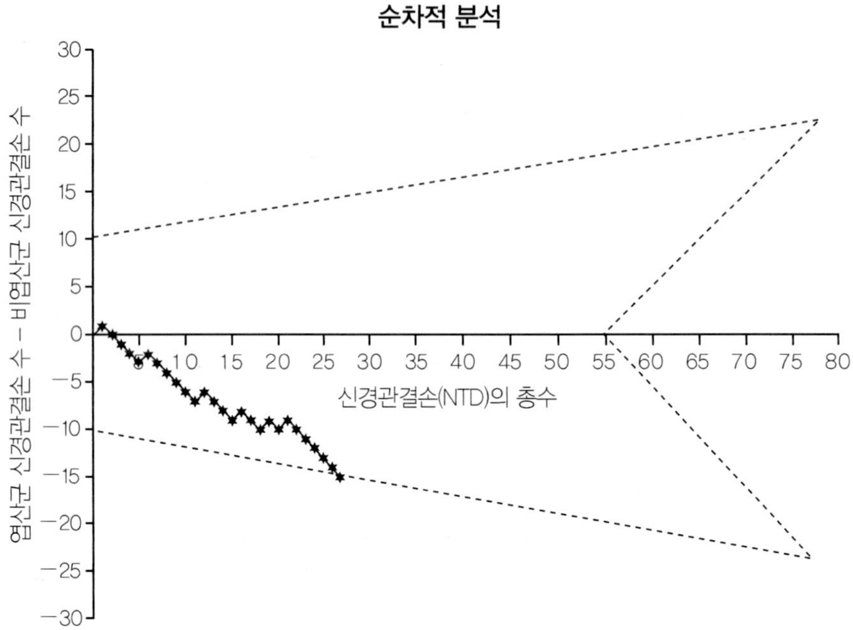

그림 13.1 임상시험에서 발생한 신경관결손(NTD)의 총수에 따라 엽산군과 비엽산군의 신경관결손(NTD) 수간의 누적차이를 보여주는 순차적 분석. 다이어그램의 경계는 정의된 연구중지 지점임. 경계를 결정하는데 사용된 방법은 논문에 설명되어 있음

출처: data from MRC Vitamin Study Research Group, 'Prevention of neural tube defects: Results of the Medical Research Council Vitamin Study', The Lancet, Volume 338, Number 876, pp. 131–137, © 1991 Published by Elsevier Ltd [1].

여성이, 대체로 연구 참여에 대한 관심이 없어졌다는 이유로, 임신 전에 캡슐 복용을 중단했다고 언급하고 있다. 이러한 여성에서 특이한 결과는 보고되지 않았지만; 수가 많았다면 이 여성들에서의 결과는 특별히 흥미로웠을 것이다.

10. 연관성이 강력한가?

67%의 위험 감소로 볼 때 전체적으로 연관성은 강력하다. 이전 비무작위 임상시험에서의 결과도 이와 비슷했지만, 보정하지 못한 교란의 가능성을 적절히 처리하지 못했다. 실제로, 심지어 더 큰 위험의 차이를 보인 한 관찰연구도 있었는데, 이전에 여성이 방문한 병원에 따라 집단을 구분하여 재발 위험을 비교한 연구였다. 이 관찰연구에서 보인 큰 차이는 보충제 복용, 식이, 또는 기타 요인 등 이미 알려진 것에 의해 설명되지 않았다[4]. 결과적으로, 연관성의 강도는 이 결과의 적용과 영향의 측면에서는 매우 중요하지만, 인과성의 해석 측면에서는 보조적인 것이며, 교란요인의 영향과 관찰바이어스의

가능성을 줄인 이중눈가림 무작위배정 설계라는 점에서 연관성의 강도가 유도되었다는 것이 중요하다.

11. 양-반응관계가 있는가?

이 연구에서는 단일 용량만을 적용하였기 때문에 양-반응관계를 평가할 수 없다. 더 적은 용량에도 동일한 효과를 보일지 혹은 더 많은 용량이 더 큰 효과를 보일지와 같은 문제는 여전히 풀리지 않았다.

12. 연구 내에서 결과가 일관성이 있는가?

연구 내에서의 일관성은 여러 방법으로 살펴볼 수 있다(표 13.2). 지리적 분포를 일차적으로 영국 내, 영국 외 센터로 나눠 결과를 비교해 보면 거의 같음을 알 수 있다. 신경관결손에는 두 가지 주요한 형태가 있는데, 무뇌아(anencephalus)와 이분척추(spina bifida)이다. 결과를 보면 두 가지 형태 모두에서 보호 효과가 있으며, 이분척추에서 무뇌아에 비해 상대위험도가 더 낮지만 신뢰구간은 겹친다. 두 가지 형태에서 결과가 크게 차이 났다면 신경관결손 확인에서의 차이 혹은 실제 존재하는 생물학적 차이에 대한 의문을

표 13.2 Medical Research Council 임상시험의 결과: 하위집단 내 주요 치료의 비교

	신경관결손	총 임신	율 (%)	상대위험도	95% 신뢰구간
무뇌아에 한정한 비교					
엽산 복용군	3	593	0.51	0.44	0.11–1.67
엽산 미복용군	7	602	1.16		
이분척추와 뇌탈출증에 한정한 비교					
엽산 복용군	3	593	0.51	0.22	0.06–0.75
엽산 미복용군	14	602	2.33		
영국 내 센터에 한정한 비교					
엽산 복용군	3	261	1.15	0.38	0.11–1.40
엽산 미복용군	8	262	3.05		
영국 외 센터에 한정한 비교					
엽산 복용군	3	332	0.90	0.24	0.07–0.82
엽산 미복용군	13	340	3.82		

출처: data from MRC Vitamin study research group, 'Prevention of neural tube defects: results of the Medical research Council Vitamin study', The Lancet, Volume 338, number 876, pp. 131–137, © 1991 Published by Elsevier Ltd [1].

가지게 했을 것이다. 산모의 나이, 이전 임신력 등 다른 특성으로 구분하여 결과를 분석하는 것도 가능하지만, 이 논문에서는 제시하고 있지 않다.

13. 연구 내에서 어떠한 특이성이 있는가?

가장 중요한 특이성은 엽산은 보호 효과를 보였으나 다른 종합비타민제는 그렇지 않았다는 것이다. 이러한 결과의 특이성은 미리 설정된 구체적 가설에 기반을 두고 있으며, 따라서 타당하다고 받아들여질 수 있다. 저자는 결과가 엽산 보충제에 특이하다고 결론지었는데, 이 결론은 현실적으로 상당히 중요하다. 그러나 다른 비타민도 통계적으로 유의하지는 않았지만 약간의 위험 감소를 보였고, 따라서 다른 비타민의 약간의 편익도 배제할 수는 없다. 비록 확실한 결과를 내기에는 수가 부족하지만, 엽산만을 복용한 경우보다 엽산과 다른 비타민을 같이 복용한 경우 더 위험이 낮다는 근거는 없다(표 13.1). 앞서 본 것처럼, 특정한 형태의 결손에 특이성을 가진다는 근거도 없다.

내적 타당도에 대한 결론

이 연구의 내적 타당도는 매우 높다. 주요 결과에 대한 설명으로 인과성이 아닌 다른 그럴싸한 주장을 하기는 어렵다. 무작위배정을 하였기 때문에, 비교되는 집단은 위험과 관련된 몇 개의 언급된 요인들이 매우 유사하다. 정보를 얻은 임신의 발생과 결손의 보고는 일관적이고 동일한 방식으로 이 연구의 모든 여성을 대상으로 평가되었다. 주요한 결과는 사전에 정의된 가설과 일관적이고 강력하며 우연변동 때문일 가능성은 현저히 낮다. 여러 하위집단에서도 결과는 일관되게 나타났다.

D. 외적 타당도: 결과의 일반화

14. 연구결과를 적격집단에 적용할 수 있는가?

적격집단은 연구에 참여한 센터에서 적격하다고 인정한 개별 여성의 다음 임신으로 구성된다. 높은 분율로 임신 결과에 대한 정보를 얻을 수 있었다는 사실은 이 연구의 중요한 강점이다. 이 연구는 개별 여성이 한 번의 사건에 대한 정보를 제공하도록 설계되었으므로, 각각의 정보를 얻은 임신은 독립적인 관찰이다. 모든 여성은 정보를 얻은 임신이 종료되거나 또는 임상시험이 끝날 때까지 임상시험에 참여했다; 정보를 얻지 못한 임신을 한 여성의 경우 같은 무작위배정 군에 그대로 남아 마찬가지로 정보를 얻은 임신이 종료되거나 임상시험이 끝날 때까지 유지되었다.

전체 적격집단과 연구참여자 간의 관계는 분명하지 않다. 임상시험 참여 제의를 받은 여성은 참여 여부를 결정하기 전 일주일의 시간을 가졌다. 어떻게 적격집단을 선정하였는지, 그 중 얼마나 참여 제의를 받았는지, 참여 제의를 받은 사람 중 실제 참여한 사람이 얼마나 되는지에 대한 정보는 없다. 따라서 연구참여자는 적격집단 중 선택된 하위집단이었다. 보충제의 효과가 적격집단 중 참여하지 않은 여성에서 다른 효과를 나타낼 수 있는 경우 이 사실이 의미가 있겠지만 그럴 가능성은 낮다. 연구참여자는 참여하지 않은 여성에 비해 임신이나 그들의 위험 상태에 관해 더 궁금해하고 더 많은 지식을 가지고 있을 것이고 따라서 식습관을 바꾸는 등의 변화를 적극적으로 취했을 것이다. 이러한 효과는 모든 무작위배정 군에 적용되는 것이고, 만약 그랬다면 보충제의 효과를 감소시키는 역할을 했을 것이다. 따라서 결과는 적격집단에 적용될 수 있다.

15. 연구결과를 연구모집단에 적용할 수 있는가?

연구모집단은 이전에 신경관결손 임신을 한 적이 있는 여성으로 연구에 참여한 센터를 방문한 모든 여성으로 구성된다. 적격 기준은 다음 임신을 계획 중이고, 비타민 보충제를 복용하고 있지 않으며, 뇌전증을 가지지 않은 경우였다. 처음 두 가지 기준은 다음 임신에 대한 준비가 가장 덜 되었거나 가장 잘 된 여성 모두를 제외시키기 위한 것이다. 14번 질문에서와 마찬가지로, 중요한 문제는 연구결과의 일반화 가능성인데, 이러한 제외기준이 일반화를 제한하지는 않을 것으로 보인다.

16. 연구결과를 다른 관련된 인구집단에도 적용할 수 있는가?

연구결과를 적절한 목표집단에 일반화하는 것은 아주 중요한 쟁점이다. 검정하고자 했던 근본적인 생물학적 가설은 일반적으로, 즉 전세계 가임기 여성에서 엽산 또는 비타민 보충이 신경관결손의 재발 위험을 낮춘다는 것이었다. 우리는 다음과 같은 질문을 할 필요가 있다. 이 임상시험에 참여할 기회를 얻은 여성이 위험을 가진 여성, 다시 말하면, 이전에 신경관결손 임신을 했던 여성, 전부를 얼마나 대표할 수 있는가. 신경관결손은 복잡한 역학적 특성을 가지고 있고, 어떤 나라는 다른 나라보다 훨씬 흔하게 나타난다. 신경관결손의 병인은 집단에 따라 다를 수 있다. 동양인, 아시아인, 아프리카인에서는 드물고, 유럽인 특히 영국인 혈통에서는 훨씬 더 흔하다[5]. 연구에 참여한 센터는 영국

출신 인구가 많은 영국, 호주, 캐나다와 신경관결손 위험이 낮은 국가인 헝가리, 이스라엘에 있었다. 이 연구에 아시아인 또는 아프리카인이 많이 참여하지는 않았을 것으로 보이며, 이 여성들에서는 병인이 다를 수 있다.

따라서 결과는 유럽 출신이고 이전에 신경관결손 임신을 했었던 전세계 여성에게 적용가능할 것이다. 비유럽 인종에 대한 직접적인 정보가 있다면 도움이 되겠지만, 그 정보가 없더라도 비유럽 인종까지 결과를 일반화하는 것은 합리적이다. 특히, 이 결과를 적용함에 있어 비용대비편익비(benefit-to-cost ratio)가 높기 때문에 더 그렇다. 독성 작용이 없고 쉽게 구할 수 있으며 가격이 저렴한 식이보충제가 고위험 여성에서 위험을 크게 감소시키지만, 문화적이나 법적으로 수용가능한 곳에서는 추가적인 보호 조치로 산전 진찰이 제공되어야 한다고 결과에서 제안하고 있다. 이러한 제안을 전세계 고위험 여성에게 적용하는 것은 매우 합리적인 것으로 생각한다.

조금 더 어려운 문제는 이전에 출산력이 없는 산모의 첫 출산에서도 엽산 보충이 신경관결손의 빈도를 감소시키는 결과를 보일 것이냐는 것이다. 이 논문에서는 첫 출산의 경우에도 결과를 적용할 수 있다고 설명하고 있다. 일반적으로 신경관결손의 원인에는 환경적 요인과 유전적 요인이 있다. 4장에서 설명한 간단한 모델을 이용하여 이 두 가지 요인이 동시에 작용하는 경우를 생각해 볼 수 있다. 만약 두 요인의 효과가 곱하기(multiplicative)로 나타난다면, 환경적 요인의 상대위험도는 재발의 경우 첫 번째 신경관결손 출산과 같을 것이고, 절대 효과(위험도 차이)는 더 클 것이다. 만약 두 요인의 효과가 더하기(additive)로 나타난다면, 절대 효과는 같을 것이고, 환경적 요인의 상대위험도는 재발에서 더 낮을 것이다. 그러므로 이 두 가지 모델에 따르면, 이 연구의 결과는 일반적인 저위험 임신에서 엽산 보충 상대위험도에 대하여 타당한 추정값 또는 과소추정된 값이다. 과대추정되는 상황은 상승작용(synergy)이 있는 경우인데, 이 경우 전체 위험 역시 커지게 하는 유전적 요인을 가진 산모에 국한해, 엽산 보충의 이익이 특히 커진다. 예를 들어, 만약 고위험 산모가 엽산 대사를 방해하는 유전적 결손이 있어서 정상적인 식이 섭취에도 불구하고 보충제가 도움이 되는 경우가 있겠다.

그러나, 연구결과를 첫 번째로 발생하는 신경관결손 예방에 적용한다는 것은 인과성에 관한 주장을 받아들이는 것 이상의 의미가 있다. 인과관계가 성립하고 같은 상대위험도를 가진다고 하더라도, 잠재적 편익과 잠재적 위해의 균형은 완전히 다른 문제이다. 신경관결손은 임신을 인지하기도 전, 배아 발달 과정의 아주 초기에 발생한다. 따라서 엽산 보충제는 임신 가능성이 있는 모든 여성을 대상으로 인구집단을 기반으로 제공되어야 하는데 이것은 독특한 공중보건학적 도전 과제를 제기한다. 이전 임신에서 이상이 있는 아이를 출산한 여성에서 엽산 보충을 하지 않은 경우 위험은 100명당 2–5명인 반면, 그렇지 않은 여성에서는 1,000명당 1–2명이다. 따라서 한 명의 신경관결손을 예방하기 위해 엽산 보충제를 복용해야 하는 여성의 수(number needed to treat (NNT))는 약 50명에서 5,000명으로 증가한다. 아주 많은 사람에게 약제를 복용시키는 것과 관련된 비용 문제, 부작용 가능성 그리고 사회적, 윤리적 문제 모두 고려해야 한다.

E. 결과와 다른 근거의 비교

17. 연구결과는 다른 근거, 특히 유사하거나 더 강력한 연구설계를 가진 연구에서 도출된 근거와 일관성이 있는가?

이 연구는 해당 질문에 대해 가장 강력한 연구설계를 적용한 것이다. 연구결과는 약점이 있는 설계를 적용한 이전의 연구와 대체로 일관된다. 토론 부분에서 저자는 이전의 소규모 무작위배정 임상시험과 대규모의 비무작위배정 중재연구에 대해 언급하였는데, 두 연구에서 모두 편의이 있었고, 뒤에서 다룰 예정인 아직 발표되지 않은 또 다른 임상시험의 중간 결과에 대해서도 언급하고 있다. 또한 코호트, 환자대조군 설계를 적용한 여섯 개의 관찰연구도 주목하고 있는데, 한 연구를 제외하고 모두에서 엽산 섭취량 증가와 보호 효과 간의 연관성을 일관되게 보여주고 있다. 그러나, 일관성에 관한 문제가 크게 중요하지는 않은데, 앞서 살펴본 어느 연구보다 이 연구가 가장 강력한 설계이고 훨씬 엄격한 연구이기 때문이다. 따라서 만약 이 임상시험에서 편익이 없다고 결과가 나왔더라도, 앞선 비무작위배정 임상시험이나 관찰연구에서 도출된 결과들이 편익이 없다는 무작위배정 연구의 결과를 의미 없게 하지는 않았을 것이다.

18. 전체적인 근거가 어떤 특이성을 보이는가?

엽산 단독으로 가지는 결과의 특이성은 중요하다. 앞선 연구를 보면, 대규모 비무작위배정 연구는 엽산을 포함한 여러 비타민을 사용하였다. 관찰연구에서는 당연히 각각의 비타민의 효과를 구분하기가 매우 어렵다. 몇몇 연구에서는 총 식이 섭취량를 고려하였는데, 엽산을 많이 섭취하는 여성의 경우 다른 다양한 종류의 비타민 섭취량도 높은 경향이 있었다. 보충제 복용을 평가한 다른 연구도 있었는데, 특정 제제를 구체적으로 다루거나, 충분히 도움이 될 만큼 일관되게 사용된 경우는 거의 없었다. 이전의 무작위배정 연구에서는 엽산을 단독으로 사용하였고 편익을 보여주었지만, 결론을 짓기에는 규모가 너무 작았다. 따라서 특이성을 평가하기 위해 이 임상시험에서 요인설계를 적용한 것은 매우 중요하였다.

19. 연구결과는 생물학적 기전으로 설명 가능한가?

이 논문에는 생물학적 개연성(biological plausibility)이나 효과의 기전에 대한 언급이 없다. 신경관결손은 엽산 결핍이나 엽산 대항제(antagonist)에 의해 실험동물에서 재현된 바가 있으나, 다른 식이 변화나 외부 물질 등 다른 다양한 요인에 의해 나타날 수도 있기 때문에, 이 결과가 특별히 의미가 있거나 중요하지는 않았다. 임상시험결과가 발표되었던 1991년에는 엽산이 신경관결손을 예방하는 기전이 입증되지 않았다. 비교적 적은 용량으로 평범한 비타민을 복용하는 것이, 수십년 간 집중적으로 연구되어 왔던, 흔하고 심각한 선천결손의 빈도를 크게 낮출 수 있다는 사실은 많은 사람들에게 놀라움을 주었다. 그러나 이 임상시험은 기전에 대한 지식에 앞서 경험적으로 진전을 이끈 좋은 사례이다. 이 결과는 보호 효과의 기전을 밝히고자 하는 연구를 촉진시켰다.

20. 주효과가 관찰되었다면, 노출변수와 결과변수의 분포가 일치하는가?

연구결과에서 큰 효과를 보여주었으므로 일치성을 보일 것으로 예상할 수 있다. 그러나 다양한 인구집단의 재발률에 대한 정보가 거의 없다. 그럼에도 불구하고, 만약 결과를 신경관결손의 일차예방에도 적용한다면, 신경관결손의 기술역학은 이 새로운 결과와 맞아 떨어질 것이다. 신경관결손의 빈도(출생 시 유병률)는 지역, 시간, 계절, 산모의 사회적 상황 등에 따라 크게 차이가 난다. 그러나, 현재로서는 다양한 장소, 시간, 인적 혹은 사회적 요인에 따른 엽산 섭취량 혹은 조직 내 엽산 농도에 대한 정보가 거의 없다. 낮은 사회계층에 속하는 영국 여성의 경우 엽산 섭취량이 적다는 사실이 이 가설을 이끌어낸 이유 중 하나였으나, 그러한 여성의 경우 영양소 섭취가 전반적으로 적기 때문에 이러한 관계는 매우 비특이적이었다. 저자는 일치성과 관련하여 두 가지 쟁점을 언급하고 있다. 영국은 전세계에서 신경관결손 발생률이 가장 높은 국가 중 하나이지만, 엽산 섭취가 특별히 더 적은 나라인지는 아직 모른다; 저자는 영국 인구의 엽산 섭취량이 정말로 매우 적거나 그들이 먹는 음식에 포함된 엽산이 상대적으로 잘 흡수되지 않는 형태일 수 있다고 지적하였다. 또한 엽산 대사를 방해하는 유전적 요인과의 상호작용이 있을 수 있다고도 했는데, 이 가설은 신경관결손 발생의 다른 변동(variability)을 상당 부분 설명할 수 있다. 저자는 또, 신경관결손 임신을 한 여성과 그렇지 않은 여성의 혈청 혹은 적혈구 내 엽산 농도에 관한 연구들에서 큰 차이를 보이지 않았다고 언급하면서, 그것은 인구집단 내 측정값의 범위가 너무 좁아서 그 차이를 쉽게 찾아내기 어렵기 때문일 것이라고 하였다.

이 연구가 수행된 이후, 많은 나라에서 엽산 보충은 일상적인 것이 되었고, 신경관결손 발생률이 감소됨에 따라 일치성을 보여줄 수 있게 되었다; 이 내용은 이어지는 '이 연구의 영향력'에서 설명한다.

외적 타당도 요약

요약하면, 엽산이 신경관결손의 재발률을 낮춘다는 핵심 결과는 전세계적으로 적용이 가능하다. 효과의 크기는 다양할 수 있는데, 다양한 지역사회에서 엽산 결핍이 병인에 기여하는 정도가 다를 수 있고, 신경관결손과 엽산 섭취의 기저 수준이 차이가 나기 때문이다. 일반화 가능성에 있어 중요한 쟁점은 재발에 관한 이 결과를 신경관결손의 첫 번째 발생에도 적용할 수 있는지 여부이다. 저자는 생물학적, 역학적 이유를 들어 가능하다고 하고 있지만, 좀 더 직접적인 근거가 있다면 도움이 될 것이다. 결과는 신경관결손의 첫 번째 발생에 관한 대부분의 관찰연구와 일관된다. 논문 발표 당시, 효과의 기전은 기본적으로 알려져 있지 않았다.

결론

이 대규모 개별 무작작위배정 임상시험은 매우 높은 내적 타당도를 가지면서 관찰바이어스와 교란요인의 영향이 배제된 결과를 산출하였다(표 13.3). 엽산에 관한 결과가 우연에 의한 것일 가능성은 매우 낮지만, 상당히 넓은 신뢰구간을 보였으므로 결과의 정밀도는 그다지 높지 않다. 연관성은 적절한 시간적 선후관계를 가지고 있고, 강력하며, 결손의 종류 및 지역별로 일관되고, 편익은 다른 종합비타민에서는 보이지 않은 반면 엽산에서만 특이적으로 나타났다. 다른 고위험 여성에게 재발 예방 목적으로 결과를 일반화하는 것은 합리적이다. 신경관결손의 첫 번째 발생에 결과를 일반화시키는 것은 몇 가지 문제가 있으나, 이 연구에서는 확실하고 강력하게 제안하고 있다.

표 13.3 신경관결손 재발 예방에 관한 무작위배정 임상시험의 평가 요약

A. 근거의 기술	
1. 노출변수	하루 엽산 4mg, 또는 종합비타민제
2. 결과변수	신경관결손의 재발
3. 연구설계	개별 무작위배정 전향적 이중눈가림 임상시험; 2×2 요인설계
4. 연구집단	이전에 신경관결손 임신력이 있는 여성; 다국가 연구, 33개 센터
5. 주요 연구결과	엽산 복용 후 재발률 감소, 상대위험도 0.33; 종합비타민제는 약간 감소, 상대위험도 0.8
B. 비인과적 설명	
6. 관찰바이어스	이중눈가림 설계, 결과에 관한 기록은 독립적 검토, 정보를 얻은 임신 분율이 높아 관찰바이어스는 사실상 배제됨
7. 교란 요인의 영향	대규모 무작위배정 설계로 교란요인의 영향을 피함; 몇몇 요인에 대한 비교성은 데이터로 확인
8. 우연	엽산에 대한 결과는 유의함, 95% 신뢰구간 0.12–0.71; 종합비타민제에 대한 결과는 유의하지 않음, 95% 신뢰구간 0.32–1.72
C. 인과성을 지지하는 측면	
9. 시간적 선후관계	적절함; 전향적 설계로 통제됨
10. 연관성 강도	엽산에 대한 결과는 강력함
11. 양–반응관계	평가되지 않음; 단일 용량
12. 일관성	신경관결손의 종류나 지역을 구분해 보아도 일관됨
13. 특이성	엽산에 특이적으로 편익이 있음
D. 일반화 가능성	
14. 적격집단	연구참여자는 적격집단 여성을 대표함
15. 모집단	연구대상자 모집 요건은 적시되지 않았으나, 결과를 일반화하지 못할 이유는 아님
16. 기타 인구집단	고위험 여성과 재발에 적용 가능한 것은 명확함, 비유럽 출신은 제외해야 할 수도 있음. 첫 번째 발생까지 확대하기 위해서는 추가적인 직접적 근거가 요구됨
E. 다른 근거와 비교	
17. 일관성	이전의 개입연구 및 대부분의 관찰연구와 일관성이 있음
18. 특이성	엽산에 대한 특이성을 평가하기에 적합한 다른 연구가 없음
19. 설명가능성	실험동물에서의 근거로 뒷받침되나, 기전은 알려지지 않았음
20. 일치성	식이를 통한 엽산섭취량의 분포 데이터가 부족함; 사회계층에 따른 일치성은 있으나, 엽산에 특이적인 것은 아님

출처: data from MrC Vitamin Study Research Group, 'Prevention of neural tube defects: results of the Medical Research Council Vitamin Study', The Lancet, Volume 338, number 876, pp. 131–137, © 1991 Published by Elsevier Ltd [1].

이 연구의 영향력

이 연구는 이 책에서 다루고 있는 여섯 개의 논문 중 가장 강력한 연구이다. 이 연구는 중요한 질문에 응답하는 확실한 결과를 제시했고, 그 결과는 전세계에서 중요하고 의미 있다고 인정되었다. 그러한 인정은 실용적인 개입에 대한 대규모, 다국가, 무작위배정, 이중눈가림 임상시험이라는 이 연구의 강점에서 비롯된다. 1991년 7월, 이 연구의 출판으로 임상 진료와 공중보건사업에서는 급격한 변화가 있었다. 하루 4mg의 엽산 보충제 복용이 신경관결손의 재발률을 감소시킨다는 핵심 결과는 전세계 보건당국과 전문가 협회에 의해 고위험 여성의 임상 진료에 포함하는 방식으로 신속하게 받아들여졌다. 예를 들면, 한 달이 안걸려 미국 Centers for Disease Control and Prevention[4] (CDC)와 영국 Chief Medical Officer는 고위험 여성에 대한 권고를 발표하였다. 이것은 1981년 Smithells 등이 발표한 비무작위배정 임상시험[2]에 대한 반응과는 대조적인데, 심지어 그 연구는 상대위험도 0.15라는 더 강력한 보호효과를 보였었다. 고위험 여성에게 보충제를 복용하도록 임상에서 받아들인 경우가 있긴 했지만, 대부분의 보건당국과 전문가 협회는, 이 장에서 지적했던, 비무작위배정 임상연구의 제한점 때문에 명확한 정책을 취하지는 않았다.

보다 어려운 문제는 신경관결손의 첫 번째 발생을 예방하는 것이었다. 재발에 관한 이 무작위배정 임상시험의 결과가 첫 번째 발생에도 적용될 수 있을까? 그렇지 않다면, 이 질문에 대답하기 위해 또 다른, 심지어 더 큰 규모의 임상시험이 필요할 것이다. 이 문제는 헝가리에서 수행된 일차예방에 관한 무작위배정 임상시험이 1992년 발표되면서 해결되었다. 결과는 하루 0.8mg의 엽산이 포함된 종합비타민제를 복용한 2,104명의 무작위배정된 여성에서는 신경관결손 출생이 없었고, 반면 2,052명의 비교군에서는 6명이 있었다(P=0.03)[6]. 이에 따라 1992년이 채 지나기 전, 미국 CDC와 영국 Chief Medical Officer는 임신 가능성이 있는 모든 여성은 바람직한 식단에 더해 하루 0.4mg의 엽산 보충제를 복용하도록 하는 권고를 발표하였다. 이 용량은 앞서 언급한 세 개의 임상시험에 기반한 것이지만, 여전히 임의적인 측면이 있다. 유사한 권고가 다른 여러 나라에서도 만들어졌다. 2000년, Kennedy Foundation International은 과학적 성과에 대한 상을 Smithells, Wald 그리고 Czeizel 교수에게 공동으로 수여하였다.

이와 같이, 엽산 보충이 신경관결손 위험을 감소시킨다는 것은 빠르게 받아들여졌다

4 역자 주) 원문에는 'and Prevention'이 없어 역자가 추가함

[7,8]. 이후에는 이 새로운 지식을 어떻게 가장 최선의 방법으로 적용할 것인가에 논의가 집중되었는데, 여성이 임신 사실을 알게 된 이후에 조언을 하는 것은 너무 늦다는 것이 문제였다. 주요 접근방법은 가임기 여성이 임신을 계획하는 경우 엽산을 복용하도록 독려하는 보건교육과 지역사회의 총 엽산 섭취량을 늘리기 위해 임의적 또는 강제적 입법 조치를 통해 밀가루나 곡류와 같은 식품의 엽산 함량을 높이는[영양성분 강화(fortification)] 것이었다[9]. 캐나다와 미국은 1998년 밀가루와 곡류에 영양성분을 강화하도록 하는 법을 제정하였고, 이후 많은 국가도 같은 조치를 하였다. 세계보건기구는 2015년 가임기 여성의 최적 엽산 농도에 관한 지침을 발표하였다. 엽산 섭취량의 증가로 인한 몇몇 암의 증가 가능성과 같은 잠재적 위해 문제가 제기되고 있으나, 이것은 좀 더 면밀한 평가가 필요하다[11]. '일치성'은 이제 평가가 가능해졌다. 예방사업 이후 신경관결손의 출생 시 유병률은 감소하였는가? 확실히 감소하였다; 비록 다른 요인도 관련이 있기는 하지만, 이것은 여러 나라에서 확인되었다[12]. 이러한 감소는 앞서 언급한 일치성을 어느 정도 설명하고 있다. 예를 들어, 캐나다에서는 출생 시 유병률이 과거에는 동쪽 지역이 높고 서쪽 지역은 낮아 그 차이가 매우 컸으나, 최근에는 그 차이가 거의 사라졌다[13].

이 임상시험은 연구를 수행하는 것과 관련하여 일반적인 몇몇 쟁점에 대해 생각할 거리를 제공한다. 임상시험 결과와 동시에 발표된 사설(editorial)에서 지적한 바와 같이[14], Smithells 등은 1970년대에 무작위배정 임상시험을 수행하고자 하였으나, 연구윤리위원회는 고위험 여성 모두에게 보충제를 제공하여야 한다고 주장하며 승인을 거부하였다. 그 결과 비무작위배정 임상시험이 수행되었고, 강력하고 통계적으로 유의한 결과를 도출했음에도 대부분의 보건당국은 이를 결정적 근거로 받아들이지 않았다. 이러한 연구윤리위원회의 결정은 완전한 무작위배정 임상시험을 10년 정도 지연시켰으며, 이에 대한 상당한 논쟁으로 인해 MRC 임상시험에서 대상자 모집이 지연되어, 이 장에서 논의한 결과를 도출하기 위한 충분한 수의 여성을 모집하는 데 8년이 걸렸다. 이것은 연구윤리위원회가 그들의 결정이 미칠 과학적, 윤리적 결과에 대해 고려할 필요가 있음을 보여준다. 한편으로, 비타민 보충제의 매우 큰 편익을 보여준 비무작위배정 임상시험의 결과는 정확했다. 상당수의 관찰연구에 더해, 비무작위배정 임상시험에서 도출된 이 근거가 비타민 보충제의 예방효과를 증명한 것으로 인정되어야 했을까? 무작위배정 임상시험의 결과가 나올 때까지 공중보건정책을 10년간 지연시킴으로 인해, 예방할 수도 있었던 신경관결손이 많이 발생했을 것이다. 이것은 무작위배정 임상시험이 초기 연구들의 결론을 뒤집는 결과를 도출했던, 7장에서 설명했던 베타카로틴의 예제와는 반대되는 상황이다.

이 임상시험은 또한 엽산, 비타민 B_{12}, 그리고 DNA 생성의 대사 과정에 관련된 엽산의 생화학과 예방효과의 기전 그리고 많은 유전 요인과 상호작용에 대한 활발한 연구를 촉진하였다[15]. 다른 쟁점으로는 엽산 보충이 선천심장병이나 입술입천장갈림증과 같은 다른 선천적 이상을 예방할 수 있을 것인지, 또는 심장병이나 대장암과 같은 만성질환에 대해서도 편익이 있을지 등이 있다. 이러한 질병의 예방을 위해 엽산이나 종합비타민 보충제를 일상적으로 복용하는 것에 대한 근거는 여전히 명확하지 않다[16-18].

참고문헌

1. MRC (Medical Research Council) Vitamin Study Group. Prevention of neural tube.defects: results of the Medical Research Council Vitamin Study. Lancet 1991; 338:131.137.
2. Smithells RW, Sheppard S, Schorah CJ, Seller MJ, Nevin NC, Harris R, et.al. Apparent prevention of neural tube defects by periconceptional vitamin supplementation. Arch Dis Child 1981; 56: 911.918.
3. Laurence KM, James N, Miller MH, Tennant GB, Campbell H. Double-blind randomised controlled trial of folate treatment before conception to prevent recurrence of neural-tube defects. BMJ 1981; 282:1509.1511.
4. MacCarthy PA, Dalrymple IJ, Duignan NM, Elwood JH, Guiney EJ, Hanratty TD, et.al. Recurrence rates of neural tube defects in Dublin maternity hospitals. Ir Med J 1983; 76:78.79.
5. Elwood JM, Little J, Elwood JH. Epidemiology and Control of Neural Tube Defects. Oxford: Oxford University Press; 1992.
6. Czeizel AE, Dudas I. Prevention of the first occurrence of neural tube defects by periconceptional vitamin supplementation. NEngl J Med 1992; 327:1832.1835.
7. Toriello HV. Policy statement on folic acid and neural tube defects. Genet Med 2011; 13:593.596.
8. Figo Working Group On Best Practice In Maternal-Fetal Medicine. Best practice in maternal-fetal medicine. Int J Gynaecol Obstet 2015; 128:80.82.
9. Crider KS, Bailey LB, Berry RJ. Folic acid food fortification-its history, effect, concerns, and future directions. Nutrients 2011; 3:370.384.
10. Cordero AM, Crider KS, Rogers LM, Cannon MJ, Berry RJ. Optimal serum and red blood cell folate concentrations in women of reproductive age for prevention of neural tube defects: World Health Organization guidelines. MMWR Morb Mortal Wkly Rep..2015; 64:421.423.
11. Choi JH, Yates Z, Veysey M, Heo YR, Lucock M. Contemporary issues surrounding folic acid fortification initiatives. Prev Nutr Food Sci 2014; 19:247.260.
12. Blencowe H, Cousens S, Modell B, Lawn J. Folic acid to reduce neonatal mortality from neural tube disorders. Int J Epidemiol. 2010; 39(Suppl.1):i110.121.

13. De Wals P., Tairou F, Van Allen MI, Uh SH, Lowry RB, Sibbald B, et.al. Reduction in neural-tube defects after folic acid fortification in Canada. N Engl J Med 2007; 357:135.142.
14. Anonymous. Folic acid and neural tube defects. Lancet 1991; 338:153.154.
15. Greene ND, Copp AJ. Neural tube defects. Annu Rev Neurosci 2014; 37:221.242.
16. De-Regil LM, Fernandez-Gaxiola AC, Dowswell T, Pena-Rosas JP. Effects and safety of periconceptional folate supplementation for preventing birth defects. Cochrane Database Syst Rev 2010; 10: CD007950.
17. Moyer VA. Vitamin, mineral, and multivitamin supplements for the primary prevention of cardiovascular disease and cancer: U.S. Preventive services Task Force recommendation statement. Ann Intern Med 2014; 160:558.564.
18. Qin X, Cui Y, Shen L, Sun N, Zhang Y, Li J, et.al. Folic acid supplementation and cancer risk: a meta-analysis of randomized controlled trials. Int J Cancer 2013; 133:1033.1041.

제**14**장

전향적 코호트 연구에 대한 비판적 평가

Critical appraisal of a prospective cohort study

이 장에서는 2002년 9월 *The Lancet*, 360, 901-907에 발표된 흥미로운 전향적 코호트 연구에 대한 평가를 다룰 것이다. 해당 논문은 http://www.thelancet.com 또는 http://www.sciencedirect.com/science/article/pii/S0140673602110257[1]에서 원문을 확인할 수 있다.

소아 및 청소년에서 모유 수유와 아토피 및 천식 발생의 장기적 연관성: 종단연구

Malcolm R Sears, Justina M Greene, Andrew R Willan, D Robin Taylor, Erin M Flannery, Jan O Cowan, G Peter Herbison, Richie Poulton

요약

배경. 아토피와 천식의 위험을 줄이기 위해 모유 수유가 널리 권장되지만, 이 효과에 대한 근거는 서로 상충되는 결과를 보인다. 저자들은 뉴질랜드의 출생 코호트에서 모유 수유와 천식 및 아토피의 장기적 발생과의 연관성을 확인하기 위해 연구를 수행하였다.

방법. 이 코호트는 1972년 4월부터 1973년 3월까지 뉴질랜드 Dunedin에서 태어나고 3세에 Otago 지방에 거주한 1,139명의 아동 중 1,037명으로 구성되어 있다. 대상자들은 9세부터 26세까지 2-5년마다 호흡기 관련 설문지와 폐기능 검사, 기관지유발검사, 그리고 알레르기 피부 검사를 받았다. 모유 수유에 대한 정보는 아동기에 별도로 조사되었다.

결과. 1,037명의 아동 중 504명(49%)은 4주 이상 모유 수유를 하였고, 533명은(51%) 모유 수유를 하지 않았다. 모유 수유를 한 아동은 하지 않은 아동에 비하여 13세부터 21세까지 고양이($p=0.0001$), 집먼지진드기($p=0.0010$), 그리고 잔디 꽃가루($p<0.0001$)에 대하여 아토피를 더 많이 보였다. 모유 수유를 한 아동은 하지 않은 아동에 비하여 9세부터 26세까지의 각 평가 기간에 천식을 앓고 있다고 보고한 경우가 더 많았다.

모유 수유의 효과는 부모의 건초열이나 천식 병력에 영향을 받지 않았다. 사회경제적 상태, 부모의 흡연, 출생 순서, 유아기에 양털 이불 사용 여부의 영향을 통제한 다변량 분석 결과 모유 수유와 13세에 알레르기 양성반응의 오즈비는 1.94(95% 신뢰구간 1.42–2.65, $p<0.0001$), 9세에 천식의 오즈비는 2.40(95% 신뢰구간 1.36–4.26, $p=0.0003$), 그리고 반복측정 분석으로 확인한 9–26세의 천식의 오즈비는 1.83(95% 신뢰구간 1.35–2.47, $p<0.0001$)으로 확인되었다.

해석. 모유 수유는 소아의 아토피와 천식에 대한 예방효과가 없을 뿐 아니라, 위험성을 증가시킬 가능성도 있다.

A. 근거에 관한 기술

1. 노출변수나 중재가 무엇이었는가?
2. 결과변수가 무엇이었는가?
3. 연구설계가 무엇이었는가?
4. 연구대상자가 누구였는가?
5. 주요 연구결과가 무엇이었는가?

노출군은 4주 이상 모유 수유를 한 적이 있고, 3세에 이 연구에 등록된 504명의 아이들로 이루어졌다. 비노출군은 모유 수유 기간이 4주 미만이고, 같은 나이에 연구에 등록된 533명의 아이들로 이루어졌다.

이 전향적 연구는 출생 코호트에 포함된 아이들의 신체적, 정신적, 사회적 요인을 자세히 평가했고, 해당 논문은 이 출생 코호트에서 나온 논문 중 하나이다. 논문에는 13세와 21세에 시행한 여러 알레르기 유발물질에 대한 피부단자검사(양성 반응을 아토피로 간주하였다) 결과와, 9세와 26세 사이 기간에 수행한 다양한 검사로 확인한 천식 여부가 제시되어 있다. 이 장의 목적에 충실하기 위하여, 여기서는 천식에 관한 설문지를 사용하기 시작한 연령인 **9세의 천식 여부**를 주요 결과변수로 하였다.

이 연구는 엄격한 능동 추적을 시행한 전향적 코호트 연구이며[2,3], 이 연구로부터 1,000편 이상의 논문이 발표되었다. 이 연구는 1972년 4월부터 1973년 3월까지 뉴질랜드 Dunedin 지역의 주요 산과병원에서 태어난 아이 1,661명을 대상으로 하여 시작하였다. 1,661명 모두 신생아를 대상으로 한 연구에 포함되었다. 이후에 전향적 코호트 연구가 설계되었는데, 위 출생 코호트의 일원이면서, 3세에 Otago 지방(Dunedin 지역을 포함하고 있음)에 거주하는 아동을 적격집단으로 하였고, 1,139명의 아이들이 적격집단에 포함되었다. 아이들의 가족에 연락하여 연구 참여를 제의하였을 때 91%(1,037명)가 연구에 참여했고, 전향적 코호트가 구성되었다. 이 연구는 능동 추적을 자주 수행하였는데, 대상들은 3세, 5세, 7세, 9세, 11세, 13세, 15세, 18세, 21세, 26세가 되는 생일로부터 한 달 이내의 기간에 연구 센터를 방문하여 설문지를 작성하고 임상적, 사회심리학적 평가를 받았다. 이 연구는 지금도 진행 중인데, 원래 코호트에 포함됐던 대상들의 자녀들로 대상자를 확대하여 연구를 수행하고 있다. 3세에 연구에 참여한 1,037명 중, 815명(78.6%)이 9세 조사에 참여하였다. 그 후 참여자의 숫자는 점차 감소하여, 13세 때의 조사에 참여한 대상자 수는 735명이었다. 그 이후 연구비가 늘어나면서 더 많은 대상자가 연구에 참여할 수 있게 되어, 코호트에 포함되었던 사람들 중 980명(94.5%)이 26세의 조사에 참여하게 되었다. 연구대상자들이 지속적으로 조사에 참여하게 하는 것은 많은 노력을 필요로 했는데, Dunedin 지역 또는 뉴질랜드 외의 다른 국가에 살고 있는 사람들의 항공료를 제공하거나, 다른 연구 센터와 협력하여 조사를 수행하는 것들이 있었다. 인구가 약 120,000명인 지역사회에서 시행된 이 연구는 연구대상자들이 적극적으로 참여하고, 본인들이 참여한 연구의 결과를 뉴스레터 등을 통해 홍보하면서 흥미로운 사회 현상이 되었다. 연구에 대한 추가적인 정보는 https://dunedinstudy.otago.ac.nz에서 찾아볼 수 있다.

9세 추적관찰 시, 연구참여자를 대상으로 표준화된 설문지와 호흡기 검사를 수행하였고, 그 결과 9세의 천식 유병률을 추정할 수 있었다. Box 14.1에서 보다시피 9세에 조사된 398명의 모유 수유를 한 아이들 중 43명(10.8%)이 천식이 있었고, 모유 수유를 하지 않은 아이들은 417명 중 19명(4.6%)이 천식이 있었다. 따라서 모유 수유는 오즈비 2.54(95% 신뢰구간 1.45–4.44, p–value는 0.0008)의 천식을 높이는 연관성을 보였다.

유병률 비(the ratio of the prevalence rates) 계산결과는 2.37로, 천식의 유병률이 낮았기 때문에 오즈비와 유사하게 나타났다. 위험도 차이(risk difference)는 6.2%였고, 인과관계가 있다고 가정했을 때, 노출집단에서 기여분율(attributable proportion)은 58%이다. 이는 곧 모유 수유 집단에서 발견된 천식 환자 중, 모유 수유로 인해 발생한 환자의 분율이다. 인구집단 기여분율은 40%였다. 만약 이것이 중재 연구였다면 위험도 차이의 역수로 치료에 필요한 수(number needed to treat)를 계산했을 것이다. 병인에 대한 연구에서도 이런 계산이 사용될 수는 있으나, '천식환자 한 명이 발생하는데 필요한 노출 대상의 수'로 표현하는 것이 더 좋으며, 여기서는 16명이다. Box 14.1은 8장에서 설명한 방법을 사용한 Mantel–Haenszel 통계 검정과, 신뢰구간을 보여주고 있는데, 원 논문에 표시되어 있는 수치와 같다.

*The Lancet*과 같은 저명한 학술지도 오류를 범할 수 있다. 이 논문의 초록과 본문에서는 적격집단 중 모유 수유를 한 아이는 504명이었고 하지 않은 아이는 533명이었다고 기록되어 있지만, 표 1과 표 2에는 이 수치가 서로 바뀌어 있다. 표의 수치는 틀렸지만, 추후 검사에 참여한 대상의 숫자를 포함한 표 자체의 숫자는 모두 정확하다.

B. 내적 타당도: 비인과적 설명에 대한 고려

6. 연구결과가 관찰바이어스의 영향을 받았을 가능성이 있는가?

이 연구에서, 모유 수유를 한 아이들의 천식 유병률은 모유 수유를 하지 않은 아이들보다 높게 보고되었다. 모든 연구에서 그렇듯이, 비차별적 오류와 바이어스의 문제가 있을 수 있다. 아이들이 모유 수유 여부에 대한 분류와 9세의 천식유병여부에 대한 분류는 정확하지 않을 수 있다. 오류의 정도가 상당하지만 비차별적 오류라면, 차이가 없다는 방향으로 연관성을 감소시키는 효과가 있을 것이다. 또한 자료의 입력 오류에 대한 가능성도 확인해 보아야 한다. 이 연구의 전체적인 질 관리를 고려하면 이런 가능성은 적을 것으로 생각되며, 저자들은 이 문제를 면밀히 검토했다(저자와의 개인적인 접촉을 통해 확인하였다).

Box 14.1 모유수유 여부에 따른 9세 때의 천식 유병률을 비교한 코호트 연구의 주요 결과

코호트 연구의 결과

9세에 천식 유병의 주요 결과

	천식 유병	천식 없음	전체 대상자	천식분율	천식백분율 (%)
모유수유 받은 아이	43	355	398	0.108	10.8
모유수유 받지 않은 아이	19	398	417	0.046	4.6
전체	62	753	815	0.076	7.6
	모유수유 분율 0.49				

위험도 계산

상대위험도 = 0.108/0.046	2.37
오즈비 = 43 × 398/(19 × 355)	2.54
위험도 차이 = (0.108 − 0.046) × 100	6.25%
필요노출수 = 1/위험도 차이	16.0
인과관계가 있다고 가정할 때 노출 집단에서 기여분율 = 6.25/10.8 혹은 = (2.37 − 1)/2.37	57.8%
인구집단 기여분율 = (7.6 − 4.6)/7.6 혹은 = 0.49 × (2.37 − 1)/[0.49 × (2.37 − 1) + 1]	40.1%

통계적 검정(Mantel–Haenszel)

$a = 43$	$E = 30.27730061$	$V = 14.33066$
$\chi^2 = 11.30$	$\chi = 3.36$	$p = 0.001$

신뢰한계는 상대위험도(RR), 로그변환 오즈비(lnOR), 위험도 차이(RD)의 표준편차를 이용하여 계산함

	값	로그변환값	표준편차	95% 신뢰구간	
상대위험도	2.37	0.8634	0.2664	1.41	4.00
오즈비	2.54	0.9311	0.2850	1.45	4.44
위험도 차이	6.248		1.861	2.6	9.9%
필요노출수 = 1/위험도 차이				무한대	10.5

출처: data from Malcolm R Sears et al., 'Long-term relation between breastfeeding and development of atopy and asthma in children and young adults: a longitudinal study,' The Lancet, Volume 360, number 9337, p. 901–907, © 2002 Elsevier Ltd [1].

관찰바이어스가 있는가? 극단적인 경우는, 유병률의 증가가 바이어스에 의해 실제로는 연관성이 없지만 증가한 것으로 결론지어지는 경우이다. 이러한 바이어스는 모유 수유를 한 아이들과 하지 않은 아이들의 9세 천식을 평가하는 방법이 다르거나, 혹은 천식이 발병한 아이들과 발병하지 않은 아이들의 모유 수유를 확인하는 방법이 다를 때 발생한다.

이러한 바이어스를 방지하기 위한 방법은 크게 두가지로 나뉘는데, 첫째는 모유 수유와 천식여부를 독립적으로 평가하는 것이고, 둘째는 모든 평가를 표준화된 방식으로 시행하는 것이다. 모유 수유 여부는 아이가 3세가 되었을 때 부모의 면담 설문조사로 확인하였고, 간호사의 의무기록과 비교하여 타당성을 입증하였다. 천식이 발생한 아이 중 몇몇은 어렸을 때부터 천식증상이 있었을 수 있으나, 3세에 연구에 등록되면서 모유 수유와 연관되는 증상이라고 생각되는 경우에만 모유 수유 기왕력의 기록에 영향을 미쳤을 것이다.

9세 평가를 할 때에는, 전문 조사자가 표준화된 설문지를 사용하여 조사를 시행하였고, 기도 과민성을 시험하는 메타콜린 기관지유발검사와 폐활량 검사를 포함하는 폐기능 검사를 시행했다. 연구에서는 "'당신(당신의 자녀)은 천식을 진단받았습니까?"라는 질문에 "예"라고 대답하였고, 최근 12개월간에 천식관련 증상이 있다고 응답한 경우'를 현재 천식이 있는 경우로 정의하였다. 이 정의는 다소 불명확한데, 천식을 정의하는데 필요한 증상을 구체화하지 않았고 몇 개 이상의 증상이 필요한지 명시하지 않았기 때문이다. 천식을 정의하는 데에 천식에 대한 치료를 받았는지는 고려하지 않았다. 이 장 후반에 살펴보게 되겠지만, 모유 수유와 천식의 연관성에 대해서는 논란이 많았는데, 관련 연구들에서 모유 수유와 천식에 대한 정의가 달랐다. 결과를 해석하는데 있어 정의의 일관성은 중요한 문제이다.

결과변수를 측정하기 수 년 전에 노출여부를 측정했고, 결과변수와 노출변수 둘 다 표준화된 방법으로 평가했기 때문에, 관찰바이어스가 연구결과에 영향을 주었을 가능성은 배제할 수 있다. 그러나 결과변수와 노출변수 측정 시 비차별적 오류가 발생할 수 있었다. 결과변수와 노출변수의 정의는 연구의 일반화 가능성이나 타 연구와의 비교에 영향을 미칠 수 있다.

7. 연구결과가 교란요인의 영향을 받았을 가능성이 있는가?

모유수유를 한 아동과 모유수유를 하지 않은 아동 간의 천식의 유병에 영향을 줄 수 있는 요인은 다를까? 논문의 결과 부분에는 모유 수유를 한 아이들에서 더 흔하게 나타난 몇 가지 요인에 주목하였는데, 첫 출생인 점, 부모의 사회 경제적 지위가 높은 점, 엄마가 비흡연자인 점, 그리고 유아기 때 양털 이불을 사용한 점이었다. 이 요인들이 교란변수로 작용 가능한지의 여부는 이들 요인이 천식과 독립적으로 연관성이 있는지에 따라 달라진다. 모유 수유를 한 아이들의 남녀 분율은 비슷하였고, 아이들의 어머니나 아버지의 건초열이나 천식의 과거력은 모유 수유와 연관이 없었으므로 이 요인들은 교란변수가 아니었다. 부모님의 과거력과 관련하여 Box 14.2는 모유 수유와 천식의 연관성을 보여주고 있는데, 조 오즈비(crude odds ratio)는 2.54이고 부모님의 과거력을 보정한 Mantel-Haenszel 오즈비는 2.43으로 두 값이 비슷하였고, 신뢰구간도 비슷하여 부모님의 과거력이 교란요인으로 작용하지 않음을 확인하였다. 가족력이 있을 때 모유 수유와 천식의 오즈비는 2.26이었고, 가족력이 없을 때 오즈비는 2.66으로, 이 차이는 신뢰구간 내의 범위로 가족력이 모유 수유와 천식의 연관성의 효과변경인자로 작용하지 않았다는 것을 보여준다. 이질성 검정 결과 카이제곱 검정통계량이 0.02로 이질성이 없음을 확인하였다.

이 논문에서는 교란변수의 영향을 통제하기 위해 다변량 분석을 수행하였다. 다변량 모델을 구체적으로 기술하지는 않았으나 8장에서 설명했던 로지스틱회귀분석 모델과 유사할 것으로 생각된다. 논문의 표 4를 보면 모유 수유와 천식의 연관성은 다른 교란변수를 보정하지 않았을 때 오즈비가 2.54였고, 가족력과 아버지의 흡연, 반려동물로 고양이가 있는지의 여부를 보정하였을 때는 오즈비가 2.40으로 보정 전후의 결과가 비슷하였다. 다른 요인들의 연관성도 다변량 모델에서 크게 변하지 않았고, 이는 보정한 요인들이 천식과 연관된 요인이기는 하지만 모유 수유와는 연관되어 있지 않아 교란요인으로 작용하지 않았기 때문이다.

반려동물로 고양이가 있는지의 여부가 다변량 모델에 포함되어야 할까? 9세 이전 고양이가 있는지의 여부, 즉 9세 이전 어느 시점에서든지 고양이를 키우기 시작했다는 것과 천식과의 오즈비는 다른 요인을 보정한 후에도 0.56으로 강한 음의 연관성을 보여주었다. 이 결과가 인과적 연관성이 있는 것이라면, 고양이를 키우는 것은 천식을 예방하는 것을 의미하므로 천식 예방에 있어 효과적인 개입방법이 된다. 그러나 시간적 선후관계가 고려되지 않았다는 점을 고려할 때, 천식 아동이 있는 가족은 고양이가 알레르기 반응과 호흡기 증상을 일으킨다는 일반적인 상식으로 고양이를 키우지 않았을 가능성도 있다. 따라서 이 연관성을 역 인과관계에 의한 것일 수도 있다. 즉 아동의 천식이 고양이

Box 14.2 천식과 아토피의 가족력에 따라 층화하여 분석한 모유수유와 천식과의 연관성

천식과 아토피의 가족력에 따라 층화하였을 때, 모유수유와 천식과의 연관성

전체 대상자

	9세 때 천식여부	천식 없음	전체 코호트	유병률	유병분율 (%)	노출분율 (%)	오즈비
4주 이상 모유 수유	43	355	398	0.108	10.8	48.8	2.54
모유 수유 하지 않음	19	398	417	0.046	4.6	51.2	
전체	62	753	815	0.076	7.6	100.0	

층화1: 가족력 있는 군

	9세 때 천식여부	천식 없음	전체 코호트	유병률	유병분율 (%)	노출분율 (%)	오즈비
4주 이상 모유 수유	23	151	174	0.132	13.2	50.0	2.26
모유 수유 하지 않음	11	163	174	0.063	6.3	50.0	
전체	34	314	348	0.098	9.8	100.0	

층화2: 가족력 없는 군

	9세 때 천식여부	천식 없음	전체 코호트	유병률	유병분율 (%)	노출분율 (%)	오즈비
4주 이상 모유 수유	19	197	216	0.088	8.8	48.5	2.66
모유 수유 하지 않음	8	221	229	0.035	3.5	51.5	
전체	27	418	445	0.061	6.1	100.0	

조 오즈비와 층화분석 결과

		95% 신뢰구간		오즈비의 자연로그 값	표준오차
전체 조 오즈비	2.54	1.45	4.44	0.9311	0.2850
Mantel-Haenszel 오즈비	2.43	1.39	4.26	0.8881	0.2869
이질성에 대한 χ^2	0.0217	자유도 = 1	p값 = 0.9		

결측치

	9세 때 천식여부	천식 없음	전체 코호트
4주 이상 모유 수유	1	7	8
모유 수유 하지 않음	0	14	14
전체	1	21	22

출처: data from Malcolm R Sears et al., 'Long-term relation between breastfeeding and development of atopy and asthma in children and young adults: a longitudinal study,' The Lancet, Volume 360, number 9337, p. 901–907, © 2002 Elsevier Ltd [1].

를 키울 가능성을 낮출 수 있는 것이다. 이것이 사실이라면 고양이를 키우는 것은 천식의 독립적인 위험요인이 아니기 때문에 다변량 모델에 포함되지 않아야 한다. 그러나 이 연구에서는 고양이를 키우는 것이 천식을 증가시키는 독립적인 위험요인이라고 가정하였기 때문에 고양이를 키우는 것을 모델에 포함시키는 것은 중요하였다. 그러나 고양이를 키우는 것을 다변량 모델에 포함하는 것이 모유 수유와 천식의 연관성에 영향을 미치지 않았기 때문에, 연관성 자체는 흥미로우나 모유 수유와 천식의 연관성을 해석하는 데에 영향을 미치지 않는다.

천식과 모유 수유의 오즈비는 2.54이다. 이 연관성은 이 연구에서 관찰한 다른 요인들과 천식과의 연관성보다 강력하였다. 가족력과 천식의 연관성이나 아버지의 흡연과 천식의 연관성은 1.6이었고, 다른 변수들과 천식의 연관성은 이보다 약했다. 따라서 추가적인 요인에 대해 보정을 시행하더라도 결과가 바뀔 가능성은 적다고 볼 수 있겠다.

따라서 모유 수유와 천식의 연관성은 교란요인 또는 연구에서 고려한 다른 요인의 영향을 받지 않았다. 가장 큰 제한점은, 천식과 모유 수유와 모두 연관이 있으나, 이 연구에서 평가하지 않은 다른 요인이 있을 수 있다는 점이다.

8. 연구결과가 우연변동의 영향을 받았을 가능성이 있는가?

이 연구에서 확인한 모유 수유와 천식간의 연관성은 오즈비가 2.54(95% 신뢰구간 1.45–4.44)로 강한 연관성이 있다. 연관성과 신뢰구간은 교란요인을 보정한 다변량 분석에서도 거의 변화가 없었고, 관찰바이어스의 가능성은 낮다. 분석에 사용한 통계 방법은 적절했고, 결과가 우연변동에 기인할 확률은 거의 없다고 결론 내릴 수 있다.

요약하자면, 결과가 관찰바이어스나 우연변동에 기인할 확률이 거의 없다는 점에서 이 연구결과는 받아들일 수 있으며, 관찰된 결과는 실제 인과관계이거나 연구에 포함되지 않은 요인이 교란요인으로 작용한 것이라고 해석할 수 있다.

C. 내적 타당도: 인과성을 지지하는 측면에 대한 검토

9. 시간적 선후관계가 있는가?

노출변수인 모유 수유는 노출기간이 한정되어 있으며, 9세에 천식 발생(결과변수)을 평가하기 훨씬 전에 있었던 노출이다. 그러나 3세, 5세, 7세의 조사에서는 천식에 대한 조사를 하지 않았기 때문에 천식이 처음 발생한 연령에 대한 정보가 없다. 결과변수의 측정은 유병률로 하였기 때문에 천식의 발생, 악화, 완화와 연관된 요인 모두에 의해 영향을 받는다. 논문에는 11세에서 26세까지 천식 유무에 대한 정보가 기록되어 있는데, 모유 수유를 한 대상과 하지 않은 대상 모두에서 점차 유병률이 증가한다(Box 14.1). 연관성은 13세까지 점차 증가하여 오즈비가 2.93까지 증가하였고, 이후에는 다소 감소하지만, 모든 연령대에서 모유 수유는 천식과 유의한 양의 연관성을 보였다. 이 연구는 반복 측정을 고려하여 시간 의존적인 분석방법을 사용했기 때문에, 이러한 평가를 고려한 특수한 통계 방법을 사용했고, 이러한 분석에서도 일관성 있는 결과를 나타내었다.

천식 환아들이 이전에 천식과 연관된 질환을 앓았던 적이 있었을까? 천식이 발생한 아동들이 유아기에 알레르기 관련 증상으로 인해 모유 수유를 하지 않았거나 조기 종료했다면, 관련 증상이 노출에 영향을 주는 전조증상 바이어스(protopathic bias)[1]가 발생할 수 있다(7장 참조). 이 연구에서 이런 바이어스를 의심할 만한 근거는 없었다.

10. 연관성이 강력한가?

모유 수유와 천식의 오즈비는 2.54로, 상당히 강력한 연관성을 보인다. 이미 언급했듯이, 이 연관성은 연구에서 관찰한 다른 요인들의 연관성보다 강력한데, 가족력이나 아버지의 흡연과 천식의 연관성은 오즈비가 1.6이었고, 측정된 다른 요인들의 연관성은 이보다 약했다. 교란 효과를 유발할 수 있는 측정하지 않은 다른 요인이 있는지는 확신할 수 없으나, 그러한 요인이 있다고 해도 그것으로 이 연구에서 관찰된 연관성을 설명하기 위해서는 적어도 천식과 강한 연관성이 있어야 한다. 모유 수유는 매우 흔하게 일어나는 노출이므로, 인구집단 내의 기여위험도는 높다.

11. 양-반응관계가 있는가?

모유 수유가 천식을 일으킨다면, 모유 수유 기간이 길수록 천식의 위험이 증가한다는 양-반응관계를 예상할 수 있다. 논문에서는 모유 수유 기간이 1~3주부터 최대 26주 이상인 아이들의 숫자에 대한 자료가 제시되어 있다. 그림 14.1에는 논문에는 기술되지 않은 신뢰구간을 나타내었다. 모유 수유 기간이 4주 이상이 되면 양-반응관계가 보이지 않는다. 모유 수유 기간이 1주에서 3주 사이인 아이들의 천식 발생률이 매우 낮았다는 것을 본다면 양-반응관계가 아니라 천식 발생을 줄이기 위한 모유 수유의 역치를 제시할 수

1 역자 주) 전조증상 바이어스(protopathic bias)란 아직 진단되지 않은 질병의 증상(결과)에 대한 반응으로 노출이 시작되거나 중지되었을 때 발생하는 바이어스를 의미하며, 노출과 결과 사이의 시간적 선후관계에 대하여 반대로 해석하게 되는 역인과성(reverse causality)의 문제를 유발할 수 있다.

있겠으나, 대상의 수가 매우 적었기 때문에 결과 해석을 명확히 할 수 없다. 양–반응관계의 개념은 결과의 심각성에도 적용할 수 있다. 천식에 기도 과민성이 동반되었는지와 평가 당시에 천명음(wheezing)이 청진되었는지 여부에 대한 추가적인 정보가 논문에 제시되어 있다. 이런 결과는 모유 수유와 천식의 주요 연관성과 일관된 결과를 나타내었다.

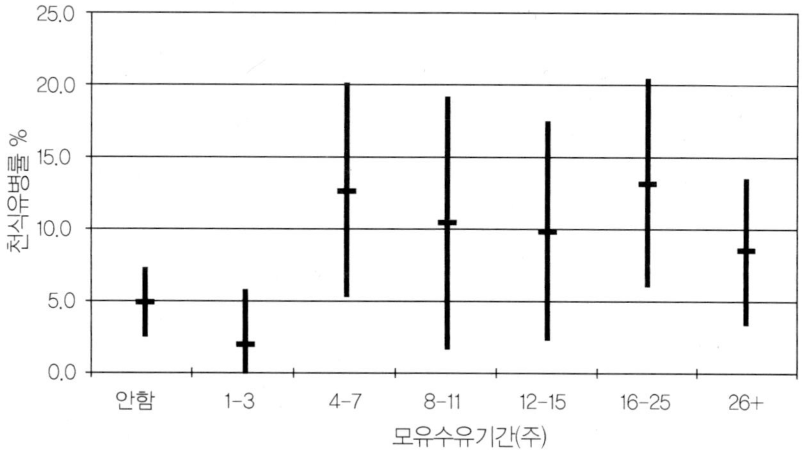

그림 14.1 모유 수유 기간에 따른 9세시점에 천식 유병률: 결과는 점 추정치와 95% 신뢰구간으로 제시됨

출처: data from Malcolm R Sears et al., 'Long-term relation between breastfeeding and development of atopy and asthma in children and young adults: a longitudinal study,' The Lancet, Volume 360, Number 9337, p. 901–907, © 2002 Elsevier Ltd [1].

12. 연구 내에서 결과가 일관성이 있는가?

13. 연구 내에서 어떠한 특이성이 있는가?

주요 연구결과인 모유 수유가 9세의 천식을 증가시킨다는 결과는 추후에 11세와 26세에서 관찰된 연관성과 일관성을 보이며, 13세와 21세에 다섯 개의 알레르기 유발물질에 대한 피부단자검사를 시행하여 확인한 아토피 발생과의 연관성과도 일관성을 보인다. 천식 여부에 대한 증가된 오즈비는 기도 과민성을 동반한 청진시 천명음이 들릴 위험성이 증가하는 결과와도 일치하였다. 천식과의 연관성은 부모의 건초열이나 천식의 질병력 여부와는 무관하였으며 모유 수유의 기간에 따른 결과의 차이는 없었다.

다변량 분석에 교란요인으로 분석에 포함된 요인들이 기록되어 있다. 모유 수유와 천식과의 연관성이 이런 요인들에 따라 변동이 있었는지(교란이 아니라 효과변경인지)에 대해서는 결과에 제시되어 있지 않다. 천식이 있는 환아의 수가 비교적 적다는 점을 고려하면, 자료를 여러 하위 집단으로 나누어 분석을 하는 것은 8장에서 설명되었듯이 적절한 분석 방법이 아니다.

내적 타당도에 대한 결론

이 연구에서 사용된 전향적 연구설계는 매우 강력한 장점을 가지고 있다. 노출에 대한 정보는 결과의 평가와는 독립적으로 조사되었다. 9세에 측정한 결과는 26세에 측정한 결과를 비롯한 추후 평가 결과들과 일치하였으며, 이런 일관성은 결과에 강점을 더한다.

관찰되는 결과를 설명할 수 있는 방법은 두 가지가 있다. (1) 모유 수유와 천식 간에는 인과관계가 있다는 것, 그리고 (2) 관찰된 결과는 확인되지 않은 요인의 교란효과에 기인한다는 것이다. 관찰 연구의 문제점 중 하나는 연구에서 관찰되지 않은 교란효과의 영향을 완전히 배제하기 어렵다는 점이다. 모유 수유는 복잡한 사회적 행동이므로, 자녀에게 모유 수유하는 것에는 여러 다른 요인이 연관되어 있다. 모유 수유와 연관이 있는 그러한 요인이 천식과도 연관이 있다는 근거가 있는가? 결과에 영향을 미치려면, 이런 연관성은 양의 상관관계를 가지고 있어야 하는데, 이는 그러한 요인이 모유 수유를 한 아이들에게 더 흔하면 천식 환아에게도 더 흔해야 하고, 모유 수유를 한 아이들에게 더 적다면 천식 환아에게도 더 적어야 한다는 뜻이다. 위의 사항을 염두에 두면서 연구의 외적 타당도를 고려해보기로 하자.

D. 외적 타당도: 연구결과의 일반화

14. 연구결과를 적격집단에 적용할 수 있는가?

이 결과는 9세에 천식 여부를 측정한 815명의 아동, 즉 3세에 연구에 참여한 1,037명의 아이들 중 79%에게 적용할 수 있는 결과이다. 모유 수유를 한 아동 중 참여한 분율은 398/504(79%)였고 모유 수유를 하지 않은 아동 중 참여한 분율은 417/533(78%)였으므로, 노출 여부에 따라 추적 여부는 차이가 없었다. 코호트 연구에 참여한 1,037명은 해당 연령의 적격집단 1,139명 중 91%였고, 논문의 결과에 연구참여자의 특성이 (의무 기록을 바탕으로 확인했다고 추정되는) 참여하지 않은 102명의 대상들의 특성과 유의한 차이가 없었다고 기록되어 있다. 적격집단에 포함된 아동 중 9세에 천식 여부 측정을 할 수 있었던 아이들은 천식의 유병에 영향을 줄 수 있는 요인에 있어서 나머지 아이들과 달랐을 수 있으며, 따라서 포함된 아동의 천식 유병률은 적격집단의 천식 유병률과 다를 수 있다. 하지만 이러한 모유 수유를 한 아동과 하지 않은 아동의 참여율이 비슷하다는 것은 이것이 모유 수유와 천식의 연관성에 영향을 미쳤을 가능성이 적다는 것을 시사한다. 따라서 이 결과는 적격집단에 적용가능하다.

15. 연구결과를 연구모집단에 적용할 수 있는가?

적격집단과 연구모집단의 차이는, 이 연구가 1,139명의 3세 아이들로 이루어진 적격집단, 즉 처음에 확인한 1,661명의 신생아로 이루어진 출생코호트 중 3세에 특정 지역에 사는 69%로 구성되었다는 점이다. 출생 시점에 연구에 참여하도록 하는 것이 더 좋은 방법이지만 대상자를 선정한 기준은 합당하고, 이러한 기준은 일부 다른 연구에서도 사용되고 있다. 대상자의 선정이 관찰된 연관성에 영향을 미치려면 모유 수유와 천식 모두와 연관이 되어야 한다. 따라서, 천식 측정에 참여한 대상들은 815/1,661명, 곧 처음의 신생아 모집단의 49%에 불과하지만, 결과를 연구모집단에 적용 가능하다고 볼 수 있다.

16. 연구결과를 다른 관련된 인구집단에도 적용할 수 있는가?

이 결과를 다른 인구에 적용할 수 있을지 판단하는 것은 훨씬 어렵다. 모유 수유와 연관된 요인들은 지역사회에 따라, 시기에 따라 달라질 수 있다. 천식은 다요인성 질환으로, 인구에 따라 상당한 차이를 보이며, 기후 요인을 포함한 여러 환경적 요인과 관련이 있다. 천식은 복잡한 질병으로 다양한 아형을 가지며, 아형에 따라 다른 병인을 가진다. 이 연구의 결과가 뉴질랜드에 있는 다른 기관이나 다른 나라의 아이들, 혹은 다른 시기에 출생한 아이들(본 연구의 아이들은 1970년대 초에 출생한 아이들이었다)에게 적용이 가능한지는 논란의 여지가 있다. 논문에는 연구 참여 대상의 가족들이 뉴질랜드의 다양한 사회경제적 지위 전체를 대표했으나, 대부분이 유럽 혈통 출신이었다고 지적했다. 추가적인 근거 없이는 뉴질랜드의 마오리족에게 이 결과를 적용하기 어렵다. 연구의 일반화는 서로 다른 지역에서 수행된 연구에서도 일관성있는 연구결과가 나왔을 때 확보할 수 있다.

외적 타당도 평가에 대한 요약

이 연구결과의 외적 타당도에 대해서 주의 깊은 결론을 내려야 한다. 연구가 수행된 대상자 내부에서, 연구의 주요 결과를 적격집단과 연구모집단에 일반화하는 것은 적절하다. 연구모집단은 사실상 하나의 공동체 전체이고, 결과를 다른 유사한 공동체에 적용하지 못할 이유는 없다. 그러나 이 연구의 결과는 다른 시기에 다른 나라에서 시행한 다수의 연구들과 다르기 때문에, 결과 적용이 가능한 대상 집단을 확대할 수 있을지는 명확하지 않다. 중요한 문제는 다른 연구와 상이한 결과를 보이는 것이 연관성이 실제로 달라서인지, 조사 항목의 차이로 인한 것인지, 혹은 연구 방법의 차이로 인한 것인지 여부이다.

E. 다른 근거와 연구결과의 비교

지금까지 이 논문에서 평가할 수 있는 것은 대부분 평가했다. 추가적인 논의를 위해서는 다른 관련된 정보가 필요하고, 이 주제에 대한 최신 지견의 검토가 필요하다. 여기서 이러한 문제에 대하여 자세히 살펴보는 것은 부적절하다. 논문이 발표될 당시에 나와 있었던 다른 근거를 살펴보기로 하자. 우리가 논문을 평가한 결과에 기반하여 추가적인 연구가 필요한 주제가 무엇인지 알 수 있다.

위에서 언급했듯이, 이 전향적 코호트 연구는 관찰연구 방법 중 높은 내적 타당도를 가지고 있으나, 조사하지 않은 요인에 의한 교란 여부가 결과 해석에 중요한 문제이다. 연구의 결과를 다른 인구집단에 적용할 수 없을 가능성에 대해서도 논의했다. 이 논문의 고찰과 추후 연구들을 보면, 이 주제가 논란이 많은 주제라는 것을 알 수 있다. 전향적 코호트 연구와 메타분석을 포함하여 이 주제에 대한 많은 연구들이 있다.

17. 연구결과는 다른 근거, 특히 유사하거나 더 강력한 연구설계를 가진 연구에서 도출된 근거와 일관성이 있는가?

이 연구에 사용된 설계법보다 더 강력한 유일한 연구설계는 중재 임상시험(intervention trial)이다. 인구집단을 대표하는 대규모의 신생아들을 대상으로 모유 수유에 대한 중재 시험을 시행하기는 어렵고, 모유 수유가 좋다는 다른 많은 이유들이 있기 때문에 이런 연구는 비윤리적이다. 이전에 심한 알레르기 가족력이 있는 부모에게서 태어난 아이들과 같은 고위험군을 대상으로 한 중재 시험들이 시행되었으나, 연구 기간은 더 짧았다. 예를 들어, 저체중 출생아를 모유 수유군과 분유 수유군으로 무작위배정하여 생후 18개월에 알레르기 반응 유병률에 차이가 없다는 것을 본 연구가 있었다. 그러나 이 연구에서 알레르기 가족력이 있는 신생아들의 하위집단 중 분유를 먹은 아이들은 알레르기의 빈도, 특히 습진의 빈도가 높았다[4].

또 하나의 중요한 연구방법은 천식이 있는 아이들과 천식이 없는 아이들에서 모유 수유와 다른 요인에 대한 정보를 후향적으로 수집하여 비교하는 환자-대조군 연구이다. 이 연구방법은 회상바이어스의 가능성이 잠재되어 있기 때문에 근거의 수준이 코호트 연구에 비해 약한 설계법이지만, 과거의 모유 수유 기록이 있다면 회상바이어스의 영향은 완화될 수 있다. 이러한 환자-대조군 연구의 장점은 다양한 교란변수나, 임상 요인, 혹은 검사 결과를 변수에 포함할 수 있다는 점이다. 다수의 환자-대조군 연구가 시행되었으나 그 결과는 일관되지 않았다.

따라서 중요한 문제는 이 연구와 다른 전향적 코호트 연구결과들이 일관성이 있는가 여부이다. 이 연구의 고찰에서 저자들은 이 연구를 시행할 당시 천식의 위험성을 줄이기 위해 모유 수유가 널리 권장되고 있었고, 연구자들의 가설은 모유 수유가 아동기 천식을 예방한다는 것이었으므로 결과가 의외였다고 기술하였다. 저자들은 여러 연구에서 도출된 일관적이지 않은 결과는 모유 수유가 초기 아동기의 천식과 비슷한 질환들에 대해서는 예방효과를 보이나, 후기 아동기에는 위험을 증가시키는 경우 발생할 수 있다고 제안하였다. 6년 이상 추적을 수행한 코호트 연구는 거의 없었다. 이 연구 이후 발전된 연구결과들은 이 장의 마지막에 기술되어 있다.

18. 전체적인 근거가 어떤 특이성을 보이는가?

이미 언급했듯이, 저자들은 모유 수유와 천식의 연관성은 연령에 따라 다를 가능성이 있다고 제안하였다. 모유 수유의 기간 또는 분유와 혼합하지 않은 단독 모유 수유 여부, 아토피의 가족력이나 아동기의 아토피 병력에 따라 모유 수유와 천식의 연관성이 다를 수 있다는 의견도 제시되었다. 이 연구는 모유 수유의 기간과 가족력에 대해 조사하였고 결과에 차이가 없다고 확인하였으나, 모유 수유가 단독으로 이루어졌다고 볼 수 있는 근거는 없다.

19. 연구결과가 생물학적 기전으로 설명 가능한가?

이 연구에서는 결과의 타당성의 평가 기준으로서 생물학적 설명가능성 항목의 약점을 보여준다. 저자들은 이 연구 이전 통용되는 상식은 모유 수유가 천식을 줄인다는 사실이었다는 점을 지적한다. 이 주장을 뒷받침하는 생물학적 기전에 대해서는 문헌의 양이 상당한데, 부적절한 면역 반응의 예방과 관련된 기전을 제시한다. 이런 기전은 상당한 권위를 가지고 있으며, 이 연구결과나 다른 연구결과에 의해 거의 영향을 받지 않았다. 그러나 생물학적 기전은 복잡하기 때문에 모유 수유가 천식을 증가 또는 감소시키는 것을 설명하기 위한 적절한 생물학적인 기전을 생각해내는 것은 어렵지 않다. 저자들은 논문의 고찰에서 이런 기전을 몇 가지 언급하였다.

20. 주효과가 관찰되었다면, 노출변수와 결과변수의 분포가 일치하는가?

이 연구에서는 중요한 효과가 관찰된다. 실제 인과관계가 있고 위험 추정치가 정확하다면, 이 인구집단에서 9세 아동의 천식의 40%가 4주 이상의 모유 수유에 기인한다. 이는 Box 14.1에 있는 인구집단 기여분율에 근거한 것이다. 저자들은 연구에 참여한 아이들이 태어난 1970년대 초에는 약 50%로 낮았던 모유 수유 분율이 1980년도에는 80% 이상으로 증가했다고 기술했다. 모유 수유의 증가가 천식의 유병률에 어떤 영향을 미쳤을지 추정할 수 있다. 오즈비가 2.5이고 모유수유 분율이 0.5라면, 저위험 집단의 빈도와 비교한 인구 전체 천식의 빈도는 (0.5×2.5) + (0.5×1) = 1.75이다. 모유 수유 분율이 0.8로 증가하면 이 수치는 (0.8×2.5) + (0.2×1) = 2.2가 된다. 2.2/1.75 = 1.25 이므로, 9세 아동에서 천식의 빈도는 25% 증가할 것이다. 이것은 추정치이고, 연관성이 실제 인과관계가 맞으며 다른 모든 병인과 모든 진단 기준이 변하지 않는다는 가정 하에 계산된 것이다. 또한, 이 연구의 결과가 다른 인구에 적용된다면, 여러 인구의 모유 수유 분율과 9년 후 천식 유병률을 비교해보면 양의 상관관계가 있을 것이다. 일반적으로 보면, 모유 수유의 빈도는 1970년대부터 대부분의 선진국에서 증가했으나, 적어도 1990년대까지는 아동기 천식의 발생률 역시 크게 증가했다[5]. 이것은 이 연구결과와 일관되는 내용이지만, 모유 수유가 천식을 예방한다는 상식과는 일치하지 않는다. 따라서 이 연구의 결과가 정확하거나, 유력한 다른 요인들이 있거나, 진단 기준이나 기록의 변화로 인한 경향이 반영된 것으로 볼 수 있다.

결론

이 연구를 비판적으로 평가해보면, 매우 주의 깊게 수행된 전향적 코호트 연구이며, 결과변수인 9세에 천식의 유무에 대한 정보와 모유 수유에 대한 정보가 거의 동일하게 명확히 측정되었다. 결과는 상당한 연관성을 보이며, 이 연관성은 통계적으로 매우 유의하다. 관찰된 결과가 관찰바이어스나 우연변동에 의해 발생했을 가능성은 극히 낮다. 주요 요인들의 영향이 적절히 통제되었으나, 교란을 일으킬 수 있는 많은 요인이 남아있기 때문에 보정되지 않은 교란요인의 영향이 있었을 가능성을 배제할 수 없다.

결과를 연구모집단에 적용시킬 수 있다는 점에서 외적 타당도도 높다. 중요한 문제는 이 결과가 타당하다면, 다른 나라에서 시행한 연구의 결과와 일관되지 않는 이유가 무엇인지이다. 저자들이 제안한 것처럼 천식 발병 연령의 차이가 이유였을 수도 있고, 천식의 아형에 따른 특이성이 이유였을 수도 있으며, 혹은 인과관계와 연관이 있는 교란요인이나 장소에 따라 변하는 교란요인이나 공변량 때문이었을 수도 있다.

따라서 관찰된 연관성을 설명할 수 있는 두 개의 가설이 남게 된다(표 14.1). 첫번째 가설은 이 연구결과가 실제 인과관계를 보여준다는 것이다. 이런 관계는 9세(혹은 비슷한 연령)에 있는 천식에 특이적일 수 있고, 더 어린 나이의 천식에는 적용되지 않을 수도 있다. 두 번째 가설은 이 연관성이 연구에서 측정하지 않은 교란요인의 효과로 인한 결과라는 것이다.

표 14.1 전향적 코호트 연구에서 인과성 평가. 모유 수유와 아동후기의 천식과 아토피에 대한 연구[1].

모유 수유와 천식 [1]	
A. 근거의 기술	
1. 노출변수	4주 이상의 모유 수유; 비교군은 4주 미만의 모유 수유 이거나 모유수유 하지 않음
2. 결과변수	9세에 과거력 설문이나 임상적으로 측정한 천식
3. 연구설계	코호트 연구, 3세부터 전향적으로 추적
4. 연구집단	1972년 4월부터 1973년 3월까지 뉴질랜드 Dunedin의 한 병원에서 태어나고 3세에 그 지역에 살고 있는 아동
5. 주요 연구결과	모유 수유 군에서 천식 유병률은 10.8%이며 대조군에서는 4.6%임. 오즈비는 2.54, 95% 신뢰구간은 1.45–4.44임
B. 비인과적 설명	
6. 관찰바이어스	결과변수는 과거력 설문 또는 호흡기 검사로 수행됨. 모유 수유는 3세에 조사되었으나 출생 후의 간호기록과 일치하였음. 따라서 관찰바이어스는 배제할 수 있음
7. 교란	성별, 출생 순서, 사회경제적 수준, 아버지의 흡연, 고양이 소유, 아토피의 가족력 등 다양한 요인이 보정되었으나 다른 교란요인의 영향을 배제할 수 없음
8. 우연	p-값이 0.001보다 작기 때문에 우연에 의한 연관성의 가능성은 무시할 수 있음
C. 인과성을 지지하는 측면	
9. 시간적 선후관계	인과적 연관성이라고 할 수 있음; 그러나 9세 이전 천식의 발생 시점에 대한 자료가 없음; 9세 이후의 연령에서도 동일한 연관성을 보임
10. 연관성 강도	주요 결과에 대한 연관성은 강함; 임상적으로 중요하다고 해석할 수 있을 만큼 강함
11. 양–반응관계	모유 수유 기간(월 단위)과의 연관성을 평가하기에는 자료가 부족함; 천식의 중도와는 분명한 연관성을 보이지 않음
12. 일관성	11–26세에 측정한 천식과도 연관성을 일관적으로 보이고 있으며, 아토피와도 연관성을 보임

13. 특이성	가족력이나 모유 수유 기간에 따른 변동은 없음
내적 타당도 평가 요약: 결과는 우연에 의한 것이 아니고, 관찰바이어스에 의한 것도 아니며, 상당한 효과를 보여줌; 그러나 알려지지 않은 교란요인의 영향을 배제할 수 없음	
D. 외적 타당도	
14. 적격집단	대상자들은 3세 코호트 대상의 79%를 대표하고, 적격집단의 72%를 대표함; 추적 소실과 노출변수는 독립적으로 발생함; 주요 결과는 적격집단에 적용할 수 있음
15. 연구모집단	적격집단은 출생코호트의 62%를 포함하지만 연구 적격 여부는 거주지에 달려있음; 연구결과는 연구모집단에 적용 가능함
16. 다른 인구집단	연구모집단은 1972–73년에 뉴질랜드 남쪽 지역에서 태어난 아이임. 다른 지역 또는 다른 시기의 출생아에게 이 연구결과를 적용할 수 있을지는 불분명함; 이 연구결과를 다른 연령군에 적용할 수 있을지는 불분명함
E. 다른 근거와 비교	
17. 일관성	대규모의 전향적 코호트 연구나 메타분석 결과가 있음. 많은 연구들은 모유 수유를 하면 천식의 위험이 감소된다는, 이 연구와 반대의 결과를 보여줌; 천식과 연관성이 있는 요인은 다른 아토피 질환과 연관성이 있는 요인과 공통적임
18. 특이성	모유 수유 기간의 변동, 모유 수유 단독인지 혼합 수유를 했는지를 고려해야 함. 연령에 따라 연관성이 달라질 수 있음
19. 설명가능성	모유수유가 아토피를 줄인다는 일반적인 상식이 있음에도 불구하고, 그 기전은 복잡하고, 어떤 연관성도 제시될 수 있음
20. 일치성	모유 수유를 하는 사림의 분율이 높기 때문에 인과성이 시간과 지역에 따른 일치성을 보인다면 인구집단 기여위험도는 높음. 천식과 모유 수유는 시간에 따라 동시에 증가하였음. 지역에 따른 일치성은 평가되지 않았음
외적 타당도에 대한 평가 요약: 연구는 한 지역에서 이루어졌고, 다른 지역의 자료는 상반되는 결과를 보일 수 있기 때문에 다른 연구에서 어떤 결과가 나왔는지에 따라 외적 타당도는 낮을 수 있음. 연령이 중요함	

출처: data from Malcolm R Sears et al., 'Long-term relation between breastfeeding and development of atopy and asthma in children and young adults: a longitudinal study,' The Lancet, Volume 360, Number 9337, p. 901–907, © 2002 Elsevier Ltd [1].

연구 발표 이후의 상황

이 연구는 기존의 상식과 반대되는 결과를 발표했기 때문에 상당한 논란을 일으켰다. 이 연구를 비판한 내용[6] 중에는, 이 코호트에는 모유 단독으로 수유를 한 대상이 많지 않았기 때문에 모유 수유를 한 아이들도 우유에 노출되었을 것이라는 내용이 있었다. 하지만 이런 상황이 있었다면 노출의 오분류(혼합수유가 주요 요인이 아님에도 불구하고)로 인해 결과가 귀무가설을 지지하는 방향으로 움직였을 것이다. 아토피 가족력과 상호작용이 없었던 점과 함께 양–반응관계가 나타나지 않은 점도 연구의 제한점으로 지적되었으나, 이런 것들은 인과관계를 평가하는 필수 요소가 아니다. 더 심각하게 비판받은 점은, 유아기의 수유 방법에 대한 정보를 3세에 수집했으므로, 유아기 수유에 대한 정보가 왜곡될 수 있다는 점이었다. 하지만 저자들은 3세에 엄마들이 회상한 수유 방법의 98% 이상이 유아기에 작성된 전문 간호사의 의무기록에 의해 뒷받침이 되었다고 기술했다[7]. 처음에 설정됐던 신생아 코호트의 69%만이 연구에 참여했다는 것과, 출생 시부터 대상을 연구에 포함시키는 코호트에 비해서 제한점이 있다는 점도 비판을 받았으나, 이러한 연구대상의 선정과정이 전향적 코호트 연구 결과에 영향을 미치려면 그 과정이 모유 수유 여부와 9세의 천식 유병에 둘 다 연관이 있어야 하는데, 그 가능성은 매우 낮다. 저자들은 이러한 비판에 대해 구체적으로 응답하였다[7].

이 연구결과를 받아들이는데 있어 가장 어려운 점은 모유 수유가 천식을 증가시킨다는 결과를 발표한 다른 연구가 거의 없다는 점이다. 예를 들어 뉴질랜드의 다른 두 도시에서 구축된 출생코호트에서 시행한 전향적 연구에서는 다양한 추적 간격으로 6세까지 천식을 측정하였는데, 모유 수유가 천식을 예방한다는 결과와, 모유 수유를 오래 할수록, 모유 단독 수유를 하였을 때 예방효과가 더 커지는 양-반응 결과를 보였다[8]. 다수의 다른 연구들도 비슷한 연령까지 모유 수유가 천식을 예방한다는 결과를 보여주었다. 따라서 모유 수유가 후기 아동기의 천식에는 다른 방향의 연관성을 보일지에 대한 의문이 남게 되었다.

2015년까지 모유 수유와 천식의 연관성은 여전히 불확실하다. 천식 예방과 관련한 권위있는 리뷰에서는 그 연관성이 불분명하다고 하였고, 유아기에 고형 유아식을 늦게 시작하는 것과 장기간 모유 단독 수유를 시행하는 것과 관련된 무작위배정 시험에서 건강상 이점을 보이지 않았음에도 불구하고, 모유 수유를 권장하는 것은 잠재적인 예방 전략 중 하나로 여전히 지지되고 있다[9].

2015년 GRADE 방법론을 이용하여 시행한 리뷰에서는 어린 연령에서 천식을 확인하는 것은 일시적인 천명음을 천식으로 오분류할 가능성이 있기 때문에 리뷰에 포함된 연구를 5세 이상의 연령에서 발생한 천식으로 제한하였다[10]. 그 결과, 추정치 간에 강한 이질성이 있고 연구의 질이 낮기는 하지만, 모유 수유를 적게 하는 것에 비해 많이 하는 것이 5-18세의 천식을 감소시키는 것과 연관되어 있으며, 그 영향은 고소득 국가에 비해 중간 및 저소득 국가에서 더 크게 나타났다. 13개의 코호트 연구, 2개의 환자-대조군 연구, 14개의 단면연구를 포함한 메타분석에서 오즈비는 0.90(95% 신뢰구간: 0.84-0.97)이었다. 다른 두 코호트 연구가 모유 수유가 천식을 통계적으로 유의하게 증가시킨다는 결과를 보여주었으나, 이 장에서 예시로 든 연구는 다른 연구에 비해 가장 강한 천식의 증가를 보여주었다. 31개 국가에서 20만 명 이상의 어린이를 대상으로 6–7세의 천식 증상을 조사한 대규모 국제연구에서는 모유 수유와 중증 천식증상과의 연관성이 나타나지 않았다[11]. 오즈비는 0.95이었고, 95% 신뢰구간은 0.87–1.05로 통계적으로 유의하지 않은 작은 예방효과가 보였으며, 그 결과는 위에 언급된 메타분석 결과와는 일치하지 않았다. 대부분의 다른 리뷰 연구들은 최소한 어린 아동에서 모유 수유가 작은 예방효과를 보인다고 결론내렸다[12,13].

물론 모유 수유 권장 여부는 이 주제를 훨씬 넘어서고, 저자들도 데이터를 사용하여 모유 수유를 권장하는 현재의 추세를 바꾸어야 한다고 제안하지는 않았다. 코크란에서 수행한 모유 단독 수유의 적절한 기간(특히 개발도상국에서)에 대한 체계적 문헌고찰에서 핀란드, 호주, 벨라루스에서 수행된 연구에서 모유 수유가 아토피나 천식을 감소시킨다는 사실을 입증하지 못했음에도 불구하고 위장관 감염을 감소시킨다는 사실에 근거하여, 세계보건총회(World Health Assembly)는 6개월간 모유 단독 수유를 수행하도록 권고하고 있다[14].

참고문헌

1. Sears MR, Greene JM, Willan AR, Taylor DR, Flannery EM, Cowan JO, et al. Long-term relation between breastfeeding and development of atopy and asthma in children and young adults: a longitudinal study. Lancet 2002; 360:901–907.
2. Poulton R, Moffitt TE, Silva PA. The Dunedin Multidisciplinary Health and Development Study: overview of the first 40 years, with an eye to the future. Soc Psychiatry Psychiatr Epidemiol 2015; 50:679–693.
3. Silva PA, Stanton W. From Child to Adult: The Dunedin Multidisciplinary Health and Development Study. New York: Oxford University Press; 1996.
4. Lucas A, Brooke OG, Morley R, Cole TJ, Bamford MF. Early diet of preterm infants and development of allergic or atopic disease: randomised prospective study. BMJ 1990; 300:837–840.
5. Pearce N, Douwes J. The global epidemiology of asthma in children. Int J Tuberc Lung Dis 2006; 10:125–132.
6. Peat JK, Allen J, Oddy W, Webb K. Breastfeeding and asthma: appraising the controversy. Pediatr Pulmonol 2003; 35:331–334.
7. Sears MR, Taylor DR, Poulton R. Breastfeeding and asthma: appraising the controversy—a rebuttal. Pediatr Pulmonol 2003; 36:366–368.
8. Silvers KM, Frampton CM, Wickens K, Pattemore PK, Ingham T, Fishwick D, et al. Breastfeeding protects against current asthma up to 6 years of age. J Pediatr 2012; 160:991–996.

9. Beasley R, Semprini A, Mitchell EA. Risk factors for asthma: is prevention possible? Lancet 2015; 386:1075–1085.
10. Lodge CJ, Tan DJ, Lau M, Dai X, Tham R, Lowe AJ, et al. Breastfeeding and asthma and allergies: a systematic review and meta-analysis. Acta Paediatr 2015; 104:38–53.
11. Bjorksten B, Ait-Khaled N, Innes AM, Clayton TO, Robertson C. Global analysis of breast feeding and risk of symptoms of asthma, rhinoconjunctivitis and eczema in 6–7 year old children: ISAAC Phase Three. Allergol Immunopathol (Madr) 2011; 39:318–325.
12. Yong SB, Wu CC, Wang L, Yang KD. Influence and mechanisms of maternal and infant diets on the development of childhood asthma. Pediatr Neonatol 2013; 54:5–11.
13. Ip S, Chung M, Raman G, Trikalinos TA, Lau J. A summary of the Agency for Healthcare Research and Quality's evidence report on breastfeeding in developed countries. Breastfeed Med 2009; 4(Suppl 1):S17–30.
14. Kramer MS, Kakuma R. Optimal duration of exclusive breastfeeding. Cochrane Database Syst Rev 2012; 8:CD003517.

제**15**장

후향적 코호트 연구에 대한 비판적 평가

Critical appraisal of a retrospective cohort study

서론

이 단원에서 평가할 논문은 1991년 10월 26일에 *The Lancet*, 338, 1027-1032[1]에 발표된 것이며, http://www.thelancet.com 혹은 http://www.sciencedirect.com/science/journal/01406736/338/8774 에서 찾아 볼 수 있다.

클로로페녹시(Chlorophenoxy) 제초제와 클로로페놀(Chlorophenol)에 노출된 근로자들의 암 사망률

Rodolfo Saracci, Manolis Kogevinas, Pier-Alberto Bertazzi, Bas H. Bueno de Mesquita, David Coggon, Lois M Green, Timo Kauppinen, Kristan A. L'Abbé, Margareta Littorin, Elsebeth Lynge, John D Mathews, Manfred Neuberger, John Osman, Neil Pearce, Regina Winkelman

초록

역학 연구에 따르면 직업적으로 2,3,7,8-테트라클로로디벤조-*p*-다이옥신(2,3,7,8-tetrachlorodibenzo-p-dioxin, TCDD)을 포함한 클로로페녹시 제초제에 노출된 사람들에서 암, 특히 연조직 육종 및 비호지킨 림프종의 위험이 증가하는 것으로 나타났다. 우리는 10개국의 18,910명의 생산직 근로자 혹은 분무기 사용 근로자들로 구축한 다국적 레지스트리에서 파악한 사망률에 관한 후향적 코호트 연구를 발표하고자 한다. 노출력은 설문지와 분무기 사용 기록 그리고 직업력을 토대로 재구성되었다. 국가별 사망원인별 사망률을 참조하여 비교하였다. 모든 원인으로 인한 사망률, 모든 신생물, 가장 흔한 상피암 또는 림프종의 초과 사망은 발견되지 않았다. 4건의 관찰된 사망에 근거한 통계학적으로 유의하지는 않은 두 배 정도의 초과 위험이 연조직 육종에 대하여 관찰되었는데, 표준화사망률(standardized mortality ratio, SMR)은 196이었으며 95% 신뢰구간은 53–502이었다. 첫 노출 이후 10–19년 추적관찰로 누적되었을 때 전체 코호트에서 통계학적으로 유의한 6배의 초과 사망률이 관찰되었고(SMR=606 [165–1552]), 같은 기간 분무기 사용자에서는 9배의 초과 사망률이 관찰되었다(SMR=882 [182–579]). 적은 수의 사망자수로 고환, 갑상선, 기타 내분비기관, 코 및 비강의 암에 대한 위험이 증가하는 양상도 보였다.

분무기 사용자의 연조직 육종의 초과위험은 클로로페녹시 제초제의 인과적 영향으로 설명될 수 있으나 그러한 초과위험이 그러한 TCDD에 의해 오염된 제초제와 특이성이 있다고 보기는 어렵다.

(*The Lancet*, Volume 338, Issue 8774, Rodolfo Saracci et al., 'Cancer mortality in workers exposed to chlorophenoxy herbicides and chlorophenols,' p. 1027–32, © 1991 Published by Elsevier Ltd, with permission from Elsevier, http:// www.sciencedirect.com/science/journal/01406736[1])

A. 근거에 관한 기술

1. 노출변수나 중재가 무엇이었는가?
2. 결과변수가 무엇이었는가?
3. 연구설계가 무엇이었는가?
4. 연구대상자가 누구였는가?
5. 주요 연구결과가 무엇이었는가?

이 연구의 목적은 특수한 노출, 즉 **클로로페녹시 제초제**의 여러가지 가능한 영향을 살펴보는 것이었다. 앞에서 언급한 것처럼, 이러한 화학물질들은 1950년대부터 잡초제거를 위해 광범위하게 사용되었으며, 베트남전에서 고엽제로 쓰인 악명높은 '에이전트 오렌지(agent orange)'의 성분으로도 사용되었다. 비슷한 구조의 불소화페놀 복합체는 이러한 제초제를 생산할 때의 중간산물이며 목재 방부재로 쓰인다. 이 두 계열의 화합물 모두 생성될 때 다양한 다른 화합물에 의해 오염될 수 있으며, TCDD도 이런 오염물 중 하나이다. 이 연구는 이러한 화합물에 노출될 수 있는 직업에 종사하는 것을 노출로 정의하고 수행한 것이다.

결과변수는 모든 원인에 의한 사망이었으며, 특히 특정 암에 의한 사망률을 주의 깊게 살펴보았다.

이 연구는 노출을 기반으로 연구대상자가 결정되었으므로 코호트 연구이며, 후향적(역사적) 코호트라고 할 수 있다. 연구대상자는 현재와 과거의 고용 기록을 통해서 판별되었으며 사망신고자료와 연계하여 결과변수 정보를 확보하였다. 연구대상자는 미국과 그 외 국가를 포함한 '국제 페녹시 제초제와 그 오염물질에 노출된 근로자 레지스트리'에서 확인된 근로자들이었다. 이는 각기 다른 근로자들, 직장, 나라들을 포함한 20개의 개별 코호트들을 포함하고 있으며 10개국에서 총 18,390 근로자들(남성 16,863명, 여성 1,527명)이 모집되었다. 박스 15.1에 연구참여자들의 추출 과정에 대하여 나와 있다.

레지스트리에 있는 각 직원의 근무 장소와 시기, 그리고 보다 상세한 작업 이력에 대한 정보가 취득이 가능하였다. 직업력은 산업위생사 및 근로자들의 경험에 근거하여 노출 수준별로 분류하였다. 클로로페녹시 제초제 혹은 불소화페놀에 노출되었을 가능성이 매우 큰 직업을 가졌던 사람들을 '**노출군**(exposed)'으로, 두 개의 코호트에서 상세 직업 정보가 없는 모든 근로자들을 '**노출 가능성이 있는 근로자**(probably exposed)' 그룹으로 분류하였으며, 직업 정보가 없는 사람들을 '**노출 불명확 군**(unknown exposure)'으로, 그리고 '**비노출군**(non-exposed)'으로 분류하였다. 마지막 그룹은 레지스트리 내 작업장에서 일했으나 해당 화학물질을 생산하는 공정에는 일한 적이 없거나 분무하지 않았던 사람들이었다. 이들은 비록 다른 화학물질에 노출되었더라도 이들을 비노출군으로 분류한 것이다.

따라서 이 연구는 관찰 사망자 수와 전국 사망률에 의거한 기대 사망자 수를 비교하는 외부 대조군과, 서로 다른 노출 범주를 가진 내부 대조군을 모두 갖춘 연구이다.

논문의 결과에서는 총 사망률, 주요 사망 원인 및 암 사망률이 제시되었다. 여기서는 저자들이 강조한 연조직 육종으로 인한 사망에 집중하여 기술할 것이다. 이것이 강조된 이유는 선행연구에서 이들 화학물질에 대한 노출과 관련하여 연조직 육종의 발생 혹은 사망의 초과위험이 보고되었고, 따라서 사전에 초과 사망률이 있을 것으로 가설을 세웠으며, 이 연구가 그 가설을 검증하고자 하였기 때문이다. 다른 많은 연구결과들은 사전에 기대한 것이 아닌 결과이기 때문에[1], 가설 생성 연구라고 할 수 있다.

1 역자 주) 가설검증 연구가 아니라

Box 15.1 Saracci 등의 연구[1]에서 추출된 근로자 코호트의 추출 과정

후향적 코호트 연구 디자인

	전체 그룹		
	입적군	**제외군**	
레지스트리로 확인된 연구 모집단 (SP)	18,972	연구모집단의 %	
입적 조건 위배		62	0.3
1955년 이전에 사망 혹은 추적 손실		220	1.2
총 제외된 사람 수		282	1.5
적격집단 (EP)	18,690	적격집단의 %	
출생 연도 모름		131	0.7
첫 노출 연도 모름		105	0.6
성별 모름		1	0.0
다른 정보 결측		63	0.3
총 비 조사자 수		300	1.6
코호트 연구에 포함	18,390		
코호트 연구참여자	18,390		
추적 손실*		미상 '< 5%'	
분석에 포함된 집단 (PA)	18,390		
자발적 응답률	해당 없음		
참여율	= PA/EP		98.4%
적격집단/연구모집단	= EP/SP		98.5%
참여자/연구모집단	= PA/SP		96.9%
*추적 손실된 대상자들은 탈락 직전까지 관찰에 기여함			
노출 범주별 참가자 분포			
노출군	13,482		
노출 가능한 군	416		
노출력 모름	541		
비노출군	3,951		

출처: Rodolfo Saracci et al., 'Cancer mortality in workers exposed to chlorophenoxy herbicides and chlorophenols,' The Lancet, Volume 338, Issue 8774, p. 1027–32, © 1991 Published by Elsevier Ltd [1].

구축된 각 코호트에서 발생한 사망률은 각 코호트가 속한 국가의 전국 사망률 통계를 근거로 성, 연령, 시기별로 계산한 기대 사망률과 비교한다. 각 사망 원인에 대한 관찰된 사망수를 기대 사망수와 비교하는데, 그 비가 SMR이 된다. 이는 백분율로 표시가 되며, 기저값은 100이고 더 높은 값은 초과사망률을 의미한다(제7장 '간접 표준화' 참조).

연조직 육종 연구에 대한 주 결과(표 15.1)는 노출군과 노출 가능성이 있는 군을 합친 군으로 계산한 것이다; 관찰된 4건의 사망은 기대된 2.04건과 비교되어 SMR이 196이 되며 95% 신뢰구간은 53–502가 된다. 신뢰구간은 포아송 분포 표에서 계산된다[1]. 4건의 사망에 대한 95% 신뢰구간은 1.09–10.24이고, SMR에 대한 신뢰구간은 1.09/2.04×100, 그리고 10.24/2.04×100으로 계산된다. 비노출군에 대하여는 관찰된 사망이 없으므로 예측된 0.42건과 비교하여 SMR은 0이 되고 신뢰구간은 0–878이 된다. 그러므로 클로로페녹시 제초제와 불소화 페놀에의 노출에 의한 연조직 육종의 초과사망률이 주된 결과이다. 우리는 과연 이 연관성이 인과적 관련성에 의한 것인지에 대해서 평가해야 한다.

B. 내적 타당도: 비인과적 설명에 대한 고려

6. 연구결과가 관찰바이어스의 영향을 받았을 가능성이 있는가?

연조직 육종에 대한 연구의 핵심 결과는 관찰된 4건의 사망을 근거로 도출한 것이므로, 관찰바이어스와 관찰 오차 모두 개입되었을 가능성이 있다. 만약 이 질환으로 인한 사망이 한두 건 실제로 발생했으나 실수로 관찰이 안 되었다면, 혹은 4건의 사망 중 일부가 오류로 잘못 기록이 되었다면 결과에 크게 영향을 줄 수 있다.

바이어스의 관점에서 보자면 사망 원인 분류까지 포함해서 사망을 확인하고 기록하는 것이, 이 코호트 집단과 일반 인구집단(외부 대조군과 비교할 때)에 동일한 방식으로 이루어졌는지의 여부, 그리고 노출 범주에 따라서도 동일한 방식으로 이루어졌는지(내부 대조군과 비교할 때) 여부를 따져보는 것이 중요할 것이다. 만일 일반인구와 비교하여 이러한 질병이나 유사한 다른 질병이 코호트 근로자에서 더 흔하다고 인식되어 있다면 바이어스가 발생할 수 있다: 이 경우, 이러한 질병에 대한 임상적 관심이 더 높아지게 되고, 관련된 진단 검사가 더 빈번하게 이루어지게 되며, 이러한 질병이 실제 발생했을 때 임상 기록지에 더 잘 기록되며, 모호한 기록도 육종으로 코딩될 가능성이 높아지게 될 것이다. 지금 이 주제로 연구를 진행한다면 이러한 잠정적 바이어스를 반드시 고려해야

표 15.1 연조직 육종 사망에 대한 주요 결과: Saracci[1] 등의 후향적 코호트 연구에서 인용한 결과[1]. 논문의 Table III을 발췌. SMR = 표준화 사망률(standardized mortality ratio, 100 = null result); TCCD = 2,3,7,8-tetra chlorodibenzo-p-dioxin.

	관찰된 환자 수	예측된 환자 수	SMR	95% 신뢰구간
하위그룹				
노출				
노출군 혹은 노출가능한 군	4	2.04	196	53–502
비노출군	0	0.42	0	0–878
직업 유형				
제조업	1	1.03	97	3–541
분무기 사용자	3	1.01	297	61–868
사용된 화학물질				
둘 다	1	0.48	208	5–1,161
페녹시	3	1.50	200	41–585
클로로페놀	0	0.06	0	0–6,148
TCDD 노출				
가능성 있음	2	1.00	200	24–723
가능성 없음	2	1.04	193	23–695
첫 노출로부터의 시간(년)				
30+	0	0.24	0	0–1,537
20–29	0	0.52	0	0–709
10–19	4	0.66	606	165–1,552
0–9	0	0.50	0	0–738
노출 기간 (년)				
20+	0	0.15	0	0–2,459
10–19	2	0.29	690	84–2,491
1–9	0	0.89	0	0–415
<1	2	0.59	339	41–1,125

출처: data from Rodolfo Saracci et al., 'Cancer mortality in workers exposed to chlorophenoxy herbicides and chlorophenols,' The Lancet, Volume 338, issue 8774, p. 1027–32, © 1991 Published by Elsevier ltd [1].

하는데, 이제는 제초제 노출과 연조직 육종사이의 연관성이 널리 알려져 있기 때문이다. 그러나 본 연구에의 사망률에 대한 관찰기간은 그렇게 연관성이 잘 알려진 시기보다 훨씬 앞서 있었다. 관찰기간은 각 코호트에 따라 달랐다: 노출 시작 날짜는 1955년에서 1975년 사이였고 추적관찰 중단 날짜는 1982년에서 1988년 사이였다. 이 논문의 참고문헌 리스트로 미루어 보건데, 이러한 관련성에 대한 가장 빠른 의심은 1979년에 발표된 한 환자대조군 연구에서 제기되었다. 그 이후 몇 년이 지날 때 까지는 이러한 관련성에 대한 의심이 임상 진료나 사망신고 정보에 영향을 주었을 가능성이 희박하다. 이러한 잠재적인 바이어스는 초과사망률이 잠재적 가설에 대한 지식이 더 많이 보급된 나중 연도에 국한되는지 확인해보면 알아볼 수 있다. 물론 사망 연도별 층화분석을 할 때에는 사망 연도, 노출 기간 및 최초 노출 이후 기간에 대해 적절하게 보정해야 한다; 이러한 분석이 여기에는 제시되어 있지 않다. 그러므로 관찰바이어스가 이론적으로는 가능하되, 주된 사안은 아닐 것으로 판단된다.

연조직 육종에서 보고된 사망률의 오류 가능성을 따져보는 것은 매우 중요하다. 이 암은 진단하기가 특히 쉽지 않으며, 임상적 또는 병리학적으로 명확하게 정의되지 않는다; 따라서 연조직 육종으로 인한 사망 중 일부는 사망 진단서에 부적절하게 기술되어 다른 범주로 분류되었을 수 있다. 그러나 연조직 육종에 의한 것으로 기록된 사망이 실제로는 다른 이유에 의한 사망이었을 가능성은 적다. 이러한 바이어스와 관련 없는 부정확성은 결과변수에 대한 분류오류를 발생시킬 수 있으며 실제 효과를 감지하는 검정력을 감소시킬 수 있다. 이는 관찰된 결과가 실제 관련성을 과소평가한 것임을 뜻한다.

7. 연구결과가 교란요인의 영향을 받았을 가능성이 있는가?

잠재적인 교란변수들을 평가하기 위해서 우리는 두 가지의 질문을 하여야 한다. 먼저 제초제 이외에 어떠한 요인들이 연조직 육종으로 인한 사망의 위험을 증가하거나 감소시킬 수 있는가? 두 번째로 이러한 화학물질에 대한 노출과 연관된 다른 노출 요인들은 무엇인가? 첫 번째 질문은 이 논문에는 명시되어 있지 않았기 때문에, 추가적인 문헌조사가 필요하다. 이 연구가 수행될 때는 관련 문헌이 거의 없었다. 일반적인 교란요인으로 볼 수 있는 연령, 성별, 국가(이 연구에는 이러한 요인들은 통제되어 있는데, 기대 사망자수가 이러한 요인 별로 계산되었기 때문이다)들을 제외하고 연조직 육종을 일으키는 인과적인 요인들에 대해서는 알려진 것이 거의 없다. 이 질병은 흡연과 상관이 없다고 알려져 있다(많은 직업성 질환에서는 흡연이 교란요인이 된다). 노출요인과 연관된 요인들에 관해서는, 가장 분명해 보이는 것이 다른 화학물질에 대한 노출이다. 이 연구의 참여자들은 화학물질들을 사용하거나 생산하는 직업에 종사해왔기 때문에 수많은 화학 물질들에 노출되었을 가능성이 매우 크다. 이는 논문에서도 논의가 되었는데, 실제 저자들은 육종 위험도와 특정 물질과의 관련성을 입증하고자 한 그들의 시도가 '단지 부분적으로만 성공적'이라고 결론지었다(고찰, 첫 문단). 저자들은 가장 특이적으로 클로로페녹시 제초제에 노출된 사람들은 생산라인에 근무하는 근로자보다 분무기 사용자였을 것으로 주장했다. 연구결과에 의하면 분무기 사용자에 국한하면 3명 사망으로 SMR이 297이었고, 초과 사망이 보였던 반면에, 생산라인 근로자들에서는 1명 사망에 SMR이 97로 초과 사망이 없었기 때문이다.

직업력을 근거로, 페녹시 화합물에 노출되었을지, 클로로페놀에 노출되었을지 혹은 둘 다에 노출되었을지, 그리고 TCDD에 노출되었을지 그 가능성을 판단한 정보가 있다. 클로로페놀에만 노출된 사람 중에서는 사망이 없었고, 페녹시 화합물(사망 3건, SMR 200)과 두 화합물 모두에 노출된 사람들(사망 1건, SMR 208)에서만 초과 사망이 발생하였다. TCDD에의 노출 가능성 유무에 따른 SMR 차이는 없었다(표 15.1).

분무기 사용자 대 생산라인 근로자와의 정보와 화학물질별 노출에 대한 정보에 의하면, 클로로페놀이나 TCDD보다는 주로는 페녹시 제초제가 육종 위험도와 관련성이 있었다. 노출 수준을 분류하는 데 있어서의 제한점과 매우 작은 수의 결과변수 등을 생각하면 결론을 단정적으로 내리기는 어렵다.

잠재적인 교란변수는 다른 사망의 결과변수를 조사하여 찾아낼 수 있다. 예를 들어 노출된 근로자에서 흡연과 관련된 암 사망률이 높아졌다면, 이들이 일반인구보다 더 흡연을 많이 했다는 것을 시사한다. 여기에 연조직 육종이 흡연과 관련이 있다면, 흡연은 교란변수가 될 것이다. 그러나 이 두 관련성 모두 이 연구에서 나타나지 않았다. 이 연구에서 노출된 근로자들의 폐암에 대한 SMR은 102로 증가하지 않았는데, 문헌조사에 따르면 육종은 흡연과 관련성이 없는 것으로 알려졌다. 다른 사망의 패턴은 수가 적어 해석하기가 어렵다. 29개의 다른 암종에 대하여 17개는 SMR이 100을 초과하였고 12종은 100 아래였다. 연조직 육종과 관련하여 교란을 일으킬 수 있는 다른 원인 인자를 암시하는 패턴은 없었다.

8. 연구결과가 우연에 의할 가능성이 있는가?

노출군과 노출 가능성이 있는 군에서의 증가된 SMR은 196으로 95% 신뢰구간 53–502

였고 통계학적으로는 유의하지 않았다. 즉, 이 결과는 연조직 육종으로 인한 사망률이 일반인구의 약 절반에서 최대 5배인 것과 부합되는 소견이다. 이는 드문 결과를 다루는 코호트 연구의 취약점을 보여준다; 이 연구는 약 19,000명에 달하는 근로자를 포함하고 엄청난 물류 작업을 동반한 대규모 연구였으나, 이 특정 결과변수에 대해서는 매우 취약한 연구라고 할 수 있다. 효과를 관찰할 수 있는 표본수가 관찰된 4명에 의존하고 있다. 따라서 우연변동으로 연구의 전체적인 결과를 설명할 수 있을 가능성이 크다.

제7장에서 언급한 바와 같이, SMR은 특정 원인에 의해 사망한 사람들의 관찰치와 기대치의 비(ratio)이다. 통계적 분석은 드문 사건을 다루는데 적합한 포아송 분포에 근거하였다. 이 분포에서 사건 발생 수의 분산은 기대치와 동일하므로, SMR이 귀무 값인 1 또는 100과 다르다는 것을 검정하는 카이제곱 통계량은 자유도 1을 가지며 (관찰치−기대치)^2/기대치로 계산할 수 있다; 육종 데이터에 대하여 $\chi^2=(4-2.04)^2/2.04=1.88$; 표 A2.15로부터 $p=0.17$; 임을 알 수 있다[1]. 신뢰구간은 포아송 분포표로부터 계산할 수 있다[1]. 관찰된 4건의 사망에 대한 95% 신뢰구간은 1.09−10.24 이며 SMR의 95% 신뢰구간은 1.09/2.04×100과 10.24/2.04×100으로 53−502이다.

C. 내적 타당도: 인과성을 지지하는 측면에 대한 검토

9. 시간적 선후관계가 있는가?

시간적 선후관계에 대한 첫 번째 기준은 관련 화학물질에의 노출이 육종의 발생보다 더 앞서 있어야 한다는 것이다. 레지스트리에 등록된 근로자들은 연구의 첫 해부터 또는 해당 노출 범주에 속하는 작업을 시작할 때부터 노출된 것으로 분류되었다. 세 개의 코호트에서는 최소 근무 기간을 1달, 6달, 그리고 1년으로 정의되었다. 한번 입적이 되면 그들이 경험한 시간은 질병 발생 위험이 있는 인년(person−year at risk)으로 분모에 기여하게 되었으며, 사망 혹은 추적기간의 종료까지 관찰이 지속되었다. 육종 유발과 관련된 생물학적 변화는 육종으로 인한 사망보다 몇 년 앞서 발생했을 수 있다. 그러므로 육종이 발생한 근로자들에게는 분모에 발생 이후의 노출 기간이 잘못 더해지고 이로 인한 오류가 발생할 수 있다. 그러나 이것이 적용되는 근로자의 수가 매우 적기 때문에 결과에 큰 차이는 가져오지 못한다. 육종 중 일부는 실제로 첫 번째 화학물질에 노출되기 전이나 코호트에 들어가기 전에 발생했을 수 있다. 이러한 논점들은 연구의 시간적 측면에 관한 분석에서 다루어지고 있다. 만약 연관성이 인과관계라면, 첫 노출 후(짧은 기간인)

몇 년 안에 사망이 일어날 것으로 기대하기는 어렵다. 그것은 암의 유도기간과 암 발생부터 사망까지의 시간을 더한 시간이 경과한 후에 나타날 것이다. 우리는 첫 노출 이후 암의 위험도가 꾸준히 증가할 것으로 기대하거나, 혹은 대안으로, 노출 후 특정 시점에서 위험도가 최고점에 다다른 후 서서히 감소할 것으로 예상할 수 있다. 실제로 첫 노출 후 0-9년 이내에 사망한 사람은 없었고, 4명의 사망 모두 10-19년 사이에 발생하였다. 첫번째 노출 이후 20-29년과 30년 이상인 범주에서는 사망이 없었다. 사망의 기대치로 미루어 보건대, 이 추적 구간들에 상당한 추적 인년이 있었음을 알 수 있다. 10-19년의 추적 구간이 인과적 관련성에 부합되는 구간이지만, 사망의 관찰치가 매우 작아 추적 구간별로 인과적 특이성이 있는 지에 대해서는 결론을 내리기 어렵다.

10. 연관성이 강력한가?

이 관련성은 그리 강하지 않다. 전체적인 효과는 두배의 위험도 상승인데, 이는 2명의 기대 사망자 수에 비해 4명의 사망이 관찰되었기 때문이다. 물론 실제 인과관계가 있는 경우에는 관찰된 SMR이 과소평가 되었을 가능성이 있는데 왜냐하면 노출 수준을 범주화하는 과정에서 많은 오차가 있었을 수 있기 때문이다. 노출변수는 직업력을 기반으로 결정하고 있는데 어떤 근로자들은 실제적인 직업력없이 단순 고용 여부만 기록되어 있다. 노출군으로 구분된 사람들 중에도 아마도 대부분의 사람들은 최소한으로 노출이 된 근로자이며, 매우 적은 수의 사람들만 높은 수준으로 노출된 사람들일 것이다. SMR은 전체 노출군의 평균적 노출과 관련이 되어 있다. 노출의 평균이 그렇게 크지 않다는 것은 연조직 육종으로 인한 관찰된 사망에 있어 약간의 오차나 바이어스의 가능성, 혹은 측정이 안된 교란요인 혹은 오차로 인한 변동의 가능성이 크다는 것을 의미한다. 4명의 사망은 모두 첫 노출 이후 10-19년이라는 특정 기간에 발생했고, 이 기간동안 4명의 사망이 관찰되었음에 비해 기대치는 0.66이어서 SMR은 606이 되었다. SMR의 95% 신뢰구간의 아래 한계가 165로 통계적으로 유의하지만, 이는 사후(post hoc)에 선택한 범주이므로 이 결과를 지나치게 강조해서는 안된다.

11. 양-반응관계가 있는가?

양-반응관계는 이 연구에서 다양한 방식으로 평가되었다. 먼저 노출 혹은 노출 가능성이 있는 근로자에 대한 결과를 제시하고 비노출군의 결과를 제시하여 관련 SMR이 196과 0으로 제시되었다. 이 연구에서 관찰된 4건의 사망은 모두 노출 혹은 노출 가능성이 있는 군에서 발생하였다. 이는 우연의 효과일 수도 있지만, 인과적으로도 해석될 수 있다. 마찬가지로 분무기 사용자로 구분된 사람들은 SMR이 증가했으나 생산라인 근로자들에서는 SMR이 증가하지 않았다. 만일 분무기 사용자들이 생산라인 근로자들 보다 화학물질에의 노출이 더 높았다면 이는 인과적 관련성에 부합되는 결과이다. 저자들은 분무기 사용자들이 다른 화학물질보다 특이적으로 이러한 화학물질에 노출되었다고 주장하지만, 생산라인 근로자에 비해 분무기 사용자들의 상대적인 노출의 강도에 대해서는 이야기하지 않았다.

다른 양-반응관계의 측정지표는 노출의 기간인데, 노출의 기간이 길수록 질병에 대한 위험이 올라갈 것으로 예측할 수 있다. 특히 노출 시간이 매우 적었던 작업자는 위험이 거의 증가하지 않았을 수 있다. 노출 기간은 1년 미만부터 20년 이상까지 4가지의 그룹으로 분류되었다. 사망 중 2건은 10-19년 노출된 근로자에서 발생하여 SMR이 690이 되었고, 다른 2건은 노출 1년 미만 근로자에서 발생하여 SMR 339가 되었다. 따라서 이러한 데이터는 용량반응관계를 나타낸다고 할 수 없다. 즉 4건의 사망 중 2건이 노출 기간이 1년 미만인 근로자에서 발생한 것은 이들 화학물질이 4건 사망 모두에 대해 원인이라고 주장하기 어렵게 한다.

12. 연구 내에서 결과가 일관성이 있는가?

이 연구 내에서의 일관성은 높은 수준의 노출을 시사하는 변수들 사이에서 평가될 수 있다. 결과변수인 사망사건의 수가 너무 적어서 다른 관련된 측면에서의 일관성을 평가하기 힘든데, 예를 들어 국가 별로 혹은 남, 여별로 결과에 일관성이 있는지 보기가 어렵다.

13. 연구 내에서 어떠한 특이성이 있는가?

만약 연조직 육종과의 연관성이 강하고, 다른 사망을 일으키는 원인으로 인한 초과사망이 없다면 연조직 육종과의 연관성이 더 설득력을 갖게 된다. 노출군으로 구분된 근로자들에서 SMR이 200보다 더 높게 나온 몇 가지 사망원인들이 있는데, 다양한 원인들이 혼합된 집단이다. 여기에는 불특정 소화기계의 암, 비/비강암, 남성 유방암, 고환암, 갑상선암, 그리고 다른 내분비 기관암이 포함되어 있고, 양성 신생물과 불특정 신생물에서도 높은 SMR이 나왔다. 노출에의 가능성이 있는 근로자들에서 몇 가지 다른 암 부위에 대해 높은 SMR이 나왔다. 따라서 육종과의 연관성은 결과변수의 측면에서는 특이적이지 않다. 노출변수의 측면에서 특이성에 관련해서는 이미 설명한 바 있는데, 페녹시 제초제가 특이성이 있다고 할 수 있다.

내적 타당도에 대한 결론

그렇다면 육종과의 연관성에 대한 이 연구의 내적 타당도에 대하여 어떤 결론을 내릴 수 있을까? 이 연구는 체계적인 관찰바이어스가 있을 것 같지는 않지만 결과변수의 비체계적 오차(unsystematic error)가 연구결과에 영향을 미칠 수 있다. 노출의 분류과정에서 상당한 오류가 있을 수 있고, 이는 실제의 연관성에 대한 검정력을 낮출 수 있다. 다른 화학물질에의 노출에 의한 교란효과가 있을 수 있으며, 이 질병의 원인에 대해 알려진 것이 거의 없으므로 알려지지 않은 교란변수가 더 있었을 가능성을 배제할 수 없다. 전체 결과가 통상적인 노출 수준에서 유의하지 않기 때문에 우연에 의한 변동이 현재의 연구결과에 대한 대안 설명이 될 수 있다. 특정 하위군 분석에서 유의한 결과가 나왔는데, 저자들은 첫 노출 이후 10-19년이 경과한 노출군에서만 관찰된 SMR 606을 상당히 강조하고 있으며, 같은 기간 경과한 노출군에서 일반 생산직 근로자가 아닌 분무기 사용자들로 제한하였을 경우 SMR이 882로 나온 것도 강조하고 있다. 이러한 두 경우의 특이성은 이것이 사실일 경우 정당화될 수 있다. 이 기간 및 이 특정 근로자 그룹에 특이적인 연관성이 사전에 입증하고자 하는 가설로 지정되지 않았기 때문에 이러한 결과의 통계적 유의성의 해석은 주의를 요한다. 따라서 전체적으로 관찰바이어스, 교란효과 및 우연에 의한 변동의 가능성이 모두 남아 있었기 때문에, 이 연구 자체만으로 인과성을 입증한다고 하기는 어렵다.

D. 외적 타당도: 연구결과의 일반화

14. 연구결과를 적격집단에 적용할 수 있는가?

이 연구에 참여한 대상자 집단에서 도출된 결과를 연구 적격집단(eligible population), 즉 국제 레지스트리에 등록된 작업장의 근로자들에게로 일반화 하는데는 문제가 없어 보인다. 연구 참여율이 98.4%에 이르렀다(Box 15.1). 주된 이슈는 이 코호트 내의 많은 수의 근로자가 추적관찰에 실패하여 전체 추적기간 동안에 다 기여하지 못하지는 않았는지의 여부이다. 논문의 연구방법 부분에서 전체 추적탈락률은 전체 코호트의 약 5%였으며 코호트 내 어떤 특정 층에서도 10%를 넘지 않았다. 이는 매우 높은 추적률이다.

15. 연구결과를 연구모집단에 적용할 수 있는가?

만약 이 연구의 대상 사업장에서 적격기준에 드는 모든 남성 근로자들이 코호트 참여자로 들어왔다면, 이 연구의 적격집단은 연구모집단과 기본적으로 같다. 만일 노출을 분류할 수 없는 노동자를 코호트에서 제외했다면 문제가 발생할 수 있는데, 이 연구에서는 그렇게 하지 않았다. 노출 분류가 불가능한 근로자들도 연구에 포함시켰고, 이들을 '노출 미상군'으로 분류하여 결과를 따로 제시하였다.

16. 연구결과를 다른 관련된 인구집단에도 적용할 수 있는가?

결과를 다른 표적집단에 적용하는 것은 더 어렵다. 연구의 목적을 살펴서 실용적인 것인지 혹은 설명적인 연구인지를 판단해야 한다. 실용적인 목표라 함은 이 연구에서와 같은 화학물질에 대한 직업적 노출이 관리, 통제 및 산업적 보상에 관련하여 연조직 육종의 사망 증가 연관성을 살피는 것이다. 이에 관련된 이슈는 이 연구의 노출된 근로자들이 더 넓은 범위의 노출된 근로자 모집단을 대표하는가이다. 이 국제 레지스트리에 참여하는 작업장들이 특별히 높은 수준의 노출이 있는 곳이라면, 이 연구결과는, 비록 그것이 사실이라 하더라도, 훨씬 더 낮은 수준의 노출을 갖는 작업장들에는 적용하지 못할 것이다. 만일 연구된 작업장들이 특별히 노출의 수준이 낮았을 경우(아마도 특별히 높은 수준의 산업 위생 기준과 관리를 해 옴으로써) 연구결과는 문제를 더 과소평가했을 수 있다. 최근 몇 년 동안 이러한 화학물질들의 생산이 제한되거나 금지되어(서문에서 언급한 대로), 현재의 산업적 노출은 더 엄격하게 규제되어 이 연구에 참여한 작업장들의 노출 수준보다 더 낮을 수 있다.

이 논문이(위에서 언급한 실용적이라기 보다는) 설명적이라고 주장할 수 있다. 이러한 화학물질과 연조직 육종 사이에 인과관계가 있는지를 일반적인 과학적인 관점에서 평가하고자 한 목적으로 보는 것이다. 이 관점에 의하면, 우리는 작업 군을 보편적인 노출을 대변하는 군으로 보지 않고 인간 집단에서의 결과를 관찰하기 위한 자연적인 실험군으로 보게 된다. 실용적 목적이 연구 참여 근로자들의 노출이 보다 광범위한 노출군에서의 보편적 노출 수준에 가까울수록 더 잘 달성될 수 있다면, 설명적 목적에서는 그렇지 않다; 실제로, 노출 수준이 가장 높은 작업장을 선택하는 것이 연구의 검정력을 최대로 끌어 올릴 수 있을 것이다.

두 해석에 모두 적용되는 다른 제한점으로는 성별과 지정학적 위치를 들 수 있다. 참가자는 주로 남성이었으며 이 결과가, 참인 경우에도, 여성에는 적용되지 않을 수 있다.

참여한 노동자들은 대부분 유럽 인종으로 다른 인종에는 적용이 되지 않을 수 있다. 이 연구의 결과가 훨씬 더 놀라웠다면 이러한 문제들에 대해서도 알아보아야 할 것이다.

E. 다른 근거와 연구결과의 비교

단독으로는, 이 연구가 다소 설득력이 없다고 할 수 있다. 그러나 적어도 성인 남성에 대해서는 그리고 작업장에서 경험하는 노출 수준과 관련하여는 상당히 합리적인 일반화 가능성을 갖고 있다. 이 연구의 큰 취약점은 내적 타당도라고 할 수 있다. 관련성의 크기가 중등도이고 관찰바이어스 혹은 오차나 교란효과, 그리고 우연변동에 의해 발생할 수 있다; 나열한 비인과적 설명 중 어떤 것도 확실하게 배제할 수 없다. 그러므로 다른 근거들과 비교하여 일관성을 갖는 것이 필수적이다.

17. 연구결과는 다른 근거, 특히 유사하거나 더 강력한 연구설계를 가진 연구에서 도출된 근거와 일관성이 있는가?

이런 주제에 대한 개별 연구들은 근거의 수준이 낮을 수밖에 없는데 이는 드문 질병을 연구하는데 따르는 어려움과 특정 화학물질에 대한 노출이 대개 다른 화학물질의 노출을 동반하는데 따르는 어려움 때문이다. 그러므로 다른 상황에서의 다른 연구설계를 가진 다른 많은 연구들에서 일관된 결과를 보이는 것이 매우 중요하다. 모든 가용한 연구들을 메타분석한 결과가 이 주제에 관해 최적의 조언을 줄 수 있다. 이 논문의 서론에서 몇몇 연구들이 여기서 언급된 화학물질 또는 밀접하게 관련된 화학물질들에 대해서 연조직 육종의 초과위험을 보여주었다고 기술되어 있다. 연조직 육종의 드문 빈도를 생각할 때, 모든 연구가 갖고 있는 문제점이 적은 표본수일 것이며, 이 때문에 출판 바이어스가 발생할 가능성도 매우 높다. 이러한 초과위험을 보여주는 작은 규모의 연구가 출판될 수 있지만, 초과위험을 보여주지 못하는 연구들은 출판되지 못하거나 아예 출판을 위해 투고도 되지 못할 수도 있다.

18. 전체적인 근거가 어떤 특이성을 보이는가?

전체적인 근거는 이러한 화학물질에의 노출과 연조직 육종 사이의 특이적 관련성을 시사하지만, 비상피조직의 종양이기도 한 비호지킨림프종(non-Hodkin's lymphoma)과 같은 다른 질병과의 연관성도 제안되어 왔다. 물론, 더 흔한 질환(예: 폐암)의 작은 증가가 더 감지해내기 힘들다.

19. 연구결과가 생물학적 기전으로 설명 가능한가?

설명가능성은 꽤 중요하다. 세포 시스템이나 동물 모델에서 검증한 것과 같이, 이러한 화학물질이 발암작용을 하는지를 아는 것이 중요하다. 저자들은 이 근거가 제10장에서 언급된 발암성에 대한 증거를 평가하는 시스템이 있는 IARC에 의해서 검토되었으며, 그들은 인간 발암성에 대한 '제한적인' 근거가 있다고 결론지었다[2]. IARC는 인간연구(역학)와 동물연구 및 기타 데이터도 고려한다. 이 주제에 관하여 '제한된(limited)' 근거를 제공하는 몇몇 역학 연구가 있었지만, 동물에서의 발암성에 대한 근거는 '부적절(inqde-quate)' 하였으며 돌연변이 테스트를 포함한 다른 연구들의 결과는 일관되지 않았다. 따라서 설명가능성은 여전히 해결되지 않은 상태이다.

20. 주효과가 관찰되었다면, 노출변수와 결과변수의 분포가 일치하는가?

일치성은 주 노출요인이 결과변수의 주요 원인이고 노출의 발생시 결과가 연결되고 이 관련성이 감지될 수 있는 경우에만 따져보는데 의미가 있다. 이 연구의 결과로 제시된 상대위험도 2라는 크기는 감지될 가능성이 낮으며, 실제 관련성이 있을 경우에는 위험도가 과소평가될 가능성이 높다는 것을 의미한다. 일치성이 있다면 이 제초제가 도입된 1950년대 이후로 이 질병으로 인한 사망률이 증가했을 것으로 예측할 수 있다. 그러나 분류하기 어렵고 발생 빈도도 낮은 질환에 대해 시간 추이 분석을 시행할 경우 진단 기준의 변화나 미확인된 원인적 요인에 의한 영향에 노출될 위험이 있다. 이러한 육종은 농촌/농업에 종사하는 인구집단 혹은 특정 직종과 같이 더 높은 수준의 노출을 갖는 인구집단에서 더 흔하게 발생해야 한다고 볼 수 있다. 이러한 이슈는 기술적인 데이터에서 직업이나 주거지역에 따른 사망률을 비교해봄으로 확인할 수 있다. 그러나 이러한 유형의 분석 중 어느 것도 인과성에 대한 찬반을 가리는 강력한 근거로는 쓰일 수 없으며, 여기서 제시된 코호트 연구보다 훨씬 더 근거수준이 약하다고 할 수 있다.

결론

이 연구만으로 평가할 때, 연구결과는 인과적 관련성에 부합하나 다른 설명을 배제할 수 없기 때문에 인과성에 관한 확신을 주지는 못한다(표 15.2). 이 연구에서 인용한 몇몇 연구들이 특정 노출로 인해 이 희귀질환이 증가함을 시사하고 있어 전체적 증거는 좀 더 강하다고 할 수 있으나, 아직 단정적이진 않다. 이 논문에서 검토한 문헌들로 볼 때 이 연관성을 뒷받침하는 연구가 상당 수 있다. 이러한 연구결과들의 균형은 출판바이어스에 의해 영향을 받을 수 있다. 이러한 연관성은 인간 외 시스템(non-human system)에서 이러한 화학물질들의 잠재적인 발암성에 관한 근거가 있을 때 설명가능하다. 추가적 고려사항에 대해서도 발표된 논문들을 유사한 비판적 평가 방식으로 평가하여 판단해야 한다. 인간에 대한 연구의 증거를 평가하는 가장 좋은 방법은 체계적인 메타분석이며, 이를 위해 때로는 쉽게 찾을 수 없는 관련 문헌들까지 모두 포함하여 관련된 데이터를 찾아 내기 위해 꽤 많은 노력을 들여야 한다.

표 15.2 클로로페녹시 제초제 및 클로로페놀에 노출된 근로자에 대한 후향적 코호트 연구 평가 요약 [1].

A. 근거의 기술	
1. 노출변수 또는 중재	클로로페녹시 제초제 또는 클로로페놀에 대한 직업적 노출
2. 결과변수	부위별 암 사망률
3. 연구설계	후향적 코호트 연구(평균 추적기간 17년)
4. 연구집단	1955년 이후 유럽, 호주, 캐나다, 뉴질랜드 등 10개국에 20개 센터의 근로자 그룹(90% 이상 남성)
5. 주요 연구결과	연조직 육종으로 인한 사망률 증가
B. 비인과적 설명	
6. 관찰바이어스	일상적인 방법을 통해 확인된 암 사망; 바이어스될 가능성이 없음; 불완전한 확인일 수 있음
7. 교란	다른 화학물질 노출, 흡연, 기타 요인에 의해 교란될 수 있지만 이 암에 대해 알려진 다른 원인 물질은 거의 없음
8. 우연	4명의 관찰된 사망, SMR 196, 95% 신뢰구간 53–502를 기반으로 한 전체 결과는 통계적으로 유의하지 않았음. 분무기 사용자에서도 유의하지 않았음. 첫 노출 후 10–19년에 상당한 초과 사망 위험이 보임(하지만 이것은 사후 분석이었음)
C. 인과성을 지지하는 측면	
9. 시간적 선후관계	4명의 사망은 모두 첫 노출 후 10–19년에 발생했음. 시간적 선후관계가 합리적임
10. 연관성 강도	강하지 않음. 상대위험도 2 정도. 분무기 사용자에서는 상대위험도 3이었음
11. 양–반응관계	확실치 않음. 노출 기간이 1년 미만이 2건 있음
12. 일관성	숫자가 너무 작아 평가할 수 없음
13. 특이성	질병위험의 초과가 보이는 것은 특정 층에 국한될 수 있음. 전체적인 초과 암 위험은 보이지 않음. 다른 암들의 유의하지 않은 초과 사망

D. 일반화 가능성	
14. 적격집단	참여자들은 적격집단을 잘 대표함
15. 모집단	국제적으로 주요 노출된 근로자들을 대표할 수 있음. 연구 모집단에 포함되지 않은 작업장의 노출 수준은 어떤지에 관한 데이터 없음
16. 기타 인구집단	1955년부터의 과거 노출을 갖는 사람들. 현재 노출은 더 낮을 수 있음. 데이터를 여성에게는 적용하지 못할 수 있음
E. 다른 근거와 비교	
17. 일관성	연조직 육종과의 관련성 가설을 만든 초기의 소규모 연구와 일치
18. 특이성	이 유형의 암과의 연관성은 특이적일 수 있다.
19. 설명가능성	이러한 유형의 화학물질은 발암 물질로 인정되어 있음. 왜 이 암 유형이 특이성이 있는지에 대해서는 이유가 불분명함
20. 일치성	일관성을 평가하기에는 이 질병에 대해 알려진 것이 너무 적음

출처: data from Rodolfo Saracci et al., 'Cancer mortality in workers exposed to chlorophenoxy herbicides and chlorophenols,' The Lancet, Volume 338, Issue 8774, p. 1027–32, © 1991 Published by Elsevier Ltd [1].

그 후의 발전

1991년에 출판된 이후[3] 이 연구는 인간의 화학물질에 대한 노출에 대한 연구 중 가장 강력한 연구였다. 이 연구 전인 1986년에도 IARC는 클로로페녹시 제초제를 '인간에서의 발암성에 대한 제한된 근거'로 그룹 2B에 명명하였는데, 이는 환자-대조군 연구들과 제한된 코호트 연구[2,4]에 근거하였다. 이 주제는 복잡한데 이는 많은 연관된 화학물질들이 있고 결과가 특정한 화합물 혹은 클로로페녹시 제초제와 같은 그룹을 고려했는가에 따라 영향을 받는다.

역학에서는 코호트 연구가 확장되고 계속되어 왔으며, 이후의 보고서에서는 6건의 사망에 기반하여 연조직 육종의 SMR 2.0, 모든 종류의 암종에 대하여 1.12를 보였고 모두 유의하였다. 여기에는 비록 유의하지 않았지만 비호지킨 림프종과 폐암에서도 증가된 위험을 보였다[5]. 이러한 증가된 위험은 TCDD 혹은 유사한 오염 물질에 노출된 작업자에게만 국한된 것으로 나타났다. 페녹시제초제에 최소화된 오염 혹은 노출이 전혀 없었던 사람들은 연조직 육종이 SMR 1.35로 작은 크기의 초과가 나타났고 다른 암은 초과된 위험이 보이지 않았다. 그러나 이러한 결과는 연조직 육종으로 인한 사망자가 2명에 불과한 소수의 결과에 기반하였다. 이 코호트 내에서 연조직 육종 11건의 케이스와 비호지킨 림프종 32건의 케이스에 대한 코호트 내 환자-대조군 연구는 육종의 위험증가를 보여주었지만, TCDD에 노출된 근로자에 국한되지는 않았고 임파종의 소규모 증가도 보였다[6]. 이 국제 코호트에 속한 인구집단에서 701명의 여성근로자에 대한 연구[7]는 전반적인 초과 암 위험을 보이지 않았지만 TCDD에 노출된 사람에서 전체 암의 발병률이 유의하게 증가하였다(표준화 발생비, SIR 222). 여성 근로자들 중에서 연조직 육종이나 비호지킨 림프종 사례는 없었다. 이 코호트에서 암 이외의 사망률도 연구되어 TCDD 및 유사한 오염 물질에 노출된 근로자에서 허혈성 심장질환의 사망률 증가가 발견되었다[8]. 네덜란드의 클로로페녹시 제초제 제조 근로자에 대한 최근의 코호트 연구에 따르면 전체 암 또는 비호지킨 림프종에서 초과위험이 없었지만 비뇨기암에 대해서는 암초과 위험이 있었다[9]. IARC에서 클로로페녹시 제초제를 그룹 2B로 분류하는 것은 '제한된' 인간연구의 근거를 기반으로 한 것이며, 동물의 발암성에 대한 동물연구 근거는 '부적절(inadequate)'로 평가되었다. 2013년 일부 클로로페녹시 화합물에 대한 상세한 문헌고찰이 시행되었는데, 여기서 이 분류에 대하여 이의를 제기하였다. 독성학 및 실험적 발암 연구에서 발암작용이 나타나지 않았다고 결론지었고, 역학 결과들은 일관되지 않으며, 만약 암발생의 위험이 증가했다면 유전자 다형성(polymorphism), 가족력, 다른 노출들이 더 연관된 유전-환경 상호작용에 의한 것일 것이다[10].

참고문헌

1. Altman DG, Machin D, Bryant T, Gardner M (Eds.). Statistics with Confidence: Confidence Intervals and Statistical Guidelines, 2nd edn. London: British Medical Journal; 2000.
2. International Agency for Research on Cancer. Occupational exposures to chlorophenoxy herbicides. IARC Monogr Eval Carcinog Risk Chem Hum 1986; 41:357–406.
3. Saracci R, Kogevinas M, Bertazzi P-A, de Mesquita BHB, Coggon D, Green LM, et al. Cancer mortality in workers exposed to chlorophenoxy herbicides and chlorophenols. Lancet 1991; 338:1027–1032.
4. International Agency for Research on Cancer. IARC Monographs on the Evaluation of Carcinogenic Risks to Humans. Overall Evaluations of Carcinogenicity: An Updating of IARC Monographs 1 to 42. Supplement 7. Chlorophenoxy Herbicides (Group 2B). Lyon: International Agency for Research on Cancer; 1987:156–160.
5. Kogevinas M, Becher H, Benn T, Bertazzi PA, Boffetta P, Bueno-de-Mesquita HB, et al. Cancer mortality in workers exposed to phenoxy herbicides, chlorophenols, and dioxins. An expanded and updated international cohort study. Am J Epidemiol 1997; 145:1061–1075.
6. Kogevinas M, Kauppinen T, Winkelmann R, Becher H, Bertazzi PA, Bueno-de-Mesquita HB, et al. Soft tissue sarcoma and non-Hodgkin's lymphoma in workers exposed to phenoxy herbicides,

chlorophenols, and dioxins: two nested case-control studies. Epidemiology 1995; 6:396–402.
7. Kogevinas M, Saracci R, Winkelmann R, Johnson ES, Bertazzi PA, Bueno de Mesquita BH, et al. Cancer incidence and mortality in women occupationally exposed to chlorophenoxy herbicides, chlorophenols, and dioxins. Cancer Causes Control 1993; 4:547–553.
8. Vena J, Boffetta P, Becher H, Benn T, Bueno-de-Mesquita HB, Coggon D, et al. Exposure to dioxin and nonneoplastic mortality in the expanded IARC international cohort study of phenoxy herbicide and chlorophenol production workers and sprayers. Environ Health Perspect 1998; 106(Suppl 2):645–653.
9. Boers D, Portengen L, Bueno-de-Mesquita HB, Heederik D, Vermeulen R. Cause-specific mortality of Dutch chlorophenoxy herbicide manufacturing workers. Occup Environ Med 2010; 67:24–31.
10. von Stackelberg K. A systematic review of carcinogenic outcomes and potential mechanisms from exposure to 2,4-D and MCPA in the environment. J Toxicol 2013; 2013:371610.

제**16**장

짝지은 환자-대조군 연구에 대한 비판적 평가

Critical appraisal of a matched case-control study

서론

이 장에서는, 널리 사용되는 약물과 질병과의 중요한 관계를 처음으로 보여 준 소규모 짝지은 환자-대조군 연구(matched case-control study)를 살펴볼 것이다. 이 연구를 선택한 이유는 이 연구가 역사적으로 중요하기도 하고, 개별 짝짓기 연구를 해석하는 데 있어 중요한 쟁점을 다루기 좋은 예이기 때문이다. 이 연구는, 지금은 거의 사용되지 않지만, 여전히 유효한, 교란을 평가하는 흥미로운 방법도 보여주고 있다.

결합에스트로젠(conjugated estrogens) 사용자에서 자궁내막암 위험의 증가

Harry K Ziel, William D Finkle

초록

결합에스트로젠 사용이 자궁내막암 위험을 증가시킬 가능성에 대해 환자군 및 같은 집단에서 선정된 연령 짝짓기한 두 배수의 대조군에서 조사하였다. 자궁내막암 환자 94명 중 57%에서 결합에스트로젠(주로 sodium estrone sulfate) 사용 기록이 있었고, 대조군에서는 15%였다. 이에 상응하는 (순간(instantaneous)) 위험도 비(risk ratio) 점추정값은 7.6이었고, 단측 95% 신뢰하한은 4.7이었다. 상대위험도 추정값은 노출 기간에 따라 증가하였는데: 1-4.9년의 노출에서는 5.6, 7년 이상의 노출에서는 13.9였다. 결합에스트로젠과 연관된 환자 분율 추정값인 기여위험분율(etiologic fraction)은 50%, 단측[1] 95% 신뢰하한은 41%였다. 이 데이터는 결합에스트로젠이 자궁내막암의 원인으로 작용할 수 있음을 보여준다.

Reproduced with permission from the Harry K. Ziel, 'Increased Risk of Endometrial Carcinoma among Users of Conjugated Estrogens', New England Journal of Medicine, Volume 293, Number 23, pp. 1167–1170, © 1975, Massachusetts Medical Society, available from http://www.nejm.org/doi/full/10.1056/NEJM197512042932303 [1].

A. 근거에 관한 기술

1. 노출변수나 중재가 무엇이었는가?
2. 결과변수가 무엇이었는가?
3. 연구설계가 무엇이었는가?
4. 연구대상자가 누구였는가?
5. 주된 결과가 무엇이었는가?

노출은 환자군의 경우 진단일 1년 전 시점 이전의 의무기록에 있는 결합에스트로젠 약물의 사용이고, 대조군도 같은 기간으로 하였다. 결과는 병리학적으로 확진된 자궁내막의 샘암종(adenocarcinoma) 또는 샘가시세포종(adenoacanthoma)이다. 연구설계는 개별짝짓기 후향적 환자–대조군 연구이다. 환자는 1970년에서 1974년 사이 Kaiser Permanente Medical Centre에서 진단을 받았고, 그 병원의 암등록체계로 보고되었다. 개별 환자에 대해 두 명의 대조군이 선정되었는데, 이 병원에서 운영하는 의료보험에 가입한 사람 중 출생일이 1년 이내로 같으면서, 우편번호에 의한 거주지역 및 의료보험 가입기간이 같으며, 온전한 자궁을 가지고 있는 사람으로 짝지어 선정하였다. 이 연구의 주요 결과는 환자군에서는 57%에서 에스트로젠 사용 기록이 있었고 대조군에서는 15%로, '사용한 적이 있는' 경우의 오즈비가 7.6이라는 것이다(Box 16.1). 이 장의 끝부분에 있는 노트에 계산법이 나와 있다.

---

1 역자 주) 원문에는 cone로 되어있으나 one의 오타로 보임

Box 16.1 자궁내막암 환자 94명과 188명의 짝지은 대조군의 결합에스트로젠 사용 과거력: 짝짓는 기준은 나이, 거주지, 의료보험 가입 기간, 온전한 자궁

에스트로젠과 자궁내막암—결과

결합에스트로젠 사용 여부에 따른 1:2로 짝지은 쌍의 분포

	대조군의 결합에스트로젠 사용			
환자의 결합에스트로젠 사용	둘다 사용	한명만 사용	둘다 미사용	전체
사용한 적 있음	1	16	37	54
사용한 적 없음	0	11	29	40
총	1	27	66	94

노출률	사용한 적 있음		사용한 적 없음		전체
	수	%	수	%	
환자군	54	(57)	40	(43)	94
대조군	29	(15)	159	(85)	188

출처: data from Harry K. Ziel, 'Increased Risk of Endometrial Carcinoma among Users of Conjugated Estrogens', New England Journal of Medicine, Volume 293, Number 23, pp. 1167–1170, © 1975, Massachusetts Medical Society [1].

B. 내적 타당도: 비인과적 설명에 대한 고려

6. 연구결과가 관찰바이어스의 영향을 받았을 가능성이 있는가?

이 연구가 환자-대조군 연구이기 때문에, 주요한 문제는 노출의 평가에 관한 것이다. 질병 상태에 대한 평가는 어렵지 않았다. 환자군의 경우 병리학적으로 확진되었으므로 오류 가능성은 거의 없다. 대조군에서 진단되지 않은 자궁내막암이 있을 수 있으나, 이 경우에는 관찰된 상대위험도가 낮아지는 방향으로만 작용했을 것이다.

에스트로젠 사용에 관한 정보는 '눈가림'한 의무기록 검토에 기반하고 있다. 한 명의 서기가 환자군과 대조군의 각 세트에 대한 의무기록을 입수하면, 환자의 진단일에서 이전 1년까지의 모든 정보를 삭제하였는데, 대조군에 대해서도 같은 기간의 정보를 삭제했다. 해당 기록이 환자의 것인지 대조군의 것인지 모르는 다른 서기가 각각의 의무기록에서 정보를 추려냈다. 의무기록의 질적 수준에 대한 추가적인 정보가 있으면 좋겠지만, 약물 복용 기록의 완전성(completeness)과 정확도(accuracy)에 대한 독립적 평가가 별도로 있지는 않았다. 약물 사용은 상당히 과소보고될 수 있는데, 특정한 의료보험 내에서 처방되지 않은 약물이 사용되었을 수 있고, 처방은 되었으나 기록이 없을 수도 있다; 반대로 처방된 약물이 사용되지 않았을 수도 있다. 만약 이러한 오류가 모든 대상자에서 무작위로 분포한다면, 오직 관찰된 연관성이 낮아지는 방향으로만 작용했을 것이다. 결정적인 질문은 나중에 자궁내막암을 진단받게 될 환자군이 대조군보다 에스트로젠 사용이 더 완전하게 기록되었는가 하는 것이다. 눈가림한 의무기록 검토와 진단 이전 1년까지 기간을 제외함으로써 이러한 의구심을 조금은 덜어냈다. 이 의구심에 영향을 미칠만한 다른 요인이 있을까? 자궁내막암은 사회경제적 수준이 높은 집단에서 더 흔하다. 그러한 환자에서 약물 복용력이 더 완전하게 기록되었을까? 그럴 가능성은 낮은데, 모든 연구참여자가 같은 의료체계를 이용했기 때문이다. 나중에 자궁내막암을 진단받게 될 환자는 다른 부인과적 문제 혹은 관련된 다른 문제의 과거력이 더 많아서, 이러한 약물의 처방이 더 많거나 혹은 그와 같은 처방이 더 많이 기록되지 않았을까? 임신출산력, 비만, 폐경 나이에 관한 데이터는 대조군보다 환자군에서 더 완전했다. 에스트로젠에 관한 정보 역시 더 완전했을까? 반론으로는, 다른 몇몇 약물의 경우는 그렇지 않았고, 에스트로겐 사용의 적응증은 대조군에서 더 많이 기록되어 있었고, 연관성은 매우 강력했다('10. 연관성이 강력한가?'를 보시오)는 것이다. 독립적 검증 없이 하나의 의무기록 검토에만 기반한 연구결과를 전적으로 받아들이는 것은 현명하지 못하며, 관찰바이어스 문제는 해소되지 못했다.

7. 연구결과가 교란요인의 영향을 받았을 가능성이 있는가?

대상자들은 연령, 거주지(사회경제적 수준을 짝짓기 위한 것으로 보임), 의료보험 가입기간으로 짝지어졌고, 짝지은 분석(matched analysis)이 수행되었다. 잠재적 교란요인은 자궁내막암의 발생과 에스트로젠성 약물의 사용 둘 모두와 관련이 있는 것들이다. 이 논문에 자궁내막암에 관한 문헌 검토가 있다; 당시에는 많은 임신출산력, 비만, 늦은 폐경이 위험요인으로 알려져 있었다. 저자는 이들 각각에 대한 층화분석을 위해 의무기록에서 얻어진 데이터를 이용하였으나, 상당수의 결측치가 있었다. 층화분석으로 교란을 제거한 오즈비 추정값을 제시하는 대신, 저자는 많이 쓰이지 않는 방법인 '교란 위험도비(confounding risk ratio)'를 계산하였는데, 이것은 교란에서 기인한 연관성의 정도를 측정하는 것이다. 이 방법에 대한 설명은 이 장의 끝부분에 있다. 임신출산력, 비만, 폐경 나이 세 요인의 개별 교란효과의 크기는 매우 작았으나, 결측치로 인해 분석의 제한점이 있다. 크게 연관성이 있을 만한 다른 교란요인은 없었다. 교란으로 인해 연관성이 관찰될 수 있다는 문제를 조금은 해소시켜 주는 것은 연관성의 강도이다; 대개 1.5–3 정도로 알려져 있던 임신출산력이나 비만과 같은 요인의 오즈비에 비해 이 연구의 오즈비는 매우 컸다.

이 논문이 발표되었을 당시에는 에스트로젠 사용과 관련 있는 요인에 대한 문헌은 거의 없었다. 가장 중요했던 것은 에스트로젠 사용의 적응증인데, 약물과의 관찰된 연관성이 사실은 약물 적응증과의 연관성일 수 있기 때문이다. 가장 흔하게 기록된 적응증은 얼굴홍조였다. 만약 환자군이 에스트로젠을 더 많이 사용했고, 에스트로젠 적응증이 환자군과 대조군에서 같았다면, 이것은 환자군이 대조군보다 얼굴홍조가 더 많았거나, 더 심했거나, 치료를 더 적극적으로 받았거나, 아니면 다른 어떤 이유로 이러한 약물치료를 더 많이 받았음을 시사한다. 따라서 자궁내막암이 얼굴홍조와 연관되어 있다는 경쟁가설(competeing hypothesis)이 가능한데, 얼굴홍조가 자궁내막암의 원인이거나, 얼굴홍조의 원인이 되는 다른 요인이 자궁내막암의 원인이라는 것이다. 또 다른 가능성은 환자군이 전반적으로 약물 사용이 더 많을 수 있다는 것인데; 이 가능성은 환자군에서 다이아제팜(diazepam), 레세르핀(reserpine), 갑상샘제(thyroid drug)의 사용이 대조군보다 더 적었다고 기록되어 있었으므로 기각될 수 있다. 결론적으로, 자궁내막암의 주요 위험요인으로 인한 교란은 피했으나, 인과성에 대한 유효한 다른 가설이 있는데–질병이 에스트로젠 사용과 관련 있는 것이 아니라 에스트로젠 사용의 적응증과 관련 있다는 것이다.

8. 연구결과가 우연변동의 영향을 받았을 가능성이 있는가?

추정된 오즈비는 7.6이었고, p값은 10^{-8}보다 작아, 95% 양측 신뢰한계는 4.3과 13.4이다. 따라서 우연변동은 배제될 수 있다. 통계분석에 사용된 방법은 이 책에서 제시한 것과는 조금 차이가 있다; 관련 설명은 이 장의 끝부분에 나와 있다. 이 책에서 설명한 방법과 다른 방법을 사용하는 논문이 있기도 한데, 해당 연구에 특별히 유리한 측면에 있다. 하지만, 결과는 이 책에서 설명한 방법을 적용한 것과 크게 다르지는 않을 것이다. 표 A2.6에 나와 있는 짝지은 환자–대조군 연구 분석법을 적용해 보면: 오즈비는 8.2, 관련 χ^2 통계량은 48.8로 p값은 10^{-8}보다 작다.

요약: 비인과적 설명

세 가지의 비인과적 설명 중, 우연은 효과적으로 배제할 수 있으나, 관찰바이어스와 교란의 가능성, 특히 약물 사용의 적응증에 의한 것을 염두에 두어야 한다.

C. 내적 타당도: 인과성을 지지하는 측면에 대한 검토

9. 시간적 선후관계가 있는가?

환자-대조군 연구가 흔히 그렇듯, 이 연구의 시간적 선후관계는 조금 약한 측면이 있다. 임상적 진단 이전 1년간 기록된 정보를 제외했기 때문에, 평가한 약물은 자궁내막암 진단 이전에 처방된 것으로 볼 수 있다. 그러나 질병 또는 전구증(precursor)은 그보다 더 이르게 나타났을 수 있고, 그 약물의 처방으로 이어지는 증상을 생기게 하지는 않았을까? 환자가 해당 질병 또는 자궁내막증식증(hyperplasia)과 같은 관련 상태를 가지고 있는지 알아보기 위해 이전에 검사(예를 들어 소파술)를 받았는지는 알 수 없다. 시간적 선후관계는 명확하지 않으며, 처음 에스트로젠을 사용한 이후 시간에 따른 위험의 변화에 대한 데이터도 없다. 의무기록이 수년 이전까지 있지는 않았으므로, 위험에 처음 노출된 이후 몇 년 지나지 않아 질병이 발생했다고 가정하게 된다. 만약 위험이 인과성이 있다면, 단기 영향을 보여주는 것이고, 이것은 암 발생보다는 촉진과 더 연관이 있다.

10. 연관성이 강력한가?

오즈비가 7.6으로 높아 연관성은 강력하다. 임신출산력, 비만, 늦은 폐경 및 자궁내막암종의 알려진 다른 위험요인의 오즈비 극단값보다 더 크기 때문에, 이 연관성이 이러한 요인에 의한 교란에서 비롯되었을 가능성은 낮다. 그러나, 이 연관성이 약물 사용 때문이 아니라 약물 사용의 적응증 때문일 가능성은 여전히 남아있는데, 약물 사용과 약물 사용의 적응증은 매우 밀접하게 관련되어 있기 때문이다. 관찰바이어스 가능성을 평가하기 위해 원자료로 돌아가 보면, 환자군의 57%, 대조군의 15%에서 에스트로젠 사용 기록이 있었다. 따라서 예를 들어, 이 연관성이 전적으로 관찰바이어스에서 기인하려면 환자군에서는 에스트로젠 사용이 항상 기록된 반면 대조군에서는 25%에서만 기록되었어야 하는데, 그럴 가능성은 낮아 보인다. 따라서 연관성의 강도는 관찰바이어스와 교란에 의한 연관성의 일정 정도는 피할 수 있게 해준다. 그러나 처방된 약물이 아니라 적응증과 연관성이 있을 수 있다는 중요한 경쟁가설의 부각을 피할 수 있게 해주지는 않는다.

11. 양-반응관계가 있는가?

논문의 표 2에서는 노출기간이 길어질수록 오즈비가 커지는 것을 보여주고 있는데, 비노출군을 기준으로 하였을 때 5년 미만 노출군의 오즈비는 5.6, 5년 이상 7년 미만 노출군은 7.2, 7년 이상 노출군은 13.9였고, 모두 유의하였다. 이러한 양-반응관계가 해석에는 큰 도움이 되지 않는데 상관성이 약물의 적응증으로 인한 교란이나 관찰바이어스에서 기인하더라도 이러한 양-반응관계는 나타날 수 있기 때문이다. 만약 인과성을 인정한다면, 짧은 노출기간에서도 상당한 위험의 증가가 보였다는 것은 중요하다. 약물을 처음 사용한 시점부터 경과 시간 또는 약물을 마지막으로 사용한 시점부터 경과 시간과 위험과의 상관성에 대한 정보가 더 도움이 될 수 있지만, 제시되어 있지 않다.

12. 연구 내에서 결과가 일관성이 있는가? 그리고
13. 연구 내에서 어떠한 특이성이 있는가?

다이아제팜, 레세르핀, 갑상샘제에서는 위험의 증가가 없었으므로, 연관성은 어느 정도의 특이성을 보여주고 있다. 이것은 모든 약물이 환자군에서 더 잘 기록되었을 수 있다는 가능성, 즉 관찰바이어스를 피했다는 것을 주요하게 보여준다. 이에 더해, 환자군을 에스트로젠 사용의 적응증에 따라 구분해 보았다면 도움이 되었겠지만, 이렇게 하려면 아마도 더 특수한 연구가 필요했을 것이다. 특정 약물과의 연관성은, 같은 적응증에 사용되는 다른 약물과 연관성이 없을 때 더 설득력이 있을 것이다.

내적 타당도에 대한 결론

내적 타당도에 대한 평가의 두 번째 부분은 별로 도움이 되지 않았는데, 상대적으로 작은 규모의 연구를 평가할 때 이런 경우가 자주 있다. 보다 큰 규모의 연구에서는 하위집단 간 일관성, 양-반응관계 등을 평가할 여지가 많다. 따라서 내적 타당도의 평가는 인과성 가설과 바이어스나 교란의 가능성을 비교하는 데 의존하게 된다. 주요한 대체 가설은 연관성이 약물 자체가 아니라 그 약물을 처방받게 된 증상에서 기인했다는 것이다. 그 증상은 암종의 진행 때문에 생긴 것이거나, 암의 발생 기전으로 변화된 생리적 상태를 나타내는 것일 수도 있다. 이 대체 가설을 평가하기 위해서는 다른 연구의 결과가 필요한데, 뒤에서 살펴볼 것이다.

D. 외적 타당도: 연구결과의 일반화

14. 연구결과를 적격집단에 적용할 수 있는가?

적격집단은 Kaiser Foundation 의료보험의 가입자로 구성되며 결과를 이들에게 적용하는 데는 무리가 없다. 이들이 모두 이 병원에 다니고 암등록체계가 효과적이라고 한다면, 해당 기간 동안 병리학적 진단을 받은 모든 환자가 포함되었을 것이고, 그들의 의무기록도 확보할 수 있었을 것이다. 대조군의 경우, 적절한 짝짓기 기준과는 별개로, 해당 의료보험 가입자 중 질병에 걸리지 않은 사람을 대표해야 하는데, 온전한 자궁이 있는 여성으로만 제한하였다. 이것은 다음 두 가지 이유로 적절한 기준이다. 자궁이 없는 여성은 자궁내막암이 생길 위험이 없으므로 환자군으로도 적격하지 않으며, 자궁 절제술을 받은 여성은 에스트로젠 사용에 있어서 차이가 있을 수 있기 때문이다.

15. 연구결과를 연구모집단에 적용할 수 있는가?

이 연구에서는 적격집단과 연구모집단이 본질적으로 같다.

16. 연구결과를 다른 관련된 인구집단에도 적용할 수 있는가?

연구참여자는 1970년에서 1974년 사이 로스앤젤레스에서 진단받은 Kaiser Foundation 의료보험 가입자였다. 이 의료보험 가입자는 일반적인 로스앤젤레스 여성과 다를까? 추가적인 정보가 필요하지만, 의료보험 가입자는 포괄적 선불 의료보험을 감당할 수 있을 정도로 꽤 부유하고 안정적인 사람들일 것으로 가정할 수 있다. 인종에 관한 정보도 제시되어 있지는 않지만, 이 연구대상자의 대표성이 가장 중요한 문제는 아니다. 중요한 문제는 관찰된 **연관성**이 다른 여성에게도 적용 가능한가 하는 것이다. 만약 약물과 질병 간에 실제 연관성이 존재한다면, 이 결과는 널리 적용될 수 있을 것이다. 다른 인구집단에서는 약물의 사용 기간이나 용량에 따라서 오즈비 값이 상당히 달라질 수 있다. 만약 약물의 특정한 종류와 실제 연관성이 있다면, 다른 종류를 사용하는 집단에서는 연관성이 관찰되지 않을 것이다. 연관성이 일관되게 나타나는 경우라도, 약물의 종류, 복용 빈도, 용량, 그리고 다른 요인에 의해 발생하는 자궁내막암의 기저 발생률에 따라 그 중요성이 달라질 수 있다. 이 연구집단에서는, 대조군의 15%가 사용할 정도로 높은 사용 빈도를 보이는 인구집단에서 강한 연관성을 보였다. 기여분율(attributable proportion)은 노출군에서는 87%, 연구집단에서는 50%로, 만약 인과성이 있다면, 에스트로젠은 자궁내막암의 주요 원인이다(이 계산법은 이 장의 끝부분에 나와 있다).

E. 다른 근거와 연구결과의 비교

17. 연구결과는 다른 근거, 특히 유사하거나 더 강력한 연구설계를 가진 연구에서 도출된 근거와 일관성이 있는가?

이 연구는 이 연관성을 처음으로 시사한 연구 중 하나이다. 이 논문이 실린 같은 저널의 같은 호에 시애틀에서 시행된 환자-대조군 연구가 발표되었다. 그 연구에서도 유사한 연관성을 보이고 있어 이 연구결과의 신빙성을 높여주고 있다[2]. 그러나, 우리가 살펴본 이 연구에서 도달한 결론 즉, 연관성은 인과관계이거나 또는 자궁내막암과 약물의 적응증과의 관계에서 기인했을 수도 있다는 것을 염두에 두고 그 연구를 평가해 보면, 결과의 해석에 있어 같은 제한점이 있다는 것을 알 수 있다. 시사된 연관성이 중요했기 때문에, 이 두 논문이 발표된 후 여러 환자-대조군 연구와 몇 개의 코호트연구가 상당히 빠르게 시행되었다. 에스트로젠 사용에 관한 무작위배정 임상시험도 몇 개 있었지만, 자궁내막암이라는 결과변수를 평가하기에는 규모가 너무 작았다.

18. 전체적인 근거가 어떤 특이성을 보이는가?

이 논문이 발표된 당시에는 관련 정보가 없었다. 그러나, 이후 시행된 몇몇 연구로 결합에스트로젠이 널리 사용되는 미국 내에서의 연관성은 입증되었다. 반면, 다른 나라에서 시행된 연구에서는 위험의 증가가 보이지 않았는데, 이는 결합에스트로젠의 사용이 훨씬 적었기 때문이다. 미국에서는 환자가 결합에스트로젠으로 치료받지만 유럽에서는 에스트로젠과 프로제스테론 혼합제제로 치료받고, 이 혼합제제는 자궁내막암의 위험을 뚜렷하게 증가시키지 않는 것으로 보인다.

19. 연구결과는 생물학적 기전으로 설명 가능한가?

저자는 에스트로젠이 자궁내막암을 유발할 수 있다는 역학적, 실험실적 근거들을 검토하였는데, 이 연관성은 생물학적으로 타당해 보인다. 시간 문제가 중요하다. 암유발 인자는 노출 후 수년이 지나야만 종양을 발생시키는데, 이 연구에서의 연관성은 이러한 양상과 맞지 않았다. 일반적으로 호르몬은 암유발 인자가 아니라 암촉진 인자로 작용하며, 이것은 단기 영향과 상응한다.

20. 주효과가 관찰되었다면, 노출변수와 결과변수의 분포가 일치하는가?

이 연구는 주효과를 보여주었으며, 저자는 이 연구에서의 연관성이 인과관계가 맞다면, 해당 인구집단에서 발생하는 자궁내막암의 약 50%가 이 약물로 인한 것이라고 계산했다. 또한 저자는 이러한 약물의 사용이 1962년에서 1973년 사이 네 배가 증가하였으므로, 미국에서의 자궁내막암 발생률이 상당히 증가했을 수 있다고 하였다. 저자가 당시 가용한 문헌을 검토한 결과 그러한 증가는 보이지 않았는데, 이것은 암 이외의 다른 이유로 자궁절제술이 증가하여 자궁내막암 증가가 감춰졌을 수 있다고 하였다. 몇 달 후 발표된, 더 자세한 정보를 사용한 연구에서는 미국에서 자궁내막암 발생률이 상당히 증가했음을 보여주었다. 이 연구와 다른 연구가 발표된 이후의 발생 추세를 보면 인과성에 관한 강력한 근거를 보이는데; 이 약물의 처방이 줄었고, 이 종양의 발생률도 꽤 빠르게 감소하였다[3]. 시간적 관계 이외에도, 에스트로젠 약물이 가장 많이 사용된 지역과 집단에서 발생률이 높았을 것으로 예상할 수 있으며, 이것은 앞서 미국과 유럽에서의 차이에 대해 이미 언급한 것과 같다.

두 개의 주요한 가설이 구분될 수 있는 지점이 일치성이다. 만약 약물과의 연관성이 오직 증상과의 진짜 연관성 때문이라면, 약물 사용의 급격한 증가가 발생률의 증가로 이어지지는 않을 것이며, 반대로 제시된 크기만큼의 직접적인 영향이 맞다면, 이 집단에서 이전보다 발생률이 두 배로 증가할 것이다. 따라서, 제시된 영향의 크기만큼, 약물 사용과 자궁내막암의 발생은 시간, 장소, 사람의 측면에서 밀접한 연관성이 있어야만 한다. 만약 실제 연관성이 적응증 때문이었다면, 이러한 연관성은 발견되지 않을 것이다. 따라서 국가 간, 집단 간, 시간의 흐름에 따른 약물 사용과 질병의 호응은 매우 중요한 의미를 갖는다.

결론

이 연구는 강력하고 중요한 연관성을 보여주며, 이것은 다음 두 가지 중 하나에 의한 것일 가능성이 높다: 특정 약물의 사용과 자궁내막암 발생 간의 인과관계 또는 그 약물의 적응증과 자궁내막암 위험을 증가시키는 연관성(표 16.1). 연구결과가 다른 교란요인 때문이거나 에스트로젠 노출 자료의 기반이 된 의무기록과 관련된 관찰바이어스에서 기인했을 수도 있지만, 그 가능성은 낮다. 만약 연관성이 진짜라면, 같은 약제를 복용하는 다른 여성에게도 적용할 수 있으므로 임상적으로 매우 중요한 의미를 가진다.

표 16.1 Ziel과 Finkle의 자궁내막암 환자-대조군 연구 평가 요약

A. 근거의 기술	
1. 노출변수	결합에스트로젠; 진단 1년 전 시점보다 이전; 의무기록으로 평가
2. 결과변수	자궁내막암; 샘암종, 샘가시세포종
3. 연구설계	환자-대조군 연구
4. 연구집단	환자군—로스앤젤레스 Kaiser Permanente Medical Center에서 1970년 7월에서 1974년 12월 사이 진단받은 모든 사람; n = 94 대조군—Kaiser 의료보험 로스앤젤레스 가입자, 연령과 거주지, 가입기간 짝짓기; 환자 한명에 두명씩
5. 주요 연구결과	오즈비 = 7.6; 95% 신뢰구간 = 4.3–13.4; 에스트로젠 사용과 자궁내막암 간의 강한 양의 연관성
B. 비인과적 설명	
6. 관찰바이어스	가능함—눈가림 추출과 진단 직전의 기록을 제외함으로써 관찰바이어스를 피하려고 했음에도 불구하고 약물사용의 기록이 환자군에서 대조군보다 완전할 수 있음
7. 교란	자궁내막암의 주요 위험요인은 짝짓기와 층화로 제어하였음. 가장 가능성 높은 비인과적 가설은 약물 사용의 적응증과의 연관성임
8. 우연	배제될 수 있음
C. 인과성을 지지하는 측면	
9. 시간적 선후관계	임상적 진단보다 1년 이전의 약물 사용이지만, 그 이전부터 증상전기 또는 전구기였을 가능성이 있음
10. 연관성 강도	강한 연관성—많은 대립가설의 부각을 피할 수 있게 해주지만 약물의 적응증과 진짜 연관성이 있는 경우 도움이 되지는 않음
11. 양-반응관계	노출의 총 기간에서 관찰됨
12. 일관성	가용한 정보가 없음
13. 특이성	가용한 정보가 없음
D. 외적 타당도	
14. 적격집단	결과를 적용하는데 무리가 없음
15. 연구모집단	적격집단과 같음

16. 기타 인구집단	사용 빈도와 방식이 다양하지만, 원인적 연관성이라면, 널리 적용될 수 있음. 다른 인구집단에서의 연구는 인과 가설을 약물 적응증과의 연관성 가설과 구별하고, 어떤 특정 약물이 관련되어 있는지 특정하는데 도움이 될 수 있음
E. 다른 근거와 비교	
17. 일관성	동시에 발표된 다른 한 환자-대조군 연구. 이후의 추가 연구. 약물 적응증과의 연관성이라는 경쟁가설에 대한 강한 지지 없음
18. 특이성	단독 사용된 비결합에스트로겐에 대한 특이성의 근거는 이후에 제기됨
19. 설명가능성	시간적 선후관계로 보아 장기적 암유발인자로 작용할 가능성은 낮음. 단기 촉진인자로 개연성이 있으며 실험실 연구로 지지됨
20. 일치성	이후 연구에서 보임. 에스트로젠성 약물의 사용과 함께 자궁내막암의 발생률이 증가하고 이후에 감소한 것은 적응증과의 관련성이라는 경쟁가설을 배제하는 강력한 근거임

출처: data from Harry K. Ziel, 'Increased Risk of Endometrial Carcinoma among Users of Conjugated Estrogens', New England Journal of Medicine, Volume 293, Number 23, pp. 1167–1170, © 1975, Massachusetts Medical Society [1].

따라서, 이후의 연구와 그 결과를 비판적으로 검토할 때 우선 살펴보아야 하는 것은, 그 연구가 약물의 직접 영향과 약물의 적응증으로 인한 영향을 구분할 수 있는가이다. 중요한 하나의 쟁점은 질병 발생률의 시간적 추세이다. 같은 증상을 가진 여성이 다른 치료를 받을 것이라고 가정할 수 있는 다른 나라의 연구가 도움이 될 수 있다. 이외에도 보다 신뢰도가 높은 방법으로 약물 노출을 평가한 연구 — 예를 들어 독립적 검토를 거친 의무기록이나 직접 인터뷰 — 를 찾아볼 수도 있는데, 물론 이 경우 회상바이어스(recall bias)가 쟁점이 될 수 있다. 이 약물 사용자에 대한 전향적 연구도 도움이 되는데, 결합에스트로젠 치료에 적격한 여성을 치료군과 비치료군으로 무작위배정한 시험이 가장 이상적일 것이다. 이러한 연구는 온전한 자궁을 가진 여성에게는 비윤리적일 수 있는데, 비치료군에 에스트로젠과 프로제스테론 혼합제제를 투여한 연구가 시행되기도 하였다[4].

이후의 진전

이 논문[1] 그리고 같이 발표된 다른 환자-대조군 연구[2]는 에스트로젠성 약물과 자궁내막암 간의 중요한 연관성을 처음으로 제기하였다. 이 두 연구는 상당한 논란을 불러일으켰고 주로 수년간 임상에서 그 약물을 사용해왔지만 중요한 위해에 대한 역학적 근거를 받아들이는 것을 주저했던 부인과 의사들에 의해서 격렬한 비난을 받기도 하였다.

1950년대 흡연과 폐암에 관한 논쟁을 연상시켰던 논쟁 중에는 환자-대조군 연구는 인과성을 입증할 수 없다는 유사한 비판도 있었다. *The Lancet*의 한 익명의 편집위원은 두 연구가 전향적 무작위배정이 아니라는 이유로 비판하였는데, 전향적 무작위배정 임상시험으로 이 질문의 답을 밝히기 위해서는 매우 많은 대상자가 필요하기 때문에 수행이 극히 어렵고, 윤리적으로도 문제가 될 수 있다는 현실적 문제에 대해서는 고민하지 않았다[5]. 이에 대한 답변으로, 해당 연구의 저자 중 한 사람은 그러한 근거의 원칙을 일반적으로 적용하면, 임신의 원인조차 확립할 수 없을 것이라고 지적하였다[6].

더 중요한 쟁점은 약물 자체의 연관성과 약물의 적응증과의 연관성을 분리해내기가 어렵다는 것이다. 자궁내막암 환자와, 같은 부인과 병원을 다니고 있으면서 자궁 출혈과 같은 유사한 증상을 호소하는 다른 환자를 비교한 연구들에서는 에스트로젠 사용률이 비슷하여 연관성을 보이지 않았다. 그러나 이후의 연구들에서는 이러한 결과에 대한 가장 합리적인 설명은 에스트로젠성 약물이 자궁내막암 뿐만 아니라 출혈을 일으키는 양성증식증(benign hyperplasia)의 원인이기 때문이라고 하였다[7].

30개의 관찰연구를 메타분석한 연구에서는 전체 상대위험도를 비사용자 대비 2.3으로 추정하였고, 10년 이상 사용자의 경우 9.5로 상승하였다[8]. 이로 인한 종양은 쉽게 출혈을 일으켜 조기에 발견되는 경향이 있고, 등급과 병기가 낮아 예후가 좋았다[9]. 자궁내막암과 에스트로젠성 약물 간의 연관성은 환자-대조군 연구로 처음 입증된 중요한 병인론적 관련성의 모범 사례이며, Ziel과 Finkle의 연구는 고전으로 받아들여지고 있다[10].

에스트로젠 약물과 자궁내막암의 연관성은 이제 널리 인정되고 있으며, 온전한 자궁이 있는 여성에게 에스트로젠성 약물을 단독으로(프로제스테론과 병합하지 않고) 사용하는 것은 금기이다. 그러나, 에스트로젠 제제를 프로제스테론과 함께 사용하는 경우 자궁내막암의 위험을 증가시키지 않는다. 자궁내막증식증(암으로 진행 가능함)에 관한 46개 무작위배정 임상시험의 Cochrane 체계적 문헌고찰에서는 에스트로젠을 단독 사용한 경우 위험이 증가하였지만 프로제스테론과 함께 사용한 이후에는 위험의 증가가 없음을 보여주었다[11]. 위험과 편익은 복잡한데 최근 종설에서는 자궁절제술을 받은 여성이 에스트로젠을 단독으로 사용하는 경우 폐경기 혈관운동성 증상(전신 열감)을 완화시키는 효과가 있으며, 유방암, 대장암, 폐암의 위험은 증가하지 않으나, 폐경 후 10년 간 주요 심혈관질환 발생을 감소시킬 수 있다고 결론지었다[4]. 그러나, 이러한 장기적인 편익과 위험의 측면에서, US Preventive Service Task Force는 2013년, 자궁절제술을 받은 여성에서 에스트로젠과 프로제스틴 복합제제와 에스트로젠 단독제제 모두 사용하지 말 것을 권고하였는데, 위험이 편익을 능가한다는 확신이 없기 때문이었다[12]. 2015년 현재 이 권고는 추가적인 논의 중이다.[2]

Ziel과 Finkle이 논문에서 사용한 분석

주요 분석

Box 16.1에 환자 한 명당 두 명의 대조군을 짝지은 환자-대조군 연구의 기본 데이터가 나와 있다. 표 A2.6에 제시된 공식을 이용하면 오즈비는 8.2이다. 이것은 저자가 다소 복잡한 반복적인 과정으로 계산한 최대우도 점추정값(maximum likelihood point estimate)인 7.6과는 차이가 있다. 이 연구와 같이 비교적 적은 수에서는 이러한 불일치가 있을 수 있다. 표 A2.6에 있는 변형된 Mantel-Haenszel 방법으로 계산한 카이제곱 통계량은 48.8인데, 이 논문에 제시된 값과 일치한다. 6.98($\sqrt{48.8}$)이라는 카이통계량은 흔히 사용하는 표의 범위를 벗어나지만, 표 A2.16에 나와 있는 함수를 이용하면 양측 p값은 $<10^{-9}$에 해당된다.

Box 16.1에서 짝짓지 않은 분석으로 오즈비를 계산할 수도 있는데, 그 값은 7.4로 짝지은 분석 결과와 차이는 작다. 이 논문의 표 2에서는 노출의 기간에 따라 하위집단으로 분류하여 결과를 제시하고 있는데, 짝짓지 않은 분석을 사용하였고, 표 A2.1에 나와 있는 환자-대조군 연구의 일반적 공식을 이용하면 적절한 카이제곱 통계량을 계산할 수 있다. 또한 정확검정(exact test)(표 A2.4)과 경향성 검정(test for trend)(표 A2.7)도 적용가능하다.

교란의 제어

이 연구에서는 '교란 위험도 비(confounding risk ratio)'라는 개념을 사용하였다. 이것은 노출과 결과를 연결하는 오즈비로, 교란요인에 의해 생기는 것이다; 이것은 직접적인 연관성이 전혀 없을 때 관찰되는 위험도 비(risk ratio)라고 생각할 수 있다[13]. 만약 교란이 없다면, 이 값은 1.0이 될 것이다; 만약 보정하지 않은 연관성이 전적으로 교란에

2 역자 주) 2017년 12월 갱신된 권고도 같은 내용이며, 2022년 현재 추가적인 논의가 진행 중이다. 관련 내용은 다음 링크 참조 https://www.uspreventiveservicestaskforce.org/uspstf/recommendation/menopausal-hormone-therapy-preventive-medication

의한 것이라면, 교란 위험도 비는 조위험도 비(crude risk ratio)와 같을 것이다. 조위험도 비 OR_c, 교란 위험도 비 OR_f , 보정 혹은 표준화된 위험도 비 OR_s는 다음과 같은 관계를 가진다.

$$OR_c = OR_f \times OR_s$$

따라서 임신출산력을 보정해 보면, 에스트로젠과 자궁내막암 간의 조오즈비(crude odds ratio, OR_c)는 6.71이며(결측 자료로 인해 전체 연구의 오즈비와 다름), 교란 오즈비(OR_f)는 1.18(아주 적은 교란을 보임)이다. 보정오즈비(OR_s)는 6.71/1.18 = 5.69로 계산된다. 또한, 저자는 교란의 정도를 보정위험도 비의 크기와 비교하는 '교란효과'를 (1.18−1)/(5.69−1) = 4%로 계산하였다.

기여분율(attributable proportion)

4장에 나와 있는 공식을 사용하면, 전체적인 오즈비는 7.6이고 대조군의 노출 분율 p는 15%(Box 16.1)이다. 노출군에서의 기여분율(=기여위험분율)은

$$(OR-1)/OR = 87\%$$

인구집단에서의 기여분율은

$$p(OR-1)/(p(OR-1)+1) = 50\%$$

이다.

참고문헌

1. Ziel HK, Finkle WD. Increased risk of endometrial carcinoma among users of conjugated estrogens. N Engl J Med 1975; 293:1167–1170.
2. Smith DC, Prentice R, Thompson DJ, Herrmann WL. Association of exogenous estrogen and endometrial carcinoma. N Engl J Med 1975; 293:1164–1167.
3. Austin DF, Roe KM. The decreasing incidence of endometrial cancer: public health implications. Am J Public Health 1982; 72:65–68.
4. Mirkin S, Komm BS, Pickar JH. Conjugated estrogens for the treatment of menopausal symptoms: a review of safety data. Expert Opin Drug Saf 2014; 13:45–56.
5. Anonymous. Hormone replacement therapy and endometrial carcinoma. Lancet 1977; 1:577–578.
6. Mack TM, Pike MC. Hormone replacement therapy and endometrial carcinoma. Lancet 1977; 309:1358.
7. Hulka BS, Grimson RC, Greenberg BG, Kaufman DG, Fowler WC, Jr., Hogue CJ, et al. 'Alternative' controls in a case-control study of endometrial cancer and exogenous estrogen. Am J Epidemiol

1980; 112:376-387.
8. Grady D, Gebretsadik T, Kerlikowske K, Ernster V, Petitti D. Hormone replacement therapy and endometrial cancer risk: a meta-analysis. Obstet Gynecol 1995; 85:304-313.
9. Elwood JM, Boyes DA. Clinical and pathological features and survival of endometrial cancer patients in relation to prior use of estrogens. Gynecol Oncol 1980; 10:173-187.
10. Anonymous. Citation classic: Ziel and Finkle 1975. CC Clin Practice 1982; 26:28.
11. Furness S, Roberts H, Marjoribanks J, Lethaby A. Hormone therapy in postmenopausal women and risk of endometrial hyperplasia. Cochrane Database Syst Rev 2012; 8:CD000402.
12. Moyer VA, US Preventive Services Task Force. Menopausal Hormone Therapy for the Primary Prevention of Chronic Conditions: U.S. Preventive Services Task Force Recommendation Statement. Ann Intern Med 2013; 158:47-54.
13. Miettinen OS. Components of the crude risk ratio. Am J Epidemiol 1972; 96:168-172.

제17장

대규모 인구집단 기반 환자-대조군 연구에 대한 비판적 평가

Critical appraisal of a large population-based case-control study

서론

이 장에서는 1995년 6월 21일에 *Journal of the National Cancer Institute*, 87, 923-929[1]에 발표된 대규모 인구집단 기반 환자-대조군 연구를 살펴볼 것이다. 해당 논문은 https://academic.oup.com/jnci/article/87/12/923/958427에서 원문을 확인할 수 있다.

일생 동안의 음주양과 유방암 위험과의 연관성

Matthew P Longnecker, Polly A Newcomb, Robert Mittendorf, E Robert Greenberg, Richard W Clapp, Gregory F Bogdan, John Baron, Brian MacMahon, Walter C Willett

요약

배경. 여러 연구에서 음주와 유방암 위험성의 연관성을 발표하였지만, 양-반응관계나 다양한 생애주기에 따른[1] 음주의 영향 등의 중요한 의문들이 해결되지 않고 남아 있다.
목적. 이 연구의 목적은 대규모 환자-대조군 연구를 통해 위에서 언급한 문제에 대한 답을 찾고자 한다.
방법. 우리는 Maine 주, Massachusetts 주(보스턴을 포함하는 4개의 군(county)을 제외한), New Hampshire 주, 그리고 Wisconsin 주에서 인구집단 기반 환자-대조군 연

1 역자 주) 여기에서는 삶의 구간으로 표현하여 분석하고 있음

구를 시행하였다. 적격한 환자군은 1988년부터 1991년까지의 기간에 4개 주의 암등록본부에 침윤성 유방암으로 처음 진단된 환자들이었다. 대상자 모집 기간 동안, 11,879명의 잠재적인 적격 환자와 16,217명의 대조군이 확인되었다. 연구에 부적합한 사람들을 제외하고, 6,888명의 환자와 9,424명의 대조군에게 전화 조사를 시행하였다. 음주에 대한 충분한 정보가 수집된 6,662명의 환자와 9,163명의 대조군을 최종 연구의 적격대상자로 하였다. 조사 당시 평균 연령은 58.7세였다. 연구대상자의 5개 삶의 구간(16-19세, 20-29세, 30-39세, 40-59세, 60-74세) 동안의 평균 음주량을 질문했다. 조사 6-12개월 후에 211명의 대조군에게 동일한 조사를 시행하였는데 답변이 비슷하여, 이를 바탕으로 연구에서 사용된 설문지의 신뢰도가 높다고 판단했다.

결과. 생애 평균 음주량(16세부터 최근까지 섭취한 1일 평균 알코올 양을 그램으로 측정)과 최근 음주량(이전 삶의 구간 동안 섭취한 1일 평균 알코올 그램)은 유방암 발생 위험성과 연관이 있었다. 음주하지 않는 사람들과 비교하였을 때 음주한 사람에서 유방암 위험에 대한 다변량 상대위험도는 일생동안의 평균 섭취량이 일 12-18g(한 잔 분량)일 때 1.39(95% 신뢰구간 = 1.16-1.67)이었고, 일 19-32g(두 잔 분량)일 때 1.69(95% 신뢰구간 = 1.36-2.10), 일 33-45g(세 잔 분량)일 때 2.30(95% 신뢰구간 = 1.51-3.51), 일 46g(네 잔 분량) 이상일 때 1.75(95% 신뢰구간 = 1.65-2.64)였다(추세에 대한 p값 <.0001). 30세 이전에 알코올을 일 13g(한 잔 분량) 섭취하는 것의 다변량 상대위험도는 1.09(95% 신뢰구간 = 0.95-1.24)였는데, 최근 섭취가 일 13g인 경우에 유방암의 상대위험도는 1.21(95% 신뢰구간 = 1.09-1.34) 이었다.

결론. 이 자료를 보면, 음주는 유방암 위험성과 연관성이 있음이 분명하다. 위험성은 섭취량이 중간 정도인 경우에도 증가하는 것으로 보인다. 모든 연령의 여성들에 있어서, 30세 이전의 알코올 섭취는 위험성을 크게 증가시키지 않았다.

A. 근거에 관한 기술

1. 노출변수나 중재가 무엇이었는가?
2. 결과변수가 무엇이었는가?
3. 연구설계가 무엇이었는가?
4. 연구대상자가 누구였는가?
5. 주요 결과가 무엇이었는가?

이 연구는 환자-대조군 연구이며, 노출변수는 과거의 알코올 섭취, 결과변수는 유방암이다. 서론에 언급되어 있듯이 음주와 유방암의 연관성은 이미 입증이 되어 있었고, 따라서 이 연구의 목적은 보다 정확하게 연관성을 측정하는 것, 특히 양-반응관계와 연령대에 따른 알코올 섭취의 영향에 관하여 연구하는 것이었다. 연구대상자는 미국 4개 주에 거주하는 여성과 인구집단 기반의 암등록자료로 구성되었다. 환자군은 75세 이전 유방암을 진단받고, 1988년에서 1991년 사이에 암등록자료에 등록된 사람이었다. 대조군은 같은 연령 범위에 속하고 같은 네 개 주에 거주하는 일반 인구 중에서 선정되었다. 대조군을 선정할 수 있는 적절한 인구 목록을 구하는 것은 환자-대조군 연구의 중요한 문제이다. 이 연구에서 이용한 목록은 65세 미만 대상자는 주에서 가지고 있는 운전면허증 목록이었고, 65세와 74세 대상은 메디케어(Medicare) 수혜자 목록이었다. 조사는 전화로 시행되었다. 65세 미만의 대조군은 운전면허와 전화번호가 있어야 했기 때문에 환자군에서도 동일한 기준을 적용하였다. 65-74세의 연령 범위의 대상들은 모두 메디케어에 등록되어 있었고, 따라서 전화번호 여부 이외에 제한사항은 없었다. 발표된 원문의 방법 부분에 구체적인 내용이 기술되어 있고, 읽어볼 만하다.

주요 결과는 생애 알코올 섭취량이 증가함에 따라 유방암의 위험도 증가가 양의 연관성을 보인다는 것이었다. 표 17.1에는 하루 평균 알코올 섭취량을 7개의 범주로 구분하여 환자군과 대조군에서 연구대상자 숫자와 음주를 하지 않은 군과 비교하여 보정하지 않은 오즈비가 제시되어 있다. 오즈비를 계산하는 방법은 4장과 표 A2.16에 제시되어 있다. 보정하지 않은 오즈비는(상대위험도) 다른 교란요인을 고려하지 않은 값이기 때문에 발표된 논문에는 기술되어 있지 않으나, 논문을 비평할 때 조 위험도를 계산하는 것은 자료에 대한 이해를 높여주고 주요한 격차가 있는 경우 이를 발견할 수 있다. 발표된 논문에서는 Mantel-Haenszel method를 사용하여 연령과 거주지역을 보정한 오즈비(논문에서는 상대위험도로 기술함)를 보여준다. 여러 변수를 보정한 상대위험도 또한 제시되었다. 이 값들은 뒤 부분에서 교란요인에 대한 내용과 함께 설명할 것이다. 연구결과의 세 가지 값은 일반적으로 매우 유사하다. 가장 적절한 연구결과 값은 여러 변수를 보정한 위험도 비(risk ratio)이고, 이 값은 요약에 제시되어 있다. 알코올 섭취량이 증가함에 따라 유방암의 위험성은 꾸준히 증가하는데, 알코올 섭취가 가장 높은 군에서는 선형적 연관성이 있을 때 예상할 수 있는 수치보다 낮은 상대위험도를 보인다. 음주와 유방암 위험의 연관성은 일 평균 알코올 섭취가 13 그램 증가할 때마다의 값으로 보여줄 수 있는데, 이는 대부분의 술 한잔 분량의 알코올 양에 대응한 것이다. 이는 하위집단 간에 비교를 할 때 중요한 특성으로 뒤에서 설명할 것이다. 이 단원 뒷부분에서 통계적 검정에 대해 설명할 것이다.

표 17.1 교란변수 보정을 수행한 후 양-반응관계를 보여주는 대규모 환자-대조군 연구의 결과 표시 형식. 조 오즈비(출판된 논문의 표에는 제시되지 않음)는 데이터에서 직접 산출되었음; 출판된 논문에서는 연령과 주(state)를 보정한 상대위험도(오즈비)[2]와 로지스틱 회귀분석에서 다른 교란변수를 보정한 결과를 보여줌(본문 참조)

전체 대상자, 생애 평균 음주량에 따른 유방암 위험도

일일 알코올 섭취량(g/day)	환자군 수	대조군 수	조 오즈비	상대위험도: 연령과 주 보정	상대위험도: 다변량 보정 위험비
0	698	1,165	1 (준거집단)	1 (준거집단)	1 (준거집단)
>0–5	4,080	5,864	1.16	1.11	1.13
6–11	900	1,141	1.32	1.23	1.24
12–18	351	409	1.43	1.45	1.39
19–32	248	233	1.78	1.76	1.69
33–45	63	40	2.63	2.58	2.30
>=46	59	55	1.79	1.95	1.75

Adapted from Matthew P. Longnecker et al., 'Risk of Breast Cancer in Relation to Lifetime Alcohol Consumption,' Journal of National Cancer Institute, Volume 87, Issue 12, pp. 923–929, © 1995, Oxford University Press [1].

B. 내적 타당도: 비인과적 설명에 대한 고려

6. 연구결과가 관찰바이어스의 영향을 받았을 가능성이 있는가?

관찰바이어스의 문제는 음주양에 대해 기록된 정보와 생물학적인 알코올 섭취량과의 관계와 연관된다. 비차별적 오류는 상대위험도의 연관성의 강도를 감소시키게 된다. 조사된 알코올 섭취량과 실제 알코올 섭취량의 관계가 환자군과 대조군에서 다르다면 결과에 영향을 어떻게든 미치게 된다. 조사는 표준화된 전화 인터뷰를 사용하여 수행되었고, 설문 시간은 평균 25분 미만이었다. 설문 문항은 매우 자세했는데, 5개의 삶의 구간에 섭취한 맥주, 포도주, 양주의 양을 개별적으로 조사했다. 설문 문항은 '20대에 평균적으로 맥주 한 캔, 혹은 한 잔, 혹은 한 병을 얼마나 자주 마셨나요?' 와 같은 형태였다. 설문지에는 또한 모유 수유, 호르몬 약제 복용, 청소년기와 성인기에 신체 활동 정도, 비타민 A 섭취량, 알려진 유방암의 위험인자들, 그리고 다른 특성에 대한 질문들이 포함되었

2 역자 주) 이 연구에서는 오즈비를 상대위험도로 간주함

다. 환자군은 진단 이전 삶의 구간에 대한정보를 설문하였고, 대조군은 '참고 날짜' 이전 시기의 정보를 설문하였다. '참고 날짜'란 대조군의 조사 일자에서 환자들의 진단일과 조사일 차이의 중앙값을 뺀 날짜로 정의되었다. 이렇게 한 이유는 환자군과 대조군에서 마지막 음주 시점과 인터뷰의 시간 간격을 같게 하기 위해서 였다.

바이어스를 피하기 위해 조사 방법을 표준화하였다. 설문 문항은 동일했고, 환자군과 대조군에게 동일한 방법으로 수행되었다. 조사자들은 조사 대상자가 환자군인지 대조군인지 모르고 조사를 수행하였다. 물론 연구대상자가 직접적으로나 간접적으로 조사자에게 본인이 유방암 환자인지 아닌지 알려줄 수 있다. 조사 시작 시 대상자에게 조사가 종료될 때까지 자신의 질병력을 알려주지 않을 것을 요청했고, 조사 종료 시 조사자에게 조사 대상자가 환자군인지 대조군인지를 알게 되었는지를 질문했는데, 환자군 설문의 74%, 대조군 설문의 90%에서 조사자는 조사 종료까지 대상자의 유방암 환자 여부를 알지 못하였다.

설문지의 재현성을 평가하기 위해, 6-12개월의 간격을 두고 211명의 대조군 연구대상자를 다시 인터뷰하였다. 두 인터뷰에서 측정한 4개 삶의 구간의 하루 평균 알코올 섭취량의 순위 상관계수는 0.75-0.84이다. 상관계수가 0.8인 경우, 실제 교차비가 2.4일 때 상대위험도가 2.0이 관찰되게 되지만(6장 참조), 유사한 다른 설문이나 임상 과거력 항목과 비교하였을 때 조사-재조사 신뢰도는 높다.

중요한 문제는 바이어스의 여부이다. 실제로는 일반 인구집단에서 선정된 대조군과 차이가 없음에도 불구하고, 유방암 환자들이 본인의 음주량을 많거나 적다고 응답하는 경향이 있을까? 저자들은 유방암 환자군과 대조군에서 음주의 조사-재조사의 일관성에 대한 두 연구를 언급했는데, 두 연구 모두 두 집단의 결과가 유사했고, 이는 바이어스가 있었을 가능성이 낮음을 시사한다. 이 연구에서 재조사의 신뢰도를 대조군 뿐 아니라 환자군 중 일부에 대해서도 평가했다면 더 좋았을 것이다. 검토한 기존 문헌에 따르면, 음주량에 대한 응답은 전반적으로 믿을 수 있는 정도이지만, 음주량이 매우 높은 사람은 어느 정도 낮춰서 보고하는 경향이 있다. 이러한 바이어스는 표 17.1에서 보여지는 결과에 영향을 미칠 수 있다. 실제 연관성이 있다는 가정 하에, 음주량이 가장 높은 환자군이 이를 낮춰서 보고했다면, 음주량이 가장 높은 군의 위험성은 과소평가 됐을 가능성이 있다.

차별적 회상바이어스는 유방암 진단이 되고 상당한 시간이 지난 후에 시행한 조사 또는 (더 가능성 있는 경우로) 진단 직후에 조사에서 강하게 발생할 수 있다고 할 수 있다. 유방암 진단 14개월 이내에 조사를 받은 환자군들의 결과가 제시되어 있는데, 이 결과는 전체 환자군의 결과와 크게 다르지 않았다. 조사자가 조사 대상자의 유방암 환자 여부를 끝까지 몰랐던 대상자들에 국한하여 분석을 시행했다면 도움이 되겠지만, 이 결과는 제시되지 않았다. 따라서 어느 정도의 비차별적 오분류는 불가피했고, 보고된 상대위험도는 실제 관계보다 낮게 나타났을 가능성이 있다. 관찰바이어스를 완전히 배제할 수는 없으나, 바이어스가 주요 결과에 영향을 강하게 미치거나 크게 변화시킬 확률은 낮았을 것으로 생각된다.

7. 연구결과가 교란요인의 영향을 받았을 가능성이 있는가?

잠재적 교란변수가 많이 있다. 연령, 인종, 사회적 계층, 여러가지 생식학적 인자, 식이습관, 비만 등과 같이 유방암의 위험성에 영향을 미치는 많은 인자가 있다. 위 요인 중 일부를 포함하여 여러 요인에서도 음주량이 다른 여성들 사이에서 차이가 날 것 같은 많은 요인이 있다. 일반적인 인구학적 특성 이외의 다른 요인들로 개별 짝짓기를 하는 것은 어려울 것이다. 연령과 주에 대해 빈도 짝짓기를 시행하였고, 5세 단위 그룹에 환자군 1명 당 대조군이 최소 1명이 있도록 하였다. 교란변수의 영향을 통제하기 위해 사용된 주요 방법은 잠재적인 교란변수에 대한 정보를 수집하여 다변량 분석을 수행하는 것이다. 따라서 결과는 나이와 주만을 보정한 Mantel-Haenszel 오즈비와, 다변량 보정된 오즈비의 두 가지 방식으로 제시하였다. 다변량 보정된 오즈비는 6,390명의 환자와 8,794명의 대조군에게 알코올 섭취량 이외에도, 연령, 주, 첫 출산 연령, 산과력, 체질량지수, 초경 연령, 교육 수준, 양성 유방 질환 과거력, 유방암 가족력 변수를 포함한 로지스틱회귀분석을(6장 참조) 시행하여 얻은 결과이다. 각 변수의 범주 수는 원 논문의 방법 부분에 제시되어 있다. 경구피임제의 복용과 폐경 후 에스트로겐 치료 역시 잠재적인 교란변수로 고려되었으나, 음주와 연관이 없는 것으로 나타나 로지스틱회귀분석에 포함되지 않았다. 환자군의 98%가 백인이었으므로, 인종은 고려하지 않았다. 모든 분석을 수행한 결과 최종 다변량 분석 결과는 연령과 주만 보정한 결과와 표 17.1에 있는 보정하지 않은 결과와 크게 다르지 않았다.

교란변수를 적절하게 보정했는지 평가하는 데에 있어 두 가지 중요한 문제가 있다. 첫째는 측정한 잠재적인 교란변수를 적절하게 보정했는지 여부이다. 적절한 보정은 교란변수에 대한 정확한 정보를 가지고 있는지와 적절한 분석방법을 적용했는지에 좌우된다. 교란변수에 대한 정보에 오류가 많다면 교란변수를 처리하는 능력이 손상될 수 있다. 알려진 교란변수의 영향을 전적으로 통제했다고 볼 수는 없지만, 적용한 여러 방법들이 음주와 유방암의 연관성을 크게 변하게 하지 않았다는 것을 고려하였을 때, 교란요인을 더 잘 통제하더라도 결과가 크게 영향을 받을 것이라고 기대할 수는 없어 보인다. .

두번째 문제는 연구에서 고려하지 않은 교란요인이 있는지이다. 유방암의 알려진 위험요인 중 음주와 연관이 있으나 본 연구에서 측정하지 않은 것이 있을까? 가능성이 있는 한가지 요인은 식이 습관이다. 비만(체질량지수)은 교란변수로 포함하였으나, 식이 습관에 대해서는 정보를 수집하지 않았다. 연구를 수행했던 당시 식이 습관과 유방암과의 관계는 매우 명확하지는 않았다. 코호트 연구에 대한 메타분석 결과 유방암과 지방 섭취는 연관성이 없는 것으로 드러났다. 식이 습관과의 연관성은 우리가 여기서 살펴본 알코올 섭취와의 연관성보다 강력하지 않았다. 이는 음주와 유방암의 연관성이 식이 습관에 교란영향을 받았기 보다는, 식이 습관과 유방암의 연관성이 음주에 의해 교란영향을 받을 수 있는 것으로 보인다. 확인되지 않은 요인들이 더 있을 수 있는데, 이 요인들이 유방암의 위험인자이고 알코올 섭취와 독립적인 연관성이 있다면 이는 실제 교란요인으로써 중요하게 작용할 수 있을 것이다. 이러한 가능성은 언제나 있다. 또한 음주와 유방암의 연관성의 매개요인이 있을 수 있다. 음주가 대사의 변화나 호르몬의 변화를 발생시키고 이것이 유방암의 발생 위험성을 증가시킬 확률이 크다. 7장에서 설명했듯이, 이런 요인은 교란요인이 아니고 인과경로(causal pathway)의 매개요인이다.

8. 연구결과가 우연변동의 영향을 받았을 가능성이 있는가?

우연에 의한 변이는 표 17.1에 나와 있듯이, 다변량 분석 결과를 관찰함으로써 적절히 평가되었다. 모든 여성에 있어서, 생애 알코올 평균 섭취량의 상대위험도는 알코올 섭취량이 0인 여성들의 기준 값인 1부터, 섭취량이 가장 많이 섭취하는 범주에서 1.75까지 증가하였고, 6개의 섭취 범주의 값은 모두 통계적으로 유의했으며, 95% 신뢰구간의 하한은 모두 1보다 컸다(논문 원문의 표 4). 전반적인 연관성을 보는 적절한 통계 분석방법은 경향성 분석인데, 이 값은 $p<0.0001$로 매우 유의하다. 방법 부분에 기술되었듯이, 사용된 통계모형은 알코올 섭취량의 제곱근을 사용했는데, 이것이 데이터에 더 적절했기 때문이다. 전반적인 연관성은 알코올 섭취가 일 13그램 증가할 때마다 유방암의 위험이 얼마나 증가하는지를 상대위험도로 표현할 수 있는데, 이 값은 1.31이고, 95% 신뢰 구간은 1.20–1.43이다. 뒤에 설명하겠지만, 특정 집단의 분석을 수행할 때도 같은 양식과 같은 통계적 검정이 적용되었다. 이 연구의 목적 중 하나는 다양한 연령대에 따른 음주의 영향을 비교하는 것이었는데, 이런 결과가 연관성의 기전을 밝혀줄 가능성이 있기 때문이다. 이 내용은 뒤에 연관성의 특이성에 대한 내용과 같이 설명할 것이다.

요약: 비인과적 설명

요약하자면, 후향적 연구에서 할 수 있는 방법을 모두 적용하여 관찰바이어스에 대해 통제했지만, 대상들의 답변에 바이어스가 있을 가능성을 완전히 배제할 수는 없다. 조사-재조사의 신뢰도는 높았으나 어느 정도의 비차별적 오분류는 있었을 수 있다. 알려진 잠재적인 교란요인은 다변량 분석으로 적절하게 통제하였으나, 연구에서 고려하지 않은 요인으로 인한 교란의 가능성은 남아있다. 연구의 규모가 크고 추정된 효과의 신뢰구간이 좁으며, 분명한 양-반응관계가 있기 때문에 우연에 의한 변이는 배제할 수 있다.

C. 내적 타당도: 인과성을 지지하는 측면에 대한 검토

9. 시간적 선후관계가 있는가?

암이 진단된 후의 음주는 음주가 암의 위험을 증가시킨다는 인과관계를 설명하기에 부적절하다. 유방암 환자들에서 진단 이후 조사까지의 기간은 중간값이 14개월 이었고 조사 항목은 환자군의 경우 유방암 진단날짜까지의 음주로, 대조군의 경우 그에 상응하는 날짜[3]까지의 음주로 제한하였다. 진단과 조사까지의 시간 간격이 길고 자세한 정보(예를 들어 최대 시간 간격)가 없는 경우에는, 위 시기의 환자의 음주에 대한 조사는 정확성이 떨어질 수도 있다. 하지만 앞서 언급한 것처럼, 진단 14개월 내에 조사한 대상자의 결과는 전체 환자와 유사했다. 음주가 암 발생에 의미 있는 영향을 미치는 기간은 음주로 인해 암 발생이 영향을 받는 과정이 첫 개시 단계(initiation phase) 인지, 혹은 촉진 단계(promotion)와 같은 추후의 단계로 진단에서 몇 년 전 또는 매우 오래 전일 수 있다.

10. 연관성이 강력한가?

이 관계는 중간 정도의 강력함을 가진다. 모든 여성 중, 가장 높은 알코올 섭취 범주에 포함되는 여성의 유방암 상대위험도는 약 2.0이다. 이는 인과성의 측면을 지지하지만 다른 유방암의 위험 요인보다 강도가 높지 않다. 그러나 인구집단에서 음주율이 높기 때문에 연관성의 강도가 중간 정도여도 보건학적, 임상적 측면에서 중요하다. 하지만 알코올 섭취가 더 강한 연관성을 갖는 근본적인 위험요인의 단순히 부정확한 예측 인자가 아닌지에 대한 의문을 제기할 수는 있다.

3 역자 주) 조사 전 14개월까지의 음주

11. 양-반응관계가 있는가?

양-반응관계는 이 연구결과의 주요 특성 중 하나이다. 표 17.1에 생애 음주량의 섭취량의 양-반응관계가 나와 있고, 최근 음주량, 30세 이전 음주량, 폐경 전 여성과 폐경 후 여성의 알코올 섭취에 대한 결과가 개별적으로 제시되어 있다. 각 집단에는 일관적으로 양의 양-반응관계가 관찰된다. 이 연구는 규모가 크기 때문에 중간 정도의 음주량이 갖는 상대위험도의 신뢰구간을 정밀하게 보여준다. 예를 들면 하루에 한 잔의 음주를 하는 것의 상대위험도는 1.39이고 95% 신뢰구간은 1.16-1.67이었는데, 이는 효과에 대한 꽤 정밀한 추정치이다. 이 연구의 일관적인 양-반응관계는 연관성이 관찰바이어스에 기인할 가능성이 낮음을 시사하는데, 관찰바이어스는 알코올 섭취량과 일관적으로 연관성을 보일 가능성이 낮기 때문이다. 관찰바이어스가 있다면 음주량이 아주 많은 대상 등에게 특히 발생하여 불규칙적인 양-반응관계가 관찰될 것으로 예상할 수 있다. 일관적인 양-반응관계가 있다고 하여 교란요인의 영향을 배제할 수는 없는데, 교란요인이 음주와 일관적이고 체계적으로 관련되어 있다면, 일관적인 양-반응관계가 관찰될 수 있기 때문이다.

12. 연구 내에서 결과가 일관성이 있는가? 그리고,
13. 연구 내에서 어떠한 특이성이 있는가?

이 연구에서, 일관성과 특이성은 여러 연령대의 음주, 여러 연령대에서의 유방암 발생, 여러 종류의 술에 대한 세 측면에서 평가되었다.

여러 연령대의 알코올 섭취에 대해서는, 40세 이후 유방암을 진단 받은 사람을 진단 시 폐경여부에 따라 나누고, 30세 이전 음주량과 최근 음주량의 연관성을 비교하였다. 결과 전체가 표 17.2.에 요약되어 있는데, 다변량 분석 결과 일 13그람의 알코올 섭취가 증가할 때 마다 유방암의 상대위험도를 보여주고 있다. 이 결과는 복잡하다. 폐경 후 유방암을 진단받은 여성에서는 최근 삶의 구간의 음주가 유방암의 위험을 유의하게 증가시켰으나(상대위험도 = 1.26), 30세 이전의 음주는 연관성의 강도가 약하고 통계적으로 유의하지도 않았다(상대위험도 = 1.03). 그러나 폐경 전 여성의 경우 30세 이전의 알코올 섭취와의 연관성이 최근 삶의 구간 섭취량과의 연관성보다 더 강했다. 물론 폐경 전 여성은 연령이 낮기 때문에 이 두 시점은 근접하고, 해석은 폐경 후 여성만큼 분명하지는 않다.

표 17.2 로지스틱 회귀분석에서 다양한 하위집단에 대해 일일 알코올 섭취량이 13그램 증가할 때마다 상대위험도 (원문[1]을 참조하시오)

일일 알코올 섭취량이 13그램 증가할 때마다 상대위험도, 다변량 분석 결과

	상대위험도	95% 신뢰구간
전체 연구대상자		
전체 연구대상자, 생애 평균 음주량(표 4)	1.31	1.20–1.43
전체 연구대상자, 최근 시간 구간(표 1)	1.24	1.15–1.33
40세 이상 연구대상자		
최근 시간 구간(다른 모든 결과는 표 2)	1.21	1.09–1.34
30세 이전 음주	1.09	0.95–1.24
40세 이상 연구대상자, 폐경 후		
최근 시간 구간	1.26	1.12–1.42
30세 이전 음주	1.03	0.88–1.20
40세 이상 연구대상자, 폐경 전		
최근 시간 구간	1.05	0.85–1.31
30세 이전 음주	1.34	1.02–1.75

출처: data from Matthew P. Longnecker et al., 'Risk of Breast Cancer in Relation to Lifetime Alcohol Consumption,' Journal of National Cancer Institute, Volume 87, Issue 12, pp. 923–929, © 1995, Oxford University Press [1].

40세 이상의 여성들을 대상으로 시행한 또 하나의 비교분석은, 30세 이전 음주와 최근 삶의 구간 음주의 결합 효과(joint effect)를 평가하는 것이었다. 논문에는 각 삶의 구간 알코올 섭취량의 4개의 범주의 조합으로 16개의 그룹에 대한 결과가 제시되어 있다. 이 결과는 '상호 보정'된 결과인데, 바꾸어 말하자면 30세 이전 음주의 상대위험도는 최근 삶의 구간 음주가 보정이 된 결과이고, 최근 음주의 상대위험도는 30세 이전 음주가 보정이 된 결과라는 의미이다. 최근 음주를 하지 않은 여성들은 30세 이전의 알코올 섭취가 강한 효과(상대위험도 = 1.72)를 보였고, 마찬가지로 30세 이전 음주를 하지 않은 여성에서는 최근 음주가 큰 영향(상대위험도 = 1.90)을 보였다. 저자들은 이 내용이 누적 음주의 효과를 시사한다고 주장한다. 이 자료는 젊었을 때의 알코올 섭취가 더 큰 영향을 미칠 것이라는 초반의 가설을 뒷받침하지 않는다.

맥주, 포도주, 증류주의 일일 음주에 대한 결과가 제시되어 있다. 가장 최근 삶의 구간 음주자료를 이용하여 각 술 종류별 섭취량을 연속변수로 다변량 분석을 수행하였다. 술 종류별 섭취량이 동시에 모델에 포함되었기 때문에 산출된 오즈비는 다른 종류의 술 섭

취를 보정하고 해당 종류의 술로 인한 알코올 섭취가 일 13그램 증가할 때마다 변하는 위험도를 의미한다. 맥주, 증류주, 포도주의 상대위험도 추정치는 각각 1.25, 1.18, 0.93이었고, 맥주와 증류주의 결과는 통계적으로 유의했으나 포도주의 결과는 통계적으로 유의하지 않았다. 따라서 이 결과는 유방암의 위험은 포도주와 연관성이 없지만, 맥주와 양주는 유방암의 위험을 증가시키는 연관성이 있다는 것을 의미한다. 이 결과는 관찰바이어스와 교란의 효과를 고려하여 평가할 필요가 있다. 포도주 섭취와의 연관성이 약한 이유는 다른 종류의 술에 비해 포도주의 측정에서 상대적으로 큰 비차별적 오분류가 발생했기 때문일 수도 있고, 포도주와 연관된 다른 교란요인의 영향일 수도 있다. 음주를 많이 하는 사람에서 음주량을 낮춰서 응답했다면, 음주량의 범위는 좁아질 수 있고, 실제 있는 연관성을 확인하지 못하게 될 수 있다. 포도주 섭취와 같이 상대적으로 음주량의 범위가 좁은 경우에는 이런 효과가 더 크게 작용할 수 있다.

내적 타당도에 대한 결론

이 연구결과의 내적 타당도는 높다. 이 연구는 대규모 연구이다. 이 연구는 표준화된 자료수집 방법을 사용했고, 조사 과정에서 연구대상자들은 자신이 유방암 환자인지 아닌지 잘 알고 있었지만, 조사자들은 환자군과 대조군의 여부를 모르고 조사를 수행하였다. 관찰바이어스의 가능성은 남아있지만, 조사 방법, 일관적인 양-반응관계, 조사-재조사의 높은 신뢰도를 고려하면 결과가 관찰바이어스에 기인할 가능성은 낮다고 볼 수 있다. 비차별적 오류가 있다면 실제 연관성을 과소평가하는 결과가 산출될 것이다. 유방암의 알려진 위험인자로 인한 교란효과는 다변량 분석을 수행하여 통제하였다. 다변량 분석결과가 상대위험도를 거의 변화시키지 않았다는 사실은 교란요인으로 인한 결과 변동이 아주 작다는 것을 의미하고, 교란요인에 대한 정보를 더 구체적으로 수집하는 등의 추가적인 통제를 해도 결과가 크게 바뀌지는 않을 것임을 시사한다. 하지만 조사되지 않은 교란요인의 영향이 있을 가능성을 배제할 수는 없다. 식이 습관은 조사되지 않았으나 교란요인일 수 있다. 연구의 규모가 크고, 결과가 우연히 발생했을 가능성은 극히 낮으므로, 우연에 의해 연관성이 있었을 가능성은 배제할 수 있다. 시간적 선후관계는 인과성과 일치하며 연관성의 강도는 중간 정도의 강력함을 가지며, 매우 명확하고 일관적인 양-반응관계가 있다. 폐경 전 여성과 폐경 후 여성에서 음주의 전체적 효과는 비슷하다. 술 종류별 연관성은 결론이 불분명한 몇몇 하위군 분석이 있었다. 포도주와는 연관성이 없었고 맥주나 양주로 국한된다는 것을 알 수 있다. 관찰된 연관성은 비인과적 원인 보다 인과관계로 인해 발생했을 가능성이 더 커 보이고, 이를 바탕으로 연구결과를 해석해도 될 것이다. 비인과적 원인으로 가장 타당한 설명은 조사되지 않은 교란요인의 영향일 것이다.

D. 외적 타당도: 연구결과의 일반화

14. 연구결과를 적격집단에 적용할 수 있는가?

Box 17.1은 대규모 인구집단 기반 환자-대조군 연구의 전형적인 복잡한 문제를 보여준다. 연구에 참가한 6,862명의 환자군은 8,579명의 적격집단에서 추출된 사람들이다. 적격집단에 포함된 사람 중 14.9%는 제시된 이유로 조사를 시도하지 않았고, 조사를 시도한 대상의 5.6%는 연구 참여를 거절했고, 3.3%는 주요 변수에 결측치가 있었다. 따라서 연구의 응답률은 91%로 매우 높고, 참여율(연구에 참여한 대상수를 적격집단의 대상수로 나눈 결과)도 78%로 상당히 높다.

대조군은 11,238명의 적격집단 중 9,163명이 추출되었다. 환자군에 비해 조사를 시도하지않은 분율이(2.5%) 훨씬 낮은데, 이는 조사 전에 사망한 대상의 수가 더 적었고, 조사를 위해 의사의 동의를 받는 과정이 필요하지 않았기 때문이다. 반면 연구 참여에 거절한 분율은 14%로 받아들일 만한 수치이지만 환자군에 비해 훨씬 높다. 결측치가 있는 분율은 2.8%로 환자군과 유사하였다. 대조군의 응답률은 83.6%였는데, 이는 미국에서 시행된 연구로는 매우 높은 수치였고, 참여율은 81.5%로 환자군과 유사했다.

이러한 결과는 인상적이다. 환자군에서 진행된 유방암으로 조사 전에 사망한 여성들은 제외됐을 것이고, 의사가 조사를 허락하지 않은 환자 중에는 유방암이 진행된 사람들이 많았을 수도 있다. 만약 음주와 유방암의 연관성이 진단 시 병의 진행 정도와도 연관이 있다면, 예를 들어 알코올 섭취가 종양의 성장 속도나 진단 시기에 영향을 미친다면 위 사항은 의미가 있을 수 있다. 그것과는 별개로, 제외된 대상들이나 연구 참여를 거부한 사람들이 결과에 미치는 영향은 미미하다. 연구 참여 거부가 음주와 연관이 있다고 생각한다면, 환자군에 비해 대조군의 높은 참여 거부율은 음주양이 많은 대조군을 더 많이 제외하는 결과를 낳을 수 있다. 이런 바이어스가 발생했다면 관찰된 상대위험도는 실제 연관성보다 과장된 수치일 것이다. 연구에 참여한 대조군에서 조사된 알코올 섭취량은 모든 적격 대조군의 섭취량을 과소평가하게 될 것이고, 바이어스의 크기는 환자군에서 더 작게 발생했을 것이다.

Box 17.1 음주와 유방암과의 분석에 기여한 환자군과 대조군의 선택과정

환자-대조군 연구의 분석 진행과정

	환자군		대조군	
	연구 중	배제 됨	연구 중	배제 됨
연구모집단(SP)	11,879	연구모집단 중 %	16,217	연구모집단 중 %
전화번호가 없음		2,641 (22.2)		4,442 (27.4)
이전 유방암 병력		273 (2.3)		2,96 (1.8)
운전면허가 없음		297 (2.5)		47 (0.3)
영어를 못함		51 (0.4)		87 (0.5)
결측치		38 (0.3)		107 (0.7)
제외된 사람 전체		3,300 (27.8)		4,979 (30.7)
적격집단(EP)	8,579	적격집단 중 %	11,238	적격집단 중 %
조사 전 사망		463 (5.4)		126 (1.1)
주치의가 환자 참여 거부		761 (8.9)		0 (0.0)
거주하고 있지 않음		55 (0.6)		153(1.4)
접근이 되지 않은 전체		1,279 (14.9)		279 (2.5)
조사를 위해 접촉한 사람(AI)	7,300	%	10,959	%
조사 거부		412 (5.6)		1,535 (14.0%)
연구참여자(PS)	6,888	%	9,424	%
결측치		226 (3.3)		261 (2.8)
분석에 포함된 사람(PA)	6,662		9,163	
자발적 응답률(전체 대상자)		= PS/AI 94.4%		86.0%
자발적 응답률(전체 데이터)		= PA/AI 91.3%		83.6%
참여율		= PA/EP 77.7%		81.5%
연구모집단 대비 적격집단		= EP/SP 72.2%		69.3%
연구모집단 대비 참여자		= PA/SP 56.1%		56.5%

출처: data from Matthew P. Longnecker et al., 'Risk of Breast Cancer in Relation to Lifetime Alcohol Consumption,' Journal of National Cancer Institute, Volume 87, Issue 12, pp. 923–929, © 1995, Oxford University Press [1].

15. 연구결과를 연구모집단에 적용할 수 있는가?

연구모집단은 1988–1991년에 네 지역에 거주한 여성들이다. 환자군과 대조군은 등록된 전화번호가 있어야 했고(이로 인해 환자군의 22%, 대조군의 27%가 제외됨), 운전면허가 있어야 했다(이로 인해 환자군의 3%, 대조군의 1%가 제외됨) (Box 17.1). 이 제외 기준이 결과에 어떤 영향을 미칠 수 있을지에 대해서는 논의한 내용이 없었다. 동일한 제외 기준이 환자군과 대조군 모두에게 적용되었기 때문에 내적 타당도에는 거의 영향을 미치지 않았을 것이다. 사회경제적 지위가 낮은 여성들이 적게 포함되었을 가능성이 있고, 이로 인해 음주량이 많은 여성이 제외되었을 수 있다. 그러나 이러한 제외 기준이 음주와 유방암 발생의 연관성에 큰 영향을 미쳤을 가능성은 적다고 생각된다.

16. 연구결과를 다른 관련된 인구집단에도 적용할 수 있는가?

이 결과는 미국에 거주하고 1988–1991년 사이에 유방암을 진단받은 백인 여성들에게 적용할 수 있다. 유방암은 아시아나 아프리카보다는 유럽계 인구에서 더 흔하게 발생한다. 여성의 음주는 문화에 따라 노출 정도가 다르며, 음주가 다른 사회적, 경제적, 문화적 요인들과 갖는 연관성은 사회에 따라 상당한 차이가 있다. 이는 다른 사회와 다른 시간대에 따라 교란요인의 연관성이 달라질 수 있다는 것을 의미한다. 반면에, 유방암의 발생률이 국가에 따라 다양함에도 불구하고, 생식학적 인자 등의 유방암 위험 요인들은 여러 사회에서 일관된 연관성을 보인다. 따라서 알코올 섭취와 유방암 사이의 근본적인 생물학적 연관성은 세계적으로 비슷할 것이라고 예상할 수 있다. 일반적으로 충분히 강한 내적 타당도는 음주와 유방암 사이에 생물학적으로 인과적 연관성이 있음을 시사하고, 이는 널리 적용될 수 있다. 포도주 보다는 맥주나 증류주에서 특이적인 연관성을 보이는 등의 구체적인 연관성은 교란요인과의 연관성에 차이가 있을 수 있다는 점을 의미하는데, 술의 종류에 연관된 사회적 요인이 다양할 수 있기 때문이다. 이 결과는 유사한 사회적 배경을 가진 집단, 즉 유럽 출신 여성이 많은 서구 사회에 적용이 가능하다고 보는 것이 적절하고, 다른 사회 집단이나 인종 집단에의 적용은 주의를 요한다.

E. 다른 근거와 연구결과의 비교

17. 연구결과는 다른 근거, 특히 유사하거나 더 강력한 설계를 가진 연구에서 도출된 근거와 일관성이 있는가?

발표 당시 이 연구는 대규모 연구라는 이유로 이 주제를 연구한 환자-대조군 연구 중 최고의 연구 중 하나로 인정받았다. 논문의 고찰 부분에 이 주제를 다룬 환자-대조군 연구와 코호트 연구들을 검토하였다. 많은 연구들이 음주와 유방암에 양의 연관성이 있는 것을 확인하였으나 연령에 따른 음주의 영향, 술의 종류에 따른 연관성은 일관되지 않았다.

18. 전체적인 근거가 어떤 특이성을 보이는가?

유방암 진단 연령, 다른 연령대에서의 음주, 술의 종류에 따른 연관성에 차이가 있는 연구결과는 음주 전체의 연관성 결과보다는 덜 확정적인 것으로 고려해야 되기 때문에 추가 연구가 필요하다. 논문의 서론과 고찰 부분에서 많은 연구들이 연령별 음주 및 술의 종류에 따른 연관성에 대해 일관되지 않은 결과를 보였다는 점을 언급하였다.

19. 연구결과가 생물학적 기전으로 설명 가능한가?

논문은 연관성의 생물학적 기전을 자세히 기술하고 있다. 동물 실험에서 알코올 섭취가 유방암과 유방 조직 세포의 증식률을 증가시킨다고 보고된 바가 있으나, 이 결과도 일관적이지 않다. 알코올은 일반적으로 세포 내 암성 변화 과정을 개시하는 인자(initiator)로 생각되지는 않는다. 하지만 촉진인자(promoter)의 역할을 한다고 알려져 있는데, 이는 암성 변화가 시작된 세포의 성장을 촉진하는 것이다. 따라서, 기전은 불명확하지만, 우리는 이 연관성이 생물학적으로 타당하다고 결론 내릴 수 있다. 저자들은 알코올이 혈청 에스트라디올(oestradiol) 수치를 증가시킨다고 보고한 연구를 인용했는데, 높은 에스트라디올 수치가 유방암 위험성을 높인다는 다른 연구와도 연계되는 기전이다.

20. 주효과가 관찰되었다면, 노출변수와 결과변수의 분포가 일치하는가?

전체적 연관성은 일관성에 확신을 줄 수 있을 정도로 강력하지 못하다. 유방암은 흔한 질환이고, 이 연구에서 확인된 정도의 또는 더 강한 연관성이 있는 몇 가지 다른 요인들도 있다. 따라서, 음주와 유방암 발생 간에, 예를 들어 지역간 차이나 장기추세를 바탕으로 한 명백한 관계가 있을 것으로 보기는 어렵다. 그러나 서양 국가들의 높은 발생률이나, 최근 몇십년 동안 유방암의 발생률의 증가 경향은 음주 추세의 변화와 상통한다. 국가 간의 유방암 사망률과 1인당 알코올 섭취량의 연관성을 제시한 연구도 있었으나[2], 지방 섭취와의 연관성이 더 컸다. 이러한 종류의 연구의 제한점은 가능한 해석 방법이 너무 많아서, 인과관계를 크게 뒷받침하지 못한다는 것이다. 현재의 연구는 훨씬 더 강력한 연구방법을 사용하였다.

결론

결론적으로, 이 대규모 환자-대조군 연구는 음주와 유방암 위험성 간에 일관적인 양의 연관성을 보여주었다(표 17.3). 가장 설득력 있는 부분은 일관적인 양-반응관계이다. 가장 설득력이 떨어지는 부분은 진단시 연령을 고려했을 때 음주 연령대에 따라 효과가 다르게 나타난다는 것이며, 이는 분명한 결론을 내기 어렵게 하였다. 전체적인 연관성이 관찰바이어스에 의할 가능성은 낮다. 대부분의 알려진 유방암의 위험인자로 인한 교란효과는 통제되었다. 식이 습관으로 인한 교란의 효과는 통제하지 않았으며, 유방암은 복잡한 질환이기 때문에 알려지지 않은 교란요인이 영향을 미쳤을 가능성은 남아있다. 관찰된 연관성은 통계적으로 매우 유의하다. 연구의 결과는 다른 관찰연구의 결과와 전반적으로 일관된 결과를 보이지만, 관찰연구들이 가지고 있는 공통적인 제한점이 있다. 결국, 음주와 유방암의 연관성은 인과성에 의한 가능성이 가장 높지만 교란효과를 배재할 수 없다는 것이 타당한 결론이 될 것이다. 맥주나 양주가 유방암에 특이적인 연관성을 보이고, 포도주는 연관성을 보이지 않는다는 것은 다른 근거와 일관되지 않는 잠정적인 결과이다.

표 17.3 음주와 유방암의 환자-대조군 연구의 평가 요약

A. 근거의 기술	
1. 노출변수	다른 연령대별, 다른 용량, 다른 술의 종류에 따른 음주
2. 결과변수	유방암 발생
3. 연구설계	인구집단 기반의 환자-대조군 연구; 전화 조사
4. 연구집단	1998–91년 미국의 4개 주의 유방암 환자; 지역사회에서 선정한 대조군
5. 주요 연구결과	음주는 중간 수준의 양에서도 유방암의 위험을 증가시킴; 30세 이전의 음주가 특별히 유방암의 위험을 더 증가시키지는 않음

B. 비인과적 연관성	
6. 관찰바이어스	체계적인 연구방법과 단일 눈가림으로 바이어스를 방지할 수 있음; 조사–재조사의 높은 일치율; 일부 바이어스의 영향을 배제할 수는 없음
7. 교란	다변량 분석을 통해 대부분의 알려진 교란요인의 영향을 통제함. 식이에 의한 교란 가능성은 남아 있음
8. 우연	대규모 연구로 정밀한 추정치를 제시함. 우연에 의한 연관성은 확실히 배제할 수 있음
C. 인과관계를 지지하는 특징	
9. 시간적 선후관계	생애, 최근, 30세 이전 음주에서 양의 연관성이 나타나지만, 환자군의 연령대에 따라 다양한 연관성을 보임; 특정 연령에서의 연관성보다 누적 노출에 대한 연관성이 일관적으로 나타남
10. 연관성 강도	전반적인 연관성은 강하지 않음; 최고 수준의 음주량에 대한 상대위험도가 2 정도임
11. 양–반응관계	세부적으로 나눈 음주량에 대한 양–반응관계가 명확하게 관찰됨; 역치가 있다기 보다는 선형적인 연관성이 일관성 있게 관찰됨
12. 일관성	폐경 전/후에 따라 일관적이지 않음; 전반적으로 양의 연관성을 보이고 있으나 세부적으로는 차이가 있음
13. 특이도	맥주와 양주에 특이적인 연관성을 보임; 포도주와는 연관성이 나타나지 않음
D. 외적 타당도	
14. 적격집단	높은 연구 참여율; 적격집단에 일반화 하는 데는 문제가 없음
15. 연구모집단	적격집단은 등록된 전화번호와 운전면허를 가지고 있어야 함; 그로 인해 특정 계층이 원천적으로 제외될 수 있음
16. 표적집단	선진국, 특히 백인이 대부분인 선진국에 적용 가능함
E. 다른 근거와 비교	
17. 일관성	기존 연구와 일관성이 있음; 양–반응관계에 대한 정밀성 근거를 추가적으로 제공함
18. 특이성	맥주와 양주에 특이적인 연관성을 보이는 것은 기존 연구결과에 의해 지지되지 않음. 음주 연령에 따른 연관성은 모든 근거면에서 아직은 불분명함
19. 설명가능성	기전이 완전히 알려져 있지 않지만 생물학적으로 설명 가능함
20. 일치성	명확한 일치성을 기대하기에는 연관성의 강도가 약함. 유방암에 다른 인과관계 요인들이 있을 수 있음

출처: data from Matthew P. Longnecker et al., 'Risk of Breast Cancer in Relation to Lifetime Alcohol Consumption,' Journal of National Cancer Institute, Volume 87, Issue 12, pp. 923–929, © 1995, Oxford University Press [1].

연구 발표 이후의 상황

이 연구는 음주와 유방암의 연관성 규명에 크게 기여하였다. 이 연구의 가장 중요한 결과는 중간 정도의 섭취량, 심지어 하루 한 단위의 음주에서도 위험성이 증가된다는 것을 보여준 것이다. 또한, 30세 이전의 알코올 섭취량은 생애 평균 섭취량이나 최근의 섭취량보다 중요하지 않다는 것을 발견한 것이다.

낮은 수준의 음주와 유방암의 연관성은 확인되었다. 110개의 연구를 포함한 메타분석은 환자-대조군 연구와 코호트 연구 모두에서 낮은 수준의 음주(하루 한 단위)도 작은 수준이지만 유의하게 유방암의 위험을 증가시킨다는 결과를 보여주었다(상대위험도 =1.05, 95% 신뢰구간 1.02-1.08). 비록 위험도의 증가 수준은 낮지만 이는 매년 전 세계적으로 5,000명의 추가 유방암을 일으킨다[3]. 음주를 많이 하는 군에서 전체적 상대위험도는 1.61(95% 신뢰구간 1.33-1.94)이었다[4]. 모든 종류의 유방암에서 연관성이 있었으나, 연관성의 크기는 에스트로겐 수용체 양성 유방암에서 더 강했다[5]. 술의 종류에 따라 유방암과의 연관성이 다를지의 여부는 확인되지 않았으나 일부 연구들은 술의 종류에 무관하게 음주와 유방암의 연관성을 보여주었다[6].

유방암 위험의 증가는 에스트로겐 수치의 증가에 의한 것일 수도 있으며, 산화 스트레스, 후생적 변화, 엽산 대사, 감소하는 레티노산 등이 그 기전으로 제시되었다[5,6]. 음주는 유방암 외에 다른 종류의 암 종과도 연관되어 있으며 국제암연구소에서 1급 발암물질로 분류하였으며[7], 음주를 줄이는 것은 암 예방의 주요 전략이다[8].

참고문헌

1. Longnecker MP, Newcomb PA, Mittendorf R, Greenberg ER, Clapp RW, Bogdan GF, et al. Risk of breast cancer in relation to lifetime alcohol consumption. J Natl Cancer Inst 1995; 87:923–929.
2. Schatzkin A, Piantadosi S, Miccozzi M, Bartee D. Alcohol consumption and breast cancer: a cross-national correlation study. Int J Epidemiol 1989; 18:28–31.
3. Bagnardi V, Rota M, Botteri E, Tramacere I, Islami F, Fedirko V, et al. Light alcohol drinking and cancer: a meta-analysis. Ann Oncol 2013; 24:301–308.
4. Bagnardi V, Rota M, Botteri E, Tramacere I, Islami F, Fedirko V, et al. Alcohol consumption and site-specific cancer risk: a comprehensive dose-response meta-analysis. Br J Cancer 2015; 112:580–593.
5. Seitz HK, Pelucchi C, Bagnardi V, La VC. Epidemiology and pathophysiology of alcohol and breast cancer: Update 2012. Alcohol Alcohol 2012; 47:204–212.
6. Scoccianti C, Lauby-Secretan B, Bello PY, Chajes V, Romieu I. Female breast cancer and alcohol consumption: a review of the literature. Am J Prev Med 2014; 46:S16–S25.
7. International Agency for Research on Cancer (IARC). Alcohol consumption and ethyl carbamate. IARC Monogr Eval Carcinog Risks Hum 2010; 96:3–1383.

8. Scoccianti C, Cecchini M, Anderson AS, Berrino F, Boutron-Ruault MC, Espina C, et al. European Code against Cancer 4th Edition: Alcohol drinking and cancer. Cancer Epidemiol 2015; 39(Suppl 1):S67–74.

부록 1

연습문제 정답

2장

Q2.1

요인이 작용하여 어떤 사건의 빈도를 증가시킨다면 그 요인은 해당 사건의 한 원인이다.

Q2.2

(a) 이 사람에 대한 충분인과관계(일반적인 상황에 대한 상식적인 가정 포함)

(b) 일반적인 인과관계(단, 임상적 소아마비는 바이러스 감염과 관련된 것으로 정의됨)

(c) 일반적인 인과관계, 즉 필요인과관계(폐암이 다른 요인에 기인할 수도 있음)도 충분인과관계(과도한 흡연 후에도 폐암이 항상 발생)도 아니다.

(d) 필요충분인과관계. 대부분 필요충분인과관계의 예는 특정 유전적 또는 생화학적 이상을 명확하게 정의된 질병 상태와 연관시키기에 충분한 지식이 있는 경우이다.

(e) 일반적인 인과관계(근거가 해당 해석을 뒷받침하는 경우), 필요인과관계도 충분인과관계도 아니다.

Q2.3

(a) 안경을 쓰는 분율은 40명 중의 8명, 또는 20%이다.

(b) 교통사고 발생률은 연간 1,000명당 1명이다.

(c) 입원사망률은 14%이다(이것은 누적사망률이지만 기간을 알면 더 좋을 것이다).

(d) 유방암의 유병률은 25%이다.

Q2.4

(a) 고혈압의 초기 유병률은 16%이고 최종 유병률은 28%이다.

(b) 3년 동안 고혈압의 누적 발생률은 120/840 = 14.3%이다(관찰 시간 시작 시 질병발생 위험인구는 840명임).

(c) 기술에 의하면 3년 간 120명의 새로운 환자가 발생하였고, 질병발생 위험인구의 평균은 780명(시작 시점 840명, 3년 후 720명)이므로 3년 간 발생률은 120/780(연간 5.1%).

Q2.5

(a) 2001년 1월 1일의 질병발생 위험인구 = 1000 − 180 = 820

(b) 2002년 1월 1일의 유병률 = 200/1000 = 20%

(c) 2년 동안 신규 환자의 수 = 250 − 180 = 70. 초기의 질병발생 위험인구 = 820. 2년 동안 누적 발생률 = 70/820 = 8.5%

(d) 2002년의 신규 환자 = 250 − 200 = 50. 2002년 초의 질병발생 위험인구 = 800; 2002년 말의 질병발생 위험인구 = 750. 그러므로 2002년 질병발생 위험인구의 평균 = 775; 따라서 2002년의 평균 발생률 = 50/775 = 연간 6.5%

3장

Q3.1

(a) 노출(해외여행) 여부에 따라 대상자를 선택한 경우는 코호트연구; 단면조사

(b) 환자–대조군 연구, 후향적. 대상자는 결과(고혈압)에 따라 대상자가 선정되었다.

(c) 코호트 연구, 후향적. 노출(즉, 직업에 따른 노출)에 따라 비교가 이루어졌다.

(d) 환자–대조군 연구, 후향적. 결과(즉, 심근경색증)에 따라 비교가 이루어졌다.

(e) 코호트 연구, 전향적. 노출(즉, 흡연에 대한 노출)에 따라 비교가 이루어졌다.

(f) 코호트 내 환자–대조군 연구

(g) 비무작위 중재 연구(임상 시험): 코호트 연구와 동일하게 간주된다.

Q3.2

(a) 그럴 수도, 그러나, 시간적 선후관계를 알 수 없으므로 당뇨병이 실업으로 이어질 수

있거나, 혹은 다른 인과요인의 결과로서 당뇨병과 실업이 발생하였을 수도 있다.

(b) 그럴 수도, 그러나, 85세에 담배를 피우는 사람들은 95세까지 생존할 가능성이 낮을 수 있다.

(c) 그럴 수도, 그러나, 후향적 환자-대조군 연구에서 스트레스 사건에 대한 정보의 정확성은 조금 의심스럽다. 전향적 연구에서 스트레스 사건에 대한 정보는 유방암 진단 전에 수집되므로 정확도가 더 높다.

(d) 그럴 수도, 그러나, 단면조사 연구에서는 반복적인 긴장 부상(repetitive strain injury)이 발생하여 일을 그만둔 근로자가 제외될 수도 있다. 처음 고용된 근로자에 대한 전향적 연구가 더 좋을 것이다.

Q3.3

코호트 연구는 특정 노출의 영향에 대한 질문을 다루고 있고 여러 결과변수를 평가할 수 있다. 암 발생과 같은 결과에 대한 주요 단점은 노출과 비노출 군 모두 대규모 연구대상자가 요구되고 장기 추적 관찰이 필요하다는 것이다. 결과에 대한 확인이 노출변수에 대한 지식에 의해 편향될 가능성도 문제이다.

Q3.4

환자-대조군 연구는 많은 잠재적 노출 요인을 평가할 수 있으며 새롭게 진단된 질병의 사례 수가 상당히 적은 경우에도 가능하다. 전향적 연구의 시간 지연을 피하기 위해 과거 다양한 시점의 노출에 대해 질문할 수 있다. 주요 어려움은 노출에 대한 후향적 평가가 부정확하고, 어쩌면 바이어스에 노출될 수 있다는 것이다. 적절한 대조군을 정의하는 것이 어려울 수 있다.

Q3.5

무작위배정 임상시험은 검증하고자 하는 중재가 제공된 대상자가 비교군과 관심 결과의 빈도가 다른지를 관찰함으로써 인과관계를 검증하는 방법이다.

충분히 큰 표본에 대한 무작위화는 비교되는 두 군이 모든 관련 요인이 유사하여 중재가 없다면 두 군에서 관심 결과의 빈도가 유사할 것이라는 것을 의미해야 한다. 무작위배정에는 정확한 연구계획서와 동시대조군이 필요하므로 이중 눈가림과 같은 결과 평가에서 바이어스를 피하기 위한 방법을 사용할 수 있다.

4장

Q4.1

(a) 사망률은 치료군에서 7.3%, 대조군에서 26.9%였다. 이 수치는 추적 기간(6개월) 동안의 누적사망률이다.

(b) 사망의 상대위험도는 0.27이거나 생존의 상대위험도는 3.7이다.

(c) 사망에 대한 오즈비는 0.21이거나 생존의 오즈비는 4.7이다. 사망위험도가 높기 때문에 오즈비는 상대위험도보다 더 크다(오즈비가 상대위험도보다 1로부터 더 큰 차이를 보임).

(d) 기여위험도는 −19.6%이다.

(e) 기여편익은 19.6%이다(즉, 치료 대상자의 19.6%가 이 결과와 관련하여 치료 혜택을 받음).

(f) 1명의 사망을 예방하기 위해 치료하는 데 필요한 수는 100/19.6 = 5이다. 치료를 받은 55명에서 예상보다 10명이 적은 사망이 있었다.

Q4.2

(a) 사망률은 고지방식이 집단에서 1,000인년 당 3.84명 사망하였으며, 저지방식이 집단에서 1,000인년 당 2.91명 사망하였다.

(b) 상대위험도(저지방식이 대비 고지방식이)는 1.32

(c) 인과관계가 인정되는 경우, 이 인구집단에서 고지방식이의 기여위험도는 1,000인년 당 0.93명의 사망이다.

(d) 고지방 식이 군에서 예방 가능한 분율은 인과관계가 인정되는 경우 0.93/3.84 = 24.2%이다.

(e) 사망률이 1,000인년 당 3.25인 전체 인구집단에서 예방가능한 분율은 (3.25 − 2.91)/3.25 = 10.5%이다(인과관계가 인정되고, 연구가 노출 분포를 대표한다는 가정하에서).

Q4.3

(a) 덧셈모형을 가정하면 동시 노출에 대한 기대발생률은 10,000인년 당(50 + 50 + 350) = 450

(b) 곱셈모형을 가정하면 흡연의 상대위험도는 8이고 대기오염의 상대위험도는 2. 따라서 동시 노출의 상대위험도는 8 × 2 = 16이고 동시 노출의 기대발생률은 10,000인년 당 50 × 16 = 800

Q4.4

(a) 상대위험을 직접 평가할 수 없다. 가장 좋은 추정치는 오즈비이다. 이 질병은 매우 흔하기 때문에 상대위험도와는 다소 다를 것이다.

(b) 오즈비는 (180 × 680)/(320 × 120) = 3.19이며, 이전에 무릎 부상을 입은 사람들에서 위험이 증가함을 보여준다.

(c) 연관성이 인과적일 경우, 노출군의 기여분율 = (3.19 − 1)/3.19 = 68.7%

Q4.5

이는 발생률 기반 표본추출(incidence-based sampling)[1]을 설명하고 있음으로 이제 교차곱 비율 3.19가 상대위험도의 유효한 추정치이다. 오즈비는 직접 구하지 않는다.

Q4.6

(a) 인과관계를 가정할 때, 상대위험도 5.1을 사용하면 예방 가능한 분율은 (5.1 − 1.0)/5.1 = 80%이다(4.8을 사용하면 79%가 산출되며 그 차이는 반올림 오차이다).

(b) 이것은 치료에 필요한 수의 또 다른 적용이다. 위험도 차이가 인구 100,000명 당 3.8이므로 영향을 받는 수는 연간 1명씩 총기 기반 살인을 줄이기 위해 약 26,000명이다.

(c) 여기에서 전체 연구결과를 사용한다. 예방 가능한 분율은 (1.6 − 1)/1.6 = 38% 또는 (11.3 − 6.9)/11.3 = 39%로 계산된다. 이것은 연구결과가 인과관계를 보여주고 법의 변화가 과거 경험에 기초한 이러한 관측 데이터에서 보여진 것과 동일한 효과를 생성할 것이라고 가정한다.

---

1 역자 주) 이는 본문에서 언급하고 있는 발생밀도 표본추출을 의미함

5장

Q5.1

연구참여자(participant)는 부모나 다른 정보제공자가 자료를 제공하였더래도 자료가 분석되어진 아동이다. 적격집단(eligible population)은 말기 단계의 아동을 제외하고 특정 기간 동안 해당 병원에서 확인된 모든 소아 백혈병 환자로 구성된다. 연령대와 '말기'의 정의를 명확히 할 필요가 있다. 연구모집단(source population)은 해당 병원에서 내원한 모든 아동이다. 목표집단(target population)은 해당 국가 또는 세계적으로 모든 백혈병 아동일 수 있지만 특정 유형의 백혈병 또는 기타 방식으로 제한될 수 있다.

Q5.2

내적 타당도 개념은 이 연관성이 이 연구에 참여하는 아동의 홍역과 백혈병 사이의 인과관계 때문인지 아니면 관찰바이어스, 교란효과 또는 우연에 의해 생성된 것인지 여부를 나타낸다. 외적 타당도의 문제는 내적 타당도가 타당한 경우라면 '홍역'과 소아 '백혈병' 사이의 연관성이 더 넓은 기준, 예를 들어 모든 소아, 특정 연령대의 소아, 다른 유형의 홍역이나 다른 유형의 백혈병을 가진 소아, 혹은 다른 지역과 다른 시기에 적용할 수 있는지 여부이다.

Q5.3

선택 바이어스는 참가자가 더 넓은 모집단을 대표하지 않는 경우 외적 타당도에 영향을 줄 수 있고, 비교되는 집단에서 선택 효과가 다르면 내적 타당도에 영향을 줄 수 있으며, 검증하고자 하는 가설을 수정할 수 있다.

Q5.4

연구모집단(source population)은 1,000명, 적격집단은 800명이다.[2] 이 중 총 150명은 행정상의 이유로 접근할 수 없어서 650명에게 접근하였고 그 중 400명은 인터뷰에 동의하였으나 360명의 정보만이 분석에 포함되었다. 참여율(전체 참여자를 적격연구대상자로 나눈 값)은 800명 중 360명, 45%이다. 전체 참여자에 대한 자발적 응답률은 650명

2 역자 주) 원문의 해답이 원문에 제시된 질문과 수치가 맞지 않아서, 역자가 원문에 제시된 질문에 맞게 정답의 수치를 수정하였음.

중 360명(55%)이고 어떠한 협조라도 있었던 경우는 650명 중 400명(62%)이었다. 따라서 전체 참여자는 적격연구대상자의 45%와 연구모집단의 36%를 나타낸다. 연구결과는 전체 참여자에 따라 달라지며, 45%라는 수치[3]는 모든 적격연구대상자에 대한 정보를 갖는 이상(the ideal)과의 관계를 가장 잘 나타내는 지표이다.

Q5.5

중재에 무작위배정된 사람들의 50%가 중재를 수락했고, 그 중 50%가 금연했다(총 25%). 50%는 받아들이지 않았고 그 중 10%가 중단하였다. 따라서 중재에 무작위배정된 전체 집단의 성공률은 30%이다. 이것은 중재가 없는 집단으로 무작위배정된 전체 집단의 성공률(20%)과 비교할 수 있으며, 금연에 대한 상대위험도는 1.5(30/20), 오즈비는 1.7 또는 금연 비율의 10% 차이를 나타낸다. 모두 유효한 결과이다. 이 비교는 무작위배정을 기반으로 하므로 프로그램 제공의 효과를 평가하며 교란효과를 방지해야 했다. 프로그램을 수락한 사람들의 50% 성공률을 기반으로 한 비교는 더 이상 무작위 비교가 아니며 프로그램 수락과 관련된 교란요인의 영향을 받을 가능성이 매우 높은 것으로 해석되어야 한다.

Q5.6

노출군은 진정으로 노출되어야 하고, 노출 시작부터 또는 노출 후 일정 기간 이후부터 연구되어야 하고, 노출 대상자는 정의된 적격집단을 대표해야 하며, 대조군과 유사한 방식으로 추적조사가 이루어져야 한다.

Q5.7

대조군은 영향을 받지 않은 대상자들을 대표하거나 또는 전체 연구 기반을 대표하도록 선택될 것이다(이 경우에서는 전자일 가능성이 더 높지만). 환자군에서와 같은 방식, 즉 전화 인터뷰를 통해 정보를 얻을 수 있도록 선택해야 한다. 대조군은 환자군과 동일한 적격집단을 대표해야 한다. 따라서 동일한 일반 의원에 있는 환자를 대조군으로 선택하는 것이 현명할 것이다.

---

3 역자 주) 적격집단 대비 참여자 분율

Q5.8

단일눈가림 시험에 참여하는 연구대상자는 자신이 받고 있는 중재를 알지 못한다. 이중눈가림 시험에서 연구대상자나 결과를 관찰하는 사람 모두 중재를 받고 있는지 알지 못한다. 이것은 활성 약물과 동일한 위약을 사용하는 약물 임상시험에서 자주 수행된다.

Q5.9

내부 대조군은 (예를 들어) 특정 화학물질에 노출되지 않은 다른 근로자로 구성된다. 외부 대조군은 다른 노동자나 산업의 구성원 또는 지리적 지역이나 국가의 일반 인구집단으로 구성될 수 있다. 내부 대조군은 적절하게 큰 집단을 찾을 수 있고, 해당 대조군이 연구 중인 화학물질에 노출될 위험(화학적 및 역학적 측면 모두에서)이 거의 없는 경우라면 일반적으로 더 나은 비교 가능성을 제공한다.

6장

Q6.1

관찰바이어스; 교란효과 및 우연변동은 데이터를 사용해야만 평가할 수 있고 만약 자료가 바이어스된 경우라면 호도되기 때문이다.

Q6.2

바이어스는 비교되는 서로 다른 대상집단에서 다른 부정확성을 나타낸다. 오차(error)는 서로 다른 집단에서 유사한 부정확성을 나타낸다.

Q6.3

비차별적 오차는 거의 항상 관찰된 연관성을 실제 연관성보다 귀무값에 더 가깝게 만든다.

Q6.4

비교되는 다른 집단에 다른 영향을 미치는 관찰바이어스는 어느 방향으로든 연구결과에 영향을 주어 실제 값과 비교하여 연관성 측정을 증가 또는 감소시킬 수 있다.

Q6.5
단일눈가림 평가에서 관찰자는 대상의 노출 또는 질병 상태를 알지 못한다. 이중눈가림 비교에서 연구대상자는 일반적으로 노출 또는 치료 분류를 알지 못한다. 삼중눈가림 설계에서 자료 분석은 연구대상자들의 배정에 대한 정보를 모르는 상태에서 수행된다.

Q6.6
평가 대상 요인에 대한 명확한 정의, 적절한 도구 선택, 조사방법의 표준화 및 우수한 품질 관리가 모든 평가 대상자 집단에 동일한 방식으로 적용된다.

Q6.7
(a) 일치를 나타내는 분율 = 0.6 + 0.2 = 0.8 = 80%

(b) 예상되는 우연에 의한 일치 = 0.7 × 0.7 + 0.3 × 0.3 = 0.58 = 58%

(c) 카파 = (0.80 − 0.58)/(1 − 0.58) = 0.52 = 52%

Q6.8
카파 = 0.52이고 관측된 오즈비 = 1.8인 경우 추정된 실제 오즈비는 (0.52 + 1.8 − 1)/0.52 = 2.5이다.

Q6.9
카파값 0.9는 매우 좋은 일치, 0.7은 좋은 일치, 0.5는 중간 일치, 0.2는 낮은 일치를 나타내지만 이 범주는 매우 근사치이다. 카파값은 특히 평가된 요인의 유병률이 매우 낮거나 매우 높을 때 오해의 소지가 있다.

Q6.10
민감도 = 50/60 = 83%

특이도 = 890/940 = 95%

양성예측도 = 50/100 = 50%

Q6.11

상관계수[4]가 0.9이므로 실제 오즈비는 exp(ln 1.2/0.92) = 1.25

Q6.12

관찰된 오즈비는 (0.5 × 0.75)/(0.5 × 0.25) = 3.0

표 6.7에 표시된 공식을 사용하여 노출된 추정 '참' 분율이 환자군은 60%, 대조군은 27%, 실제 오즈비는 (0.6 × 0.73)/(0.4 × 0.27) = 4.1

7장

Q7.1

D가 X와 연관되었기 때문에 연구결과는 D의 높은 섭취량이 암 발생률에 음의 연관성, 즉 명백한 보호 효과를 보여줄 것이다.

Q7.2

D 자체는 아무런 효과가 없기 때문에 무작위배정 임상시험에서 D의 순수한 성분은 암 발생에 아무런 영향을 미치지 않을 것이다.

Q7.3

자원봉사를 하는 선생님들은 더 열정적인 교사일 것이고 프로그램이 혁신적이기 때문에 그들은 더 많은 노력을 기울일 것이다. 그러한 이유로, 새로운 교과과정의 아이들은 더 나은 결과를 보여줄 것이다. 긍정적이든 부정적이든 새로운 교육과정의 진정한 효과는 교사 선발로 인한 효과로 보완(교란)될 것이다.

Q7.4

교란효과를 평가할 때, 비교되는 두 집단 간의 특성 차이가 통계적으로 유의한지 여부는 관련이 없다. 생성된 교란효과의 크기는 두 집단 간의 차이의 크기와 해당 요인과 결과 사이의 연관성 강도에 따라 달라진다. 교란요인에 대한 통제 여부에 따라 상대위험도의

4 역자 주) 원문에는 validity coefficient로 기술되어 있으나, 문맥상 상관계수가 맞는 표현이라 생각되어 역자가 상관계수로 변경함

변화를 평가하는 것은 상당한 교란효과가 있는지 여부를 평가하는 적절한 방법이다.

Q7.5

B병원과 A병원을 비교한 성공률의 비(ratio)는 초기질환자의 경우 1.5, 말기질환자의 경우 1.6이다. 그러나 전체 성공률은 A병원이 37.5%, B병원이 46.7%로 조 비(crude ratio)는 1.24에 불과하다. 이는 실제 효과보다 낮은데, B병원의 성공률 결과값들이 우수하였지만 말기질환자 비율이 더 높기 때문이다.

Q7.6

Mantel–Haenszel 상대위험도는 1.53으로, 각 환자 범주에 대한 상대위험도들의 중간값이다. Box 7.2를 참조

Q7.7

병기 표준화율(stage–standardized rate)이라고 할 수 있는 이 비율은 A병원의 경우 28.8%, B병원의 경우 45.0%이다. 병기표준화위험비는 이 두 결과의 비율인 1.56으로 Mantel–Haenszel 추정치와 다르다. 둘 다 가중 평균이지만 가중 요인이 다르기 때문이다.

Q7.8

조 오즈비(crude odds ratio)는 2.22이며, 성별에 따른 오즈비는 남성이 1.5, 여성이 0.80이다. 전체 오즈비가 성별로 층화한 오즈비 중 어느 하나보다 높다는 사실은 교란효과를 나타낸다. 여기서 부상에 대한 노출은 남성에서 더 흔하고(대조군에서 평가) 관절염은 남성에서 더 흔하기(본 연구에서는, 비노출군에서 평가)때문이다. Mantel–Haenszel 오즈비는 1.44이며, 이는 더 큰 숫자를 기반으로 하기 때문에 주로 남성의 연구결과에 영향을 받는다. 그러나 두 성별에서 효과가 다르게 나타나기 때문에 효과변경도 있어 요약 추정치는 덜 유용하다. 남성과 여성에 대한 결과는 별도로 보고하는 것이 좋다.

Q7.9

짝지은 오즈비는 200/50 = 4.

짝지워지지 않는 오즈비는 3.2. 이 값은 부적절하다.

Box 7.4 참조

Q7.10

조 분석(crude analysis)에서 경구피임약의 사용 경험에 대한 오즈비는 exp(0.45) = 1.57이다. 그러나 체중을 제어하면 오즈비가 0.92로 바뀐다. 따라서 양(positive)의 연관성은 사라진다. 이러한 오즈비의 변화는 체중이 더 많이 나가는 여성에서 경구피임약 사용이 더 흔하고 체중이 더 많이 나가는 여성에서 심혈관 위험과 양의 연관성이 있는 경우 또는 체중이 더 많이 나가는 여성에서 경구피임약 사용이 덜 흔하고 그러한 여성이 심혈관 사건의 발생위험이 더 낮다면 발생할 수 있다. 물론 오즈비와 오즈비의 변화는 우연변동에 의한 것일 수도 있으며, 이를 평가할 필요가 있다.

8장

Q8.1

먼저 연구가 적절하게 수행되었는지 여부와, 관찰바이어스 및 교란효과가 처리되었는지 여부를 고려해야 한다. 2개의 연구에서 되었다고 가정하고[5] 첫 번째 연구는 2.2의 상대위험도를 보여주고 카이제곱 통계량에서 우연에 의해 발생하는 이 차이 또는 더 큰 차이의 확률은 0.01 미만보다 작다(Excel 루틴은 p-값을 0.002로 제공함). 따라서 실제적인 목적을 위해 가능한 설명으로 우연변동을 배제할 수 있으며 다른 문제가 처리되었다면 치료가 회복력을 증가시킨다는 결론을 내릴 수 있다. 두 번째 연구는 상대위험도가 4.6일 때 더 큰 이익을 보여주지만 카이-제곱 통계량은 0.18의 확률 값을 제공한다. 즉, 실제 효과가 없을 경우 이 연구와 유사한 임상시험들의 약 18%는 4.6 이상의 상대위험도를 산출하거나, 반대 방향으로 동등하게 큰 효과를 생성할 수 있다. 이것이 의미하는 바는 이 연구가 소규모 연구이며, 이 연구결과에 대해 확신을 가질 수 없다는 것을 의미한다. 두 번째 임상시험의 연구결과는 치료법이 효과적이거나 효과가 없거나 심지어 해로운 경우에도 발생될 수 있다.

Q8.2

Box 8.3에 따라 계산하면, a = 16, E = 5.09, V = 4.60, χ^2 = 25.8이 되며 p-값은

5 역자 주) 바이어스가 없다고 가정하고의 의미

0.000001 미만이 된다(Box A2.15 및 표 A2.1). Box A2.2, 파트 4A에 있는 In RR의 표준편차 공식을 사용하면 상대위험도는 4.0, 95% 한계[6]는 2.25–7.12이다.

Q8.3

오즈비는 3.45이며, Mantel–Haenszel 공식으로 계산할 경우, a = 34, E = 17.2, V = 11.42, χ^2 통계량은 24.7이다. 이는 p–값이 0.001 미만에 해당된다. Box A2.1, 파트 4A의 In RR 표준편차에 대한 공식을 사용하면, 95% 한계는 2.08–5.72이다. 양의 연관성이 관찰되며 우연변동으로 인한 것 같지는 않다. 다른 비인과적 설명(관찰바이어스 및 교란효과)을 평가해야 한다.

Q8.4

실제 상대위험도의 가장 좋은 추정치는 2.25이다. 이 결과와 호환되는 실제 상대위험도의 범위(range)가 있으며; 이 범위의 95%는 0.88에서 5.75 사이이다. 따라서 실제 RR이 0.88 미만 또는 5.75 보다 높을 확률은 5%이다. 이 범위에는 귀무가설 값인 1.0이 포함되기 때문에 연구결과는 양측 5% 수준에서 '통계적으로 유의'하지 않다.

Q8.5

동일한 크기의 집단을 가정하고, p_1 = 0.1 및 p_2 = 0.2이다. 0.05 수준에서 단측[7] 검정을 사용하여 90% 검정력에 대한 K 상수는 8.6이다. 이 결과 n = 215로, 이는 동일한 크기의 두 집단 각각에 필요한 최소 수이다.

Q8.6

배경이 되는 금연율이 더 높고, 비(ratio) 기준으로 동일한 효과가 있는 경우, 즉 금연율이 2배인 경우 또는 더 큰 절대 차이가 측정 가능한 양으로 받아들여지는 경우(예를 들어 10%와 30%의 차이)에는 더 적은 연구대상자 수도 가능하다. 이것은 다른 집단을 연구하거나 더 긴 추적 기간을 이용하여 달성할 수 있다(또는 시간이 지남에 따라 효과가 감소하지만 결과 변수의 관련성이 훼손되어서는 안되는 경우에는 추적 기간이 더 짧을 수 있다). 검정력이 줄어들어 실제 결과를 탐지할 확률이 80%에 불과한 연구를 할 경우 필요

6 역자 주) 원문에서는 limit으로 서술하고 있으나, 실제로는 신뢰구간에 해당됨

7 역자 주) 원저에는 cone–side로 되어 있어 수정함

한 연구대상자 수는 더 작아지지만 실제 효과를 놓칠 위험은 더 커진다. 단측 검정이 이미 선택되었고, 따라서 p_1 = 0.2이고 p_2 = 0.4이고 검정력 = 80%이면 n = 62이다.

Q8.7

Box 8.9의 공식에서 p_2 = 0.1 및 OR = 2, 따라서 p_1 = 0.18이고, K = 7.9 이므로 n = 282이다. 이것은 동일한 크기의 집단을 가정한 환자군과 대조군의 최소 대상자 수이다.

Q8.8

다른 변수가 동일한 상태에서 환자 1명당 대조군으로 4명을 배정할 경우, 179명의 환자군과 대조군으로 환자군의 4배에 해당되는 수를 선정한 경우에도 통계적 검정력은 같을 것이다(Box 8.9).

Q8.9

오즈비는 4이고 카이-제곱 통계량은 90이며 $p < 0.000001$이다. Box. 8.5에 표시된 근사 계산에서 Z = 2.58을 사용하여 99% 한계는 2.74–5.83이 된다.

Q8.10

오즈비는 남자가 4.0이고 여자가 13.5이다. 이질성 카이-제곱은 1d.f.에서 5.81(Box A2.1, part 5E 사용)로 유의하다. 따라서 요약 오즈비는 덜 유용하며, 연구결과는 남성의 오즈비 4.0(95% 한계 2.1–7.5)과 여성의 오즈비 13.5(95% 한계 6.3–29.0)로 가장 잘 나타낸다.

Q8.11

이 곡선은 그룹 B에서 특히 처음 12개월 동안 더 나은 생존을 보여준다. 18개월 생존율은 그룹 B에서 75.0%인데 비해 그룹 A에서는 28.6%이다. 이는 로그 순위 검정에서 보여지는 유의한 차이와 일치하지만, 한 시점에서의 이러한 비교는 로그 순위 검정에 의해 보여지는 전체 차이보다 덜 유용하다. 그러나 이 가상의 예에서 임상시험의 규모가 너무 작고 신뢰한계가 매우 넓다: 그룹 A의 95% 신뢰한계: 0–60%, 그룹 B의 95% 신뢰한계: 45–100%.

9장

Q9.1

출판바이어스는 연구결과가 출판 또는 발표 여부 또는 쉽게 검색되는지 여부에 영향을 미치는 경우 생긴다. 소규모의 연구의 경우, 결과가 유의하지 않거나 예상된 방향을 나온 결과보다 강한 효과를 보이거나, 유의한 결과, 그리고 평범하지 않은 결과를 보여주는 결과가 출판될 가능성이 더 높다는 것이다. 출판바이어스는 다른 언어와 다른 학문 분야로 보고되는 다른 나라에서의 연구가 접근성에서 다를 수 있다는 것을 의미할 수 있다.

Q9.2

모든 연구를 포함하는 주요 주장은 출판바이어스를 피하는 것이다. 이에 반대하는 주요 주장은 일부 연구에는 분명한 방법론적 약점이 있으며 이를 포함하면 전체 결과가 바이어스 될 수 있다는 것이다. 일부 고찰(review)에서는 포함시킬 연구를 선택하기 위해 명시적인 문헌의 질평가 기준을 사용하거나, 문헌의 질평가 기준을 사용하여 연구의 순위를 매기고 질평가 점수와 관련하여 연구를 누적으로 포함함으로써 전체 결과에 미치는 영향을 평가한다.

Q9.3

Peto 방법을 사용하면 오즈비는 2.78이고 정규 편차(normal deviate)는 3.66($p < 0.001$)이다. 오즈비의 95% 신뢰한계는 1.61–4.80이다. Mantel–Haenszel 방법을 사용하면 동일한 통계 검정에서 오즈비가 2.79이고 이질성 통계량은 작다(χ^2는 Peto 방법의 경우 0.11, Mantel–Haenszel 방법의 경우 0.04).

Q9.4

표 9.2에 표시된 방법을 사용하여 요약 오즈비는 3.21이고 95% 한계는 2.81–3.65이다. 이질성 통계량은 3 자유도에서 3.66으로 $p = 0.3$(표 A2.1)이 되며 유의하지 않았다. 분석은 세 번째 연구에 의해 크게 가중되었다. 좁은 신뢰한계는 나머지보다 훨씬 커야 함을 보여준다.

부록 2

통계 분석 방법: 공식 및 연습 예제

이 부록에는 관련성의 강도 및 통계적 검정의 계산 공식을 정리한 표가 실려있는데, 주요 연구설계 별로 분석을 위한 공식과 연습 예제를 같이 제시하였다. 통계적 사항에 참고가 될 표도 같이 실었다.

서론

여기에 실린 표들은 독자들이 연속이 아닌 범주형 변수로 측정된 요인을 다루는 연구 자료를 분석할 수 있게 할 것이다. 물론, 주 분석은 통계 및 역학 전공자인 공동연구자들과 다양한 대안적 분석 방법을 논의한 후에 이루어져야 할 것이다.

여기에 실린 공식들은 기본적으로 Mantel과 Haenszel의 방법에서 유도된 것들이다. 이 공식들은 충분한 수의 관찰치가 있을 때 적용 가능한 추정 방법을 사용하고 있다: 즉 2×2 표의 각 칸의 기대치는 5보다 커야 한다. 층화 분석에서 통합 위험도를 산출하는 경우나 전반적인 가설검정을 위한 공식의 경우에는, 전체 관찰치의 크기가 중요하다; 일개 하부 층의 관찰치가 아주 작아도 전체 관찰치가 충분하면 공식을 적용할 수 있다. 층별 오즈비 또는 기여위험도가 전 층에 걸쳐 동질한 지를 검정하기 위한 통계량은 각 층의 관찰치가 충분해야 타당한 평가가 가능하다.

이 부록에서 소규모 자료의 제한점에 대한 유일한 예외는 표 A2.4에 제시된 2×2 표의 분석을 위한 '정확' 검정이다. 이 검정은 표본수가 적은 단순 표 분석에 모두 적용될 수 있다. 지금까지 언급된 다른 모든 연구설계에도 더 정확한 공식('정확' 검정)을 적용할 수 있으나, 관찰치가 작은 경우 이외에는 그 결과가 비슷하다.

공식의 출처는 각 표에 적어 놓았다. 이 공식들 및 이들과 관련된 분석 방법을 상세히 설명하고, 더 복잡한 공식을 적용하는 것이 적절한 상황들을 고찰하고 정보를 제공하는 문헌들이 많이 있다.

표 A2.1: 환자-대조군 연구, 짝짓지 않은 자료

공식

1. 표 형식

노출군	a	b	N_1
비노출군	c	d	N_0
전체	M_1	M_0	T

2. 위험도

오즈비(Odds ratio), OR $= \dfrac{a}{b} / \dfrac{c}{d} = \dfrac{ad}{bc}$.

3. 통계적 검정

노출된 환자군의 관찰치 $= a$

a의 기대치 $= E = N_1 M_1 / T$

a의 분산 $= V = N_1 N_0 M_1 M_0 / T^2(T-1)$

3A. 카이제곱 통계량, χ^2, 자유도 1

$$= \frac{(a-E)^2}{V} = \frac{(a-N_1M_1/T)^2}{\dfrac{N_1N_0M_1M_0}{\{T^2(T-1)\}}}$$

3B. χ 통계량, 또는 정규편차 $= \chi = \sqrt{\chi^2}$.

3C. 연속성 보정: 제곱을 하기 전에 분자에서 $\dfrac{1}{2}$ 차감

; 즉, 분자를 $\left[|a-E| - \dfrac{1}{2}\right]^2$ 로 바꾼다.

이때, $|a-E|$ 는 $(a-E)$가 양수이건 음수이건 상관없는 절대값이다

연습 예제

표 7.13 (p.199)와 Box 8.5 (p.249)에 제시된 환자-대조군 연구 자료:
자궁경부암과 흡연과의 연관성

1. 단순 표

	환자군	대조군	전체
흡연군	130	45	175
비노출군	87	198	285
전체	217	243	460

2. 위험도
오즈비(Odds ratio), OR = (130 × 198)/(45 × 87) = 6.57

3A,B. 통계적 검정
$a = 130, E = 175 \times 217 / 460 = 82.55$
$V = (175 \times 285 \times 243 \times 217) / (460 \times 460 \times 459) = 27.08$
$\chi^2 = (130 - 82.55)^2 / 27.08 = 83.14, \chi = \sqrt{83.14} = 9.12$
$d.f. = 1, p < 0.000001$ (표 A2.15 와 표 A2.16)

3C. 연속성 보정 $\chi^2 = 81.4$

표 A2.1: 공식 (계속)

4. 신뢰한계 (Confidence limit, C.L.)

로그 오즈비의 y% 신뢰한계 $= \ln OR \pm Z_y(dev \ln OR)$

Z_y =적절한 정규편차 (표 A2.15 참조)

$dev \ln OR =$ $\ln OR$의 표준편차

4A.

$$dev \ln OR = \sqrt{\frac{1}{a} + \frac{1}{b} + \frac{1}{c} + \frac{1}{d}}\,.$$

5. 층화분석: 위 1번과 같은 형식의 하부 표와 a_i 값이 I 개 있을 때

5A.

$$\text{통합 } OR_s = \frac{\sum a_i d_i / T_i}{\sum b_i c_i / T_i}$$

5B.

$$\text{통합 } \chi^2 \text{통계량, } 1\ d.f. = \frac{\left(\sum_i a_i - \sum_i E_i\right)^2}{\sum_i V_i}$$

각 문자의 정의는 위의 3번과 같다.

표 A2.1: 연습 예제 (계속)

4A.

$$dev\ln OR = \sqrt{\frac{1}{130}+\frac{1}{45}+\frac{1}{87}+\frac{1}{198}}$$
$$= 0.216$$
$$95\%\ C.I. = \exp[\ln 6.57 \pm (1.96 \times 0.216)]$$
$$= 4.3,\ 10.0$$

5. 층화분석:

원 자료는 Box 8.5에 제시되어 있다.
세 표의 합계는 113, 211, 136 이다 (p.249).

5A.

통합 OR= $OR_s = \dfrac{(41\times 53/113)+(66\times 83/211)+(23\times 62/136)}{(6\times 13/113)+(25\times 37/211)+(14\times 37/136)}$
$= 6.27$

5B. 통합 χ^2통계량: 각 하부 표 별로 a_i, E_i, V_i를 계산; 이후 모든 층 합산

		ai	Ei	Vi
하부 표	1	41	22.46	6.91
	2	66	44.42	12.99
	3	23	13.32	6.69
전체		130	83.20	26.59

$$\chi^2 = (130-83.2)^2/26.59 = 82.4$$

$$\chi = \sqrt{82.4} = 9.08$$

표 A2.1: 공식 (계속)

5C. 연속성 보정: 분자 값을 제곱하기 전에 절대값을 $\frac{1}{2}$ 만큼 줄인다.

5D. Robins 등이 제안한 로그변환 통합 오즈비의 분산 산출 공식 [1]

각 층에서 아래와 같이 분산을 계산한다. 아래첨자는 생략한다.

$F = ad(a+d)^2 \quad G = [ad(b+c) + bc(a+d)] / T^2 \quad H = bc(b+c)/T^2$

$R = ad/T \qquad S = bc/T$

Mantel-Haenszel 통합 오즈비의 분산은:

$$variance = \frac{\sum F}{2(\sum R)^2} + \frac{\sum G}{2\sum R \sum S} + \frac{\sum H}{2(\sum S)^2}$$

그리고 $\ln OR_s$의 y% 신뢰한계는
$= \ln OR_s \pm Z_y \sqrt{variance}$

5E.

$$동질성\ 검정 = \sum_i \frac{(\ln OR_i - \ln OR_s)^2}{var \ln OR_i}$$

단, $\ln OR_i$의 분산 = 위의 4A에 제시한 표준편차의 제곱.

이 식은 χ^2 통계량, 자유도 I – 1을 산출하게 한다.

표 A2.1: 연습 예제 (계속)

5C. 연속성 보정 $\chi^2 = 80.6$
$d.f. = 1 \quad p < 0.000001$ (표 A2.15)

5D. Robins 공식을 사용하여,
$var \ln OR_{MH} = 0.0456$

그리고 $\ln OR_{MH}$의 95% 신뢰한계는
$= 4.12, \ 9.53$

5E. 동질성 검정: 각 하부 표에 대하여 OR_i 를 계산하고, 공식 4A를 이용하여 $dev \ln OR_i$를 구한다.

		OR_i	dev In OR_i (공식 4A)
하위 표	1	27.86	0.536
	2	5.92	0.307
	3	2.75	0.398

따라서 동질성검정= $\sum_i \frac{(\ln OR_i - \ln OR_s)^2}{var \ln OR_i}$

단, $\ln OR_i$의 분산= $dev \ln OR_i^2$, 그리고 $OR_s = 6.27$,

또는 동질성검정= $\sum\{(\ln OR_i / \ln OR_s)/dev \ln OR_i\}^2$

$\chi^2 = (7.74 + 0.04 + 4.29) = 12.1, \ p = 0.002$

자유도 $d.f. = 2$, p-값은 표 A2.16에서 찾는다.

층별 오즈비는 유의하게 차이가 있다.

표 A2.1: 공식 (계속)

공식 출처

3A, 5A, and 5B: Mantel N and Haenszel W, 'Statistical aspects of the analysis of data from retrospective studies of disease,' Journal of the National Cancer Institute, Volume 22, Issue 4, pp. 719-748, Copyright © 1959 Oxford University Press [2].

4A: Wolff B, 'On estimating the relationship between blood group and disease,' Annals of Human Genetics, Volume 19, Issue 4, pp. 251-253, Copyright © May 1955 John Wiley and Sons [3].

5D: Robins JM et al., 'Estimation of the Mantel-Haenszel variance consistent with both sparse-data and large-strata limiting models,' Biometrics, Volume 42, Number 2, pp. 311-323, Copyright © 1986 [1].

5E: Rothman KJ and Greenland S, Modern Epidemiology, Third Edition, Wolters Kluwer Lippincott, Philadelphia, USA, Copyright © 2008 [4].

표 A2.1: 연습 예제 (계속)

데이터 출처

표 A2.1: Lyon JL et al., 'Smoking and carcinoma in situ of the uterine cervix,' American Journal Public Health, Volume 73, Issue 4, pp. 558-562, Copyright © 1983. All rights reserved.

표 A2.2: 코호트 연구, 빈도 자료

코호트 연구, 빈도 자료: 공식

1. 표 형식

	발생군	비발생군	전체	위험도
노출군	a	b	N_1	$a/N_1 = r_e$
비노출군	c	d	N_0	$c/N_0 = r_0$
전체	M_1	M_0	T	

2. 위험도

상대위험도(Relative risk, RR)$= \frac{r_e}{r_0}$, 오즈비(Odds ratio, OR) $= \frac{ad}{bc}$

기여위험도(attributable risk, AR)$= r_e - r_0$

3. 통계적 검정

노출된 환자군의 관찰치 $= a$

a 의 기대치 $= E = N_1 M_1 / T$

a 의 분산 $= V = N_1 N_0 M_1 M_0 / T^2(T-1)$

3A. 카이제곱 통계량, χ^2, 자유도 $1 = (a-E)^2/V$

$$= \frac{(a - N_1 M_1 / T)^2}{\frac{N_1 N_0 M_1 M_0}{\{T^2(T-1)\}}}$$

3B. χ 통계량, 또는 정규편차 $= \chi = \sqrt{\chi^2}$.

3C. 연속성 보정: 제곱을 하기 전에 분자에서 $\frac{1}{2}$ 차감

; 즉, 분자를 $\left[|a-E| - \frac{1}{2}\right]^2$ 로 바꾼다.

이때, $|a-E|$ 는 $(a-E)$가 양수이건 음수이건 상관없는 절대값이다.

연습 예제

전향적 코호트 연구자료; 임신 중 엄마의 간질 유무와 영아의 기형 발생간의 관련성; Shapiro et al. [5]
(Box 4.1(p.58)에 동일한 형식의 다른 연구가 제시되어 있다).

1. 단순 표:

	기형 발생	기형 아님	전체	기형아 유병률(%)
노출군 - 간질 유	32	273	305	10.49
비노출군 - 간질 무	3,216	46,761	49,977	6.43
전체	3,248	47,034	50,282	

2. 상대위험도 = 1.63 오즈비 = 1.70 기여위험도 = 4.06퍼센트

3A. 통계적 검정:
$a = 32 \;\; E = 305 \times 3248/50\,282 = 19.70$
$V = (305 \times 49\,977 \times 47\,034 \times 3248)/(50\,282 \times 50\,282 \times 50\,281) = 18.32$

3B. $\chi^2 = (a - E^2)/V = 8.265 \;\; \chi = \sqrt{\chi^2} = 2.87$
d.f.=1P<0.01 (표 A2.15 그리고 표 A2.16)

3C. 연속성 보정 $\chi^2 = 7.60$.

표 A2.2: 공식 (계속)

4. 신뢰한계 (C.L.)

(i) 로그 RR의 y% 신뢰한계 $= \ln RR \pm Z_y(dev \ln RR)$

(ii) 로그 OR의 y% 신뢰한계; RR과 유사하다. 즉,

$= \ln OR \pm Z_y(dev \ln OR)$

(iii) AR의 y% 신뢰한계 $= AR \pm Z_y(dev\, AR)$

Z_y =적절한 정규편차 (**표** A2.15 참조)

dev =표준편차

4A. 표준편차 산출 공식

(i) $dev \ln RR = \sqrt{\dfrac{b}{aN_1} + \dfrac{d}{cN_0}}$ 또는, $= \sqrt{\dfrac{1}{a} - \dfrac{1}{N_1} + \dfrac{1}{c} - \dfrac{1}{N_0}}$

(ii) $dev \ln OR = \sqrt{\dfrac{1}{a} + \dfrac{1}{b} + \dfrac{1}{c} + \dfrac{1}{d}}$.

(iii) $dev \ln AR = \sqrt{\dfrac{ab}{N_1^3} + \dfrac{cd}{N_0^3}}$

5. 층화분석

5A. 위험도

(i) 통합 RR_s

$$RR_s = \frac{\sum a_i N_{0i} / T_i}{\sum c_i N_{1i} / T_i}$$

(ii) 통합 OR_s

$$OR_s = \frac{\sum a_i d_i / T_i}{\sum b_i c_i / T_i}$$

(iii) 통합 AR_s

$$AR_s = \frac{\sum w_i AR_i}{\sum w_i}$$

단, $w_i = 1/(dev\, AR_i)^2$

표 A2.2: 연습 예제 (계속)

4A. 신뢰한계 (C.L.)

(i) RR의 경우, $dev\ln RR = 0.168$; 신뢰한계 $= \exp(\ln RR \pm 1.96 \times dev\ln RR)$
$= 1.17,\ 2.27$

(ii) OR의 경우, $dev\ln OR = 0.188$; 신뢰한계 $= \exp(\ln OR \pm 1.96 \times dev\ln OR)$
$= 1.18,\ 2.46$

(iii) AR의 경우, $dev\ln AR = 1.758\%$; 신뢰한계 $= AR \pm 1.96 \times dev\,AR$
$= 0.61,\ 7.51\%$

5. 층화분석:
표 A2.1과 유사하다. 위의 자료가 층화분석에서의 한 층이라면,
공식 5A(iii)에 쓰일 가중치 w_i 는 $1/(dev\,AR_i)^2 = 1/(0.0176)^2$가 된다.

표 A2.2: 공식 (계속)

5B.

$$\text{통합 } \chi 2 \text{ 통계량, 1 d.f} = \frac{\left(\sum_i a_i - \sum_i E_i\right)^2}{\sum_i V_i}$$

각 항의 정의는 위의 3 번과 동일함.

5C.

연속성 보정: 제곱하기 전에 분자의 절대값에서 $\frac{1}{2}$를 차감.

5D. 동질성 검정; χ2 에 자유도 I-1; 분산은 4번에서 구한 표준편차의 제곱.

상대위험도

$$\sum_i \frac{(In\,RR_i - In\,RR_s)^2}{var\;In\,RR_i}$$

기여위험도

$$\sum_i \frac{(AR_i - AR_s)^2}{\text{var}\,AR_i}$$

출처

3A, 5A, and 5B Mantel N and Haenszel W, 'Statistical aspects of the analysis of data from retrospective studies of disease,' Journal of the National Cancer Institute, Volume 22, Issue 4, pp. 719–748, Copyright © 1959 Oxford University Press [2].

4A: Wolff B, 'On estimating the relationship between blood group and disease,' Annals of Human Genetics, Volume 19, Issue 4, pp. 251–253, Copyright © May 1955 John Wiley and Sons [3] and Rothman KJ and Greenland S, Modern Epidemiology, Third Edition, Wolters Kluwer Lippincott, Philadelphia, USA, Copyright © 2008 [4].

5D: Rothman KJ and Greenland S, Modern Epidemiology, Third Edition, Wolters Kluwer Lippincott, Philadelphia, USA, Copyright © 2008 [4].

표 A2.2: 연습 예제 (계속)

데이터 출처

표 A2.2: Shapiro S, Slone D, Hartz SC, et al. Anticonvulsants and parental epilepsy in the development of birth defects. Lancet 1976; i:272 - 275.

표 A2.3: 코호트 연구, 인-시간 자료

공식

1. 표 형식

	질병 발생 수	인-시간	위험도
노출군	a	N_1	$a/N_1 = r_e$
비노출군	c	N_0	$c/N_0 = r_0$
전체	M_1	T	

2. 위험도

상대위험도 $= r_e/r_0$ 기여위험도 $= r_e - r_0$

3. 통계적 검정

노출 환자군의 관찰치 $= a$

a의 기대치 $= E = N_1M_1/T$

a의 분산 $= V = N_1N_0M_1/T^2$

3A. 카이제곱 통계량, χ^2 그리고 자유도 $1 = (a-E)^2/V$

$$= \frac{(a-N_1M_1/T)^2}{(N_1N_0M_1)/T^2}$$

3B. χ 통계량, 또는 정규편차 $= \chi = \sqrt{\chi^2}$

3C. 연속성 보정: 제곱을 하기 전에 분자에서 $\frac{1}{2}$ 차감

; 즉, 분자를 $\left[|a-E|-\frac{1}{2}\right]^2$ 로 바꾼다.

이때, $|a-E|$ 는 $(a-E)$가 양수이건 음수이건 상관없이 절대값이다.

연습 예제

표 7.3 (p.170)에 제시된 전향적 코호트 연구자료;
운동과 관상동맥질환 사망률과의 관련성

1. 단순 표:

	사망	인-년	사망률/10 000
저강도 및 중등도 운동	532	65,000	81.85
고강도 운동	66	27,700	23.83
전체	598	92,700	

2. 상대위험도 = 81.85/23.83 = 3.43
기여위험도 = 81.85 – 23.83 = 58.02/10,000 인-년

3A. 통계적 검정:
$a = 532$ $E = 65\ 000 \times 598/92\ 700 = 419.31$
$V = 65\ 000 \times 27\ 700 \times 598/92\ 700^2 = 125.30$

3B. $\chi^2 = (a - E^2)/V = 101.35$ $\chi = \sqrt{101.35} = 10.07$
d.f.=1 $p < 0.000001$ (**표 A2.15** 그리고 **표 A2.16**)

3C. 연속성 보정 $\chi^2 = 100.45$.

표 A2.3: 공식 (계속)

4. 신뢰한계 (C.L.)

(i) 로그RR의 경우 = In RR + Zy dev In RR

(ii) 기여위험도의 경우 $= AR \pm$ Zy dev AR

단, Zy = 적절한 정규편차 (Table A2.15)
dev = 표준편차

4A. 표준편차 산출 공식

$$dev\ln RR = \sqrt{\frac{1}{a} + \frac{1}{c}} \quad dev\,AR = \sqrt{\frac{a}{N_1^2} + \frac{c}{N_0^2}}$$

5. I 개의 하부 표를 가진 층화분석 (상기 표와 같은 형식, 값, a_i 등을 가진 하부표)

5A. 통합 RRs / 통합 ARs

$$= \frac{\sum_i a_i N_{0i} / T_i}{\sum_i c_1 N_{1i} / T_1} \qquad = \frac{\sum_i w_i AR_i}{\sum w_i}$$

$$w_i = 1/(\mathrm{dev}\,AR_i)^2$$

5B.

$$\text{통합 } \chi^2 \text{통계량} = \frac{\left(\sum_i a_i - \sum_i E_i\right)^2}{\sum_i V_i}$$

각 항의 정의는 위의 3번과 같다.

5C.

연속성 보정: 분자를 제곱하기 전에 절대값에서 $\frac{1}{2}$ 를 차감

표 A2.3: 연습 예제 (계속)

4A.	dev ln RR	= 0.131 = 2.66, 4.44	95%limits = exp {ln 3.43±(1.96×0.131)}
	dev AR	= 4.60 /10 000 = 49.0, 67.0	95%limits = 58.8±(1.96×4.60)
5.	층화분석. **표** A2.1과 동일함.		

표 A2.3: 공식 (계속)

5D. 동질성 검정; χ^2 그리고 I − 1 자유도; 분산은 4번에서 구한 표준편차의 제곱 값이다.

상대위험도

$$= \sum_i \frac{(\text{In}\, RR_i - \text{In}\ \ RR_s)^2}{\text{var}\,\text{In}\, RR_i}$$

기여위험도

$$= \sum_i \frac{(AR_i - AR_s)^2}{\text{var}\, AR_i}$$

오즈비: 상대위험도와 유사함

출처

3A: Mantel N and Haenszel W, 'Statistical aspects of the analysis of data from retrospective studies of disease,' Journal of the National Cancer Institute, Volume 22, Issue 4, pp. 719–748, Copyright © 1959 Oxford University Press [2].

5D: Rothman KJ and Greenland S, Modern Epidemiology, Third Edition, Wolters Kluwer Lippincott, Philadelphia, USA, Copyright © 2008 [4].

표 A2.3: 연습 예제 (계속)

자료 출처

표 A2.3: Paffenbarger RS and Hale WE, 'Work activity and coronary heart mortality,' New England Journal of Medicine, Volume 292, Number 11, pp. 545–550,

표 A2.4: 작은 표본 수의 코호트 (빈도 자료) 또는 환자-대조군 연구; 2×2 표에 대한 정확검정

공식

1. 표 형식

	질병 발생	질병 비발생	전체
노출군	a	b	N_1
비노출군	c	d	N_0
전체	M_1	M_0	T

2. 위험도

표 A2.2와 동일; 작은 표본 수의 경우에도 위험도 공식은 차이가 없음

3. 통계적 검정

$$\text{특정 표가 발생할 확률} = \frac{N_1!N_0!M_1!M_0!}{T!a!b!c!d!}.$$

a 또는 그보다 더 극한 값이 나올 단측 확률을 계산한다: 만일 a가 기대치보다 크면, 즉 $a > N_1M_1/T$ 이면, 위의 식을 이용하여 관찰된 a 값에서부터 가능한 최대값까지 (즉 $a = N_1$ 또는 $a = M_1$ 중 더 작은 수가 최대값) 각 값의 출현 확률을 계산한다. 이 확률들을 모두 합산한다. 만일 a가 기대치보다 더 작으면, a 값에서부터 0까지 내려오면서 각 값이 나올 확률을 계산한다. 양측 확률을 원할 때는, 대개 단측 확률을 2배 해서 확률을 추정한다.

! 는 계승(factorial)을 의미함; 즉 5! 은 $5 \times 4 \times 3 \times 2 \times 1$ 이다.

연습 예제

Saral 등은 [8] 20명의 골수이식 수여자들을 대상으로 이중눈가림 무작위배정 임상시험을 실시하여 acyclovir 약제를 투여한 군이 위약군에 비해 단순포진감염(herpes simplex infection) 예방률에 차이가 있는지를 알아보고자 하였다. 대상자들은 무작위배정이 이루어지기 전에 모두 혈청 단순포진 검사결과가 양성이었고, 임상시험의 결과변수는 활동성 단순포진감염 감염 발생여부 였다.

1. 연구결과 표:

	감염	비감염	전체
Acyclovir	0	10	10
위약	7	3	10
전체	7	13	20

2. 위험도: 상대위험도와 오즈비 모두 0이다.

3. 통계적 검정:

귀무가설 하에서 관찰된 빈도 세트가 나올 확률은,

$$\begin{aligned} P &= \frac{10!10!13!7!}{20!0!10!7!3!} \\ &= \frac{10!13!}{20!3!} \quad (0!=1) \\ &= \frac{10\times 9\times 8\times 7\times 6\times 5\times 4}{20\times 19\times 18\times 17\times 16\times 15\times 14} \\ &= 0.0015 \end{aligned}$$

이 확률은 단측 p-값이다; 양측 p-값은 = 0.003.

이 연구결과는 극단적인 경우로 한 번의 확률계산만 필요하다. 다른 경우라면 계산할 것이 더 많아진다. 예를 들어 acyclovir 군에서 2명의 감염이, 위약군에서 7명의 감염이 있었다고 해보자. 유의성을 판단하기 위해서는 관찰된 결과 표의 확률을 동일한 주변합을 가지면서 더 극단적 결과 표의 확률에 더해주어야 한다: 관찰된 결과 표는:

	감염	비감염	Total	
Aciclovir	2	8	10	
위약	7	3	10	$p=\frac{10!10!11!9!}{20!2!8!7!3!}$
전체	9	11	20	= 0.032

표 A2.4: 공식 (계속)

출처

이 검정법은 1930년대에 R.A. Fisher, J.O. Irwin, 그리고 F. Yates에 의해 독립적으로 개발되었다. 정확한 신뢰구간과 층화분석은 제시하지 않을 것이다: Breslow and Day [6] 또는 Armitage et al. [7] 같은 문헌을 참조하라.

표 A2.4: 연습 예제 (계속)

더 극단적인 연구결과는, a가 기대치 보다 작은 경우라면, 주변합이 동일하게 유지되는 상황에서 $a = 1$ 그리고 $a = 0$인 결과가 되겠다.

	감염	비감염	전체	
Aciclovir	1	9	10	$P = 0.0027$
위약	8	2	10	
전체	9	11	20	

	감염	비감염	전체	
Aciclovir	0	10	10	$P = 0.00006$
Placebo	9	1	10	
Total	9	11	20	

최종적인 p-값 (단측) 은 0.032 + 0.0027 + 0.00006 = 0.035 또는 (양측) = 0.07 이다.

데이터 출처

표 A2.4: Saral R et al., 'Acyclovir prophylaxis of herpes-simplex-virus infections: a randomized, double-blind, controlled trial in bone-marrow-transplant recipients,' New England Journal of Medicine, Volume 2305, Number 3, pp. 64–67,

표 A2.5: 환자–대조군 연구, 1:1 짝지은 자료

공식

1. 표 형식: 쌍의 수

		대조군	
		노출	비노출
환자군	노출	u	s
	비노출	t	v

2. 위험도

오즈비 $= s/t$

3A. 통계적 검정

χ^3 통계량, 자유도 1 $= \dfrac{(s-t)^2}{s+t}$

3B. χ 통계량, 또는 정규편차 $= \sqrt{\chi^2}$.

3C. 연속성 보정: 제곱하기 전에 분자의 절대값에서 1을 뺀다; 즉, $(|s-t|-1)^2$.

4. 신뢰한계

신뢰한계의 산출은 복잡하지만 웹 계산 프로그램이 많이 있다.

출처

Source: McNemar Q, 'Note on the sampling of the difference between corrected proportions or percentages,' Psychometrika, Volume 12, Issue 2, pp. 153–157, Copyright © 1947 [9].

짝지은 자료의 층화분석은 드물게 시행된다; 짝지은 자료의 다변량 모형이 더 유용하다.

연습 예제

Box 7.4 (p. 204) 그리고 Box 8.7 (p. 254)에 제시되었던 환자-대조군 연구 자료로 비강암과 흡연간의 관련성을 보고자 한 연구이다.

1. 표:

		대조군	
		흡연	비흡연
환자군	흡연	31	7
	비흡연	30	52

2. 오즈비 = 30/7 = 4.29

3A,B. χ^2 통계량 $= (30-7)^2/(30+7) = 14.30 \quad \chi = \sqrt{14.30} = 3.78$

3C. 연속성 보정, $\chi^2 = 13.1$.

4. Open Epi 웹 프로그램을 활용하면 (http://www.openepi.com), OR의 95% 신뢰한계는 1.88 에서 9.76.

데이터 출처

표 A2.5: Elwood JM, 'Wood exposure and smoking: association with cancer of the nasal cavity and paranasal sinuses in British Columbia,' Canadian Medical Association Journal, Volume 124, Issue 12, pp. 1573–1577, © 1981 [27].

표 A2.6: 환자-대조군 연구, 고정된 1:m 짝지은 자료

공식

1. 표 형식: 쌍의 수

노출된 대조군의 수 (최대 = M)

환자군	0	1	2	...	M	...
노출	a_0	a_1	a_2	...	a_m	...
비노출	c_0	c_1	c_2	...	c_m	...

(a_{m-1}, c_m)개의 세트의 쌍을 기준으로 계산한다. a_m(모든 사람이 노출된 세트) 그리고 c_0(모든 사람이 비노출된 세트)는 계산에서 제외한다.

2. 위험도

$$\text{오즈비} = \frac{\sum_{m=1}^{M}(M+1-m)a_{m-1}}{\sum_{m=1}^{M} mc_m}$$

$$= \frac{Ma_0 + (M-1)a_1 + (M-2)a_2 + \ldots + a_{M-1}}{c_1 + 2c_2 + 3c_3 + \ldots + Mc_M}$$

3. 통계적 검정

$$\chi^2\text{통계량, 자유도 } 1 = \frac{\left\{\sum_{m=1}^{M}(M+1-m)a_{m-1} - \sum_{m=1}^{M} mc_m\right\}^2}{\sum_{m=1}^{M}(a_{m-1}+c_m)m(M+1-m)}$$

연속성 보정을 위해, 분자를 제곱하기 전에 절대값에서 $\frac{1}{2}(M+1)$를 차감한다.

연습 예제

Collette 등[10]의 연구 자료이다. 촉진과 유방 X선 촬영으로 유방암을 검진하는 것의 효과를 평가하기 위해 1:3 으로 짝지은 환자-대조군 연구가 수행되었다. 환자군은 잘 정의된 인구집단에서 유방암으로 사망한 사람들이다; 대조군은 같은 인구집단에서 환자군과 연령으로 짝지어 무작위 추출한 사람들이다.

1. 표:

	짝지은 대조군에서 검진자 수 (m)			
환자군	0	1	2	3
검진자	1	4	3	1
비검진자	11	10	12	4

여기서 $M = 3$; $m = 1$ 에서 $m = 3$까지 합산한다.

2.

$$\text{오즈비} = \frac{(3\times 1)+(2\times 4)+(1\times 3)}{(1\times 10)+(2\times 12)+(3\times 4)}$$

$$= 14/46 = 0.30$$

3.

$$\chi^2\text{통계량} = \frac{(14-46)^2}{(11\times 1\times 3)+(16\times 2\times 2)+(7\times 3\times 1)}$$

$$= 1024/118$$

$$= 8.68 \quad \chi = 2.95$$

연속성 보정을 하면, $\chi^2 = 7.63$

표 A2.6: 공식 (계속)

4. 신뢰한계

신뢰한계의 편차는 복잡한 공식으로 구한다. Breslow and Day [6]를 참조하라.

출처

2와 3: Mantel N and Haenszel W, 'Statistical aspects of the analysis of data from retrospective studies of disease,' Journal of the National Cancer Institute, Volume 22, Issue 4, pp. 719–748, Copyright © 1959 Oxford University Press [2]. 좀 더 복잡한 짝지은 연구설계에 관해 알아보려면 Breslow and Day [6], pp. 169–187를 참조하라.

표 A2.6: 연습 예제 (계속)

데이터 출처

표 A2.6: Collette HJA et al., 'Evaluation of screening for breast cancer in a non-randomised study (the DOM project) by means of a case-control study,' The Lancet, Volume 1, Number 8388, pp. 1224–1226, Copyright © 1984 Published by Elsevier Ltd [10].

표 A2.7: 코호트 (빈도 자료) 또는 환자-대조군 연구: 경향성 검정

공식

1. 표 형식

		환자군 (발생자)	대조군 (비발생자)	전체	순위점수
노출 순위	0 (기준군)	c	d	N_0	χ_0
	1	a_1	b_1	N_1	χ_1
	2	a_2	b_2	N_2	χ_2
	3...k	a_k	b_k	N_k	χ_k
전체		M_1	M_0	T	

2. 위험도

노출군 k 에 대한 오즈비 $= \dfrac{a_k d}{b_k c} = \dfrac{a_k}{b_k} / \dfrac{c}{d}$

3. 통계적 검정

3A. 기준군에 비교한 각 노출 순위 k에 대하여: 가설검정과 신뢰한계를 **표 A2.1**과 같이 구한다.
상기 표에 대한 이질성 χ^2, 자유도 $k-1$은,

$$= (T-1)\left[\frac{1}{M_1} + \frac{1}{M_0}\right] \sum_k \frac{(a_k - E_k)^2}{N_k}$$

여기서 $E_k = a_k$의 기대치, 즉 $E_k = N_k M_1 / T$.
이 검정은 각 노출 순위별 오즈비, 또는 더 직접적으로 표현해 환자군의 분율이 전체 오즈비에 부합되는지를 평가하는 것이다. 노출 순위는 고려하지 않은 것이다.

연습 예제

아래는 쌍둥이 출산과 엄마의 출산 수 (쌍둥이 출산 이전의 출산 수) 간의 관련성을 알아보고자 한 환자-대조군 연구자료이다. 환자군은 쌍둥이 출산 엄마들이고, 대조군은 단일아 출산 엄마들이다. 출처 Elwood [11].

1. 표 및 계산을 위한 항들:

범주	환자군 (쌍둥이)	대조군 (단일아)	전체	순위점수	오즈비	E	$a-E$
출산수 0	716	1,833	2,549	0	1.0(R)	848.07	-132.07
1	582	1,269	1,851	1	1.17	615.84	-33.84
2	454	853	1,307	2	1.36	434.85	-19.15
3+	720	1,003	1,723	3	1.84	573.25	146.75
전체	2,472	4,958	7,430				

2. 위험도:
위 표에 주어진 대로: 예를 들어 출산수 2의 오즈비 = (454 × 1833)/ (853 × 716)
= 1.36

3A. 전체적 혹은 이질성, χ^2. 각 노출 수준에서 $E_k = N_k M_1 / T$

즉, 출산수 2인 경우, $E_2 = 1307 \times 2472/7430 = 434.85$

$$\chi^2 = 7429\left[\frac{1}{2472}+\frac{1}{4958}\right]\left[\frac{(716-848.07)^2}{2549}+\text{각 수준별 값 합산}\right]$$

$= 91.16$ 자유도$= 3$ $p < 0.001$ (표 A2.16).

표 A2.7: 공식 (계속)

3B. $a_k - E_k$ 값의 χ_k 순위 점수에 대한 회귀를 이용한 경향성 검정; χ^2, 자유도 1 d.f.

$$= \frac{T^2(T-1)\left\{\sum_k \chi_k(a-E_k)\right\}^2}{M_1 M_0\left\{T\sum_k \chi_k^2 N_k - \left[\sum_k \chi_m N_k\right]^2\right\}}.$$

연속성 보정을 하려면, χ_k 점수가 1 단위 씩 떨어져 있다면, 다음 치환을 시행한다.

$\left\{\sum_k \chi_k(a_k - E_k)\right\}^2$ 를 $\left\{\left|\sum_k \chi_k(a-E_k)\right| - \frac{1}{2}\right\}^2$ 로 치환.

3C. 선형적 경향성으로부터의 이탈에 관한 대략적 검정은 이질성과 경향성 검정을 위한 χ^2 통계량의 차이로 자유도 $k-2$에서 실시할 수 있다: 이 검정은 데이터를 설명하는데 선형적 경향성이 있다고 보는 것이 적절한지를 판단하려는 검정이다.

4. 층화분석

상기 경향성 통계량을 위와 동일한 형식을 가진 표가 I개의 층에서 만들어지는 층화분석으로도 확장할 수 있다. 그러나 그 공식은 손으로 계산하기에는 매우 힘들다; Breslow and Day [6] pp.148–150를 참조할 것.

층화 χ^2 통계량, 자유도 1 는,

$$= \frac{\left\{\sum_k \chi_k\left[\sum_i a_{ki} - \sum_i E_{ki}\right]\right\}^2}{\sum_i \frac{M_{0i}}{T_i - 1}\left\{\sum_k \chi_k^2 E_{ki} - \frac{1}{M_{1i}}\left[\sum_k \chi_k E_{ki}\right]^2\right\}}$$

여기서 $E_{ki} = N_{ki}M_{1i}/T_i$ 이다.

출처

3A: Armitage P., 'Test for linear trend in proportions and frequencies,' Biometrics 1955; Volume 11, Issue, pp. 375–386, Copyright © 1955 [12]; and Armitage P et al., Statistical Methods in Medical Research, Fourth Edition, Blackwell Scientific, Oxford, UK, Copyright © 2002 [7].

3B: Mantel N, 'Chi-square tests with one degree of freedom; extensions of the Mantel–Haenszel procedure,' Journal of the American Statistical Association, Volume 58, Number 303, pp. 690–700, Copyright © 1963 [13].

표 A2.7: 연습 예제 (계속)

3B. 경향성 검정

$$\chi^2 = \frac{7430^2 \times 7429(-33.84 + 2 \times 19.15 + 3 \times 146.7)^2}{2472 \times 4958\{7430(1851 + 4 \times 1307 + 9 \times 1723\} - (1851 + 2 \times 1307 + 3 \times 1723)^2}$$

$$= \frac{7430^2 \times 7429 \times 444.71^2}{2472 \times 4958(7430 \times 22586 - 9634^2)}$$

$$= 88.24$$

연속성 보정을 할 경우 $\chi^2 = 88.04$ 이다.

자유도 = 1 p <0.000001 (**표 A2.15**).

3C. 선형적 경향성으로부터의 이탈에 관한 검정:
$\chi^2 = 91.2 - 88.2 = 3.0$ d.f.= 2 $p > 0.2$ (**표 A2.16**).

데이터 출처

표 A2.7: data from Elwood JM., 'Maternal and environmental factors affecting twin births in Canadian cities,' BJOG: An International Journal of Obstetrics and Gynaecology, Volume 85, Issue 5, pp. 351–358, Copyright © 1978 John Wiley and Sons.

표 A2.8: 표본 수 산출을 위한 공식

공식

1. 짝짓지 않은 연구, 동 수의 비교군인 경우

기본 공식 $$n = \frac{(p_1 q_1 + p_2 q_2).K}{(p_1 - p_2)^2}$$

대략적으로 동일한 공식 $$n = \frac{2\bar{p}\,\bar{q}.K}{(p_1 - p_2)^2}$$

검정력 계산 $$Z_\beta = \frac{(p_1 - p_2).\sqrt{n}}{\sqrt{(p_1 q_1 + p_2 q_2)}} - Z_\alpha$$

환자-대조군 연구에서 OR 및 p_2가 주어졌을 때, $$p_1 = \frac{p_2.OR}{1 + p_2(OR - 1)}$$

2. 복수의 대조군이 있을 경우

환자 1인당 c 명의 대조군이 있을 경우: n =환자군 혹은 노출군의 수,
cn =대조군의 수.

$$n = \frac{(1 + 1/c).\bar{p}\,\bar{q}.K}{(p_1 - p_2)^2}$$

$$Z_\beta = \frac{(p_1 - p_2).\sqrt{n}}{\sqrt{\{(1 + 1/c).\bar{p}\bar{q}\}}} - Z_\alpha$$

3. 1:1 짝지은 연구

$$M = \left[\frac{Z_\alpha/2 + Z_\beta\sqrt{\{H(1 - H)\}}}{H - 0.5}\right]^2 / (p_2 q_1 + p_1 q_2)$$

여기서 $H = OR/(1 + OR)$, OR =오즈비, 그리고 M =짝지은 쌍의 수.

문자 정의:

n = 각 군당 표본 수
p_1 = 그룹 1의 결과 발생 확률, $q_1 = 1 - p_2$
p_2 = 그룹 2의 결과 발생 확률, $q_2 = 1 - p_2$
$\bar{p}$ =전체 대상자에서의 결과 발생 확률 $\bar{q} = 1 - \bar{p}$
K = 유의수준 및 검정력에 의해 결정되는 상수 = $(Z_\alpha + Z_\beta)^2$ (**표** A2.9 참조)
Z_α =유의수준에 상응하는 정규편차 (**표** A2.9 참조)
Z_β =검정력에 상응하는 정규편차 (**표** A2.9 참조)
c = 환자군 1인당 대조군 수
M = 짝지은 쌍의 수

연습 예제

제 8장 '필요한 표본 수 산출', pp. 265을 참조하시오.

표 A2.9: 표본 수 산출에 필요한 상수들

공식

A. 검정력 및 유의수준과 그에 상응하는 정규편차 표[1]

검정력 (1-β) (%)	Z-값 (정규편차)	유의수준(α) 단측	유의수준(α) 양측
99.5	2.58	0.005	0.01
99	2.33	0.01	0.02
98	2.05	0.02	0.04
97.5	1.96	0.025	0.05
95	1.64	0.05	0.1
90	1.28	0.1	0.2
80	0.84	0.2	0.4
70	0.52	0.3	0.6
50	0.0	0.5	

B. 흔히 사용되는 α 와 β 값에 대한 $K = (Z_\alpha + Z_\beta)^2$값

검정력

유의수준: 양측 값	50%	80%	90%	95%	유의수준: 단측 값
0.1	2.7	6.2	8.6	10.8	0.05
0.05	3.8	7.9	10.5	13.0	0.025
0.02	5.4	10.0	13.0	15.8	0.01
0.01	6.6	11.7	14.9	17.8	0.005

흔히 사용되는 유의수준에 대한 정규편차(Z_α) 와 검정력에 대한 정규편차 (Z_β)이다; 또한 $K = (Z_\alpha + Z_\beta)^2$ 인 K값에 대한 표이다. Z_β는 단측 검정시의 (1-검정력)에 상응하는 정규편차이다.

1 역자 주) 원본에 Z값 오류가 있어 수정함

연습 예제

제 8장의 '필요한 표본 수 산출 (pp.265)' 부분을 참조하시오.

표 A2.10: 두 세트의 관찰치 비교를 위한 카파 값 계산

공식

1. 표 형식. 세 범주를 가진 변수 예제

p_{ij} = 표의 전체 대상자 중 칸(cell) i, j 의 빈도의 분율

		두 번째 조사 $j = 1$	2	3	j에 관해 합산
첫 번째	$i = 1$	P_{11}	P_{12}	P_{13}	$P_{1\cdot}$
조사	2	P_{21}	P_{22}	P_{23}	P_{22}
	3	P_{31}	P_{32}	P_{33}	P_{32}
	i에 관해 합산	$P_{\cdot 1}$	$P_{\cdot 2}$	$P_{\cdot 3}$	$P_{\cdot\cdot} = 1.0$

주석: $p_{\cdot 1}$은 p_{ij}를 $j = 1$인 모든 i에 관해 합산한 확률; $p_{1\cdot}$은 p_{ij}를 $i = 1$인 모든 j에 관해 합산한 확률.

2. 카파(kappa, κ)의 계산

관찰 일치도 $= O = \sum_i p_{ii}$

즉, 일치된 결과를 보이는 칸의 확률들을 합한 값이다 (표의 대각선에 위치하는 칸들).

우연에 의한 기대 일치도

$= E = \sum_{ij} p_{i\cdot} \cdot p_{\cdot i}$

즉, 주변 합의 곱을 합한 값이다.

카파(Kappa, κ)

= (관찰 일치도 − 기대 일치도)/(1 − 기대된 일치도)

$= (O - E)/(1 - E)$

연습 예제

데이터 출처는 Westerdahl et al.[14] 이다.

1. 질문: 발진과 통증을 수반하는 햇빛화상을 수일간 앓아본 적이 있는가? 만일 그렇다면, 19세 이후 몇 번이나 그런 적이 있는가?

자료: 대상자 수

		두 번째 조사			
		>5 번	1–5 번	없음	전체
첫 번째 조사	>5 번	57	37	4	98
	1–5 번	30	312	36	378
	없음	3	40	74	117
	전체	90	389	114	593

전체 연구대상자에서 분율

		두 번째 조사			
		>5 번	1–5 번	없음	전체
첫 번째 조사	>5 번	0.096	0.062	0.007	0.165
	1–5 번	0.051	0.526	0.061	0.637
	없음	0.005	0.067	0.125	0.197
	전체	0.152	0.656	0.192	1.000

2. 카파(kappa)값 계산

관찰 일치도 = (0.096 + 0.526 + 0.125) = 0.747
우연에 의한 기대 일치도
= (0.165 × 0.152 + 0.637 × 0.656 + 0.197 × 0.192) = 0.481

카파(Kappa), κ

= (관찰 일치도− 기대 일치도)/ (1 − 기대 일치도)
= (0.747 − 0.481)/(1 − 0.481)=0.512

표 A2.10: 공식 (계속)

3. 카파의 표준오차, SE(κ)

n =전체 대상자 수.

여기서 $u_i = p_{i.} \cdot p_{.i}(p_{i.} + p_{.i})$라 하자. u_i는 주변 합만으로 산출한다.

그런 후,

$$SE(k) = \frac{\sqrt{E + E^2 - \sum_i u_i}}{(1-E)\sqrt{n}}$$

카파의 귀무 값 0에 대한 유의성 검정은 통계량 z를 산출해서 시행한다.

$z = \kappa / SE(\kappa)$

그러나 이 검정은 크게 유용하지는 않다.

4. 카파 값의 신뢰한계

표 A2.9의 Z-값을 이용하면,

양측 신뢰한계 $= \kappa \pm Z_{\alpha/2} \cdot SE(\kappa)$

카파 값이 미리 정해놓은 어떤 값과 다른지를 검정하는 공식과 가중치 카파를 구하는 공식도 있다.

5. 카파 값과 오즈비 간의 관련성 (근사값)

OR_O를 관찰된 오즈비, 그리고 OR_T =오즈비의 참 값이라고 하자.

그러면, $OR_T = (\kappa + OR_0 - 1)/\kappa$

그리고 $OR_O = \kappa(OR_T - 1) + 1$

출처

2: Cohen J, 'A coefficient of agreement for nominal scales,' Educational and Psychological Measurement, Volume 20, Number 1, pp. 27–46, Copyright © 1960 SAGE Publications [15].

3 and 4: Fleiss JL et al., 'Large sample standard errors of kappa and weighted kappa,' Psychological Bulletin, Volume 72, Issue 5, pp. 323–327, Copyright © 1969 [16]; and Fleiss JL et al., Statistical methods for rates and proportions, Third Edition, John Wiley & Sons, New York, USA, Copyright © 2003 [17].

5: Thompson WD and Walter SD, 'Variance and dissent: A reappraisal of the kappa coefficient,' Journal of Clinical Epidemiology, Volume 41, Issue 10, pp. 949–958, Copyright © 1988 [18].

가중 카파 및 더 많은 분석 방법에 관해서는 Fleiss 등 [17]을 참조하라.

연구결과의 적용에 관한 논의는 Armstrong 등 [19]을 참조하라.

표 A2.10: 연습 예제 (계속)

3. 카파의 표준오차

전체 대상자 수, $n = 593$

$u_1 = 0.00795$ 이다. 계산 식은 $0.165 \times 0.152 \times (0.165 + 0.152)$이다.

$u_2 = 0.54084$ 이다. 계산 식은 $0.637 \times 0.656 \times (0.637 + 0.656)$이다.

$u_3 = 0.01478$ 이다. 계산 식은 $0.197 \times 0.192 \times (0.197 + 0.192)$이다.

따라서 $\sum_i u_i = 0.56357$

$$SE = \frac{\sqrt{0.481 + 0.481^2 - 0.564}}{(1 - 0.481)\sqrt{593}} = 0.031$$

유의성 검정을 위한 $Z = \frac{0.512}{0.031} = 16.8$ $p<0.001$(표 A2.15).

4. 신뢰한계

95 % 양측 신뢰한계 = $0.512 \pm 1.96 \times 0.031 = 0.45, 0.57$

5. 카파와 오즈비와의 관련성

이 연구에서 1.80의 오즈비가 관찰되었다고 가정하자, 그렇다면 실제 추정되는 오즈비의 참 값 = (0.512 + 1.80 – 1)/0.512 = 2.56

데이터 출처

표 A2.10: Westerdahl J et al., 'Reproducibility of a self-administered questionnaire for assessment of melanoma risk,' International Journal of Epidemiology, Volume 25, Issue 2, pp. 245–251, Copyright © 1996 Oxford University Press.

표 A2.11: 민감도와 특이도를 이용한 환자-대조군 연구 결과의 보정

공식

1. 환자-대조군 연구에서의 관찰된 결과: 환자군과 대조군에서의 노출군의 분율

	환자군	대조군
노출군	e_1	e_0
비노출군	$1-e_1$	$1-e_0$
전체	1	1

관찰 오즈비 $= e_1(1-e_0)\,/\,e_0(1-e_1)$

2. 노출 여부에 대한 민감도 및 특이도, 환자군과 대조군에서:

		환자군	대조군
민감도 =	$S =$	S_1	S_0
특이도 =	$F =$	F_1	F_0

연습 예제

1. 환자-대조군 연구에서의 관찰된 결과 (가상 데이터)

	환자군	대조군
노출군	200	100
비노출군	300	400
전체	500	500

관찰된 오즈비 = (200×400) / (300×100) = 2.67

노출 분율로 표현한 연구결과

	환자군	대조군
노출군	0.40	0.20
비노출군	0.60	0.80
전체	1	1

관찰 오즈비 = (0.40×0.80) / (0.20×0.60) = 2.67

2. 환자군 및 대조군에서 노출 평가의 민감도 및 특이도, 외부에서 얻어진 자료

		환자군	대조군
민감도 =	$S =$	0.90	0.85
특이도 =	$F =$	0.80	0.83

표 A2.11: 공식 (계속)

공식

3. 따라서 추정된 '참' 값은:

	환자군	대조군
노출군	$e_1' = (e_1 - 1 + F_1)/(S_1 + F_1 - 1)$	$e_0' = (e_0 - 1 + F_0)/(S_0 + F_0 - 1)$
비노출군	$1 - e_1'$	$1 - e_0'$
전체	1	1

추정된 '참'오즈비 $= e'_1(1 - e'_0)/e'_0(1 - e'_1)$

표 A2.11: 연습 예제 (계속)

3. 환자군에서, '참' 노출 분율 = (0.40 − 1 + 0.80)/(0.90 + 0.80 − 1) = 0.286
그리고 비노출 분율 = 1 − 0.286 = 0.714
대조군에서, '참' 노출 분율 = (0.20 − 1 + 0.83)/(0.85 + 0.83 − 1) = 0.044
그리고 비노출 분율 = 1 − 0.055 = 0.956

따라서: 추정된 '참' 노출 분율은:

	환자군	대조군
노출군	0.286	0.044
비노출군	0.714	0.956
전체	1	1

추정된 참 오즈비 = (0.286 × 0.956) / (0.044 × 0.714) = 8.67

표 A2.12: 메타 분석: Mantel–Haenszel 및 Peto 방법

공식

1. 각 연구의 형식은 **표 A2.2**와 동일

	성공	실패	전체
치료군	a	b	N_1
대조군	c	d	N_0
	M_1	M_0	T

각 연구 i에 대하여,

새로운 치료를 받은 군에서 성공의 관찰치 = a_i

기대치 $E_i = N_{1i}M_{1i}/T_i$

a_i의 분산은 **표 A2.2**에서와 같이,

$$V_1 = \frac{N_{1i}N_{0i}M_{1i}M_{0i}}{T_i^2(T_i-1)}$$ 이다.

수 개의 연구결과에 대한 메타 분석에서는, 한 연구당 한 줄의 표 형식이 유용하다.

2. Mantel-Haenszel 방법

	성공 관찰치	기대치	분산	ad/T	bc/T	오즈비
각 연구	a_i	E_i	V_i	a_id_i/T_i	b_iC_i/T_i	a_id_i/b_ic_i
전체 연구의 합	$\sum_i a_i$	$\sum_i E_i$	$\sum_i V_i$	$\sum_i a_id_i/T_i$	$\sum_i b_ic_i/T_i$	

2A.

통합 결과: 통합 오즈비 = $\dfrac{\sum_i a_id_i/T_i}{\sum_i b_ic_i/T_i}$

2B.

χ 통계량 = $\dfrac{\sum a_i - \sum E_i}{\sqrt{\sum V_i}}$

연습 예제

1. 표 형식

clomiphene의 배란유도 효과를 평가하기 위한 무작위배정 임상시험 자료 [20]

연구	치료군:		대조군:		전체
	성공	실패	성공	실패	
	a	b	c	d	T
1	20	4	8	14	46
2	16	6	5	14	41
3	35	30	7	58	130

2. Mantel-Haenszel 방법

연구	a = obs	E	V	ad/T	bc/T	ORi
1	20	14.6087	2.7947	6.0870	0.6957	8.75
2	16	11.2683	2.6109	5.4634	0.7317	7.47
3	35	21.0000	7.1628	15.6154	1.6154	9.67
전체:	71	46.8770	12.5684	27.1658	3.0427	

2A. 통합 오즈비: $OR_s = \sum_i (a_i d_i / T_i) / \sum_i (b_i c_i / T_i) = 8.93$

2B. 카이 통계량, $\chi = (\sum a_i - \sum E_i) / \sqrt{\sum V_i} = 6.80$

카이제곱 = χ^2 = 46.30

표 A2.12: 공식 (계속)

2C. 통합 오즈비의 신뢰한계

ln(통합 오즈비)의 분산을 Robins 등 [1] 의 공식으로 구하면, **표 A2.1, 5D**에서와 같이, 통합 오즈비의 신뢰한계는 아래와 같이 구해진다.

통합 OR의 y% 신뢰한계 : $OR = \exp\,[\ln OR_s \pm Z_y \cdot \sqrt{var}]$

2D. 이질성 검정

각 연구 별로 다음을 계산한다.

$Q_1 = w_i(\ln OR_i - \ln OR_s)^2$

여기서 w_i = 가중치 = 1/($\ln OR_i$의 분산) (**표 A2.1** 참조).

$\ln OR_i$ =연구 i의 ln오즈비

$\ln OR_s$ =ln(통합 오즈비)

그러면 $\sum_i Q_i$는 χ^2 통계량, 자유도 $n-1$ 의 분포를 따른다. 단, n = 연구의 수.

3. Peto 방법

	성공의 관찰치	기대치	분산	관찰치-기대치	ln (오즈비)	오즈비
각 연구	a_i	E_i	V_i	$a_i - E_i$	$\frac{(a_i - E_i)}{V_i}$	$\exp\left(\frac{a_i - E_i}{V_i}\right)$
통합 치	$\sum_i a_i$	$\sum_i E_i$	$\sum_i V_i$	$\sum_i (a_i - E_i)$		

3A.

$$\ln(\text{통합 오즈비}) = \frac{\sum_i (a_i - E_i)}{\sum_i V_i}$$

$$\text{통합 오즈비} = \exp\left[\frac{\sum_i (a_i - E_i)}{\sum_i V_i}\right]$$

3B.

$$\text{통합 } \chi \text{ (정규편차)} = \frac{\sum_i (a_i - E_i)}{\sqrt{\sum_i V_i}}$$

3C.

$$\text{통합 오즈비의 신뢰한계} = \exp\left[\ln OR_s \pm Z_a / \sqrt{\sum_i V_i}\right]$$

여기서 Z_α 는 유의수준 α에 상응하는 정규편차이다(**표 A2.9** 참조).

표 A2.12: 연습 예제 (계속)

2C. OR_s의 신뢰한계

$\ln OR_s = 2.1892$

$\ln OR_s$ 의 분산은 Robins 등 [1] 공식에 의해: 0.1173

위의 분산을 이용한 95% 신뢰한계 = 4.56, 17.47

2D. 이질성 검정

연구	ln OR	ln OR 의 분산	w_i	Q_i
1	2.1691	0.4964	2.0144	0.0008
2	2.0104	0.5006	1.9976	0.0638
3	2.2687	0.2220	4.5044	0.0285
전체				0.0931

통합 Q_i 는 χ^2, 자유도 2의 분포를 따른다: 분명히 유의하지 않다.

3. Peto 방법

연구	a = 관찰치	E	V	$a-E$	ln OR_i	OR_i
1	20	14.6087	2.7947	5.3913	1.9291	6.88
2	16	11.2683	2.6109	4.7317	1.8123	6.12
3	35	21.0000	7.1628	14.0000	1.9545	7.06
전체:	71	46.8770	12.5684	24.1230	3.0427	

3A. 통합 오즈비

$$\ln OR_s = \frac{\sum_i (a_i - E_i)}{\sum_i V_i}$$

$OR_s = \exp(\ln OR_s) = 6.82$

3B. 정규편차

$$\text{정규편차} = \frac{\sum_i (a_i - E_i)}{\sqrt{\sum_i V_i}} = 6.80$$

3C. 통합 오즈비의 신뢰한계

OR의 95% 신뢰한계 = 3.92, 11.85

표 A2.12: 공식 (계속)

3D. 이질성 검정

위 3번에서 각 연구의 V_i 와 $a_i - E_i$ 값을 구했다. 그리고 $(a_i - E_i)^2$ 도 계산할 수 있다. 이질성 통계량 Q 는 아래와 같이 구한다.

$$Q = \sum_i \frac{(a_i - E_i)^2}{V_i} - \frac{\left[\sum_i (a_i - E_i)\right]^2}{\sum V_i}$$

Q 는 χ^2 분포, 자유도 $n - 1$ 을 따른다.

단, n = 연구의 수이다.

$\sum a_i - \sum E_i = \sum_i (a_i - E_i)$이므로, 이 두 방법에 의한 통계량들은 동일하다. 그러나 오즈비는 다른 값이 산출된다.

출처:

Mantel N and Haenszel W, 'Statistical aspects of the analysis of data from retrospective studies of disease,' Journal of the National Cancer Institute, Volume 22, Issue 4, pp. 719–748, Copyright © 1959 Oxford University Press [2]; Peto R et al., 'Design and analysis of randomized clinical trials requiring prolonged observation of each patient. II. Analysis and examples,' British Journal of Cancer, Volume 35, Issue 1, pp. 1–39, Copyright © 1977 Cancer Research UK [21]; and Petitti DB, Meta-Analysis, Decision Analysis, and Cost-Effectiveness Analysis. Methods for Quantitative Synthesis in Medicine, Second Edition, Oxford University Press, New York, USA, Copyright © 2000 [22].

표 A2.12: 연습 예제 (계속)

3D. 이질성 검정

연구	$(a-E)^2/V$
1	10.4004
2	8.5751
3	27.3636
Sum:	46.3391

이질성 $\chi^2 = 46.339 - [(24.12)2/12.57] = 0.04$

표 A2.13: 메타 분석: 신뢰한계 방법

공식

1. 필요한 데이터

각 연구에서 수집해야 할 정보는 오즈비 (OR) 와 그의 분산 (V)의 추정치이다.

분산은 오즈비의 신뢰한계의 하한(OR_L)과 상한(OR_U)을 알면 아래 식으로부터 구할 수 있다.

$$V = \left[\frac{\ln(OR_u/OR)^2}{Z}\right] = \left[\frac{\ln(OR/OR_L)}{Z}\right]^2$$

여기서 Z 는 유의수준에 의해 결정된다: 즉, 95% 양측 신뢰한계라면 $Z = 1.96$이다 (표 A2.9).

그러면, 각 연구의 가중치 w 는 $1/V$로 구한다.

	오즈비	분산 가중치	가중치	가중치 ln OR	이질성
개별 연구	OR_i	V_i	$w_i = 1/V_i$	$w_i \ln OR_i$	$Q_i = w(\ln OR_i - \ln OR_s)^2$
합산-모든 연구 통합			$\sum_i w_i$	$\sum_i (w_i in OR_i)$	$\sum_i Q_i$

2. 통합 오즈비 산출

$$\ln(\text{통합 오즈비}) = \ln OR_s = \sum_i \frac{(w_i \ln OR_i)}{\sum_i w_i}$$

따라서, $OR_s = \exp(\ln OR_s)$

3. 통합 오즈비의 신뢰구간

$$\ln OR_s\text{의 분산} = V_s = \frac{1}{\sum_i w_i}$$

$\ln OR_s$의 95% 신뢰한계는,

$$\ln OR_s = \ln OR_s \pm 1.96\sqrt{V_s} = \ln OR_s \pm 1.96/\sqrt{\sum_i w_i}$$

OR_s 의 95% 신뢰한계는,

$$\exp(\ln OR_s \pm 1.96/\sqrt{\sum_i w_i})$$

연습 예제

1. 햇빛화상과 흑색종간의 관련성에 대한 7개 환자-대조군 연구에 대한 메타분석
고정효과모형 (표 A2.13과 동일)

연구 i	오즈비 OR_i	95% CL, 하한	95% CL 상한	분산 V_i	가중치 w_i	$\ln OR_i$	이질성 Q_i
1	1.30	0.90	1.80	0.03	31.86	8.36	4.39
2	1.20	0.60	2.30	0.12	8.50	1.55	1.73
3	3.70	2.30	6.10	0.06	16.14	21.12	7.35
4	2.40	0.80	7.30	0.32	3.14	2.75	0.18
5	6.50	3.40	12.30	0.11	9.29	17.40	14.25
6	1.49	0.97	2.32	0.05	20.20	8.06	1.11
7	1.60	1.00	2.60	0.06	16.83	7.91	0.45
합계					105.97	67.14	29.47

2. ln(통합 오즈비) $\ln OR_s = 67.14/105.97 = 0.63$
통합 오즈비 $OR_s = \exp(0.63) = 1.88$

3. 통합 오즈비의 95% CL
OR_s 의 $95\%\ CL = \exp(0.63 \pm 1.96/\sqrt{105.97}) =$ lower 1.56
upper 2.28

표 A2.13: 공식 (계속)

4. 이질성 검정

이질성 통계량2 = $\sum_i Q_i = Q$ $\quad I^2 = [\,Q-(n-1)\,]\,/\,Q$

이는 χ^2 통계량, 자유도 $n-1$의 분포를 따르며, 여기서 $n =$ 연구의 수이다.

***참고: 이 방법은 상대위험도에도 사용할 수 있고, (로그 변형을 시키지 않은) 기여위험도에도 사용할 수 있다.**

출처

Source: Prentice RL and Thomas DB., 'On the epidemiology of oral contraceptives and disease,' p. 285–401, in Klein G, and Weinhouse S (Eds.), Advances in Cancer Research, Volume 49, Academic Press, Orlando, Florida, USA, Copyright © 1987 [23]; and Greenland S, 'Quantitative methods in the review of epidemiologic literature,'. Epidemiologic Reviews, Volume 9, Issue 1, pp. 1–30, Copyright © 1987 by The Johns Hopkins University School of Hygiene and Public Health [24].

2 역자 주) 이질성 통계량 I^2은 연구간 변이도 중 이질성에 의한 변이도의 분율(%)을 의미한다.

표 A2.13: 연습 예제 (계속)

4. 이질성 검정:

통합 $Q_i = 29.47$
통합 Q 는 χ^2 통계량, 자유도 $n - 1 = 6$; **표 A2.1** 참조
$p < 0.0001$이다.
따라서 Q_i 결과에서 보듯이 이질성이 존재하는 연구들을 메타분석한 결과이므로 해석에 주의를 요한다.
$I^2 = (29.47-6)/29.47 = 0.80$
$= 80\%$

표 A2.14: 신뢰한계 데이터에 임의효과모형(DerSimonian-Laird)을 적용하는 방법

공식

1. DerSimonian 과 Laird의 임의효과모형(the random effect model)은 **표 A2.13**에 제시한 고정효과모형에 사용한 데이터와 같은 데이터를 사용한다. 각 연구에서 오즈비(OR_i), 그들의 분산(V_i)은 **표 2.13**에 제시한 바와 같다.

가중치 $w_1 = 1/v_1$ 를 계산한다. 고정효과모형의 통합 오즈비 OR_s를 전과 같이 계산하고, $Q_i = w_i(\ln OR_i - \ln OR_s)^2$ 그리고 통합 $Q_i = Q$도 계산한다.

2,3. 임의효과모형에서는, 가중치를 dw_i 로 아래와 같이 변형해서 구한다.

$$dw_i = \frac{1}{(D+w_i)}$$

$$D = \frac{[Q-(n-1)] \times \sum w_i}{(\sum w_i)^2 - \sum (w_i{}^2)}$$

여기서 n 은 연구의 수이다.
D는 음수가 될 수 없다. 만일 $(n-1)$ 이 Q보다 크면, $D = 0$으로 간주한다.

만일 이질성이 거의 없다면, Q가 작아질 것이고 D도 작아질 것이다. 그리고 DerSimonian and Laird 가중치는 고정효과모형의 가중치와 유사해질 것이다.

연습 예제

1. **표 A2.13**과 같은 데이터: 햇빛화상과 흑색종간의 관련성에 관한 7개 연구

고정효과모형 (표 A2.13과 동일)							임의효과모형			
오즈비와 95%신뢰한계				분산	가중치		이질성		DL 가중치	
연구	OR	Lower	Upper	V	w	w^2	w InRR	Q	DL w	DL w InOR
1	1.30	0.90	1.80	0.03	31.86	1015.34	8.36	4.39	3.55	0.93
2	1.20	0.60	2.30	0.12	8.50	72.28	1.55	1.73	2.72	0.50
3	3.70	2.30	6.10	0.06	16.14	260.56	21.12	7.35	3.20	4.19
4	2.40	0.80	7.30	0.32	3.14	9.88	2.75	0.18	1.76	1.54
5	6.50	3.40	12.30	0.11	9.29	86.37	17.40	14.25	2.80	5.23
6	1.49	0.97	2.32	0.05	20.20	408.15	8.06	1.11	3.34	1.33
7	1.60	1.00	2.60	0.06	16.83	283.12	7.91	0.45	3.23	1.52
합계					105.97	2135.70	67.14	29.47	20.597	15.241

2. **고정효과모형 :**

표 A2.13과 같이:

통합 오즈비 (OR_s)	1.88	
ln OR_s	0.634	
통합 오즈비(OR_s)의 분산 = 1/(sum w) =	0.0094	
통합 오즈비(OR_s)의 95% C.I.	1.56	2.28
이질성 검정 Q통계량	29.47	
자유도, p-값	6	0.00005
I^2=79.60%		

3. **임의효과모형:**

연구 수 (k)		7
Q = 29.47		
D = ((29.47 – 6) × 105.97) / (105.972 – 2135.70)=		0.2502
DL 통합 오즈비		2.10
ln OR_s		0.740
ln OR_s의 분산 = 1/(sum w) =		0.0486
통합 오즈비의 95% C.I.	1.36	3.23

표 A2.14: 공식 (계속)

4.	가중치의 퍼센트 분포를 계산해볼 수 있는데, D-L 방법이 고정효과모형 보다 더 균일한 가중치분포를 가지는 것을 알 수 있다.

출처
Source: DerSimonian R and Laird N, 'Meta-analysis in clinical trials,' Control Clinical Trials, Volume 7, Issue 3, pp. 177–188, Copyright © 1986Published by Elsevier Inc [25].

표 A2.14: 연습 예제 (계속)

3D. 가중치 분포

	가중치 %	
연구	고정효과모형	임의효과모형
1	30.1	17.2
6	19.1	16.2
7	15.9	15.74
3	15.2	15.6
5	8.8	13.6
2	8.0	13.2
4	3.0	8.5
전체:	100.0	100.0

표 A2.15: 확률 (p− 값) 및 상응하는 자유도 1 d.f.의 χ^2 값, 그리고 양측 및 단측 표준정규편차

p-값	χ^2	정규편차	정규편차
	1 d.f.	양측	단측
0.000001	23.9	4.89	4.75
0.00001	19.51	4.42	4.27
0.0001	15.14	3.89	3.72
0.001	10.83	3.29	3.09
0.01	6.63	2.58	2.33
0.02	5.41	2.33	2.05
0.03	4.71	2.17	1.88
0.04	4.22	2.05	1.75
0.05	3.84	1.96	1.64
0.06	3.54	1.88	1.55
0.07	3.28	1.81	1.48
0.08	3.06	1.75	1.41
0.09	2.87	1.70	1.34
0.10	2.71	1.64	1.28
0.11	2.55	1.60	1.23
0.12	2.42	1.55	1.18
0.13	2.29	1.51	1.13
0.14	2.18	1.48	1.08
0.15	2.07	1.44	1.04
0.16	1.97	1.41	0.99
0.17	1.88	1.37	0.95
0.18	180	1.34	0.92
0.19	1.72	1.31	0.88
0.20	1.64	1.28	0.84
0.25	1.32	1.15	0.68
0.3	1.07	1.04	0.52
0.35	0.87	0.93	0.39
0.4	0.71	0.84	0.25
0.45	0.57	0.76	0.13
0.5	0.45	0.67	0.0
0.6	0.27	0.52	
0.7	0.15	0.39	
0.8	0.06	0.25	
0.9	0.02	0.13	

표에 수록된 값에 대한 설명

1. 자유도 1의 카이제곱 χ^2 값. 다른 자유도에 대한 χ^2값은 **표 A2.16**을 참조하시오.

이 표는 귀무가설 하에서 주어진 χ^2 값 또는 그보다 더 큰 값이 나올 확률을 싣고 있다.

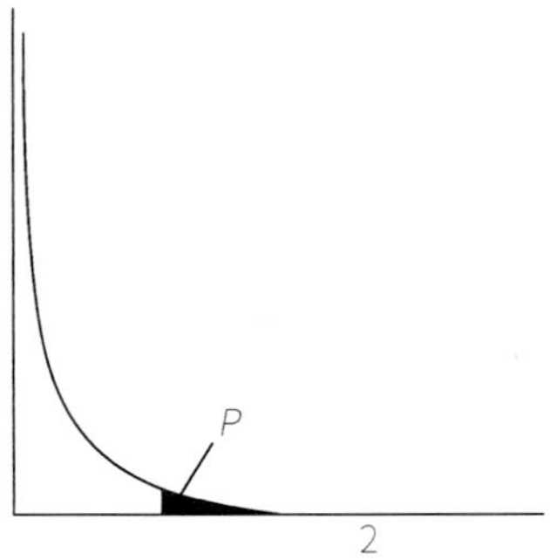

이 확률은 χ^2 분포에서 단측 확률에 해당하지만, χ^2 분포가 정규편차를 제곱한 분포이기 때문에 양측 확률로 간주한다; 변수 x^2을 χ^2 분포에서 검정하는 것과 변수 x를 정규분포에서 양측 검정하는 것을 동등하게 본다.

2. 양측검정에서의 표준정규편차 (보통 Z 또는 chi로 부른다).

귀무가설 하에서, 주어진 ± Z값 또는 양측 부호 방향으로 그보다 더 극한값이 나올 확률을 나타낸다.

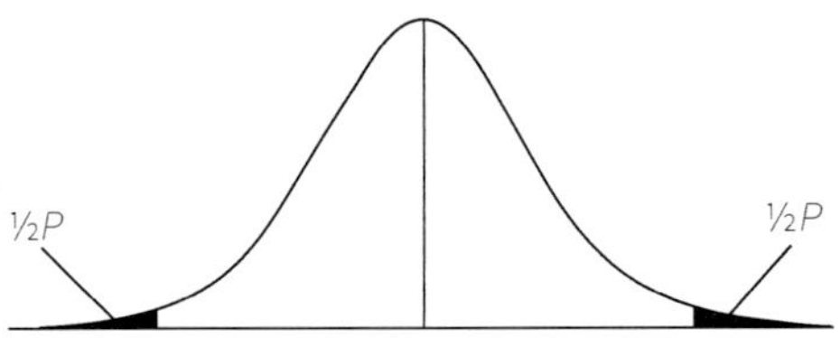

3. 단측검정에서의 표준정규편차 (보통 Z 또는 chi로 부른다).

주어진 Z 또는 해당 부호 방향으로 그보다 더 극한값이 나올 확률을 싣고 있다.

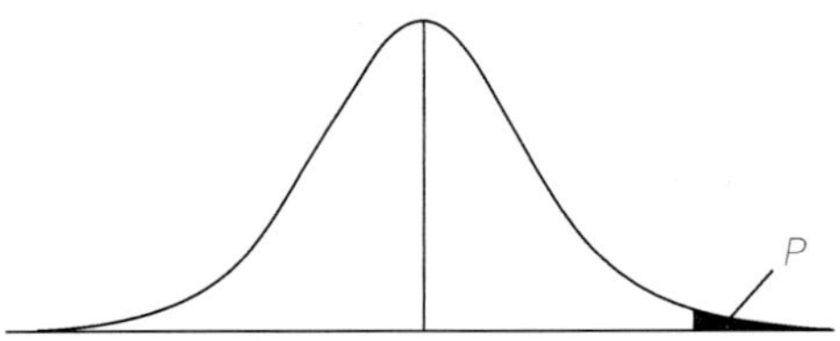

이들 간의 관련성

1. 주어진 p-값에 대해, 상응하는 $\chi^2{}_{(1)}$값은 양측 표준정규편차의 제곱과 같다.
   즉, $p = 0.05$일 때, $\chi^2 = 3.84 \;\; Z = 1.96 = \sqrt{3.84}$
2. 주어진 정규편차 값에 대해, 양측 확률은 단측 확률의 2배이다.
   즉, $Z = 1.96$에 대해, 양측 확률 = 0.05, 단측 확률 = 0.025

표 A2.16: 검정 통계량과 확률(p-값) 사이의 상호 변환을 위한 마이크로소프트 엑셀 함수

입력 값	산출 값	함수	예(입력 값)		자유도	단측/양측 검정	(산출 값)	
Z-statistic	*p*-value, 2-sided	=2*(1-normsdist(z))	Z-stat	1.96			*p*-value	0.049996
			Z-stat	3			*p*-value	0.002700
			Z-stat	4.89			*p*-value	0.000001
Z-statistic	*p*-value, 1-sided	=(1-normsdist(z))	Z-stat	1.96			*p*-value	0.024998
			Z-stat	1.64			*p*-value	0.050503
			Z-stat	4.75			*p*-value	0.000001
p-value, 2-sided	Z-statistic	=abs(normsinv(p/2))	*p*-value	0.05			Z-stat	1.96
			p-value	0.001			Z-stat	3.29
			p-value	0.1			Z-stat	1.64
p-value, 1-sided	Z-statistic	=abs(normsinv(p))	*p*-value	0.05			Z-stat	1.64
			p-value	0.1			Z-stat	1.28
			p-value	0.01			Z-stat	2.33
Chi-squared stat, df	*p*-value	=chidist(chi, df)	Chi stat, df	3.84	1		*p*-value	0.050044
			Chi stat, df	10.3	3		*p*-value	0.016181
			Chi stat, df	38.932	21		*p*-value	0.010000
p-value, df	Chi-sq	=chiinv(p,df)	*p*-value, df	0.01	1		Chi-sq	6.63
			p-value, df	0.2	1		Chi-sq	1.64
			p-value, df	0.05	30		Chi-sq	43.77
t-test result, df	*p*-value	=tdist(test, df, tails)	*t*-test, df, tails	0.14	1	1	*p*-value	0.077979
			t-test, df, tails	4	1	2	*p*-value	0.155958
			t-test, df, tails	1.96	160	2	*p*-value	0.051733

표 A2.15의 사용법

1. 어떤 통계량을 사용하고자 하는 것인지 확실히 알아야 한다.
2. 주어진 p-값에 해당하는 통계값을 찾고자 할 때:
   표를 위에서부터 아래로 읽어 내려오면서 원하는 p-값 또는 그와 가장 가까운 값을 찾는다;
   찾은 확률값에 해당하는 통계량을 읽는다.

예: $p = 0.05$에 해당하는 $\chi^2_{(1)}$통계량은 무엇인가? 답: 3.84
$p = 0.01$에 해당하는 단측 정규편차 값은 무엇인가? 답: 2.33

3. 주어진 통계량에 해당하는 p-값을 찾고 싶을 때:
   해당하는 열(column)을 찾는다.
   그 열을 따라 표를 읽어 내려오면서 주어진 통계량 또는 그와 가장 가까운 값을 찾는다;
   이 통계량에 해당하는 p-값을 읽는다.
   예: $\chi2(1) = 7.4$에 해당하는 p-값은 얼마인가? 답: 0.001 과 0.01 사이이다; 표기는 $0.001 < p < 0.01$ 로 한다.
   단측 정규편차 1.04에 해당하는 p-값은 얼마인가? 답: 0.15.

참고문헌

1. Robins JM, Breslow NE, Greenland S. Estimation of the Mantel–Haenszel variance consistent with both sparse-data and large-strata limiting models. Biometrics 1986; 42:311–323.
2. Mantel N, Haenszel W. Statistical aspects of the analysis of data from retrospective studies of disease. J Natl Cancer Inst 1959; 22:719–748.
3. Wolff B. On estimating the relationship between blood group and disease. Ann Hum Genet 1955; 19:251–253.
4. Rothman KJ, Greenland S. Modern Epidemiology, 3rd edn. Philadelphia, PA: Wolters Kluwer Lippincott; 2008.
5. Shapiro S, Slone D, Hartz SC, et al. Anticonvulsants and parental epilepsy in the development of birth defects. Lancet 1976; i:272–275
6. Breslow NE, Day NE. Statistical Methods in Cancer Research. Volume 1: The Analysis of Case-Control Studies. Lyon: IARC Scientific Publication No 32; 1980.
7. Armitage P, Berry G, Matthews JNS. Statistical Methods in Medical Research, 4th edn. Oxford: Blackwell Scientific; 2002.
8. Saral R, Burns WH, Laskin OL, Santos GW, Lietman PS. Acyclovir prophylaxis of herpessimplex-virus infections: a randomized, double-blind, controlled trial in bone-marrowtransplant recipients. N Engl J Med 1981; 305:63–67.
9. McNemar Q. Note on the sampling of the difference between corrected proportions or percentages. Psychometrika 1947; 12:153–157.

10. Collette HJA, Day NE, Rombach JJ, de Waard F. Evaluation of screening for breast cancer in a non-randomised study (the DOM project) by means of a case-control study. Lancet 1984; 1:1224–1226.
11. Elwood JM. Maternal and environmental factors affecting twin births in Canadian cities. Br J Obstet Gynaecol 1978; 85:351–358.
12. Armitage P. Test for linear trend in proportions and frequencies. Biometrics 1955; 11:375–386.
13. Mantel N. Chi-square tests with one degree of freedom; extensions of the Mantel–Haenszel procedure. Am Stat Assoc J 1963; 58:690–700.
14. Westerdahl J, Anderson H, Olsson H, Ingvar C. Reproducibility of a self-administered questionnaire for assessment of melanoma risk. Int J Epidemiol 1996; 25(2):245–251.
15. Cohen J. A coefficient of agreement for nominal scales. Educ Psychol Meas 1960; 20:27–46.
16. Fleiss JL, Cohen J, Everitt BS. Large sample standard errors of kappa and weighted kappa. Psychol Bull 1969; 72:323–327.
17. Fleiss JL, Levin B, Paik MC. Statistical Methods for Rates and Proportions, 3rd ed. New York: John Wiley & Sons; 2003.
18. Thompson WD, Walter SD. Variance and dissent. A reappraisal of the kappa coefficient. J Clin Epidemiol 1988; 41:949–958.
19. Armstrong BK, White E, Saracci R. Principles of Exposure Measurement in Epidemiology. Oxford: Oxford University Press; 1992.
20. Hughes E, Collins, J., Vandekerckhove, P. Clomiphene citrate vs. placebo for ovulation induction in oligo-amenorrhoeic women. Cochrane Database Syst Rev 1995; 2 (CD-ROM). [This review has since been updated.]
21. Peto R, Pike MC, Armitage P, Breslow NE, Cox DR, Howard SV, et al. Design and analysis of randomized clinical trials requiring prolonged observation of each patient. II. Analysis and examples. Br J Cancer 1977; 35(1):1–39.
22. Petitti DB. Meta-Analysis, Decision Analysis, and Cost-Effectiveness Analysis. Methods for Quantitative Synthesis in Medicine, 2nd edn. New York: Oxford University Press; 2000.
23. Prentice RL, Thomas DB. On the epidemiology of oral contraceptives and disease. In: Klein G, Weinhouse S (Eds) Advances in Cancer Research, Volume 49. Orlando, FL: Academic Press; 1987:285–401.
24. Greenland S. Quantitative methods in the review of epidemiologic literature. Epidemiol Rev 1987; 9:1–30.
25. DerSimonian R, Laird N. Meta-analysis in clinical trials. Control Clin Trials 1986; 7:177–188.

찾아보기

ㅅ

ㅇ

ㅈ

D

E

F

G

H

O

P

Q

R

S

T

U

V

W

역학연구와 임상시험에 대한 비판적 평가 값 43,000원

2023년 5월 15일 제1판 인쇄
2023년 5월 20일 제1판 발행

저 자 : Mark Elwood
역 자 : 한 국 역 학 회
발행인 : 주 영 일
발행처 : **계 축 문 화 사**

서울특별시 종로구 통일로12길 16-17
우편번호 : 03029
TEL : 735-2257 · 738-9746
FAX : 723-9025
E-mail : gyechuk@hanmail.net
홈페이지 : http://gyechuk.co.kr
1973. 10. 31 등록번호 제300-1973-8호
ISBN 978-89-5629-724-8 93510

판권소유

* 저자와의 협의하에 인지는 생략합니다.